U0300851

国家科学技术学术著作出版基金资助出版

内镜手术围手术期
麻醉管理

Perioperative Anesthesia Management of Endoscopic Surgery

主　编　陈　芳　赵　雷

副主编　胡　一　谢越涛　马盼盼

编　者（以姓氏笔画为序）

马　琳	深圳市儿童医院	林　婷	深圳市儿童医院
马盼盼	南方科技大学第二附属医院	易祖港	深圳市儿童医院
王子龙	深圳市儿童医院	周纳武	深圳市儿童医院
邓志梅	深圳市儿童医院	项明方	深圳市第二人民医院
李　朔	深圳市儿童医院	赵　雷	深圳市人民医院
李智骊	深圳市儿童医院	赵宗辉	深圳市儿童医院
杨璐逢	深圳市儿童医院	胡　一	深圳市儿童医院
肖萍萍	深圳市儿童医院	姚翠翠	深圳市儿童医院
吴立新	深圳市儿童医院	耿　鹤	深圳市儿童医院
张　尧	中国医科大学	凌智娟	深圳市儿童医院
陈　芳	深圳市儿童医院	谢越涛	深圳市儿童医院

人民卫生出版社
·北　京·

图书在版编目（CIP）数据

内镜手术围手术期麻醉管理/陈芳，赵雷主编. —
北京：人民卫生出版社，2024.4
ISBN 978-7-117-35673-2

Ⅰ. ①内… Ⅱ. ①陈…②赵… Ⅲ. ①内窥镜－外科
手术－麻醉学 Ⅳ. ①R614

中国国家版本馆 CIP 数据核字（2023）第 232556 号

人卫智网	www.ipmph.com	医学教育、学术、考试、健康，购书智慧智能综合服务平台
人卫官网	www.pmph.com	人卫官方资讯发布平台

内镜手术围手术期麻醉管理
Neijing Shoushu Weishoushuqi Mazui Guanli

主　　编：陈　芳　赵　雷
出版发行：人民卫生出版社（中继线 010-59780011）
地　　址：北京市朝阳区潘家园南里 19 号
邮　　编：100021
E - mail：pmph @ pmph.com
购书热线：010-59787592　010-59787584　010-65264830
印　　刷：三河市宏达印刷有限公司
经　　销：新华书店
开　　本：787×1092　1/16　印张：18
字　　数：438 千字
版　　次：2024 年 4 月第 1 版
印　　次：2024 年 7 月第 1 次印刷
标准书号：ISBN 978-7-117-35673-2
定　　价：139.00 元

打击盗版举报电话：010-59787491　E-mail：WQ @ pmph.com
质量问题联系电话：010-59787234　E-mail：zhiliang @ pmph.com
数字融合服务电话：4001118166　　E-mail：zengzhi @ pmph.com

主编简介

内镜手术围手术期麻醉管理

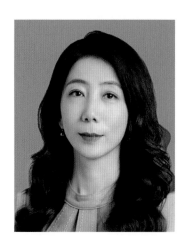

　　陈芳，1976年1月生于辽宁省沈阳市。临床医学博士、主任医师，中国医科大学、南方科技大学、深圳大学硕士研究生导师，国家级规范化培训指导教师。现任深圳市儿童医院日间手术中心负责人、党支部书记。中国心胸血管麻醉学会围术期康复分会委员，中国妇幼保健协会妇幼微创专业委员会麻醉学组委员，广东省医学会麻醉学分会心脏麻醉学组成员，广东省医院协会麻醉科管理专业委员会深莞惠河学组委员，广东省女医师协会麻醉与围术期医学专业委员会委员，深圳市医院协会日间手术管理专业委员会副主任委员，深圳市医学会麻醉专业委员会委员，深圳市医师协会麻醉科医师分会理事会常务理事。香港大学、纽约长老会医院、宾夕法尼亚大学重症与麻醉实验室访问学者。擅长先天性心脏病患儿快通道麻醉、危重患儿麻醉管理及儿童围手术期器官保护。多次获得市级优秀党员、院级优秀教师、业务骨干等荣誉称号。主持及参加多项省市级课题，授权中国实用新型专利3项，主编及参编著作5部，发表SCI论文及国内核心期刊文章20余篇。

主编简介

内镜手术围手术期麻醉管理

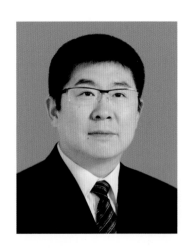

　　赵雷，1971年5月生于吉林省长春市。临床医学博士、教授、主任医师，深圳市人民医院日间手术中心负责人，麻醉科副主任。暨南大学医学院、南方科技大学医学院麻醉学专业硕士研究生导师，暨南大学博士后工作站合作指导老师，深圳市"孔雀计划"核心成员，美国哈佛大学医学院、以色列特拉维夫大学访问学者。中国日间手术合作联盟常务理事，中国心胸血管麻醉学会日间手术麻醉分会常务委员，中国心胸血管麻醉学会创新与推广分会委员，广东省医学会麻醉学分会妇儿麻醉学组副组长，广东省医师协会麻醉科医师分会委员，深圳市医院协会日间手术管理专业委员会主任委员，《中国实验诊断学》杂志编委。主持和参与国家、省、市级课题7项，第一作者/通信作者发表SCI文章11篇，国家、省级杂志科研论文13篇，授权中国发明与实用新型专利22项，PCT 2项。参与制定多项日间手术相关的专家共识与规范。疫情期间参与"面向闭环多模态防疫一体化终端设备"项目，获得2022年度深圳市科技进步奖二等奖。2018—2022年连续获得深圳市人力资源和社会保障局颁发的深圳市创新人才奖。

序 一

《内镜手术围手术期麻醉管理》经过几易其稿，即将问世出版。1846年乙醚麻醉的首次应用标志了现代麻醉学的开端。此后100余年里，在全世界几代麻醉科医师努力下，现代麻醉学迅速发展。20世纪90年代，全球医学模式从经验医学模式向循证医学模式转变，强调依据客观研究结果获取最新、最强论据，指导临床医疗行为，当代麻醉医学的蜕变也由此开始。手术室外的麻醉也越来越多，内镜手术麻醉增长迅速，部分属于传统手术室内麻醉，部分属于手术室外麻醉。内镜麻醉有着非常独特的需求，因此，《内镜手术围手术期麻醉管理》是一本适应现代麻醉需求必备参考书。

该书囊括了几乎所有国内外医疗机构常用内镜种类，包括腹腔镜、胸腔镜、气管镜、消化内镜、脑室镜、宫腔镜、膀胱镜和关节镜等，立足权威科研成果，从内镜操作对机体的影响，疾病种类及病理生理特点，术前评估，麻醉管理要点，术中和术后并发症预防及处理，麻醉研究进展等方面着手，向读者详细地阐述了国内外内镜麻醉的历史、现状以及最新研究方向，覆盖面广，是一部优秀著作。

该书的主编陈芳主任医师曾在宾夕法尼亚大学访学，接受了基础和临床研究的训练，她及本书的其他编者均是有着丰富临床经验的麻醉科医师，为大量接受内镜检查及手术的患者实施过麻醉。本书编写创作的初心是聚焦解决临床问题。主编及编者中有几位非常优秀的儿科麻醉科医师，因此本书亦对婴幼儿及儿童内镜麻醉管理进行了详细的阐述。

本书简练精确、层次分明，不仅能为麻醉初学者提供临床指导，对有着多年临床经验的麻醉科医师亦有启发。因此，我相信本书的出版能让越来越多的医疗工作者读到好书，受益于此。

刘仁玉　教授

宾夕法尼亚大学

2023年6月

序 二

内镜手术围手术期麻醉管理

随着现代医学技术的不断进步，外科手术越来越微创化，外科医师往往通过机械手臂"隔空"完成微创手术。另外，内科医师也逐步变得不再传统的"内科化"了，纷纷拿起导管或内镜加入"手术"的行列。内镜作为医师眼、手的延伸，更是达到了"无孔不入"的境界。在这样的医学大背景下，麻醉学科如何适应新的形势，努力为相关学科提供更好的平台支撑就成为我们必须面临的重要课题。

我认为麻醉学科面临这样的新形势、新任务和新局面必须做如下的变革：①微创外科的核心就是加速康复外科（enhanced recovery after surgery，ERAS）理念指导下的快通道外科（fast-track surgery，FTS），那么，麻醉学科也应是在 ERAS 框架下的快通道麻醉（fast-track anesthesia，FTA）。② FTA 提出的标准。除了提供最佳的手术条件外，还应当提供快速的麻醉苏醒而避免术后不良反应和早期并发症的发生。③对麻醉科医师的技能要求。掌握手术应激反应（内分泌、代谢和免疫）的病理生理学机制；优化术前用药；优化麻醉技术和麻醉药物；应用预防性药物使不良反应最小化（如疼痛、恶心和呕吐等）；术中和术后应用辅助药物维持重要器官的功能。从而完成麻醉科医师的角色转变，即由只是提供最佳手术条件和术后最小化疼痛的内科医师变为"眼观六路、耳听八方"无所不能的围手术期医师。④舒适化医疗需求的不断增加，使麻醉科医师变得越来越紧俏。业务范围早已不仅仅局限于手术室之中，执业地点已遍布医院的每一个角落。执业地点的扩大，一方面为麻醉学科打开了一扇门，但同时也会提出新的问题。如麻醉条件可能远远不如正规手术室优越，不再有集体做麻醉的一呼百应，更强调单兵作战能力，会接触更多的我们原本不太熟悉的内科疾病或许多内科复杂病症。⑤麻醉科医师更要认识现代微创手术带来的新问题，如腔镜手术 CO_2 气胸气腹、内镜下手术或 ERCP 的肠道充气冲水、膀胱镜或宫腔镜手术大量冲水引起的水中毒等。⑥麻醉新药物不断推陈出新，如右美托咪定、环泊酚、瑞马唑仑、艾司氯胺酮、舒更葡糖钠、阿芬太尼等，腔镜及内镜手术应选择合理的短（作用时效短）、平（血流动力学影响小）、快（起效快）、少（副作用少）的麻醉药物组合。⑦麻醉新设备大量引进，为腔镜及内镜手术提供更好的麻醉、监护及可视化设备，麻醉科医师应不断学习提高，使麻醉做得更加精准平稳和舒适。现代麻醉科医师除具备传统的麻醉管理技术外，还要掌握呼吸科医师的纤维支气管镜、超声科医师的超声介入和 TTE 及 TEE 技术。所以，人们常把麻醉科医师称之为外科系统内的内科医师，现在更应称之为内科医师之中的全科医师和全科医师中的超声医师了。⑧麻醉学科的新理论新理念的不断提出为 FTS 开展提供了重要的理论支撑，如目标靶控输注、加速康复外科、患者自控镇痛、多模式镇痛，目标导向液体治疗、舒适化医疗等需要我们不断丰富我们的理论体系与知识结构。

本书完整系统地介绍了各种腔镜手术和各类内镜检查与治疗的麻醉,不但详细介绍了各种腔镜及内镜微创手术的特点、麻醉方案、围手术期管理要点,还对上述八项变革也有大量的论述。所以,这是一本非常系统、前沿、实用的腔镜麻醉专著。感谢作者全身心投入、认真撰写、系统归纳、全新呈现。我很乐意向各位临床一线的麻醉科医师推荐这样一本好书,希望能更好地指导大家做好各类内镜麻醉。

俞卫锋

上海交通大学医学院附属仁济医院麻醉科主任

中国医师协会麻醉学医师分会第四任会长

中华医学会麻醉学分会主任委员

2023 年 5 月

前 言

对于人体的探秘一直是医学发展的动力,内镜就是人类窥视人体中空器官或身体腔内部的重要工具。随着现代医学技术的发展,内镜作为医师眼、手的延伸,已经达到了"无孔不入"的境界。内镜经过一个多世纪的发展已从单纯诊断的初期阶段进入融合诊断、治疗于一体的高级阶段。不断发展的新器械和新技术使得医师能够对多种疾病进行准确诊断和有效治疗。内镜的发展阶段分为:硬管式窥镜、半可曲式内镜、纤维内镜、超声与电子内镜、胶囊内镜等阶段。丰富的内容和崭新的理念已使内镜学作为一个新的学科而蓬勃发展。内镜是微创外科的重要组成部分,内镜技术的进步大大推动了微创外科的发展。

早期的内镜检查患者是清醒的,但会带给患者不适感和恐惧感。随着科技进步和经济的发展,人民生活水平提高,舒适化医疗的理念应运而生。舒适化医疗是一种先进的医疗理念和医疗发展模式,是通过追求医疗的舒适化、人性化,使患者在整个就医过程中达到心理和生理上愉悦感、无痛苦和无恐惧感。舒适化医疗正是伴随着理想的麻醉药物和先进的麻醉技术发展而来的。它可以应用于疼痛治疗、静脉输液和各种检查诊断,以及手术治疗中。舒适化医疗是医学发展的必然趋势,而麻醉学科是开展舒适化医疗的主导学科,麻醉科医师势必是主导舒适化医疗的主力军。舒适化医疗以其独特的优势,推动着包括内镜学在内的各个学科的发展。

本书主要侧重点是内镜诊断及手术的麻醉前评估、麻醉中管理,以及术后并发症的处理。内容涵盖了神经外科、耳鼻喉科、呼吸内科、消化内科、胸心外科、普通外科、骨外科、泌尿外科、妇产科等各个专业的内镜检查及治疗。本书旨在帮助各个阶段的麻醉专业及内镜医师对内镜麻醉的了解和掌握。

非常感谢本书编写过程中各位专家及同仁的帮助与支持!百密一疏,书稿撰写难免有不足和纰漏之处,欢迎各位同道批评指正,我们一定会及时更正、不断完善。

编　者
2023 年 5 月

目　录

第一章 · 上消化道内镜的麻醉 1

第一节 上消化道内镜发展历史 ···1
第二节 上消化道相关疾病的病理生理特点 ···································2
一、食管异物 ··2
二、食管癌 ··4
三、食管下段静脉曲张 ···6
四、上消化道溃疡 ···9
第三节 上消化道内镜及麻醉相关进展 ···12
一、上消化道内镜技术进展 ··12
二、早期上消化道癌的治疗 ··12
三、麻醉方式选择及管理要点 ····································13

第二章 · 胶囊内镜的麻醉 17

第一节 胶囊内镜发展历史 ···17
第二节 胶囊内镜对机体的影响及其适应证 ···································17
一、上消化道胶囊内镜 ···18
二、小肠胶囊内镜 ···19
三、结肠胶囊内镜 ···19
第三节 胶囊内镜检查的麻醉 ··20
第四节 胶囊内镜检查的并发症 ··20

第三章 · 肠镜手术的麻醉 23

第一节 肠镜发展历史 ··23
第二节 肠镜检查对机体的影响及对麻醉的需求 ··························24
第三节 肠镜检查的适应证 ··24
第四节 肠镜检查的禁忌证 ··24
第五节 麻醉前评估及准备 ··25
一、麻醉前评估 ··25
二、麻醉前准备 ··25

第六节　麻醉方式选择及管理要点 ····································· 25

第七节　术中和术后并发症的预防及处理 ···························· 27

一、呼吸抑制 ··· 27

二、反流误吸 ··· 27

三、心动过缓 ··· 27

四、低血压 ··· 28

五、心搏骤停 ··· 28

六、术后注意事项 ··· 28

第八节　无痛肠镜检查的风险及处理方法 ···························· 28

第四章 • 纤维胆道镜手术的麻醉　　　　　　　　　　　　　31

第一节　纤维胆道镜检查对机体的影响 ······························ 31

第二节　纤维胆道镜的适应证 ·· 31

第三节　胆道镜相关疾病的病理生理特点 ···························· 31

第四节　麻醉前评估 ·· 32

一、心血管系统 ··· 32

二、呼吸系统 ··· 33

三、肝脏疾病 ··· 34

四、其他方面 ··· 35

第五节　麻醉方式选择及管理要点 ···································· 35

一、麻醉方式的选择 ··· 35

二、麻醉管理要点 ··· 37

第六节　术中和术后并发症的预防及处理 ···························· 38

一、恶心、呕吐、反流误吸 ··· 38

二、低血压 ··· 39

三、呼吸抑制 ··· 39

四、肺水肿 ··· 39

五、心搏骤停 ··· 39

六、水电解质紊乱 ··· 39

七、凝血功能异常 ··· 40

八、苏醒延迟 ··· 40

第五章 • 鼻内镜手术的麻醉　　　　　　　　　　　　　　　42

第一节　鼻内镜发展历史 ·· 42

第二节　鼻内镜检查的适应证 ·· 42

第三节　鼻内镜手术相关疾病的病理生理特点 ························ 43

一、腺样体肥大 ··· 43

二、鼻出血 ··· 43

三、与眼相关疾病 ··· 44

四、与颅底相关疾病……………………………………………………………………44

　第四节　麻醉前评估………………………………………………………………………45

　　一、鼻内镜下腺样体射频消融治疗………………………………………………………45

　　二、鼻内镜下鼻出血止血…………………………………………………………………45

　　三、鼻内镜下颅底骨折整复………………………………………………………………46

　　四、鼻内镜下鞍区肿瘤切除………………………………………………………………46

　第五节　麻醉方式选择及管理要点………………………………………………………46

　　一、局部麻醉………………………………………………………………………………46

　　二、全身麻醉………………………………………………………………………………47

　　三、麻醉管理要点…………………………………………………………………………48

　第六节　术中和术后并发症的预防及处理………………………………………………49

　　一、气管导管打折、脱出及堵塞…………………………………………………………49

　　二、药物过敏………………………………………………………………………………49

　　三、低血压…………………………………………………………………………………49

　　四、电解质紊乱……………………………………………………………………………49

　　五、反流误吸………………………………………………………………………………49

　　六、恶心呕吐………………………………………………………………………………49

　　七、术后血肿………………………………………………………………………………50

　　八、手术相关并发症………………………………………………………………………50

第六章 • 硬质支气管镜手术的麻醉　　　　　　　　　　　　　　　　　　　51

　第一节　硬质支气管镜发展历史…………………………………………………………51

　第二节　硬质支气管镜检查对机体的影响………………………………………………52

　第三节　硬性支气管镜检查的适应证……………………………………………………53

　第四节　硬性支气管镜检查相关疾病的病理生理特点…………………………………53

　　一、异物性堵塞……………………………………………………………………………53

　　二、气管、支气管疾病……………………………………………………………………55

　　三、全身性疾病……………………………………………………………………………56

　　四、其他……………………………………………………………………………………56

　第五节　麻醉前评估………………………………………………………………………57

　第六节　麻醉方式选择及管理要点………………………………………………………57

　　一、麻醉方法与麻醉用药…………………………………………………………………57

　　二、麻醉通气方式…………………………………………………………………………61

　第七节　术中和术后并发症的预防及处理………………………………………………62

第七章 • 可弯曲支气管镜检查的麻醉　　　　　　　　　　　　　　　　　66

　第一节　可弯曲支气管镜发展历史………………………………………………………66

　第二节　纤维支气管镜检查对机体的影响………………………………………………67

　第三节　纤维支气管镜检查的适应证……………………………………………………67

第四节　麻醉前评估 ·· 68
　　一、上呼吸道 ·· 68
　　二、下呼吸道 ·· 68
　　三、心血管系统 ·· 68
　　四、实验室检查 ·· 68
第五节　麻醉方式选择及管理要点 ·· 69
　　一、局部麻醉 ·· 69
　　二、全身麻醉 ·· 70
　　三、局部麻醉复合适度镇静 ·· 72
第六节　术中和术后并发症的预防及处理 ·································· 72
　　一、气道反应 ·· 72
　　二、气道出血 ·· 72
　　三、气道梗阻 ·· 73
　　四、声音嘶哑 ·· 73
　　五、气胸、纵隔及皮下气肿 ·· 73
　　六、低氧血症 ·· 74
　　七、高碳酸血症 ·· 74
　　八、心律失常 ·· 74
　　九、术后发热 ·· 74

第八章 • 脑室镜手术的麻醉　　　　　　　　　　　　　　　　　76

第一节　脑室镜发展历史 ·· 76
第二节　脑室镜的种类及适应证、禁忌证 ·································· 76
　　一、脑室镜种类 ·· 76
　　二、脑室镜手术的适应证 ·· 77
　　三、脑室镜手术的禁忌证 ·· 78
第三节　颅脑手术患者的麻醉前评估 ······································ 78
　　一、颅脑手术患者特点 ·· 78
　　二、术前用药 ·· 79
第四节　麻醉方式选择及管理要点 ·· 79
　　一、麻醉方法 ·· 79
　　二、围手术期液体疗法 ·· 80
　　三、围手术期颅高压处理措施 ·· 83
　　四、围手术期血液保护 ·· 83
　　五、围手术期脑保护措施 ·· 84
第五节　术中和术后并发症的预防及处理 ·································· 85
第六节　常见神经外科脑室镜手术的麻醉 ·································· 85
　　一、垂体瘤手术的麻醉 ·· 85
　　二、脑积水及脑室病变的脑室镜手术的麻醉 ······························ 86

第七节 脑室镜应用的评价及展望 ··· 87

第九章 · 腔镜甲状腺手术的麻醉   89

第一节 腔镜甲状腺手术对机体的影响 ··· 89
第二节 腔镜甲状腺手术的适应证和禁忌证 ··· 92
第三节 甲状腺疾病的病理生理特点 ··· 92
第四节 麻醉前评估 ·· 93
第五节 麻醉方式选择及管理要点 ·· 94
    一、麻醉方法 ·· 94
    二、术中监测 ·· 94
    三、麻醉用药及管理目标 ··· 95
    四、麻醉苏醒 ·· 95
第六节 术中和术后并发症的预防及处理 ··· 96
    一、CO_2 相关并发症 ·· 96
    二、气道并发症 ·· 96
    三、甲状腺危象 ·· 97
    四、低钙血症 ·· 99

第十章 · 腔镜乳腺手术的麻醉   100

第一节 腔镜乳腺手术对机体的影响 ··· 100
    一、对患者的心理影响 ·· 100
    二、对机体应激反应的影响 ·· 100
第二节 腔镜乳腺手术疾病的病理生理特点 ··· 100
第三节 麻醉前评估 ·· 101
    一、呼吸系统 ·· 101
    二、循环系统 ·· 101
第四节 麻醉管理要点 ·· 102
    一、CO_2 气腔管理 ·· 102
    二、单肺通气 ·· 103
    三、循环管理 ·· 104
第五节 术中和术后并发症的预防及处理 ··· 105
    一、低氧血症 ·· 105
    二、低血压 ·· 106
    三、术后恶心呕吐 ·· 106
    四、充气并发症 ·· 107
    五、气栓 ·· 107

第十一章 · 纵隔镜手术的麻醉   110

第一节 纵隔镜发展历史及对机体的影响 ··· 110

一、纵隔镜发展历史 ·· 110

二、纵隔镜对机体的影响 ······································ 111

第二节　适应证及相关疾病的病理生理特点 ······················ 112

一、适应证 ··· 112

二、常见的纵隔肿瘤 ··· 112

三、纵隔肿瘤的临床表现 ····································· 113

第三节　麻醉前评估 ·· 114

一、呼吸系统 ··· 114

二、循环系统 ··· 114

三、其他系统 ··· 115

第四节　麻醉方式选择及管理要点 ······························ 115

一、麻醉方式的选择 ··· 115

二、麻醉管理要点 ··· 116

第五节　术前和术中并发症的预防及处理 ························ 117

一、气栓 ··· 117

二、气胸 ··· 117

三、脑供血不足 ··· 117

四、喉返神经和膈神经损伤 ··································· 117

五、血管损伤 ··· 118

第十二章 · 胸腔镜手术的麻醉　　　　　　　　　　　120

第一节　CO_2 人工气胸与单肺通气及肺萎陷 ···················· 120

一、CO_2 人工气胸的病理生理特点 ··························· 120

二、单肺通气的病理生理特点 ································· 121

三、单肺通气期间的气体交换 ································· 122

第二节　胸腔镜手术的围手术期麻醉管理 ························ 128

一、麻醉前评估与准备 ······································· 128

二、肺隔离技术 ··· 132

三、肺萎陷及评估方法 ······································· 141

四、麻醉方式选择及管理要点 ································· 143

五、术中和术后并发症的预防及处理 ··························· 145

六、恢复期的麻醉管理 ······································· 147

第三节　非气管插管（自主呼吸）的胸腔镜手术麻醉 ·············· 148

一、胸腔镜手术麻醉的进展 ··································· 148

二、安全性和可行性 ··· 149

三、麻醉前评估与准备 ······································· 150

四、围手术期麻醉管理 ······································· 151

五、麻醉方式更改预案及风险管理 ····························· 153

第四节　胸腔镜下心脏手术的麻醉管理 ·························· 153

一、胸腔镜心脏手术的适应证和禁忌证 ·· 153

二、围手术期麻醉管理 ·· 153

三、体外循环管理 ··· 155

四、常见风险及并发症的防治 ·· 155

第五节　胸腔镜手术围手术期疼痛管理 ·· 156

一、常用的镇痛技术 ·· 157

二、全身用药途径 ··· 158

三、超前镇痛和个体化镇痛 ··· 161

四、多模式镇痛 ·· 162

第十三章 · 腹腔镜手术的麻醉　165

第一节　腹腔镜发展历史 ·· 165

第二节　腹腔镜手术对机体的影响 ·· 165

一、循环系统 ··· 165

二、呼吸系统 ··· 166

三、其他系统 ··· 167

第三节　腹腔镜手术相关疾病的病理生理特点 ······································· 167

一、肝脏疾病 ··· 167

二、胆总管囊肿 ·· 169

三、肥胖 ·· 169

四、新生儿腹部疾病 ·· 171

五、小儿膈肌疾病 ··· 172

六、妇科类疾病 ·· 173

七、嗜铬细胞瘤 ·· 174

八、心脏类疾病 ·· 177

九、急腹症 ··· 180

第四节　腹腔镜手术并发症肺不张研究进展 ·· 181

第五节　腹腔镜手术肌松拮抗药及进展 ·· 183

第十四章 · 椎间孔镜手术的麻醉　187

第一节　椎间孔镜发展历史 ·· 187

第二节　适应证及相关疾病的病理生理特点 ·· 189

一、腰椎间盘突出症 ·· 189

二、腰椎管狭窄症 ··· 189

三、椎体转移瘤 ·· 189

四、椎间盘囊肿 ·· 189

第三节　麻醉方式选择及管理要点 ·· 189

一、麻醉方式的选择 ·· 189

二、局部麻醉 ··· 190

三、局麻辅助镇静镇痛 ··191
四、椎管内麻醉 ··193
五、全身麻醉 ··193
第四节 经皮内镜下腰椎手术的体位要求 ·······················193
第五节 术中和术后并发症的预防及处理 ·······················194
一、呼吸系统并发症 ··194
二、心动过缓 ··194
三、低血压 ··195
四、体位并发症 ··195
五、椎管内麻醉相关并发症 ···195

第十五章 • 关节镜手术的麻醉 198

第一节 肩关节镜手术的麻醉 ···································198
一、肩关节镜手术的适应证 ···198
二、麻醉前评估 ··199
三、体位要求 ··200
四、麻醉方式选择及管理要点 ···200
五、肩关节镜手术的围手术期镇痛 ·······································201
六、术中和术后并发症的预防及处理 ·····································202
第二节 髋关节镜手术的麻醉 ···································204
一、髋关节镜手术的适应证 ···205
二、麻醉前评估 ··206
三、体位要求及手术并发症 ···206
四、麻醉方式选择 ··207
五、髋关节镜手术的围手术期镇痛 ·······································207
六、术中和术后并发症的预防及处理 ·····································208
第三节 膝关节镜手术的麻醉 ···································209
一、膝关节镜手术的适应证 ···210
二、麻醉前评估 ··210
三、麻醉方式选择及管理要点 ···210
四、膝关节镜手术的围手术期镇痛 ·······································211
五、术中和术后并发症的预防及处理 ·····································213

第十六章 • 膀胱镜和经尿道前列腺切除术的麻醉 217

第一节 膀胱尿道检查对机体的影响 ···························217
第二节 前列腺增生的病理生理特点 ···························218
第三节 麻醉前评估及准备 ·····································219
一、麻醉前评估 ··219
二、麻醉前准备 ··219

第四节　麻醉方式选择及管理要点 219

一、麻醉方式的选择 219

二、麻醉管理要点 221

第五节　术中和术后并发症的预防及处理 222

一、经尿道前列腺电切术综合征 222

二、穿孔 223

三、低体温 223

四、甘氨酸中毒 223

五、短暂的菌血症和脓毒血症 224

六、出血和凝血病 224

七、术后下肢静脉血栓形成 224

八、急性肺栓塞 224

第十七章 • 宫腔镜手术的麻醉 228

第一节　宫腔镜检查对机体的影响 228

第二节　适应证、禁忌证及病理生理特点 229

一、适应证 229

二、禁忌证 229

三、病理生理特点 229

第三节　麻醉前评估及准备 229

一、麻醉前评估 229

二、麻醉前准备 230

第四节　膨宫介质的选择 230

第五节　麻醉方式选择及管理要点 230

一、区域阻滞麻醉 230

二、椎管内麻醉 231

三、静脉全身麻醉 232

四、麻醉中监测及管理要点 233

第六节　术中和术后并发症的预防及处理 235

一、机械性损伤 235

二、出血 235

三、空气栓塞 235

四、经尿道前列腺电切术综合征 236

五、术后感染 236

第十八章 • 阴道镜的麻醉 238

第一节　阴道镜检查对机体的影响 238

第二节　适应证及麻醉前评估 238

一、阴道镜检查的适应证 238

二、麻醉前评估 238

第三节　麻醉方式选择及管理要点 239
一、麻醉方式的选择 239
二、麻醉管理要点 241
三、出院准备与管理 242

第四节　术中和术后并发症的预防及处理 242
一、局麻药的不良反应 242
二、穿刺引起的不良反应 243
三、镇静镇痛药的不良反应 243

第十九章 · 小儿内镜的麻醉 245

第一节　常用的内镜分类 245
第二节　麻醉前评估 246
一、发热和上呼吸道感染 246
二、饱胃 247
三、疫苗接种 247

第三节　麻醉方式选择及管理要点 247
一、麻醉前准备及用药 247
二、麻醉方式的选择 250
三、麻醉药物的选择 250
四、麻醉管理要点 256

第四节　几种常见小儿内镜的麻醉 258
一、胃镜 258
二、肠镜 259
三、硬性气管镜 259
四、支气管镜 259
五、鼻内镜 260
六、脑室镜 261
七、胸腔镜 262
八、腹腔镜 262
九、关节镜 263
十、内镜逆行胰胆管造影术 264
十一、胶囊内镜 264

索引 267

第 一 章

上消化道内镜的麻醉

第一节 上消化道内镜发展历史

上消化道内镜观察范围包括食管、胃和十二指肠部分。上消化道疾病种类较多,内镜用于诊断和治疗上消化道疾病简便、快捷。

最早的上消化道内镜是德国人库斯莫尔在 1868 年借鉴江湖吞剑术发明的库斯莫尔管,它是一根长金属管,末端装有镜子,当时便已用于食管异物的取出,但这种内镜容易戳破患者食管,因此不久就被废弃了。1932 年,Wolf 和 Schindler 合作研制出半可屈曲式胃镜,这个时期消化道内镜的特点是视野加宽、成像较为清晰、对患者的损伤小,缺点是观察范围仍很小、活检装置不灵活。1956 年,美国 Hirschowitz 研制成第一台纤维胃镜,从而使消化道内镜的发展进入了纤维光学镜阶段。纤维胃镜的成像原理是通过光导纤维将胃内的图像直接导出,医师直接用肉眼通过光导纤维观察胃内的图像变化情况,这种纤维胃镜有其先天的缺陷,比如使用寿命短,视野狭小,图像清晰度欠佳,光导纤维容易断裂等。1983 年,电子胃镜的诞生使内镜的应用进入全新时代。电子胃镜主要由三部分组成:内镜、视频处理器和电视监视器。它的优点是可获得高清晰度的图像,并通过计算机进行各种图像处理,包括三维显像、测定黏膜血流、黏膜局部血色素含量及局部温度等。

上消化道内镜能直接观察到被检查部位的真实情况,更可通过对可疑病变部位进行病理活检及细胞学检查,以进一步明确诊断,是上消化道病变的首选检查方法。主要用于:①上腹不适,吞咽困难,疑似上消化道病变,临床需要进一步明确诊断者:可以取消化道黏膜进行活检,进而明确诊断。②不明原因的消化道出血患者:胃镜对于急、慢性上消化道出血患者可以直接止血、止血迅速且部位精准,并可以辅助诊断病因。③需要随诊观察的患者:如食管癌、溃疡、慢性萎缩性胃炎、癌前病变及手术后复查等。相关报道显示,胃镜对于胃癌术后的长期随诊具有重要意义,如有异常可以及时积极采取有效措施,对提高胃癌患者术后生活质量及生存率有一定的临床意义。④需要进行胃镜下治疗者:例如食管胃底静脉曲张,有研究结果显示,内镜治疗联合药物注射治疗对肝硬化胃底食管静脉曲张破裂出血的患者显示出了较好的治疗效果,患者治疗的依从性和满意度大幅度提升,且治疗中的首次出血率和再次出血率也明显降低。⑤消化道异物患者:可以通过内镜将消化道异物取出。

根据检查部位,上消化道内镜可分为食管镜和胃镜:食管镜分为硬性食管镜和纤维食管镜两种类型;胃镜一般为纤维软镜。根据内镜的功能可分为普通白光内镜、色素内镜、电子染色和放大内镜、窄带成像内镜(narrow band imaging,NBI)、共聚焦激光显微内镜(confocal laser endomicroscopy,CLE)、超声内镜(endoscopic ultrasound,EUS)、自发荧光内镜（autofluorescence imaging，AFI）等。

患者行上消化道纤维软镜检查时通常采取左侧卧位，检查一般要经过食管的三个生理狭窄区，具体路径如下：①口腔及咽喉部：咽喉部是对刺激最敏感的部位，从这里至食管入口是患者最感痛苦的部位，操作时注意避开梨状隐窝，一旦损伤，容易造成穿孔。②食管入口和食管上段：食管入口处由于肌肉收缩，通常是闭合的，在吞咽活动时才张开，为食管的第一个狭窄部位，操作时还应注意食管后壁，由于肌肉层薄弱，容易穿孔，内镜通过该部位时要充分注意。③胸部食管段：指从胸骨上缘到横膈膜裂孔食管部分，在上 1/3 部，由于主动脉弓从左侧压迫，左主支气管从左前方压迫，此处为食管的第二个狭窄部位。胸部食管的中下段沿左心房向下和大动脉交叉，在某些心脏疾病患者的这个部位，可见到心脏对食管压迫所造成的明显狭窄及显著的搏动。④腹部食管段：在卧位时，由于胃向食管裂孔部的上举，会使腹部食管消失。在距门齿 38～40cm，消化内镜能观察到这部分食管和食管胃黏膜结合部一致的呼吸性的开大和闭合。横膈膜食管裂孔处是食管的第三个狭窄部位。若检查中患者出现剧烈疼痛，严重呼吸困难等症状时要警惕食管穿孔、心肌梗死等异常情况的发生，应立即终止检查并积极处理并发症。

第二节 上消化道相关疾病的病理生理特点

一、食管异物

食管异物通常嵌顿于存在生理或病理性管腔狭窄的部位。管腔狭窄的原因可能有食管括约肌周围的血管结构异常（如主动脉弓、锁骨下动脉异常），肿瘤，贲门失弛缓症，弥漫性食管痉挛，既往手术史以及嗜酸性食管炎等。食管异物是耳鼻喉科常见的急症之一。

食管异物多见于儿童和老人。儿童因磨牙发育不全，食物不能充分咀嚼或有口含小玩具的不良习惯，并且咽部防御反射不全，进食或玩耍不慎吞入异物是儿童发生食管异物的常见原因。一般认为食管上段是儿童消化道中最狭窄的部分，因此也是食管异物最易发生的部位。食管异物发生率最高的是 0～3 岁婴幼儿，此年龄段患儿多主诉不清，常常表现为哭闹、拒食、流涎、进食后呕吐，个别患儿还因异物巨大，位于食管入口，压迫气管开口而出现喉鸣，甚至呼吸困难。呼吸困难是儿童食管异物的特点，因为儿童喉腔小，气管细，气管软骨发育不全，异物易压迫气管后壁致呼吸困难。对于不明原因突然出现上述症状者应高度怀疑食管异物可能。值得一提的是，同时伴有声嘶、喉鸣、呼吸困难的患儿一定要排除气管异物，以免延误病情。老年人也是食管异物高发人群，可能原因为老年人食管平滑肌萎缩，蠕动减慢；牙槽萎缩，咀嚼功能减退，咽部黏膜感觉神经减退，义齿易脱落；唾液腺功能减退，腺体分泌减少，不能润滑食物。高龄老人伴发病多，常常合并原发性高血压、心脏病、糖尿病、脑梗死、呼吸功能不全等基础疾病。

食管异物的类型与发病区域的饮食习惯相关，食管异物可分为非食物性物体、食物中不可食用部分及食物中可食用部分，前两者统称为真性食管异物。国内有研究对国内不同地区食管异物的种类进行调查统计，结果提示上海及周边地区食管异物种类中前两位分别是鱼骨和家禽类骨头，其次为义齿、果核；广东沿海地区食管异物以鱼骨类和家禽类为主；中国西北部地区食管异物中枣核占首位，其次为钱币、义齿，少见家禽类骨头。食管异物嵌顿位置与食管解剖结构、异物大小和患者基础疾病有关，真性食管异物主要嵌顿位置为食管第一狭窄水平，而可食用的食物（肉块、蔬菜）形成的异物多发生在食管下段水平，可食用食物引起的下段食管嵌顿多提示患者本身可能存在食管功能的异常。

食管异物类型多种多样，但各类异物所致风险截然不同。圆钝光滑的异物如硬币，并发症发生率最低，条状/尖锐类异物风险较高，易发生食管穿孔、溃疡、出血等并发症。纽扣电池在小儿食管异物中较为常见，风险很高，其独有的特点为金属、强碱性、带电、腐蚀性强。几乎所有病例均会引起食管损伤，临床上出现高热、吞咽疼痛，形成气管食管瘘、食管穿孔、食管狭窄，造成喉返神经损伤等并发症。致命性出血是食管异物最严重的并发症，多发生于主动脉弓、甲状颈干及颈动脉。并发食管—主动脉瘘典型的临床特征为 Chiair 三联症（胸骨后疼痛、信号性动脉出血和无症状间歇期后致命性大出血），死亡率高。

食管异物治疗前的影像学检查意义重大，可判断有无异物、异物的位置、有无食管损伤及损伤的程度。因此在采取治疗措施前进行完善的影像学检查十分必要。颈胸正侧位的 X 线片及造影多可诊断出异物的位置及食管损伤情况，可显示颈部及纵隔区域有无游离气体或有无造影剂外渗。造影剂以泛影葡胺等水溶性造影剂为宜，如食物嵌顿已造成完全性食管梗阻则不能进行食管造影检查。

通过食管镜进行检查、异物取出是食管异物的首选诊治方案，但若患者影像学提示有异物造成的食管大血管瘘存在，且伴有呕鲜血的临床症状，则不适合首先行食管镜检查治疗，因为可能出现难以控制的大出血。目前用于食管异物取出的食管镜有硬质食管镜和纤维食管镜两种选择。硬质食管镜（观察距离 20～45cm，观察窗 3～4cm^2）与纤维食管镜相比，手术视野窄、清晰度低、可操作范围小，但纤维食管镜的异物钳钳取力量有限，对于较大或不规则异物效果不佳，因此早期食管异物多采用硬质食管镜，异物取出的成功率高于纤维食管镜。但近年来随着纤维食管镜器械的改进和技术的发展，其安全性和成功率均大幅提高，2011 年美国胃肠内镜协会已将纤维食管镜作为食管异物诊疗的首选方式。与传统的硬质食管镜相比，纤维食管镜检查时只需患者侧卧位，而不是传统的垂头仰卧位，体位自然、放松，患者容易接受，也适合于患有颈部疾病的患者。纤维食管镜不易引起牙齿松动。硬质食管镜的直径一般为 11～19mm，而纤维食管镜直径多为 9.5mm，可明显减轻患者的不适感，适合长时间的检查。但硬质镜对于食管入口处较大异物、包有肉团的异物或食管中段尖锐异物仍然具有独一无二的优势。近年来将 Hopkins 内镜可视系统配合硬质食管镜行食管异物取出术，保证了手术视野的清晰度，可充分探查异物的形态、嵌顿情况、食管损伤程度等，并能缩短手术时间，减少钳取次数，提高手术效率。因此术前应认真分析异物种类、部位、存留时间、患者身体条件，并且完善术前检查，选择合适的手术方式。

关于异物取出时机，广州市妇女儿童中心采用的标准为：①2h 内取出：纽扣电池、长条/尖锐异物或伴随有相应临床症状的其他异物；②24h 内取出：无伴随临床症状的硬币等圆钝类异物。

对于依从性好，身体健康，无基础疾病的成年人早期多采用充分表面麻醉下食管镜异物取出术，术前 10min 给予 2% 丁卡因充分麻醉咽部黏膜 3～5 次，待吞咽动作消失、呼吸平稳后，经口缓慢插入食管镜。

清醒表面麻醉下，食管镜进入食管常引起患者紧张，咽反射敏感者常伴有恶心、呕吐的发生。1997 年，美国 White 教授最早提出"舒适化医疗"并在全球迅速推广，近年来，中华医学会也提出了"免除疼痛是患者的基本权利"的口号，因此，食管镜检查的舒适、无痛也逐渐为医务人员所重视。全身麻醉越来越多地被应用于食管异物取出术中。

手术时间短，无基础疾病的患者可采用保留自主呼吸的全身麻醉。丙泊酚是一种可控性强、安全有效的新型短效静脉麻醉药，具有起效快、作用时间短、恢复迅速而平稳及不良反应少等优点。可在充分表面麻醉的基础上使用丙泊酚，1～1.5mg/kg 静脉推注，给药时间为 40～60s，至患者睫毛反射消失即可手术，术中若有体动、呛咳或躁动，视情况追加丙泊酚。术中应严密监测患者的心电图、呼吸、血氧饱和度、血压，若术中血氧饱和度下降，应迅速退出食管镜，面罩加压给氧，待缺氧纠正后再次置入食管镜。异物取出后，若患者仍未清醒，应将患者侧卧位，吸引口腔分泌物，预防反流误吸的发生。国内也有研究报道，使用鼻咽通气道保持气道通畅，静脉推注芬太尼 3～4μg/kg、丙泊酚 1～1.5mg/kg，继以丙泊酚 4～6mg/(kg·h) 的速度静脉泵注，可以保留患者自主呼吸并顺利取出食管异物。

当出现以下情况时，则宜选择气管插管全身麻醉：①异物停留时长 >24h，伴有并发症；②尖锐、较大且不规则异物：如钉子、义齿等；③老年人伴有其他系统疾病；④小儿喉腔空间窄，食管镜易挤压气管致呼吸困难；⑤异物取出失败，需二次手术者。由于手术时间短，宜选择消除半衰期短、易苏醒的药物，如：丙泊酚、七氟烷、瑞芬太尼等。七氟烷是一种新型吸入麻醉药，具有血气分配系数低，诱导迅速的特点。瑞芬太尼是一种短效 μ 受体激动剂，在体内的代谢途径是被组织和血浆中非特异性酯酶迅速水解，半衰期短，作用消失快，与药物分布无关，即使长时间输注也无蓄积作用，清除率不受体质量、性别、年龄的影响，也不依赖肝肾功能，即使在肝功能严重异常的患者，药代动力学与健康人相比也没有明显区别，特别适合短小手术的麻醉诱导与维持。

如果术前影像学检查高度怀疑存在严重并发症，异物有损伤大动脉致术中大出血可能，手术应联合心胸外科、介入科，备好食管镜、动脉造影及覆膜主动脉支架。覆膜支架具有支架性和被膜性，能很好地隔绝血管腔，重建血流动力学，支架与主动脉内膜紧密相贴，可以增加动脉内膜的完整性。在取出食管异物前，通过股动脉放置主动脉覆膜支架，能有效减少异物取出后动脉破口出血的风险。

对于已经出现纵隔气肿、纵隔脓肿、脓胸、气胸或异物尖端已穿通食管壁引起颈部脓肿的患者，若经食管镜取出异物失败，应尽快从颈侧切开或开胸途径行异物取出术。

二、食管癌

食管癌是常见的消化系统肿瘤，临床上以进行性吞咽困难为主要症状，2020 年世界卫生组织发布的《世界癌症报告》中指出食管癌发病率居恶性肿瘤第 8 位，常见的类型有鳞状细胞癌和腺癌，我国是食管癌的高发地区，以鳞状细胞癌为主。2020 年《柳叶刀 - 胃肠病学和肝病学》发表了全球 195 个国家地区的食管癌发病率、死亡率和可归因风险因素等最新统计数据。报告显示，中国的食管癌新发病例数和死亡病例数均占全球相关病例数的近一半。我国的食管癌术后患者 5 年生存率不足 20%，整体生活质量较差，主要原因为在我国确诊的食管癌患者中，90% 病情已经进入到中晚期。

早期食管癌患者可无症状或仅有轻微症状，如间歇性吞咽困难、烧灼感、异物感或胸骨后不适感，若发展至进行性吞咽困难则多为中晚期，因此对高危易感人群筛查是一个早期发现食管癌的经济高效的办法。高危易感人群包括：慢性食管炎、Barrett 食管、贲门失弛缓症、食管良性狭窄、掌跖角化症、Plummer-Vinson 综合征、食管裂孔疝等。

食管镜检查是诊断食管疾病的重要方法，纤维食管镜可曲性大，可对食管、贲门行直观、动态、多方向性检查。诊断性内镜检查可对疑似病变部位进行活检或刷片，通过活检发现食管或食管胃交界处肿瘤的敏感度为 66%～96%，其活检结果不仅有确诊意义，并且可明确肿瘤性质及分级情况，进而制订相应的治疗方案。一般认为，食管钡剂检查呈阳性或存在临床症状但钡剂检查阴性者，均应行食管镜检查。食管癌早期，局部形态变化不明显，黏膜下病变未突向食管腔造成狭窄，黏膜表面光滑，容易漏诊。而食管非癌性病变如食管炎，仅肉眼检查又可误诊为癌变，食管镜下食管拉网脱落细胞检查操作简单易行，阳性结果有确定的诊断价值。超声内镜可用于食管癌分期，对于 T 分期和 N 分期诊断准确率较 CT 高，还可同时对淋巴结行细针穿刺，可进一步提高对 N 期诊断的准确率（表 1-1）。

目前传统的外科手术治疗仍然是食管癌的主要治疗方法，手术入路取决于食管癌的位置、食管重建方式以及手术医师的手术习惯。随着微创技术的不断发展，胸腔镜下微创食管切除、机器人辅助下食管切除将成为食管癌手术治疗的发展方向。食管癌若能早期诊断治疗，患者生存率可超过 95%。伴有高度异常增生的 Barrett 食管患者以及早期局限于食管黏膜和黏膜下层，无淋巴结转移的食管癌患者，可通过内镜下微创治疗根治，创伤小，痛苦小，恢复快，能取得与外科手术相当的疗效。美国胃肠病学会和美国胃肠内镜外科学会推荐的内镜治疗方法主要包括射频消融术（radiofrequency ablation，RFA）、光动力疗法（photodynamic therapy，PDT）和内镜下黏膜切除术（endoscopic mucosal resection，EMR）。

表 1-1 食管癌 TMN 分类及分期标准

T	原发肿瘤	
	T_x	原发肿瘤不能确定
	T_0	无原发肿瘤证据
	T_{is}	原位癌
	T_1	肿瘤只侵犯黏膜固有层或黏膜下层、未及肌层
	T_2	肿瘤侵及肌层
	T_3	肿瘤侵及食管周围组织、未及邻近器官
	T_4	肿瘤侵及邻近器官
N	区域淋巴结	
	N_x	区域淋巴结不能确定
	N_0	无区域淋巴结转移
	N_1	区域淋巴结转移
M	远处转移	
	M_x	远处转移不能确定
	M_0	无远处转移
	M_{1a}	颈部或腹腔淋巴结转移
	M_{1b}	其他远处转移

（一）麻醉方法

早期癌和消化道黏膜下肿瘤的患者在经内镜下行黏膜切除术时，清醒状态下多难以耐受,这是由于内镜反复刺激咽喉部,胃内充气压力高以及内脏牵拉反应所致,因此必须给予适当镇静与镇痛。手术过程中需间断冲洗创面,保证良好的术野,冲洗液、上消化道分泌物、创面出血以及染色剂均易造成患者呛咳、误吸和窒息。气管插管全身麻醉可有效保证气道安全,避免患者恐惧焦虑,是此类手术最常用的麻醉方法。麻醉药物宜选择短效麻醉药,如丙泊酚与瑞芬太尼配伍静脉靶控输注,可获得满意的麻醉效果,同时患者苏醒迅速,拔管时间短,极大缩短了患者在麻醉复苏室的停留时间。部分患者术后早期诉腹胀不适,考虑主要与胃内残留气体、液体所致,术毕尽可能吸尽胃内气体、液体可明显改善患者的不适症状。

近年来,胃镜喉罩也应用于内镜下上消化道黏膜治疗术,胃镜喉罩是在常规双管可通气喉罩基础上改进得来,胃镜通道开口于喉罩尖端,正对食管入口,可通过各型号内镜。胃镜喉罩置入操作简单,气道密闭性良好,与气管导管比较,其置入和拔出时呛咳、心血管反应及咽部不适的发生率明显降低。

(二)术中及术后并发症的处理

上消化道黏膜下肿瘤患者行内镜治疗的主要并发症为皮下气肿、纵隔气肿、气胸和气腹,其发生原因为肿瘤剥离损伤壁层胸膜、气管、支气管或食管浆膜层。患者初期可表现为心率增快、血压增高等交感兴奋症状,可能与 CO_2 大量吸收致高碳酸血症有关,之后由于纵隔气肿,胸壁皮下气肿加重,气腹致膈肌上抬,引起气道压升高,肺舒张功能受限,通气 / 血流比例失调,经皮动脉血氧饱和度(percutaneous arterial oxygen saturation,SpO_2)迅速下降。如出现气胸,胸片显示超过胸腔容积 30% 者,可行胸腔闭式引流;若气腹明显,可于右上腹穿刺排气,并留置穿刺针至术毕;术后如出现腹膜炎症状,可再次行腹腔镜下胃壁修补术。若出现广泛皮下气肿,应告知外科医师停止手术,保证供氧的同时适当过度通气,更换钠石灰,加快 CO_2 的排出。

三、食管下段静脉曲张

食管胃底静脉曲张是肝硬化一种常见的严重并发症,发生率为 50%～60%,约 3/4 的中重度食管胃底静脉曲张患者会发生静脉破裂出血,主要表现以呕吐大量鲜血为主,出血迅猛,曲张静脉的出血是患者死亡的主要原因,病死率高达 30%,二次出血的死亡率更高。食管胃底静脉曲张一般出现在肝功能失代偿阶段,其主要原因为肝小叶受增生纤维索与再生细胞结节挤压的影响,肝血窦变窄或闭塞,进而使门静脉血流流入肝小叶中央静脉受阻,门静脉压力升高,从而导致侧支循环开放,食管胃底静脉曲张。

上消化道内镜检查是目前诊断食管胃底静脉曲张并确定出血风险的金标准,既可以评估食管胃底静脉曲张的程度,又能在检查同时早期采取内镜下曲张静脉治疗。因此对于新诊断的肝硬化患者均建议行上消化道内镜检查,以便筛查食管胃底静脉曲张。但上消化道内镜检查也存在局限,仅能观察到黏膜及黏膜下曲张静脉,对于壁外曲张静脉、贯通静脉或门脉其他侧支循环存在的曲张静脉不易明确。

内镜治疗方法主要包括硬化剂注射、组织黏合剂注射和内镜下曲张静脉套扎术。硬化剂注射是在内镜直视下将硬化剂注射在曲张静脉旁或曲张静脉内,达到止血并硬化曲张静脉的目的。组织黏合剂注射是将一种快速固化的水样物质注射于曲张静脉中,能有效地闭塞血管、控制曲张静脉出血。曲张静脉套扎术的原理是在内镜下使用橡皮圈将曲张静脉表面黏膜及部分静脉壁结扎，使其瞬间阻断局部血流而紧急止血，静脉被套扎后发生缺血性炎症，致套扎部位坏死脱落，可促使血栓形成、组织坏死及血管纤维化，减少再出血发生，是临床上预防及治疗食管静脉破裂出血的首选方法。但此种方法无法控制门静脉压力，复发率较高，在45%左右，复发时间通常在结扎后5～24个月之间。

（一）病理生理特点

肝硬化食管胃底静脉曲张的患者多为中老年患者，全身情况差，肝功能不全并常伴有高血压、糖尿病等合并症。消化内镜进入食管和胃的过程会诱发恶心、呛咳，引起患者心率、血压波动甚至心律失常，严重者可致静脉破裂出血。

大部分麻醉药物需要经过肝脏转化和降解，几乎所有吸入麻醉药都会不同程度降低肝脏血流。肝硬化患者多伴有低蛋白血症，血浆清蛋白降低，可供药物结合的位点减少，血浆游离药物浓度增加，从而增强药物的作用，延长药物的作用时间。肝功能严重受损的患者血浆假性胆碱酯酶的合成减少，氯琥珀胆碱和酯类局麻药的作用时间可能会延长。

（二）麻醉相关

术前访视时，应全面了解患者病史，特别是肝脏疾病情况及有无合并症。通过患者的临床症状及术前检查结果评估肝功能以及手术风险（表1-2）。

表1-2 Child-Pugh 肝功能分级标准

项目	1分	2分	3分
血清胆红素 /(μmol·L^{-1})	<34	34～50	>50
白蛋白 /(g·L^{-1})	>35	28～35	<28
凝血酶原时间延长 /s	<4	4～6	>6
腹水	无	轻度	中重度
肝性脑病（级）	无	1～2	3～4

A级：5～6分，手术危险度小；B级：7～9分，手术危险度中等；C级：≥10分，手术危险较大。

1. 麻醉前准备 对于择期手术，术前应完善实验室检查并进行肝功能 Child-Pugh 分级，对于有活动性出血的患者，行内科常规止血治疗，必要时行三腔二囊管压迫，待病情稳定后再行内镜治疗。

若患者曲张静脉破裂出血入院，拟行急诊胃镜下静脉套扎，准备时间有限，应在最短时间内尽可能改善患者的内环境，改善凝血功能，纠正低蛋白血症，纠正贫血，纠正水、电解质平衡紊乱与酸碱失衡。肝功能损害严重的患者术前不宜使用巴比妥类药物。

有研究报道对于肝硬化食管胃底静脉曲张破裂大出血并出现失血性休克的患者，早期宜行限制性液体复苏，将 CVP 提升至6～8mmHg，MAP 至60～70mmHg，动脉血乳酸水平恢复至基本正常或较基础值下降50%以上，液体复苏同时使用生长抑素和胃黏膜保护剂，待生命体征基本平稳后，即可急诊行胃镜下曲张静脉套扎术，待止血成功后再行充分的液体复苏。该研究认为早期采用限制性液体复苏可将有效循环血量和门静脉压力维持于正常下限，降低术前持续出血的风险，避免大量补液造成的稀释性凝血功能障碍，不过多干扰机体的代偿机制。对液体复苏效果的评估采用的是 CVP、MAP、动脉血乳酸水平和动脉血氧分压等能反映微循环的指标。

2. 麻醉方式选择及管理要点 在内镜下行曲张静脉套扎术，患者容易紧张、恐惧，术中恶心、呕吐、分泌物多，从而导致套扎失败或大出血，因此对于手术患者采用必要的镇静、镇痛，可减少术中患者的焦虑不适。麻醉药物的选择首先需要考虑麻醉药物与肝脏的相互作用，尽量选择不经过肝脏代谢，作用时间短、苏醒快的短效麻醉药。丙泊酚是一种快速起效、短时效静脉麻醉药，无明显肝脏损害作用，其本身是一种外源性抗氧化药，因此对于肝脏有一定的保护作用。瑞芬太尼的代谢不依赖于肝脏，具有超短时效、镇痛作用强的特点。右美托咪定是高选择性 α_2 肾上腺素受体激动剂，作用于中枢、外周和交感神经系统，发挥镇静、镇痛、抑制儿茶酚胺释放和抗伤害效应的作用。

择期手术患者可行保留自主呼吸的监护麻醉、深度镇静或全身麻醉，国内不同中心对于麻醉药物的配伍选择不尽相同，可采用丙泊酚联合上消化道黏膜表面麻醉，或小剂量丙泊酚联合舒芬太尼，或丙泊酚联合右美托咪定静脉持续输注，或丙泊酚联合瑞芬太尼靶控输注等方法，均获得了满意的结果。术中应随时警惕呼吸循环抑制及食管曲张静脉破裂出血的可能，并及时对症处理。对于年老体弱、肝功能失代偿或存在严重合并症者，充分的表面麻醉联合小剂量静脉麻醉不失为一种理想的麻醉方法。

行急诊胃镜下曲张静脉套扎术的患者，术中有持续出血或再次出血致反流、误吸的可能，气道保护是麻醉管理的重点。所有患者均按"饱胃"处理，快速诱导气管插管，术前使用三腔二囊管压迫止血者，应在气管插管成功、手术开始后撤出三腔二囊管。术中严密监测患者生命体征。内镜治疗结束后，可在患者由限制性液体复苏过渡到充分液体复苏后，逐渐唤醒并拔出气管导管。

（三）并发症的预防及处理

胃底食管静脉曲张患者行内镜下联合序贯治疗是现阶段治疗上消化道出血的主要方法，严重并发症少见。对于肝硬化患者，门静脉系统压力升高，存在的门－体分流除了常见的胃底食管静脉曲张、腹腔和脐静脉扩张、痔静脉曲张、腹膜后吻合支曲张之外，还可形成胃－肾分流和胃－腔分流，这种自发性分流可增加术中异位栓塞的风险。患者因长期门静脉高压，血流瘀滞，有门静脉主干、肠系膜上下静脉、脾静脉血栓形成的可能；当存在较大分流通道时，有血栓脱落导致肺栓塞的可能。同时，内镜下治疗需向曲张静脉内注射硬化剂或组织黏合剂，以达到血管腔内混合血栓形成，闭合曲张静脉的目的。组织黏合剂是一种液态栓塞剂，不能迅速转换为固态，如存在较大分流，则可进入体循环引起异位栓塞。有报道指出，组织黏合剂推注速度越慢、剂量越大，发生异位栓塞的风险越高。

术前的充分评估至关重要，临床医师应认识到内镜下使用组织黏合剂治疗胃底食管静脉曲张可造成肺栓塞等严重并发症。术前多层螺旋 CT 门静脉及侧支循环成像可判断是否存在大的门－体分流，多普勒超声可检测患者门静脉压力及门静脉、脾静脉血流走向，根据以上术前检查结果决定术中治疗方式和黏合剂的剂量，可以减少术中急性肺栓塞的发生。

急性肺栓塞发生时，清醒患者往往有呼吸困难、胸口疼痛、大汗淋漓或濒死感，但全身麻醉患者缺少以上典型症状，诊断更为困难。呼气末二氧化碳分压（partial pressure of end-tidal carbon dioxide，$PetCO_2$）突然降低或消失可能是全身麻醉患者发生肺栓塞时最早出现的症状，若术中突然出现 $PetCO_2$、心率、血压和血氧饱和度下降，气道压增高，或伴有心律失常，应高度怀疑术中急性肺栓塞的发生。对于一些小的栓子，及时有效的心脏按压和正性肌力药的应用，可使栓子击碎分散，通过肺部毛细血管，使肺循环血流恢复。对于较大栓子，复苏则较为困难，在心肺复苏的同时应紧急行血气分析、急查 D-二聚体浓度、床旁 X 线以及超声心动图以明确诊断，一经确诊，则尽早进行基础抗凝、介入溶栓等治疗。《2021 年欧洲心脏病学会急性肺栓塞诊断和管理指南》中指出，高危肺栓塞患者合并休克或低血压，应首先开展溶栓再灌注治疗。

四、上消化道溃疡

上消化道溃疡是我国常见、多发疾病之一，属于慢性消化系统疾病，引起溃疡的原因主要包括幽门螺杆菌感染、胃酸分泌过多或长期服用皮质类固醇等药物，此外，与遗传、精神心理、外界压力、饮食习惯、吸烟酗酒以及过度劳累等因素也密切相关。上消化道溃疡症状多隐秘，早期可全无症状，部分患者表现为餐后隐痛、烧灼样痛、钝痛，有时还伴有食欲缺乏、饭后胀满、反酸及嗳气。一旦出现明显的临床症状时，往往病情已加重，常伴有穿孔、出血、幽门梗阻以及癌前病变。因此对于上消化道溃疡早期发现、早期诊断和早期治疗是临床工作的关键。

电子胃镜检查是目前诊断上消化道溃疡的首选方法，方法灵活，确诊率高。胃镜下可详细了解溃疡的大小、位置、有无出血，判断其处于活动期还是静止期，并根据溃疡病理形态可初步判断其良恶性，同时胃镜还可结合幽门螺杆菌的检测，了解有无幽门螺杆菌感染。

胃镜诊疗虽是微创操作，但在诊疗过程中胃镜探头本身对患者的咽喉、食管和胃的刺激，会造成患者巨大的不适甚至痛苦的感觉，部分患者不能耐受检查的全过程，因而对舒适化医疗的需求日益增加。无痛胃镜是麻醉科医师使用麻醉性镇痛药及镇静药，在检查时消除或减轻患者的焦虑、恐惧、不适感，以便于能够更好地配合消化内镜医师的检查。因其有较好的舒适性和安全性，随着技术的不断成熟，越来越多地在各种患者中应用。

（一）无痛胃镜的禁忌证

绝对禁忌证：

1. 消化道的重度炎症，如强酸、强碱造成的严重腐蚀性炎症；

2. 重要器质性疾病的患者，如哮喘急性发作，呼吸衰竭，中重度高血压，严重的心律失常，心绞痛及心肌梗死等；

3. 预计麻醉后可能有中度上消化道梗阻或者通气困难的患者；

4. 胃肠道梗阻等容易反流误吸的患者；

5. 急性重症咽疾患而致内镜不能插入者。

相对禁忌证：

1. 肥胖伴有呼吸、循环系统症状的患者；

2. 有神经系统疾病者，如偏瘫，惊厥，癫痫等；

3. 肝肾功能中度损害，可能影响药物代谢造成苏醒延迟者；

4. 疑似有气管食管瘘的患者。

（二）麻醉前访视及评估

实施无痛胃镜前麻醉科医师必须对患者有充分评估，包括患者的病史，体格检查，辅助检查，是否正在服用特殊药物等，重点应评估患者的气道，有无严重的合并症，判断患者是否适宜接受无痛胃镜，以便制订完善的麻醉计划，减少患者在术中和术后并发症的发生。

同时,麻醉科医师通过术前访视,向患者介绍具体的流程,减轻患者心理、生理应激反应,有利于胃镜检查工作的完成,提高患者依从性和配合度,降低检查前、检查中、检查后的心理压力和不适感,提高检查的成功率。

（三）术前准备

患者一般术前禁食至少 6h,禁水至少 2h,如存在胃排空障碍或胃潴留,应适当延长禁食水的时间,必要时行气管插管以预防反流误吸的发生,常规配备抢救物品。

（四）麻醉方法

1. 清醒镇静　　清醒镇静是指保留患者言语交流和合作能力,即保护性反射存在,呼吸道通畅,并对医师的指令如"睁开眼睛"等能做出适当反应。对于一些特殊的患者,如困难气道的患者,心肺功能减退的老年患者,有反流误吸高风险的患者,使用清醒镇静可避免深度麻醉引起的严重后果。目前多采取在充分的表面麻醉下,如使用利多卡因气雾剂喷至会厌,复合静脉给予镇静类药物,常用药物有苯二氮䓬类,咪达唑仑是一种水溶性苯二氮䓬类药物,主要作用于中枢神经系统,具有明显的镇静和顺行性遗忘作用。有研究指出静脉注射咪达唑仑 2min 后再进行胃镜操作,可达到理想的清醒镇静下完成胃镜检查的效果。

2. 单次静脉推注

（1）丙泊酚:丙泊酚作为新型静脉麻醉药,通过激活 GABA 受体 - 氯离子复合物发挥镇静催眠作用,具有速效、短效、苏醒快而完全、持续输注后无蓄积、停止给药后迅速消除等优点,是临床上常用的可控性强的静脉麻醉药。诱导剂量为 1～2mg/kg,待患者入睡,睫毛反射消失,呼吸心率平稳后可开始胃镜检查,如检查时间较长,出现体动反应,可追加丙泊酚 0.5mg/kg。有研究显示,单独丙泊酚静脉麻醉下胃镜检查是一种安全、舒适、有效的方法,已能满足大部分无痛胃镜检查的需要。由于用药单一,可以不用考虑药物的相互作用,尤其是多种药物在呼吸方面的协同作用,降低了麻醉的复杂性,也避免了一些由于药物相互作用引起的不良反应。

（2）丙泊酚复合阿片类药物:丙泊酚的镇痛效果弱,常常复合阿片类镇痛药来减少其用量以维持麻醉,常用的阿片类药物有芬太尼、瑞芬太尼及舒芬太尼。相关研究及临床经验表明,芬太尼、瑞芬太尼、舒芬太尼复合丙泊酚都能安全用于胃镜检查,而瑞芬太尼作为超短效阿片类镇痛药,由于其起效时间快、作用时间短,能保证患者离开医院后的安全等优势,适合用于门诊无痛胃镜的检查,但与等效剂量的芬太尼、舒芬太尼相比,可能呼吸抑制效应更为明显,麻醉科医师在使用时应引起注意。

（3）氯胺酮:氯胺酮有较强的镇痛作用,但其不良反应较多,除了小儿的检查外,较少单独使用,常常复合丙泊酚使用。有研究表明小剂量的氯胺酮（0.2mg/kg）与丙泊酚联合使用时,丙泊酚的麻醉作用得到增强,并使丙泊酚的用量显著减少,两药合用时,血流动力学稳定,苏醒时间与离院时间与单独使用丙泊酚无显著性差异,且未发现单纯应用氯胺酮所出现的谵妄、躁动、噩梦等不良精神反应,说明两药合用具有明显的优势,既减少了两药单用时的不良反应,又突出了各自的优越性。

（4）依托咪酯:该药最显著的特点是对循环功能影响小,有轻微的血管扩张作用,并改善冠脉血流,更适合合并心脑血管疾病的老年患者,依托咪酯的主要不良反应为肌阵挛。有研究报道,依托咪酯的肌阵挛发生率约为 48.6%,且有研究指出单独使用依托咪酯行胃镜检查时麻醉效果欠佳,故较少单独使用,常复合丙泊酚或阿片类镇痛药。

3. 靶控输注　是指在输注静脉麻醉药时，以药代动力学和药效动力学原理为基础，通过调节目标或靶位（血浆或效应室）的药物浓度来控制或维持适当的麻醉深度，以满足临床麻醉的一种静脉给药方法。可避免麻醉诱导时血流动力学剧烈波动，保证患者在手术中始终处于比较平稳的麻醉深度，还可预测患者清醒时间，使麻醉处于最佳状态。目前有多种药物可进行靶控输注，丙泊酚和瑞芬太尼的药代动力学最为适合，是静脉麻醉常用的靶控药物。

（五）并发症的预防及处理

1. 呼吸抑制　可能的原因包括：①麻醉药物的原因：麻醉药对呼吸的抑制作用，如快速静脉推注丙泊酚可发生呼吸暂停；②胃镜对气管的压迫：可引起通气障碍，在婴幼儿尤为明显，必要时可通过气管插管维持通气。近年来出现的新型内镜面罩，最大特点是可以在施行内镜检查的同时，通过面罩延长管连接呼吸机、麻醉机，使患者口鼻周围的氧浓度较高且可以进行辅助或控制通气，从而减少或避免检查过程中低氧血症的发生。特别是对于肥胖患者，能够有效地减少低氧血症的发生，从而提高检查的安全性。

2. 喉痉挛　多发生于麻醉较浅时，口腔分泌物增多，喉头应激性增高所致。应维持足够的麻醉深度和轻柔地操作胃镜，一旦发生喉痉挛应立即停止检查，面罩加压给氧，若不能缓解，可用短效肌松药进行气管插管辅助通气。有文献报道，如无阿托品禁忌，可将其作为麻醉前用药，以预防喉痉挛的发生。

3. 血压下降　患者的年龄、丙泊酚用量，以及是否合并高血压是影响循环的主要因素。丙泊酚能够抑制心血管功能以及减少呼吸潮气量。老年人心肺功能减退，对麻醉药物的耐受力下降，而高血压患者对麻醉药物的敏感性高，因此对于高龄、高血压的患者，应严密监测患者的心率及血压，注意麻醉药推注速度，若检查中血压比基础值降低超过30%，可用血管活性药物维持血压的平稳。

4. 其他并发症

（1）心率增快：尤以胃镜抵达咽、食管时为著。其他心律失常的表现也均易发生在此阶段，其发生机制可能是麻醉较浅时镜体刺激会厌、食管，致患者交感神经亢进，儿茶酚胺过度释放。

（2）心率减慢：常为胃镜插入时刺激胃迷走神经引起，该反射可引起冠状动脉痉挛，造成一过性心肌缺血缺氧。冠状动脉痉挛引起的心律失常或心肌缺血，其过程一般短暂，可静脉注射阿托品 0.2～0.25mg 以拮抗迷走神经的兴奋。在插镜过程中一旦出现室性心律失常时，应迅速停止操作或者退镜，常可自行恢复。

（3）舌后坠：部分患者麻醉后容易出现舌后坠，影响呼吸及胃镜的置入，轻托下颌可缓解，待呼吸顺畅后可置入胃镜。

（4）恶心呕吐：引起恶心呕吐的原因很多，如麻醉性镇静镇痛药、患者的性别及年龄、低血压、极度焦虑等。可给予止吐药如托烷司琼 2mg，对于术后出现恶心呕吐的患者，需要在门诊留观。

（5）反流误吸：麻醉后贲门括约肌松弛，自身保护性反射减弱容易引起呛咳、反流，可造成意外呕吐乃至吸入性肺炎，尤其是合并幽门梗阻或肠梗阻、膈疝或食管裂孔疝及肥胖等的患者呕吐误吸的概率明显增加，这些患者可考虑在清醒状态下行表面麻醉。

（6）穿孔：为胃镜检查的严重并发症之一，往往由粗暴的操作或不正确的操作引起，主要症状是剧烈的胸背痛，纵隔气肿和颈部皮下气肿，而后出现胸膜渗液和纵隔炎。

（7）出血：多发生在合并食管胃底静脉曲张或血液性疾病的患者，在胃镜检查时损伤黏膜或者取黏膜活检时引起。可通过胃镜给予去甲肾上腺素盐水、血凝酶等止血，如检查中出现大出血，则行气管插管以保持呼吸道通畅。

第三节　上消化道内镜及麻醉相关进展

一、上消化道内镜技术进展

随着消化内镜的发展，医学界越来越认识到：在保持人体解剖结构不变的基础上实施手术祛除疾病，是手术的最佳方式，也是未来医学发展的必然方向，我们可称之为"超级微创"。到目前为止，在朝着这一目标发展的过程中，上消化道内镜领域已取得诸多突破性进展。

二、早期上消化道癌的治疗

上消化道肿瘤为我国高发肿瘤，调查显示胃癌和食管癌的发病率分别位于我国恶性肿瘤排名的第 2 位及第 6 位。上消化道早期肿瘤主要包括消化道早期癌、癌前病变及黏膜下肿瘤。随着内镜技术的迅速发展，外科手术治疗已不是其标准治疗方法，对于适应证范围内的肿瘤，内镜治疗可达到与手术治疗相当的治愈率。目前内镜治疗的主要手段包括内镜下黏膜切除术（endoscopic mucosal resection，EMR）、内镜黏膜下剥离术（endoscopic submucosal dissection，ESD）、内镜黏膜下挖除术（endoscopic submucosal excavation，ESE）、经内镜黏膜下隧道肿瘤切除术（submucosal tunneling endoscopic resection，STER）以及内镜下全层切除术（endoscopic full-thickness resection，EFTR）等。

（一）超声内镜（endoscopic ultrasound，EUS）

目前，EUS 及相关诊疗技术仍在持续发展，尤其以 EUS 引导下的介入治疗发展最为迅速，其中主要包括肝胆胰疾病及胃肠疾病在 EUS 引导下的介入治疗：①胰腺实性病灶 EUS 引导下细针穿刺抽吸术（EUS-guided fine needle aspiration，EUS-FNA）；②EUS 引导下门静脉测压（EUS-guided portal pressure gradient，EUS-PPG）/门静脉循环肿瘤细胞检测；③胰腺囊性病灶（pancreatic cystic lesions，PCLs）的 EUS 诊断与治疗；④EUS 引导下胆管引流；⑤EUS 引导下胰管引流（EUS-guided pancreatic drainage，EUS-PD）；⑥胰周包裹性坏死 EUS 引导下的穿刺引流；⑦EUS 引导下胆囊引流术（EUS-guided gallbladder drainage，EUS-GBD）；⑧胃流出道梗阻（gastric outlet obstruction，GOO）的 EUS 引导下胃肠吻合术（EUS-guided gastroenterostomy，EUS-GE）；⑨EUS 引导下胃底静脉曲张（gastric varices，GV）的介入治疗。

（二）内镜下射频消融（radiofrequency ablation，RFA）

RFA 是指当射频发生器产生高频能量时，与病变组织相接触后释放一定的热能，可使局部组织发生不可逆的变性、坏死，继而再生。在既往的临床实践中，RFA 对患者的创伤小，术后恢复快，远期疗效乐观，随着内镜技术发展，内镜结合 RFA 逐渐应用于消化道疾病的治疗：

1. 内镜结合 RFA 治疗胃食管反流病（gastroesophageal reflux disease，GERD） 此项技术于 2000 年首次应用于临床，其主要治疗原理是通过释放射频能量产生热量，引起局部组织破坏、修复，增加食管下括约肌的厚度、降低组织顺应性，还可直接干扰疼痛感受器或迷走神经传入纤维，降低食管远端的敏感性，从而达到治疗作用。

2. 内镜下 RFA 治疗 Barrett 食管 采用高频射频波破坏食管的内皮细胞，使得食管内皮的异常细胞或癌前细胞被破坏，原本位置上正常的组织可以再生修复。

3. 内镜结合 RFA 应用于胃或食管的上皮内瘤变 上皮细胞排列紊乱、细胞极性消失及细胞异型增生，其异型细胞局限在上皮下 1/2 以内，此种情况称之为胃或食管的上皮内瘤变，目前被认为是一种癌前病变，可进一步发展为浸润癌。一项国内单中心临床试验研究将内镜结合 RFA 应用于胃及食管的上皮内瘤变的病灶清除，结果显示其病灶消除率达 91.30%，病灶残留率 8.70%，病灶治疗部位黏膜均愈合，腹痛为主要术后并发症。

4. 内镜下射频联合聚桂醇消融治疗胰腺囊性肿瘤 随着影像学的发展和体检意识的提高，无明显症状的胰腺囊性肿瘤检出率不断增加。国内一项关于射频联合聚桂醇消融治疗胰腺囊性肿瘤的单中心研究显示其总体有效率为 95%，提示射频联合聚桂醇消融是一种安全、可行、有效的方法。

5. 内镜 RFA 联合支架置入术治疗不能手术切除的肝外胆管癌 对于无法手术的肝外胆管癌，临床上一般采取放化疗、胆管支架置入等方法来解除胆道梗阻，进而改善临床症状。四川大学华西医院的一项研究比较 RFA 联合支架置入术与单纯支架置入术治疗不能手术切除的肝外胆管癌的疗效和安全性，研究结果证明与单支架置入术相比，联合 RFA 可提高不能手术的原发性肝外胆管癌患者的总生存率和生活质量。

三、麻醉方式选择及管理要点

随着内镜技术的长足发展，消化内科经自然腔道的内镜治疗已成为一门与外科腹腔镜手术性质相似的"黏膜外科"，与此同时，单纯以镇静、减轻痛苦为主要目的的传统内镜麻醉已不能满足需求。越来越多的消化内镜手术麻醉与外科手术麻醉有着相同的目的，即在保障患者术中安全、防止相关并发症的同时，为术者提供良好的操作条件，促进患者术后早日康复。

（一）麻醉方法

为了给消化科医师提供更好的操作环境，减少因操作刺激引起的患者体动，消化道内镜检查常需要在麻醉或镇静下进行。完善的麻醉术前访视是选择麻醉方法的可靠依据，我们应重视高危患者，对于小儿、重度肥胖（身体质量指数 /body mass index，BMI > 35kg/m^2）、消化道出血、存在反流误吸风险、预计操作复杂手术时间较长、呼吸道梗阻或十二指肠梗阻、严重合并症：如肝硬化、腹水、冠心病和心绞痛等患者，气管插管全身麻醉是最安全的麻醉方法。对于全身情况稳定且呼吸储备良好、内镜操作简短、无反流误吸风险的患者，可在备好必要辅助通气设备前提下进行中、深度镇静麻醉，但麻醉中仍然存在呼吸抑制的风险。

（二）气道管理

消化内镜诊疗时口腔、食管因操作而被占用，气道管理对于麻醉科医师来说是一种挑战。滞留在上消化道内的镜体会对气管软骨造成压迫。小儿、肥胖患者和老年患者等自身氧储备较差，气管软骨尚未完全发育或已出现退化，在行上消化道内镜检查时极易发生低氧血症。适宜的通气方式是上消化道内镜检查中气道管理的关键。

患者保留自主呼吸时，传统的给氧方式有面罩给氧和鼻导管给氧，近年来经鼻高流量氧疗（high flow nasal cannula oxygen therapy，HFNC）技术的应用使消化道内镜操作时的气道管理更为安全。HFNC 是一种新的呼吸支持技术，通过高流量呼吸湿化治疗仪（图 1-1，图 1-2）为患者提供合适恒定温度、适宜湿度及氧浓度的气体。大量研究表明，HFNC 与传统氧疗相比可以明显减少生理无效腔，增加二氧化碳清除率，改善患者肺通气、换气功能，增加患者的氧合。另外持续的高流量恒温、带有一定湿度的氧气供给，使得纤毛黏液系统可以保持良好的清除功能，为患者提供了良好的舒适度，对患者肺部疾病、术后并发症的治疗具有重要意义。随着 HFNC 的广泛应用，越来越多的麻醉科医师注意到这种技术在改善患者氧饱和度方面的独特优势，HFNC 可以用于麻醉围插管期及围拔管期，不仅可以为气管插管提供充足的安全窒息时间，还可以有效减少患者因机械通气时间过长引起的呼吸衰竭、肺不张等并发症。研究显示 HFNC 在成人无痛胃镜诊疗中可以降低术中低氧血症、恶心呕吐、血流动力学不稳定等不良反应发生率，为患者提供了更好的舒适化诊疗体验。

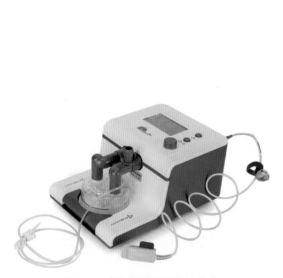
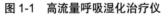
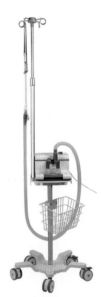

图 1-1　高流量呼吸湿化治疗仪　　　　图 1-2　高流量呼吸湿化治疗仪及加温呼吸回路

（三）麻醉管理要点

麻醉管理应警惕术中出血、消化道黏膜擦伤或撕裂导至消化道穿孔、皮下气肿、纵隔积气、气胸及气腹的出现，如因治疗需要反复进行胃肠道冲洗时，麻醉科医师还应注意患者体温降低及苏醒延迟。

除此以外，内镜检查时使用空气，会使气体栓塞的风险增加。既往研究提示内镜逆行胰胆管造影术（encoscopic retrograde cholangio- pancreatography，ERCP）中空气栓塞最为常见，发生率 3.32/100 000，食管胃十二指肠镜（esophagogastroduodenoscopy，EGD）术中空气栓塞发生率为 0.44/100 000，内镜下空气栓塞致死率约为 15.4%。近年来，有大量临床试验证实了选用 CO_2 代替空气作为注气媒介的安全性和有效性，CO_2 在胃肠道迅速吸收，可减少术后疼痛和气体潴留，同时对于具有较高穿孔风险或气体栓塞风险的相关内镜手术，使用 CO_2 注气可能提供重要的潜在益处。但对于存在肺部基础疾病患者使用 CO_2 注气的安全性还需进一步证明。在相对复杂的内镜手术中，使用 CO_2 注气时最好可实时监测动脉血二氧化碳分压（arterial partial pressure of carbon dioxide，$PaCO_2$）。对于已行气管插管的患者，$PetCO_2$ 可以大致反映出 $PaCO_2$；对于未行气管插管的患者，经皮二氧化碳分压（transcutaneous carbon dioxide partial pressure，$PtcCO_2$）与 $PaCO_2$ 有一定的相关性。$PtcCO_2$ 监测以其连续、无创的优点，在临床中应用越来越广泛。但 $PtcCO_2$ 监测能否精确评估 $PaCO_2$ 还存在一定争议，有待于进一步的证实。

内镜操作时麻醉科医师应与消化内镜医师充分沟通、紧密配合，内镜操作困难或长时间操作注气可致 CO_2 蓄积而影响呼吸，麻醉科医师应及时提醒消化内镜医师停止操作或吸出多余气体，对保留自主呼吸的患者必要时给予气道支持。消化内镜医师在行造影或扩张成形等操作时，对胆道及胆囊直接或间接的机械性刺激可致胆心反射发生，此时消化内镜医师应提醒麻醉科医师严密监测生命体征，及时处理相关并发症。麻醉科医师术中应仔细监测气道压力和 $PetCO_2$，如出现异常增高，应提醒消化内镜医师发生消化道穿孔、皮下气肿、气胸或气腹等并发症的可能。

（马　琳　胡　一）

参·考·文·献

[1] WANG J，LI Q B，WU Y Y，et al. Efficacy and safety of opioids for the prevention of etomidate-induced myoclonus: ameta-analysis[J]. Am J Ther，2016，48（2）：186-190.

[2] WU Q，SHEN L J，CHU J D，et al. Characterization of uncommon porto systemic collateral circulation in patients with heatic cirrhosis[J]. Oncol Lett，2015，9（1）：347-350.

[3] VAN ROSSUM P S，GOENSE L，MEZIANI J，et al. Endoscopic biopsy and EUS for the detection of pathologic complete response after neoadjuvant chemoradiotherapy in esophageal cancer: a systematic review and Meta-analysis[J]. Gastrointest Endosc，2016，8（3）：866-879.

[4] ZHANG Q V，DING J，WANG R，et al. Efficacy of laryngeal mask air way for airway management during surgical correction of congenital heart disease in pediatric patients with airwa stenosis[J]. Chin J Anesthesiol，2016，36（6）：736-739.

[5] SPAANDER M C，BARON T H，SIERSEMA P D，et al. Esophageal stenting for benign and malignant disease: European Society of Gastrointestinal Endoscopy（ESGE）linical Gude line[J]. Endoscopy，2016，48（10）：939-948.

[6] MÖLLER W，FENG S，DOMANSKI U，et al. Nasal high flow reduces dead space[J]. J Appl Physiol（1985），2017，122（1）：191-197.

[7] HOUGH J L，SHEARMAN A D，JARDINE L，et al. Nasal high flow in preterm infants: a dose-finding study[J]. Pediatr Pulmonol，2020，55（3）：616-623.

[8] MEN F，WEI L，LIU B，et al. Comparison of the safety of the application of painless gastroscopy and ordinary gastroscopy in chronic hypertension patients combined with early gastric cancer[J]. Oncol Lett，2018，15（3）：3558-3561.

[9] VELANOVICH V. Endoscopic，endoluminal fundoplication for gastroesophageal reflux disease: initial experience and lessons learned[J]. Surgery，2010，148（4）：646-653.

[10] SOOKLAL S，CHAHAL P. Endoscopic ultrasound[J]. Surg Clin North Am，2020，100（6）：1133-1150.

[11] DIETRICH C F，BRADEN B，JENSSEN C. Interventional endoscopic ultrasound[J]. Curr Opin Gastroenterol，2021，37（5）：449-461.

[12] OGURA T，HIGUCHI K. Endoscopic ultrasound-guided gallbladder drainage: Current status and future prospects[J]. Dig Endosc，2019，31（Suppl 1）：55-64.

[13] SEEWALD S，ANG T L. Therapeutic endoscopic ultrasound: rationally progressing[J]. Endoscopy，2019，51（8）：709-710.

[14] DAVEE T，AJANI J A，LEE J H. Is endoscopic ultrasound examination necessary in the management of esophageal cancer?[J]. World J Gastroenterol，2017，23（5）：751-762.

[15] LALEMAN W. Endoscopic ultrasound-guided intervention for gastric varices: sticky stuff might not（yet）be enough[J]. Endoscopy，2020，52（4）：244-246.

[16] BELGHAZI K，BERGMAN J，POUW R E. Endoscopic resection and radiofrequency ablation for early esophageal neoplasia[J]. Dig Dis，2016，34（5）：469-475.

[17] KLAIR J S，ZAFAR Y，NAGRA N，et al. Outcomes of radiofrequency ablation versus endoscopic surveillance for Barrett's esophagus with low-grade dysplasia: a systematic review and meta-analysis[J]. Dig Dis，2021，39（6）：561-568.

[18] ZHENG X，BO Z Y，WAN W，et al. Endoscopic radiofrequency ablation may be preferable in the management of malignant biliary obstruction: a systematic review and meta-analysis[J]. J Dig Dis，2016，17（11）：716-724.

[19] MCCARTY T R，RUSTAGI T. New Indications for Endoscopic Radiofrequency Ablation[J]. Clin Gastroenterol Hepatol，2018，16（7）：1007-1017.

[20] CHAUDHARY S，SUN S Y. Endoscopic ultrasound-guided radiofrequency ablation in gastroenterology: New horizons in search[J]. World J Gastroenterol，2017，23（27）：4892-4896.

[21] CHEN W C，WOLFSEN H. Role of radiofrequency ablation in esophageal squamous dysplasia and early neoplasia[J]. Gastrointest Endosc，2017，85（2）：330-331.

[22] HE S，BERGMAN J，ZHANG Y，et al. Endoscopic radiofrequency ablation for early esophageal squamous cell neoplasia: report of safety and effectiveness from a large prospective trial[J]. Endoscopy，2015，47（5）：398-408.

[23] ZHAN Y，LIANG S，YANG Z，et al. Efficacy and safety of subanesthetic doses of esketamine combined with propofol in painless gastrointestinal endoscopy: a prospective，double-blind，randomized controlled trial[J]. BMC Gastroenterol，2022，22（1）：391.

[24] LIU M，WU H，YANG D，et al. Effects of small-dose remifentanil combined with index of consciousness monitoring on gastroscopic polypectomy: a prospective，randomized，single-blinded trial[J]. Trials，2018，19（1）：392.

[25] FUJIMURA M，ISHIURA Y，MYOU S，et al. Cardiopulmonary complications during gastroscopy in patients with chronic respiratory failure undergoing long-term home oxygen therapy[J]. Endoscopy，2000，32（1）：33-36.

第 二 章

胶囊内镜的麻醉

第一节　胶囊内镜发展历史

尽管消化内镜的技术不断革新，应用范围不断扩大，但长达 5～7m 的小肠一直是消化内镜无法抵达的盲区，也一直是消化内科最具挑战性的检查区域。而胶囊内镜的出现使小肠病理学的诊断发生了革命性的变化。胶囊内镜（capsule endoscopy，CE）全称为"智能胶囊消化道内镜系统"，又称"医用无线内镜"。其原理是受检者通过口服内置摄像与信号传输装置的智能胶囊，借助消化道蠕动，使之在消化道内运动并拍摄图像，消化内镜医师利用体外的图像记录仪和影像工作站，了解受检者的整个消化道情况，从而对其病情做出诊断。CE 检查系统主要由摄像胶囊、数据记录仪、Rapid 应用软件和工作站组成。

CE 的概念首次出现在 1994 年的世界肠胃病学大会上，由肠胃病学家 Paul Swain 在演讲中提出了无线内镜的想法。2000 年，光电工程师 Gabi Iddan 与 Paul Swain 合作的创意彻底改变了胃肠诊断领域，将无痛和无线内镜的概念转变为现实。同年，他们的此项发明——CE 获得了 FDA 的认证。CE 能够全面、直观地了解胃肠道情况，随着科学技术的迅速发展，CE 已广泛应用于消化道的各个部位，大大扩展了消化道检查的范围，同时其诊断胃肠疾病的敏感性及特异性也不断提高。目前 CE 的发展更为精细化，有小肠胶囊内镜、食管专用胶囊内镜、结肠专用胶囊内镜、磁控胶囊内镜，以及胶囊内镜机器人系统等，不断地提高了诊断的准确性和患者的依从性。

第二节　胶囊内镜对机体的影响及其适应证

CE 具有检查方便、无创伤、无导线、无痛苦、无交叉感染、不影响患者正常工作等优点，扩展了消化道检查的视野，克服了传统的插入式内镜耐受性差、不适用于年老体弱和病情危重者等缺陷，可作为消化道疾病尤其是小肠疾病诊断的首选方法，对食管、胃和结肠疾病的初步筛查亦具有一定的诊断价值，尤其适用于合并心肺、脑、肾等多脏器疾病、不易接受肠系膜动脉血管造影、小肠镜和小肠钡剂造影检查的老年患者和不易接受胃肠镜的儿童。CE 的诞生开辟了内镜技术的新领域，且与胃镜和肠镜具有良好的互补性，是消化学科发展史上的一个重要的里程碑。近年来，CE 在观察角度、图像质量、数据分析、动力、电池寿命等方面均不断发展及完善，并且引入胶囊读取软件的新功能，最大程度地减少人为错误，深受医师和患者的好评。

一、上消化道胶囊内镜

CE 技术作为一种无创的检查方式,已用于上消化道检查。当一些患者的身体状况不能耐受麻醉时,出于对侵入性检查以及伴随风险的考虑,可能会推迟检查,以致延误病情。而与传统内镜相比,CE 具有更好的耐受性。在当前的新型冠状病毒疫情形势下,无创检查比以往更加具有优势。目前,对于疑似上消化道出血的患者,标准做法是根据 Glasgow-Blatchford 评分进行分类(表 2-1)。根据评分,选择是否需要进行胃十二指肠镜检查。最近的一项荟萃分析(5 项研究,共 193 例患者)显示上消化道 CE 在急诊上消化道出血的诊断中具有较高的准确性(诊断优势比为 12.62)。虽然在急诊科实施 CE 可能存在挑战,但已证明对中低度风险人群有益,值得进一步研究。

表 2-1　Glasgow-Blatchford 评分量表

指标	GBS
血尿素氮 /(mmol·L^{-1})	
6.5～7.9	2
8～9.9	3
10～25	4
>25	6
血红蛋白:男性 /(g·L^{-1})	
120～129	1
100～119	3
<100	6
血红蛋白:女性 /(g·L^{-1})	
100～119	1
<100	6
收缩压 /mmHg	
100～109	1
90～99	2
<90	3
其他标记	
BPM≥100	1
黑便	1
昏厥	2
肝病	2
心力衰竭	2

BPM:每分钟心跳次数。总分由所有项目得分相加得来:评分 <6 分为低危患者;评分 ≥6 分为中高危患者。

在上消化道 CE 技术中，胶囊沿食管和十二指肠向下移动的快速传输导致不能获得这两个区域的足够视图，这一直是此项技术的缺陷。此外，由于胃的容积太大和解剖学结构不规则，同时不像传统胃镜对扩张的黏膜进行观察，胃的蠕动波和收缩状态也增加了 CE 充分观察胃黏膜表面的难度。上消化道 CE 检查时，给予水和二甲基硅油以及重复体位变换有助于扩张胃部并获得良好的视野。磁辅助胶囊内镜（magnetic assisted capsule endoscopy，MACE）的研发克服了胶囊内镜观察范围有限的缺陷，MACE 利用体外的磁控设备和胶囊内镜内部的磁感应装置相互作用，使胶囊到达胃的不同部位，并全面检查胃黏膜。MACE 可以提供良好的胃视图，并且患者可以很好地耐受。一些研究表明，即使对于浅表胃病变，MACE 也具有与胃镜检查相似的诊断率。它已被中国食品药品监督管理局批准作为胃镜检查的替代方案。另一项研究报道，MACE 诊断食管静脉曲张和 Barrett 食管的敏感性分别为 73.3% 和 100%。目前 MACE 技术仍在持续优化中，以寻求更好的图像分辨率及更长的电池寿命，这些技术的进步有助于优化上消化道 CE 的临床应用。

二、小肠胶囊内镜

Appleyard 等于 2001 年首次报道小肠胶囊内镜（small bowel capsule endoscopy，SBCE）在 4 例不明原因消化道出血患者中的应用，开启了胶囊内镜对小肠疾病无创检查的新局面。经过 20 年的发展与探索，SBGE 已成为小肠疾病的一线检查方案，在临床运用中发挥着越来越重要的作用，已成为小肠研究的重要工具。SBCE 可以对小肠的整个黏膜表面进行无辐射检查，获得的图像质量高、侵入性小、安全性良好。SBCE 的主要适应证是小肠出血，也可以对难治性乳糜泻、遗传性息肉病综合征和克罗恩病进行辅助诊断。慢性腹痛、腹泻虽然不是 SBCE 检查的推荐适应证，但慢性腹痛患者在经过常规检查后仍然不能明确病因的，可完善 SBCE 检查以评估小肠情况，进一步明确病因。许多研究均显示了 SBCE 使用的必要性及诊断的准确性。Robert Koprowski 等在关于胶囊内镜技术方案的综述中报道，SBCE 对于持续出血、隐蔽性出血和既往出血的患者，小肠出血的鉴别率分别为 92.3%、44.2% 和 12.9%；复发性食管静脉曲张检出率为 70%～80%；研究显示，与现有的其他影像学检查相比，SBCE 对于直径 <15mm 息肉的检出率较高。随着科技的进步，近年来可穿戴技术逐渐被应用于胶囊内镜领域，这取代了连接在胸部和腹部的数据传输导线，使患者更加方便舒适。

三、结肠胶囊内镜

结肠镜检查被认为是下消化道症状患者和疑似肿瘤患者的首选检查方法和诊断的金标准。2006 年 Eliakim 等推出第一代结肠胶囊内镜（colon capsule endoscopy，CCE），而后通过性能提升，具有高拍摄频率、宽视野角的第二代 CCE（CCE-2）于 2009 年问世。Rex 等的多中心研究表明，CCE-2 全结肠检查完成率高达 99.6%，腺瘤检出率为 39%；Spada 等的荟萃分析结果显示，CCE-2 对 ≥6mm 息肉的灵敏度为 86%，特异度为 88.1%，具有良好的诊断效能。最近的一项系统评价指出，CCE-2 诊断准确性与结肠镜相当，且诊断效能优于计算机断层扫描结肠成像，可作为结肠镜的替换方案。

CCE 已被研究作为粪便免疫化学检测法（fecal immunochemical test，FIT）测试呈阳性的筛查人群的一种分类工具，以确定哪些患者需要结肠镜检查。在一项西班牙学者报道的针对 257 名 FIT（≥20μg 血红蛋白 /g 粪便）患者前瞻性随机研究中，CCE 和 CT 结肠成像（CT colonography，CTC）在检测显著病变（结肠镜检查时尺寸≥6mm）方面的敏感性分别为 96.1% 和 79.3%。CCE 在检测晚期结直肠肿瘤方面也优于 CTC（灵敏度为 100% 和 93.1%）。

CCE 为结肠疾病检查开启了新的方向，打破了传统结肠内镜的禁锢，为结肠疾病检查提供了多样的选择。

CE 在消化道检查方面拥有诸多好处，但 CE 不可避免地存在一些缺陷：在检查时无法同步实施活检和治疗，拍摄视角的局限使检查仍存在一定盲区和假阴性结果，SBCE 在息肉检查方面具有对解剖定位测定不够准确、误差较大等。因此并不能完全取代传统消化内镜检查。

第三节　胶囊内镜检查的麻醉

CE 的使用非常简便，受检者在吞服胶囊内镜后，其通过借助消化道蠕动功能完成在受检者胃肠道内的移动，同时实现对消化道黏膜进行拍摄的过程，最后随排泄物排出体外。CE 通过数字信号传输的方式将所拍摄的消化道图片传送给受检者体外随身携带的图像记录仪，专科医师通过使用影像工作站分析 CE 所拍摄的图片来直接观察受检者消化道黏膜的变化情况，以此明确受检者小肠黏膜有无病变，来指导临床诊断和治疗。CE 的实施本身不需要麻醉，患者胃肠道准备后，清水送服即可。然而无论是 SBCE，还是电子结肠镜检查，检查前都需要进行充分的肠道准备。肠道准备常给患者带来不便甚至不适。为避免反复进行肠道准备，且能缩短住院时间，许多需要进行 SBCE 和电子结肠镜检查的患者常常要求把这两项检查同时进行。近年来，随着某些消化道疾病发病率升高，需要通过 SBCE 和电子结肠镜检查协助诊治的患者越来越多。

理论上讲，镇静药物的使用可能抑制胃肠道蠕动，导致 SBCE 无法完成全小肠检查。但是随着科技的进步及 CE 产品的更新换代，最新一代的 CE 电池使用已经可以长达 11～12h，因此虽然镇静药物延长了 SBCE 的检查时间，但它仍在电池有效寿命时间内。有学者针对此问题设计实验进行研究，即通过纳入同一天行 SBCE 和电子结肠镜患者，比较使用镇静药物丙泊酚与不使用镇静药物，其小肠胶囊内镜检查的差别。研究显示，镇静药物的使用明显延长了 SBCE 的通过时间，但并未影响 SBCE 检查的完成率。关于 CE 麻醉的实施及方案，欧洲胃肠内镜学会（ESGE）建议：清醒镇静、深度镇静和全身麻醉都是可接受的方案，应根据手术复杂性、临床因素和当地医疗行政机构的约束情况来灵活选择。

第四节　胶囊内镜检查的并发症

随着 CE 在临床上的广泛应用，消化内镜医师发现 CE 在检查过程中并不能完全排除相关并发症发生的可能性。患者吞服胶囊设备后，胶囊在肠腔中的运动过程便通过消化道自身肌肉的自然蠕动而完成，因小肠冗长、肠腔狭小、生理弯曲复杂等生理因素及小肠占位、病理性压迫、炎症等病理因素的影响，胶囊滞留、CE 全小肠检查失败（SBCE 检查不完整）甚至穿孔等并发症都可能成为限制 CE 应用的问题。此外，误吸入气道、环咽部嵌顿、胶囊滞留于 Zenker 憩室等均为可能发生的并发症，对于年幼儿童或者有吞咽障碍者其发生率更高。有因小肠胶囊内镜误吸入气道导致窒息或因小肠胶囊内镜滞留而造成肠道梗阻甚至穿孔的个案报道。

（一）胶囊滞留

CE 检查的并发症主要为胶囊滞留。通常为胶囊滞留于消化道 2 周以上，或无论时间长短，需采取药物、内镜或手术等相关措施取出者。滞留主要发生于易形成狭窄的高危疾病，疑似小肠出血患者的滞留率估计为 1.2%～2.1%，疑似和确诊小肠克罗恩病患者的滞留率分别为 2.35% 和 4.63%，腹痛和腹泻患者为 2.2%，肿瘤病变患者为 2.1%。在 Zhuan Liao 等的一项荟萃分析中发现 CE 检查时总的胶囊滞留率为 1.4%；Charlottem Hoog 等在一项回顾性研究中分析了 2 300 例患者，结果提示胶囊滞留率为 1.3%，在炎症性肠病及不明原因消化道出血患者中其滞留率分别为 3.3% 和 1.5%。胶囊滞留发生率低，大多数无明显症状，但严重者可诱发急性肠梗阻，通常需要外科手术予以取出。对于怀疑或已知消化道狭窄、梗阻、瘘管者进行 SBCE 检查需十分慎重，应充分告知患者，做好术前准备后再进行检查。因此，行 SBCE 检查前宜先做肠道评估。

（二）CE 全小肠检查失败

CE 全小肠检查失败作为 CE 检查的常见并发症之一，其发生率可达 15% 以上。此并发症一旦发生，为明确疾病诊断或评估疾病治疗效果的需要，患者往往需要再次行 CE 全小肠检查或采用其他替代检查方法，这无疑会增加患者的心理负担和经济负担，增加不必要的医患矛盾。CE 全小肠检查失败成为临床医师重点关注的问题，国内外研究者已对 CE 全小肠检查失败的危险因素或预测因素进行深入研究，发现全小肠检查失败与以下因素相关：①ASA 分级：与 ASA 分级Ⅰ～Ⅱ级的住院患者相比，ASA 分级Ⅲ级及以上的住院患者行 CE 全小肠检查失败的可能性更大；②术前贫血：若患者术前存在贫血状态更易发生 CE 全小肠检查失败的现象，行 CE 检查前纠正患者的贫血状态可能会增加住院患者行 CE 全小肠检查的成功率，给患者带来更大的获益；③肠梗阻病史：有肠梗阻病史者，行 CE 检查出现全小肠检查失败的风险极大，鉴于疾病诊断的需要，消化内镜医师应与患者进行充分沟通，检查前获得知情同意。

（马盼盼 赵 雷）

参·考·文·献

[1] ROBERT K. Overview of technical solutions and assessment of clinical usefulness of capsule endoscopy[J]. Biomed Eng Online，2015，14：111.

[2] ZHUA L，RUI G，et al. Indications and detection，completion，and retention rates of small-bowel capsule endoscopy：a systmatic review[J]. Gastrointest Endosc，2010，71（2）：280-286.

[3] NIV Y. Capsule endoscopy：no longer limited t the small bowel[J]. Isr Med Assoc J，2010，12（3）：178-180.

[4] RONDONOTTI E，SPADA C，ADLER S，et al. Small-bowel capsule endoscopy and device-assisted enteroscopy for diagnosis and treatment of small-bowel disorders：European Society of Gastrointestinal Endoscopy（SGE）Technical Review[J]. Endoscopy，2018，50（4）：423-446.

[5] PENNAZIO M，RONDONOTTI E，PELLICANO R，et al. Small bowel capsule endoscopy：where do we stand after 20 years of clinical use[J]. Minerva Gastroenterol（Torino），2021，67（1）：101-108.

[6] GIRARDIN M，BERTOLINI D，DITISHEIM S，et al. Use of glasgow-blatchford bleeding score reduces

hospital stay duration and costs for patients with low-risk upper GI bleeding[J]. Endosc Int Ope, 2014, 2（2）: E74-79.

[7] MCCARTY T R, AFINOGENOVA Y, NJEI B. Use of wireless capsule endoscopy for the diagnosis and grading of esophageal varices in patients with portal hypertension: a systematic review and mea-analysis[J]. J Clin Gastroenterol, 2017, 51（2）: 174-182.

[8] SHAH N, CHEN C, MONTANO N, et al. Video capsule endoscopy for upper gastrointestinal hemorrhage in the emergency department: A systematic revie and meta-analysis[J]. Am J Emerg Med, 2020, 38: 1245-1252.

[9] WANG Y C, PAN J, JIANG X, et al. Repetitive position change improves gastric cleanliness for magnetically controlld capsule gastroscopy[J]. Dig Dis Sci, 2019, 64: 1297-1304.

[10] S CT B, WILKES E, WHITE J, et al. The accuracy and tolerability of magnet assisted capsule endoscopy for the investigaion of oesophageal pathology[J]. Gut, 2018, 6（7）: A1-A304.

[11] DENZER U W, RÖSCH T, HOYTAT B, et al. Magnetically guided capsule versus conventional gastroscopy for upper abdominal complaints: a prospectiv blinded study[J]. J Clin Gastroenterol, 2015, 49: 101-107.

[12] KJØLHEDE T, ØLHOLM A M, KAALBY L, et al. Diagnostic accuracy of capsule endoscopy compared with colonoscopy for polyp detection: systematic review and meta-analyses[J]. Endoscopy. 2021, 53: 713-721.

[13] SPADA C, HASSAN C, GALMICHE J P, et al. Colon capsule endoscopy: European society of gastrointestinal edoscopy（ESGE）guideline[J]. Endoscopy, 2012, 44: 527-536.

[14] CUMMINS G, COX B F, CIUTI G, et al. Gastrointestinal diagnosis using non-white light imaging capsule endoscopy[J]. Nat Rev Gastroenterol Hepatol, 2019, 16（7）: 429-447.

[15] REY J F. Gastric examination by guided capsule endoscopy: a new era[J]. Lancet Gastroenterol Hepatol, 2021, 6（11）: 879-880.

[16] MUNOZ F, ALICI G, LI W. A review of drug delivery systems for capsule endoscopy[J]. Adv Drug Deliv Rev, 2014, 71: 77-85.

[17] HOSOE N, TAKABAYASHI K, OGATA H, et al. Capsule endoscopy for small-intestinal disorders: Current status[J]. Dig Endosc, 2019, 31（5）: 498-507.

[18] ZAMMIT S C, SIDHU R. Capsule endoscopy-recent developments and future directions[J]. Expert Rev Gastroenterol Hepatol, 2021, 15（2）: 127-137.

[19] TZIATZIOS G, GKOLFAKIS P, HASSAN C, et al. Meta-analysis shows similar re-bleeding rates among Western and Eastern populations after index video capsule endoscopy[J]. Dig Liver Dis, 2018, 50（3）: 226-239.

[20] Milluzzo S M, Bizzotto A, Cesaro P, et al. Colon capsule endoscopy and its effectiveness in the diagnosis and management of colorectal neoplastic lesions[J]. Expert Rev Anticancer Ther, 2019, 19（1）: 71-80.

第 三 章

肠镜手术的麻醉

第一节　肠镜发展历史

为了提高消化道疾病的诊断水平,医学界的先驱者们早在18世纪后期开始考虑研制内腔窥镜。自1795年德国学者Bozzini用金导管制成直肠镜以来经历了硬式内镜、软式内镜、胃内照相机、纤维内镜及电子内镜等阶段。其中肠镜是消化道内镜的一种,按检查部位分为结直肠镜和小肠镜。结直肠镜检查是经肛门将肠镜循腔进入至回盲部,通过安装于肠镜前端的电子摄像镜头将肠黏膜的图像传输于电子计算机处理中心,然后显示于监视器屏幕上,通过显示屏幕可清楚地观察到肠黏膜的细微变化,其图像清晰、逼真,主要用于直肠、结肠及末端回肠等部位疾病的检查、诊断及治疗。小肠镜可分为单气囊小肠镜、双气囊小肠镜。双气囊小肠镜在内镜构造和进镜方式上有着很大改良,可以通过曲折细长的小肠,用于小肠疾病的检查、诊断及治疗。

随着生活质量的提高,人们的饮食结构和生活习惯也随之发生改变,消化道疾病的发病率逐年上升。流行病学显示消化道疾病在影响人身体健康的重要疾病中占据首位。常见的消化道疾病有消化道炎症、消化道溃疡、消化道恶性肿瘤,三者呈现因果关系。国内外资料表明胃肠道恶性肿瘤发病率占消化道疾病的第三位,而且有年轻化趋势,大肠癌发病率逐年上升。肠镜检查是目前诊断肠道肿瘤及癌前病变、治疗肠道出血、息肉切除、活组织检查最简便、最安全、最有效的方法(图3-1,图3-2)。

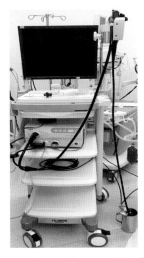

图3-1　电子肠镜及显示器示意图

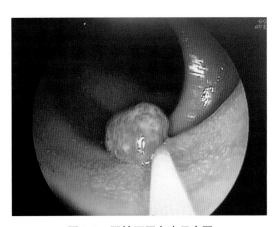

图3-2　肠镜下肠息肉示意图

第二节　肠镜检查对机体的影响及对麻醉的需求

肠镜检查方法主要有：清醒下肠镜检查及无痛肠镜检查。清醒下肠镜检查即在无麻醉情况下进行肠镜检查，此时对患者机体的影响主要有：因胃肠道牵拉反射引起恶心、呕吐、腹胀、腹痛等不适；同时肠镜检查时对肠管的牵扯可引起迷走神经反射，血压及心率下降；对肠道的牵拉也可能引起应激反应，表现为血压升高、心率增快，对于合并心血管疾病的患者甚至可能诱发心绞痛、心肌梗死、心搏骤停等致命性并发症的发生。由于肠镜检查是一种侵入性检查方式，有一定的不适和并发症，因此，患者的依从性低。患者对检查的排斥会致使一些大肠病变甚至肿瘤不能早期确诊，延误最佳治疗时机。同时清醒情况下的肠镜检查，检查过程中患者意识完全清醒，患者恐惧的心理往往使其难以与消化内镜医师配合，从而造成医师对病灶观察不清晰，遗漏一些重要的病灶，最终结果可能是检查和治疗的失败。

随着人们对于医疗检查舒适度要求的不断提高，无痛肠镜应运而生。无痛胃肠镜技术最早在 20 世纪 90 年代一些欧美国家开始，与清醒下肠镜相比，有效地提高了患者的耐受性，解决了检查和治疗带来的不适和痛苦，得到了医师和患者的普遍认可。无痛肠镜技术是将现代化麻醉技术、镇痛技术与传统肠镜检查相结合，在检查过程中应用镇静剂、镇痛剂使患者在舒适、无痛苦的过程中完成肠镜检查。不仅使患者在整个检查过程中安静、舒适、无痛苦，同时也降低了患者的应激反应，从而减少并发症，而且麻醉监测技术的应用使患者在检查过程中更加安全。无痛肠镜检查具有减少患者痛苦、提高检出率，以及检查成功率、缩短检查时间的优势，同时不会对患者的心、肺功能造成显著不良影响。

自无痛肠镜产生起，麻醉科医师就在不断地探索和研究麻醉方法，其目的是使患者的不适感达到最小化，同时确保患者各项生命体征的平稳，便于检查者操作，所用的临床药品从单一用药到复合用药，麻醉技术在肠镜应用中越来越趋于成熟，进一步优化了肠镜检查的流程。

第三节　肠镜检查的适应证

肠镜检查是目前发现肠道肿瘤及癌前病变最简便、最安全、最有效的方法，肠镜主要用于：一些原因不明的下消化道出血、慢性腹泻、腹部肿块，不能排除大肠及回肠末端病变者、中下腹疼痛、经 X 线检查不能确诊者、疑有慢性肠道炎症性疾病、钡剂灌肠检查发现异常而需进一步明确病变的性质和范围者、结肠癌手术前确定病变范围、结肠癌及息肉术后复查和疗效随访、原因不明的低位肠梗阻。

肠镜检查可以从黏膜侧观察结肠病变，是目前诊断大肠黏膜病变的最佳选择，可清楚观察到大肠黏膜的细微变化如炎症、糜烂、溃疡、出血、色素沉着、息肉、癌症、血管瘤、憩室、黏膜下病变等。此外，还可以通过肠镜的器械通道送入活检钳取出米粒大小的组织，进行病理切片检查，以判断病灶的性质，也可进行镜下息肉治疗、止血、病灶标志物定位、特殊染色等处理。

第四节　肠镜检查的禁忌证

气道不稳定、血流动力学不稳定、肛管直肠狭窄、内镜无法插入时，不宜做内镜检查。

有腹膜刺激症状的患者,如肠穿孔、腹膜炎等,禁忌做肠镜检查。肛管直肠急性期感染或有疼痛性病灶,如肛裂、肛周脓肿等,避免做肠镜检查。妇女月经期不宜检查,妊娠期应慎做肠镜检查。呼吸道感染、凝血功能障碍、年老体衰、严重高血压、贫血、冠心病、心肺功能不全者,不宜做肠镜检查。腹腔、盆腔手术后早期,怀疑有穿孔、肠瘘或广泛腹腔粘连者,禁忌做肠镜检查。

第五节 麻醉前评估及准备

一、麻醉前评估

无痛肠镜对麻醉的要求是在降低患者不适性及保障患者生命体征安全的前提下,为检查者提供良好的操作条件。实施肠镜检查前应对患者进行麻醉前评估,根据个体情况做相关术前检查,如患者有较严重的肺部疾患或心功能损害,还应做肺功能及心脏彩超检查等。随着各医院内镜中心的成立,无痛胃肠镜检查大部分是在内镜中心进行的,受检者以门诊患者为主,完善的麻醉前评估可以更好地保障患者的安全,最大限度地避免因评估及准备不充分而导致检查延期,降低肠镜检查的风险。

主要的评估方法有:①检查前1天对术前检查结果进行评价,并面对面直接访视与评估,掌握有无呼吸道感染、有无其他疾病,有无手术史及药物过敏史;②对于检查较复杂或患者病情较复杂的,应在术前1天由麻醉科医师对患者进行会诊、评估,进行必要的处理和准备;③检查当日,负责实施麻醉的医师应复习术前评估报告及实验室检查结果,并了解禁食情况及病情有无变化。

二、麻醉前准备

(一)术前准备
检查前一日饮食宜清淡,戒烟戒酒,不要吃富含纤维的蔬果,检查当日禁食。

(二)肠道清洁
不同医院根据各自情况不同,方法和用药可能不同,但都应按医嘱进行肠道准备。口服药物清洁肠道者,服药后要多饮水,最后排出大便呈清水或淡黄色,无粪渣,为最佳的肠道清洁效果。服药后如排出物仍含有粪便或粪水样液体,应及时告诉肠镜检查医护人员,以做进一步的肠道处理。

(三)术前宣教
通过宣教让患者对肠镜检查有所了解,尽量让患者的心态平和下来,避免紧张情绪。

第六节 麻醉方式选择及管理要点

无痛肠镜检查消除了患者的紧张感,提高了检查的舒适度,达到了无痛苦的目的,还有利于组织活检及各种镜下治疗。随着患者对医疗服务要求的不断提高,其对消化内镜诊疗舒适度的需求也日益增加。目前我国已有很多医疗单位开展了镇静、麻醉下的消化内镜操作,积累了丰富的临床经验。

目前研究普遍认为无痛肠镜可采用全身麻醉或单纯静脉麻醉。麻醉用药常以起效快、恢复迅速的静脉麻醉药为主，有时辅以镇痛药，从而达到无痛的目的。欧美国家大多数医院是在全身麻醉下行结肠镜检查的，以达到舒适医疗的效果，其中美国和英国在肠镜检查中镇静剂的使用率已高达 88%。国内张修礼等的一份调查研究显示，我国已有 65.1% 的医院实施无痛肠镜检查，其中三级医院的检查实施率达到了 93.5%。普遍用于肠镜检查的临床麻醉药物为丙泊酚，它是一种起效快、半衰期短、可控性强、安全有效的静脉麻醉药，苏醒迅速而完全，患者术后 15min 即可完全清醒，清醒后能够较为准确地回答提问，并具有较好的身体平衡性，持续输注后无蓄积；缓慢静脉注射后可抑制中枢神经系统，产生镇静、催眠效应，使患者迅速进入浅麻醉状态，对镜检过程遗忘。丙泊酚具有减轻呕吐、恶心的作用，其治疗剂量对呼吸系统及循环系统的影响小。主要的不良反应为一过性的呼吸抑制，但通过缓慢的静脉推注后在短时间内可达到肠镜检查所需要的麻醉深度，并可通过分次追加剂量使麻醉状态得到较好的维持，从而满足长时间检查以及治疗的临床需要。但是由于药物剂量的增大，其对心血管系统及呼吸系统均可产生明显的抑制作用，少数患者还会出现血压降低及注射部位疼痛等不良反应。

国内无痛肠镜检查的不同药物组合及其优缺点（表 3-1）：

（一）丙泊酚

丙泊酚用量为 1～2mg/kg 静脉注射，维持剂量：丙泊酚 2～5mg/（kg·h）静脉泵注或每 2～3min 推注 10～20mg。肠镜在抵达回盲部后即刻终止麻醉。缺点：对循环系统及呼吸系统有抑制作用。

（二）丙泊酚 + 咪达唑仑 + 芬太尼

丙泊酚 1～2mg/kg + 咪达唑仑 0.05～0.1mg/kg + 芬太尼 1～2μg/kg。既减少了丙泊酚的用量，又克服了丙泊酚没有镇痛作用的弱点，且不影响清醒，是最为广泛采用的方法。

（三）丙泊酚 + 舒芬太尼

丙泊酚 1～2mg/kg + 舒芬太尼 0.1～0.2μg/kg。操作过程平稳，镇静、镇痛效果好，不良反应少。明显减少了丙泊酚的用量，意识恢复时间及定向力恢复时间明显缩短。

（四）丙泊酚 + 瑞芬太尼

瑞芬太尼联合丙泊酚能抑制肠镜检查的不适反应，安全舒适，所用剂量：丙泊酚 1～2mg/kg + 瑞芬太尼 0.5μg/kg 不良反应更少，意识恢复时间更短，更适于无痛肠镜检查。

（五）丙泊酚 + 咪达唑仑 + 非甾体抗炎药

咪达唑仑 1mg + 丙泊酚 1～2mg/kg + 氟比洛芬酯 50mg 或氯诺昔康 8mg。此配伍用药方法避免了使用阿片类药物导致的呼吸抑制，适合于高龄患者。

（六）丙泊酚 + 咪达唑仑 + 氯胺酮

咪达唑仑 1～2mg + 丙泊酚 1～2mg/kg + 氯胺酮 0.2mg/kg。氯胺酮协同镇静、镇痛外，还能缓解丙泊酚等引起的血压、心率的明显下降，少量的氯胺酮无头晕、致幻等副作用。

（七）依托咪酯

依托咪酯在无痛肠镜检查的应用中也是一种不错的选择，复合咪达唑仑及芬太尼，对于老年和有心脑合并症的患者更为适合。

（八）地佐辛

地佐辛用于无痛肠镜麻醉效果确切，复合丙泊酚及咪达唑仑可以达到很不错的效果，地佐辛对循环呼吸的抑制作用明显轻于芬太尼，尤其适合用于老年人、小儿及合并呼吸系统疾病者。

双气囊电子小肠镜检查时间较长，而且在操作中因肠痉挛和人为肠套的影响，绝大多数患者均感觉不适、痛苦。因此，为提高患者的依从性和检查质量，在全麻气管插管下进行双气囊电子小肠镜检查是很有必要的，尤其是伴有心脑血管疾病患者可按照常规的全身麻醉气管插管或喉罩方法进行。

表 3-1　常见的镇静镇痛药物的用法、作用机制及不良反应

药物	用法剂量	作用机制	不良反应
丙泊酚	1～2mg/kg	γ-氨基丁酸受体激动剂 镇静、催眠	呼吸抑制、呼吸暂停、低血压、注射痛
咪达唑仑	0.05～0.1mg/kg	γ-氨基丁酸受体激动剂，顺应性遗忘功能、抗焦虑、镇静、催眠	呼吸抑制、低血压
芬太尼	1～2μg/kg	阿片受体激动剂 镇静镇痛	呼吸抑制、低血压
氯胺酮	1～2mg/kg	结合至 N-甲基-D-天冬氨酸受体，镇痛镇静、丧失记忆	喉痉挛、分泌物增多、呕吐、高血压、心动过速、不自主运动、眼内压增高、出现飘忽快感、视物模糊、幻觉、谵妄现象

第七节　术中和术后并发症的预防及处理

一、呼吸抑制

呼吸抑制主要由静脉麻醉药物引起。丙泊酚对呼吸、循环系统虽有不同程度的抑制作用，但持续时间较短，多为一过性，予以辅助呼吸后可缓解。咪达唑仑作用维持时间较长，发生呼吸抑制后应暂停操作，给予面罩给氧、辅助呼吸，如有必要可静脉注射氟马西尼 0.2mg 进行拮抗。如患者出现反常呼吸，往往提示有气道梗阻，最常见的原因是舌后坠，可采用托下颌手法，经面罩给氧，必要时放置口咽通气管或喉罩，同时增加吸氧流量。如果脉搏血氧饱和度明显下降，可给予呼吸球囊辅助呼吸，必要时行气管内插管。

二、反流误吸

饱胃、急诊的患者在做无痛肠镜检查时，由于麻醉药物的作用极易出现反流误吸。一旦出现应充分吸引，静脉注射地塞米松 10mg 或甲泼尼龙 40mg，同时尽快注射肌肉松弛药后行气管内插管，气管内注射生理盐水冲洗、吸引，必要时行支气管镜下吸引，有呼吸窘迫症状应行人工呼吸支持。

三、心动过缓

由于操作过程中对肠道内壁的牵拉引起迷走神经兴奋等可引起患者出现心动过缓，此

时可给予阿托品 0.01mg/kg 静脉注射,无效时可追加,必要时给予异丙肾上腺素。

四、低血压

如果出现低血压应快速输液扩容,可给予麻黄碱 5～10mg 静脉注射,必要时可重复,也可应用去甲肾上腺素。

五、心搏骤停

心搏骤停是肠镜检查中最严重的并发症,一旦发生应立即进行心肺复苏,行胸外心脏按压、人工通气、必要时气管内插管,根据情况判断是否给予肾上腺素,如为心室颤动,立即电击除颤。复苏后立即脱水、脑部降温,进行高级生命支持。

六、术后注意事项

肠镜检查后如有明显腹痛、腹胀、头晕等症状,应及时告诉医师,以便进一步处理。肠镜检查后,要注意休息,遵照医嘱饮食。检查后 24h 内不得驾驶机动车辆、进行机械操作和从事高空作业。检查后 24h 内禁食辛辣食物,12h 内不能饮酒。

第八节　无痛肠镜检查的风险及处理方法

日本学者工藤进英博士认为,过度依靠麻醉的结肠镜检查是危险的,容易导致穿孔、出血等并发症。国内也有专家亦不主张使用镇静麻醉进行结肠镜检查,认为麻醉状态下进行结肠镜检查,会掩盖患者的不适表现,同时使利用变换体位来降低操作难度成为不可能,容易造成穿孔现象,但目前并没有相关的临床数据支持。基于此,内镜医师操作时应时刻遵循"轴保持短缩法"的原则,保持镜身的自由感谨慎进镜,避免在结襻的状态下强行插入。这样才能安全、顺利地完成检查,避免并发症的发生。

无痛肠镜检查提高了患者的耐受性及满意度,然而,它本身也存在一定的风险,就是"镇静相关不良事件",多为麻醉药物的副作用。患者出现血氧饱和度和血压下降、心动过缓,考虑为丙泊酚抑制呼吸、循环系统所致。丙泊酚对呼吸、心血管的抑制作用较为显著,可使心肌血液灌注及氧耗量下降,外周血管阻力降低,抑制二氧化碳的通气反应,使潮气量减少,易引起低氧血症、血压下降、心率过缓等镇静相关不良事件,一般认为与其注射剂量和速度密切相关。因此丙泊酚的给药速度应缓慢,尤其是老年患者,其全身生理代偿功能降低,并可能伴有多种疾病,对麻醉的耐受能力降低,麻醉科医师对此应有较深入的了解,应认真斟酌麻醉药物的种类及剂量。另外,操作中血管迷走神经反射亦可导致低血压、心动过缓、皮肤苍白及出汗等,其发生机制可能与肠管受充气扩张及肠系膜受牵拉而使内脏神经受刺激有关。

(赵宗辉　耿　鹤)

参·考·文·献

[1] ZHANG L, BAO Y, SHI D. Comparing the pain of propofol via different combinations of fentanyl, sufentanil or remifentanil in gastrointestinal endoscopy[J]. Acta Cir Bras,2014,29(10):675-680.

[2] GARCÍA G M E, FERNANDEZ M S, SANCHEZ N D, et al. Deep sedation using propofol target-controlled infusion for gastrointestinal endoscopic procedures: a retrospective cohort study[J]. BMC Anesthesiol, 2020, 20(1): 195.

[3] KUDARAVALLI P, RIAZ S, SALEEM S A, et al. Patient satisfaction and understanding of moderate sedation during endoscopy[J]. Cureus, 2020, 12(4): e7693.

[4] SMITH I, DURKIN D, LAU K W, et al. Establishing an anaesthetist-delivered propofol sedation service for advanced endoscopic procedures: implementing the RCA/BSG guidelines[J]. Frontline Gastroenterol, 2018, 9(3): 185-191.

[5] DOSSA F, MEGETTO O, YAKUBU M, et al. Sedation practices for routine gastrointestinal endoscopy: a systematic review of recommendations[J]. BMC Gastroenterol, 2021, 21(1): 22.

[6] FINN R T 3rd, BOYD A, LIN L, et al. Bolus administration of fentanyl and midazolam for colonoscopy increases endoscopy unit efficiency and safety compared with titrated sedation[J]. Clin Gastroenterol Hepatol, 2017, 15(9): 1419-1426.

[7] FERREIRA A O, CRAVO M. Sedation in gastrointestinal endoscopy: where are we at in 2014?[J]. World J Gastrointest Endosc, 2015, 7(2): 102-109.

[8] WADHWA V, ISSA D, GARG S, et al. Similar risk of cardiopulmonary adverse events between propofol and traditional anesthesia for gastrointestinal endoscopy: a systematic review and meta-analysis[J]. Clin Gastroenterol Hepatol, 2017, 15(2): 194-206.

[9] KILGERT B, RYBIZKI L, GROTTKE M, et al. Prospective longterm assessment of sedation-related adverse events and patiet satisfactio for upper endoscopy and colonoscopy[J]. Digestion, 2014, 90(1): 42-48.

[10] RAZAVI F, GROSS S, KATZ S. Endoscopy in the elderly: risks, benefits, and yield of common endoscopic procedures[J]. Clin Geriatr Med, 2014, 30(1): 133-147.

[11] KIM S Y, MOON C M, KIM M H, et al. Impacts of age and sedation on cardiocerebrovascular adverse events after diagnostic GI endoscopy: a nationwide population-based study[J]. Gastrointest Endosc, 2020, 92(3): 591-602.

[12] CUMMINGS K C. Complications and anesthesia for colonoscopy: culprit or accomplice?[J]. Gastroenterology, 2016, 151(3): 559-560.

[13] STASIOWSKI M J, STARZEWSKA M, NIEWIADOMSKA E, et al. Adequacy of anesthesia guidance for colonoscopy procedures[J]. Pharmaceuticals(Basel), 2021, 14(5): 464.

[14] YANG Z Y, MENG Q, XU Y H, et al. Supraglottic jet oxygenation and ventilation during colonoscopy under monitored anesthesia care: a controlled randomized clinical trial[J]. Eur Rev Med Pharmacol Sci, 2016, 20(6): 1168-1173.

[15] HIRSHMAN S, MATTKE S, LIU H. Anesthesia service use and the uptake of screening colonoscopies[J]. Med Care, 2017, 55(6): 623-628.

[16] RAZJOUYAN H, BRANT S R, KAHALEH M. Anesthesia assistance in outpatient colonoscopy[J]. Gastroenterology, 2018, 154(8): 2278-2279.

[17] WERNLI K J, INADOMI J M. Anesthesia for colonoscopy: too much of a good thing?[J]. JAMA Intern Med, 2013, 173(7): 556-558.

[18] ZHOU S, ZHU Z, DAI W, et al. National survey on sedation for gastrointestinal endoscopy in 2758 Chinese hospitals[J]. Br J Anaesth, 2021, 127(1): 56-64.

[19] LIEBER S R，HELLER B J，MARTIN C F，et al. Complications of anesthesia services in gastrointestinal endoscopic procedures[J]. Clin Gastroenterol Hepatol，2020，18（9）：2118-2127.

[20] LIU C C，LU C Y，CHANGCHIEN C F，et al. Sedation-associated hiccups in adults undergoing gastrointestinal endoscopy and colonoscopy[J]. World J Gastroenterol，2012，18（27）：3595-3601.

[21] YOM-TOV E，LEBWOHL B. Adverse events associated with colonoscopy：an examination of online concerns[J]. BMC Gastroenterol，2019，19（1）：207.

[22] PIOCHE M，LEUSSE A D，FILOCHE B，et al. Prospective multicenter evaluation of colon capsule examination indicated by colonoscopy failure or anesthesia contraindication[J]. Endoscopy，2012，44（10）：911-916.

[23] BRUMBY A M，HEIBERG J，TE C，et al. Quality of recovery after gastroscopy，colonoscopy，or both endoscopic procedures：an observational pilot study[J]. Minerva Anestesiol，2017，83（11）：1161-1168.

[24] VANACLOCHA-ESPI M，IBÁÑEZ J，MOLINA-BARCELÓ A，et al. Risk factors for severe complications of colonoscopy in screening programs[J]. Prev Med，2019，118：304-308.

[25] CHAN M T，WU W K，TANG R S. Optimizing depth of sedation for colonoscopy[J]. Can J Anaesth，2015，62（11）：1143-1148.

[26] YANG S M，YI D Y，CHOI G J，et al. Effects of sedation performed by an anesthesiologist on pediatric endoscopy：a single-center retrospective study in Korea[J]. J Korean Med Sci，2020，35（21）：e183.

[27] COHEN L B，LADAS S D，VARGO J J，et al. Sedation in digestive endoscopy：the Athens international position statements[J]. Aliment Pharmacol Ther，2010，32（3）：425-442.

第 四 章

纤维胆道镜手术的麻醉

第一节　纤维胆道镜检查对机体的影响

　　胆道镜是胆道疾病的主要诊疗手段之一。胆道镜已由硬质胆道镜、纤维胆道镜发展到目前的电子胆道镜，操控更灵活、视野更宽阔、影像更清晰。胆道镜的功能也由原来的单纯辅助诊断，逐步拓展到各种内镜下的治疗，如胆道镜下碎石、取石、胆道支架置入、胆道狭窄扩张和切开等。纤维胆道镜在我国已被广泛应用，并成为肝胆疾病诊断与治疗的一个重要手段。纤维胆道镜经各种入路在直视下对胆道手术后早期残余病变和远期复发病变进行处理，有效果迅速、确切、安全，可降低再次手术率等优点。需注意纤维胆道镜检查即使由有经验的医师操作，仍可能发生发热、腹痛、胆道出血和腹壁窦道穿孔等并发症，有的并发症还需要外科手术治疗。临床操作中要引起医师的重视，注意观察患者生命体征，及时发现不良反应。

　　纤维胆道镜操作位于胆囊胆道等神经分布丰富的区域，在操作过程中会因牵拉胆囊、胆道而引起一系列心血管系统疾病的症状及心电图改变。临床表现类似心绞痛症状，心电图改变可出现心律失常，如 S-T 段、T 波异常，在胆道疾病治疗后心绞痛症状消失，心电图恢复正常。人们把这一现象称之为"胆心综合征"，胆心综合征是由于胆道肝脏胰腺疾病并发心肌代谢紊乱所导致，并非心脏缺血所致，其发生机制有：①胆道神经反射学说；②感染中毒及水电解质、酸碱平衡紊乱学说；③胆道－心脏内分泌学说。

第二节　纤维胆道镜的适应证

　　纤维胆道镜包括经皮纤维胆道镜和经口纤维胆道镜。其临床应用的适应证包括：①肝内外胆管结石；②胆管狭窄或胆肠吻合口狭窄；③胆道占位性病变；④胆道畸形；⑤胆道内蛔虫及异物；⑥肝移植术后胆道并发症。

第三节　胆道镜相关疾病的病理生理特点

　　胆道镜技术主要应用于胆管结石，胆道占位性疾病。其病理变化主要有：①胆管梗阻：一般为不完全性，梗阻近侧胆管有不同程度的扩张和管壁增厚，常伴有胆汁淤滞，易致继发感染；②感染发生后，胆管组织充血、水肿，可加重胆管梗阻程度，使不完全性梗阻变为完全性梗阻，可导致梗阻性化脓性胆管炎；③胆管内压力进一步增高，脓性胆汁（包含细菌和毒素）可经毛细胆管逆流入血而发生脓毒症，亦可致胆管壁糜烂、溃破，甚至形成胆管门静脉瘘，导致胆道大出血；④梗阻并感染可引起肝细胞损害，甚至可发生肝细胞坏死及形成胆源性肝脓肿；胆管炎症的反复发作还可致胆汁性肝硬化；胆石嵌顿于壶腹时可引起胰腺的急性和慢性炎症，称为胆源性胰腺炎。

患者的临床表现取决于有无感染及梗阻，如果患者无感染或梗阻可无明显症状及体征。当结石引起胆管梗阻并继发感染时，可出现典型的临床表现：①腹痛：常发生在剑突下及右上腹部，多为绞痛，呈阵发性发作，或为持续性疼痛阵发性加剧，可向右肩部放射，常伴恶心、呕吐。这是由于结石下移嵌顿于胆总管下段或壶腹部，引起胆管梗阻，胆总管平滑肌及Oddi括约肌痉挛所致。②寒战高热：胆管梗阻继发感染后，胆管内压升高，感染循胆管逆行扩散，细菌及毒素经毛细胆管入肝血窦至肝静脉，再进入体循环而引起全身性感染。约2/3的患者可在病程中出现寒战高热，一般表现为弛张热，体温高者可达39～40℃。③黄疸：胆管梗阻后即可出现黄疸。黄疸的轻重程度、发生和持续时间与胆管梗阻的程度、是否合并感染及有无胆囊等因素相关。如梗阻为部分或间歇性，黄疸程度较轻且呈波动性；完全梗阻特别是合并感染时，则黄疸明显，且可呈进行性加深。有无胆囊对胆管梗阻后黄疸发生时间有影响。在有胆囊且功能良好者，即使胆管完全梗阻，也多在48～72h才出现黄疸；如果胆囊已切除或有严重病变，则可在梗阻后8～24h内发生黄疸。黄疸时常有尿色变深，粪色变浅；有的可出现皮肤瘙痒。胆石梗阻所致黄疸多呈间歇性和波动性。如存在肿瘤占位，还可出现肝大，黄疸时间长的患者可出现腹水或双下肢水肿。如果肿瘤侵犯或压迫门静脉，可造成门静脉高压致上消化道出血；晚期患者可发生肝肾综合征，出现少尿、无尿。

第四节 麻醉前评估

胆道手术的患者通常年龄高，全身条件较差，复合多种基础疾病，直接导致麻醉风险增加。合理的术前评估与治疗可以改善患者的全身状态，提高内镜检查手术的安全性。

一、心血管系统

详细询问病史，是否存在高血压、糖尿病及冠心病病史，近期是否服用降压降糖药物。对原发性高血压患者宜行动态血压监测，检查眼底并明确有无继发心、脑、肾并发症及其损害程度。对心律失常或心肌缺血患者应行动态心电图检查。室壁瘤的患者，术前应根据超声检查筛查是否为真性室壁瘤。对疑有心血管疾病的患者酌情行心脏超声、冠状动脉造影、心导管或核素等检查，尤其是低心排（射血分数，ejection fractions，EF < 50%）的患者，术前建议行冠状动脉造影筛查，以明确诊断并评估心功能。Goldman心脏风险指数（表4-1）预测是老年患者围手术期心脏事件的经典评估指标。改良心脏风险指数（revised cardiac risk index，RCRI）（表4-2）简单明了，在老年患者术后重大心血管事件的预测中具有重要作用，其内容包括：①高风险手术；②心衰病史；③缺血性心脏病病史；④脑血管疾病史；⑤需要胰岛素治疗的糖尿病；⑥血清肌酐浓度 > 176.8μmol/L。如果达到或超过3项指标，围手术期重大心脏并发症风险将显著增高。可以结合Goldman心脏风险指数以及患者全身总体状态进行评估。

表 4-1 Goldman 心脏风险指数

	危险因素	分数
病史	年龄>70 岁	5
	6 个月内心肌梗死病史	10
体格检查	第三心音奔马律或颈外静脉怒张	11
	明显主动脉狭窄	3
心电图	术前心电图显示非窦性心律有房性期前收缩	7
	术前任何时刻出现超过每分钟 5 个的室性期前收缩	7
一般情况	PaO_2<60mmHg 或 $PaCO_2$>50mmHg，K^+<3.0mmol/L 或 HCO_3^{2-}<20mmol/L，BUN>18mmol/L 或 Cr>265.2μmol/L，GOT 异常，慢性肝病，卧床	3
手术	腹腔、胸腔或主动脉手术	3
	急诊手术	4

PaO_2：动脉血氧分压；$PaCO_2$：动脉血二氧化碳分压；BUN：尿素氮；Cr：肌酐；GOT：谷草转氨酶；1mmHg=0.133kPa。

表 4-2 改良心脏风险指数（RCRI）

次序	危险因素
1	缺血性心脏病病史
2	充血性心力衰竭史
3	脑血管病史（脑卒中或短暂性脑缺血发作）
4	需要胰岛素治疗的糖尿病
5	慢性肾脏疾病（血肌酐>176.8μmol/L）
6	腹股沟以上血管、腹腔、胸腔手术

心因性死亡、非致死性心肌梗死、非致死性心搏骤停发生风险：0 个危险因素=0.4%，1 个危险因素=0.9%，2 个危险因素=6.6%，≥3 个危险因素=11%。

二、呼吸系统

老年患者或者呼吸系统疾病患者，呼吸系统的功能减退，特别是呼吸储备和气体交换功能下降。胸壁僵硬、呼吸肌力变弱、肺弹性回缩力下降和闭合气量增加是造成老年患者呼吸功能降低的主要原因。术前合并慢性阻塞性肺病（chronic obstructive pulmonary disease，COPD）或哮喘的患者，应当仔细询问疾病类型、持续时间、治疗情况等。如果患者处于急性呼吸系统感染期间，如感冒、咽炎、扁桃体炎、气管支气管炎或肺炎，建议择期手术推迟到患者完全治愈 1～2 周后，因为急性呼吸系统感染可增加围手术期气道反应性，易发生呼吸系统并发症。术前呼吸系统有感染的病例术后并发症的发生率可较无感染者高 4 倍。戒烟至少 4 周可减少术后肺部并发症，戒烟 3～4 周可减少伤口愈合相关并发症。老年患者肺泡表面积、肺顺应性以及呼吸中枢对低氧和高二氧化碳的敏感性均下降，因此在围手术期易发生低氧血症、高碳酸血症和酸中毒。另外老年患者呛咳、吞咽等保护性反射下降，易发生反流误吸，引起吸入性肺炎。对于合并肺部疾病的患者，术前应行肺功能和血气分析检查。术前肺功能与血气分析结果对老年患者手术麻醉风险评估具有重要意义，若一秒用力呼气容积（FEV_1）≤600ml、第一秒用力呼吸容积占预计值百分比≤50%、一秒率≤27% 正常值、肺活量（VC）≤1 700ml、第一秒用力呼吸容积占用力肺活量百分比≤32%～58%、动脉血氧分压（arterial partial pressure of oxygen，PaO_2）≤60mmHg（1mmHg＝0.133kPa）或呼气高峰流量（PEFR）≤82L/min，则提示患者存在术后通气不足或咳痰困难的风险，易发生术后坠积性肺炎、肺不张等并发症，进而可能导致呼吸衰竭。故择期手术患者可采取 Arozullah 术后呼吸衰竭预测评分表（表 4-3）或美国外科医师协会 NSQIP 术后呼吸衰竭预测模型，利用 5 个因素（手术类型、ASA 分级、是否急诊手术、患者功能状态和有无脓毒症表现）预测心血管和非心血管手术后发生呼吸衰竭的风险，权衡利弊，并进行必要的功能锻炼。

表 4-3　Arozullah 术后呼吸衰竭预测评分

预测因子	分值
腹主动脉瘤手术	27
胸科手术	21
神经外科、上腹部、外周血管手术	14
颈部手术	11
急诊手术	11
白蛋白＜30g/L	9
尿素氮＞10.7mmol/L	8
部分或完全的依赖性功能状态	7
COPD 病史	6
年龄≥70 岁	6
年龄 60～69 岁	4
手术时间＞180min	10

COPD：慢性阻塞性肺疾病。

三、肝脏疾病

胆道疾病患者常合并肝脏功能受损、黄疸、感染及胰腺炎，梗阻性黄疸由于胆道压力升高可致顽固性低血压，实施麻醉后血压可能会进一步降低，过低的血压可能会造成心脑肺肝肾等重要器官灌注不足而引起不良后果。因此对于肝功能损害患者，建议保肝治疗。经过一段时间保肝治疗，多数患者的肝功能可明显改善，从而对手术和麻醉的耐受力也相应提高。保肝治疗包括：①高碳水化合物、高蛋白质饮食：以增加糖原储备和改善全身情况，必要时每日静脉滴注 GIK 溶液（10% 葡萄糖液 500ml 加胰岛素 10U、氯化钾 1g）；②输注白蛋白：对于低蛋白血症的患者，可间断给予 25% 浓缩白蛋白液 20ml（稀释成 5% 溶液静脉滴注）；③输血：少量多次输新鲜全血，以纠正贫血和提供凝血因子；④应用大剂量维生素 B、维生素 C、维生素 K；⑤改善肺通气：若合并胸腔积液、腹腔积液或水肿，则限制钠盐、应用利尿药和抗醛固酮药，必要时术前放出适量胸腹水，排放速度必须掌握缓慢、分次、小量的原则，同时注意水和电解质平衡，并补充血容量；⑥肠外营养：评估患者的营养状况，必要时行肠外营养支持；⑦应用抗生素：可预防性使用抗生素，如有引流物应行细菌培养加药敏试验，以备合理选择抗生素。

四、其他方面

（一）阻塞性睡眠呼吸暂停综合征（obstructive sleep apnea syndrome，OSAS）

OSAS 常见于肥胖患者，在睡眠中保持呼吸道通畅相当困难。长期的呼吸道不通畅可致肺容量减少，对 $PaCO_2$ 增高的通气增强反射显著迟钝。术后容易并发肺部并发症；围手术期应用镇痛药和肌松药，以及悬雍垂腭咽成形术后的呼吸道水肿，都可加重肺部并发症的危险程度。值得重视的是，许多 OSAS 患者在术前往往得不到确诊。因此，如果患者或其家属提供白天昏昏欲睡的主诉时，应引起警惕，需请呼吸科和耳鼻喉科医师术前会诊，以明确睡眠呼吸暂停问题，并听取围手术期处理的建议。为全面评估病情，需做肺功能测定和动脉血气分析，重视静息期 $PaCO_2$ 升高，因其在术后肺部并发症中将显著增高。需仔细评估早期肺心病的可能性，其并发症和死亡率将显著增高。

（二）中枢神经系统疾病

对于合并或可疑中枢神经系统疾病患者术前应行头部 CT、核磁共振、脑电图等相关检查。对存在神经系统征象（如头痛、阵发性短暂无力、运动障碍、意识异常或慢性局灶症状等）及伴有无法控制的癫痫、重症肌无力、帕金森病、阿尔茨海默病、多发性硬化症、肌营养失调或症状性颈动脉病等慢性疾病的患者，术前需请神经科医师会诊，进行术前评估，给予相应指导意见。根据会诊意见，麻醉科医师应针对原发疾病、病情和变化程度，做好麻醉前准备工作。

第五节　麻醉方式选择及管理要点

一、麻醉方式的选择

胆囊、胆道部位迷走神经分布密集，胆囊、胆道疾病的患者因常合并梗阻性黄疸、胆道压力增高和胆道感染，自主神经功能平衡的调节失调导致迷走神经张力增高，加上手术操作的刺激，尤其是探查、分离胆囊或胆道时，通过迷走神经反射，引起血流动力学的急剧变化，导致血压大幅度下降，并伴有心动过缓，严重者可致心跳呼吸骤停。硬膜外阻滞麻醉阻滞胸段交感神经，使得迷走神经张力更趋亢进，从而更易引起"胆心综合征"。因此，我们认为胆道疾病，选择全身麻醉效果更好。而经皮胆道镜检查相对刺激较轻，一般在局部麻醉或轻度镇静的状态下完成，大多数患者都能很好地配合。对于无法耐受及配合或需行球囊扩张和切开的患者，必要时行全身麻醉。经口胆道镜技术操作复杂，对内镜医师的技术要求非常高，也是最为复杂的消化内镜外科技术。由于操作时间长，一般会选择全身麻醉。局部麻醉和全身麻醉药物用法用量见（表4-4～表4-8）。

局部麻醉下胆道镜手术实施镇静镇痛的首要目的是最大限度地提高安全性、舒适性和满意度。手术中要求的镇静水平是一种清醒镇静或镇静与镇痛相结合，这是一种感知处于一定抑制的状态。在该状态下，保护性反射仍然存在，患者有自主呼吸，并能对一定的物理刺激或指令如睁眼等存在反应。为了减轻疼痛，阿片类镇痛药可作为局麻药的补充。为达到充分镇静且风险最小，镇静药物不能干扰患者的口头交流能力，可接受的安全镇静包括3级及以上镇静水平。生命体征的监护在手术过程中占有重要地位（尤其是在联合用药时），麻醉科医师应该牢记"只有小手术，没有小麻醉"。面对"小"的操作而缺乏警惕是镇静麻醉潜伏的最大危险。在实施基础镇静镇痛麻醉时，其监测的指标主要包括：心率、血压、心电图及 SpO_2，并注意观察患者的呼吸变化。在麻醉结束后，麻醉科医师应判断患者是否能直接回病房或回家。准予患者离开的标准为：①循环和呼吸功能稳定，保护性反射恢复；②苏醒完全，能唤醒，能交流；③能自主站立；④对于婴幼儿或残疾人，难以达到上述标准，但应尽可能恢复到（或接近）实施麻醉前的水平。

表 4-4　常用局麻药用法用量及注意事项

药物	常用浓度	维持时效	极量	注意事项
普鲁卡因（procaine）	1.5%～2%	30～60min	1g	能增强洋地黄类药物的作用；偶有过敏反应
利多卡因（lidocaine）	1%～2%	45～120min	400mg	Ⅱ～Ⅲ度房室传导阻滞者禁用
罗哌卡因（ropivacaine）	硬膜腔阻滞：0.5%～1%；无痛分娩或镇痛：0.2%	3～6h	75～200mg	大剂量阻断运动和感觉神经，小剂量只阻断感觉神经；局部收缩作用，不需要加入肾上腺素；适用于椎管内镇痛
丁卡因（tetracaine）	0.25%～0.3%	1～3h	60mg	黏膜穿透性强；水解慢，毒性强
布比卡因（bupivacaine）	0.25%～0.5%	120～400min	15～200mg/kg	心脏毒性作用，过量可致难复性心律失常甚至致死性室颤

表 4-5　常用静脉全麻药物用法用量及注意事项

药物	显效时间	维持时间	诱导用量	维持用量	注意事项
硫喷妥钠（sodium thiopental）	15～30s	5～10min	3～5mg/kg	3～5mg/kg	注入动脉引起组织坏死；易诱发喉和支气管痉挛
氯胺酮（ketamine）	30～90s	4～8min	1～2mg/kg	0.5～1mg/(kg·次)或0.1%浓度滴注	呼吸道分泌物增多；颅内压和眼内压增加；苏醒过程中常发生幻觉和噩梦
咪达唑仑（midazolam）	15～30s	1.5～2.5h	0.2～0.3mg/kg	0.1～0.2mg/(kg·h)	顺行性遗忘作用明显
丙泊酚（propofol）	30s	6min	2～2.5mg/kg	6～8mg/(kg·h)	诱导迅速，连续注射后体内蓄积少，清醒完全
依托咪酯（etomidate）	<10s	7～14min	0.2～0.3mg/kg	0.15～0.3mg/(kg·h)	呼吸循环抑制作用小

表 4-6 常用吸入麻醉药物用法用量及注意事项

药物	诱导浓度 /%	维持浓度 /%	血气分配系数（37.5℃）	MAC	注意事项
七氟烷（sevoflurane）	0.5～5	0.5～3	0.63	1.71	与钠石灰作用可产生有毒分解产物
异氟烷（isoflurane）	0.5～3	0.2～1.5	1.4	1.16	对循环系统影响大
恩氟烷（enflurane）	0.5～4.5	0.2～3.0	1.91	1.68	严重心肝肾疾病及癫痫、颅内压过高者禁用
地氟烷（desflurane）	<6	4～6	0.42	7.25	偶发呼吸道过敏
氧化亚氮（nitrous oxide）	75～80	<70	0.47	101	麻醉作用弱；有增加体内含气空腔的容积的作用

表 4-7 常用麻醉性镇痛药分类及作用部位

分类	代表药物	作用部位
阿片受体激动剂	吗啡、哌替啶、芬太尼	μ受体
阿片受体以激动为主	喷他佐辛、纳布啡	κ、σ受体
阿片受体以拮抗为主	烯丙吗啡	μ受体
非阿片受体中枢性镇痛药	曲马多、氟吡汀	非κ、μ、σ受体
阿片受体拮抗剂	纳洛酮、纳曲酮	κ、μ、σ受体

表 4-8 常用非去极化肌松药的用法用量

药物	快速气管插管量 /（mg·kg⁻¹）	插管时间 /s	静滴 /（μg·kg⁻¹·min⁻¹）	追加量 /（μg·kg⁻¹）	维持时间 /min
苯磺顺阿曲库铵	0.2	90～160	2	10～20	15～20
维库溴铵	0.2	90	0.8～2.0	20	15～30
罗库溴铵	1	60～90	5～10	15	15～30
泮库溴铵	0.15	120	0.35～0.48	15～20	30～40
哌库溴铵	0.15	120		40～60	30～45

二、麻醉管理要点

（一）避免反流误吸

由于胆道镜操作空间和视野有限，常需冲洗液冲洗胆道以使视野清晰、易于操作，一部分冲洗液可通过胆道进入胃肠道，术中一旦发生恶心、呕吐，则误吸的风险大大增加，因此围麻醉期应慎用抑制咽部反射的麻醉药物以免误吸的发生。

（二）避免肺水肿

胆道镜手术需严格控制输液量，避免肺水肿的发生。因长时间的胆道镜检查，可使相当量的冲洗液经胆道黏膜、胃肠及腹膜吸收入血，致循环负荷增加，增加循环呼吸系统并发症。因此术中应控制输血、输液量，严密监测血流动力学的改变，个别患者必要时可行中心静脉压监测，同时要求操作者操作过程中及时将冲洗液吸引干净。

（三）保护肾功能

保护肾功能的基本原则是，维持正常的肾血流量和肾小球滤过率，具体应尽可能做到以下几点：①术前补足血容量，防止因血容量不足所致的低血压和肾脏缺血；②血压稳定的情况下，尽量避免使用缩血管药，大多数该类药易导致肾血流量锐减，加重肾功能损害，长时间大量使用时更为明显，必要时可选用多巴胺和甲苯丁胺；③保持尿量充分，术前均需静脉补液，必要时同时并用甘露醇或呋塞米以利尿；④纠正水、电解质和酸碱代谢失衡；⑤避免使用肾毒性的药物，如汞剂利尿药、磺胺药、非那西丁、降糖药（苯乙双胍）和麻醉药（甲氧氟烷）等，尤其是某些肾毒性强的抗生素，如庆大霉素、甲氧苯青霉素、四环素、两性霉素B等均须禁用。某些抗生素本身并无肾毒性，但复合应用时可产生肾毒性，例如头孢菌素单独使用并无肾毒性，若与庆大霉素合用则可能导致急性肾衰竭；⑥避免使用完全通过肾脏排泄的药物，如肌松药三碘季铵酚和氨甲酰胆碱，强心药地高辛等，否则药效延长；⑦有尿路感染者，术前必须有效控制炎症。

第六节　术中和术后并发症的预防及处理

一、恶心、呕吐、反流误吸

行胆道镜操作时，为获得清晰的视野常需要快速注入生理盐水，可引起 Oddi 括约肌痉挛。或因患者本身存在胆道下段梗阻、窦道细小的情况，导致胆管内压升高，继而出现恶心、呕吐及腹痛，当患者处于麻醉镇静状态时极易发生反流误吸。大量误吸可导致严重的后果，患者出现呼吸急促、呼吸困难，呛咳、发绀或过度通气，甚至迅速发生低氧血症，引起喉痉挛、气管痉挛等一系列危急情况发生。肺部听诊可有散在性或局限性干、湿啰音、哮鸣音等。另外操作粗暴等因素也可引起上述情况发生。故胆道镜操作时，应注意：①控制盐水灌注速度及总量，一般时间不超过 2h，输液量不超过 1 500ml。也有文献建议，灌注盐水控制在 3 000ml 以内；②操作动作轻柔，注意及时吸引；③保证患者禁食、禁饮时间足够。

反流误吸的处理方法如下：

1. 当患者发生反流误吸时，如条件允许，放置头低位和侧卧位，因误吸物易进入右侧肺，故放置右侧卧位利于左侧肺的通气和引流。

2. 尽量清理和吸引口咽部和气道。

3. 吸入 100% 的纯氧，以免出现低氧血症而加重损伤。

4. 酌情考虑迅速加深麻醉，以便于暴露和清理口咽部及气道。气道清理前尽量不采用正压通气，以免将气道内的异物送入远端气道。

5. 尽快完成气管内插管，同时采用 Sellick 手法封闭食管，减少胃内进气。

二、低血压

胆道手术的患者多高龄，全身条件较差，肝肾功能受损，往往会合并黄疸、感染及胰腺炎等疾病，麻醉敏感性增高，在给予麻醉药物后，易导致顽固性低血压。对于梗阻性黄疸患者，胆道压力升高是影响平均动脉压和周围血管阻力的关键因素，而血清胆红素增高是与胆道压力相关的主要因素。

处理方法：根据患者全身情况选择麻醉药物。若患者一般情况差，麻醉药物宜简单，尽量减少麻醉药物的协同，同时可给予麻黄碱6～10mg静脉注射，必要时使用去甲肾上腺素。

三、呼吸抑制

患者对麻醉药物敏感性增高，可出现呼吸遗忘。表现为潮气量降低，呼吸频率减少。

处理方法：提高吸入氧浓度，鼻导管或面罩吸氧，必要时正压通气辅助呼吸。

四、肺水肿

部分胆道镜检查时间过长，大量的冲洗液经胆道黏膜、胃肠及腹膜吸收入血，致循环负荷增加，引起肺水肿。表现为血氧饱和度下降，胸闷、端坐呼吸、阵发性咳嗽伴大量白色或粉红色泡沫痰，双肺布满对称性湿啰音。

处理方法：

1. 术中应控制输血、输液量。
2. 严密监测血流动力学的改变。
3. 个别患者必要时可行中心静脉压监测。
4. 操作者操作过程中及时将冲洗液吸引干净。
5. 根据患者情况使用利尿剂。

五、心搏骤停

探查、分离胆囊或胆道时，通过迷走神经反射，引起血流动力学的急剧变化，导致血压大幅度下降，并伴有心动过缓，严重者可致心跳呼吸骤停。硬膜外麻醉阻滞胸段交感神经，使得迷走神经张力更趋亢进，更易引起"胆心综合征"。

处理方法：

1. 胆道镜检查操作尽量轻柔，减少刺激。
2. 复杂胆道镜操作时，考虑选择全身麻醉。合适的麻醉深度，可以减少"胆心综合征"的发生。
3. 若发生心率减慢，甚至心搏骤停，立即停止胆道镜的操作。在操作停止后，大多数患者心跳可自动恢复，若心跳未恢复，应立即进行胸外按压，同时给予阿托品，必要时给予肾上腺素。

六、水电解质紊乱

梗阻性黄疸患者常合并营养不良、体重减轻、内毒素血症、肝肾功能损害等，均可导致水电解质失衡。总胆红素≥200mol/L时，低钾血症发生率显著升高。因此，术前要尽量纠正水电解质紊乱，术中严密监测水电解质变化，及时调整，以防止由此引发的心律失常等严重并发症的发生。严重低钾血症患者需补充镁制剂，以减少肾小管排钾量，同时不宜长时间过度通气，避免因低碳酸血症而导致血钾进一步降低。

七、凝血功能异常

梗阻性黄疸患者肠内缺少胆汁，造成维生素 K 无法正常吸收，肝内无法合成凝血因子 II、VII、IX、X，常存在凝血酶原时间延长；其次，原发性或继发性肝细胞性疾病可导致多种凝血因子缺乏，凝血和抗凝系统失衡，造成出血倾向。维生素 K 治疗可每日注射 10～20mg，连续 3 天，一般可使凝血酶原时间恢复正常；如仍比对照值延长 4s 以上，可以输注新鲜冰冻血浆，以补充凝血因子，使凝血酶原时间恢复正常。术中应加强凝血功能检测，及时予以调整纠正。

八、苏醒延迟

梗阻性黄疸患者常伴有肝肾功能不全，使药物代谢和清除减慢；其次，由于血浆蛋白浓度降低，药物的血浆蛋白结合率下降，使血浆中游离的药物浓度增高，增强了药物活性，从而使苏醒延迟。

因此，术中应酌情减少麻醉药的用量，延长给药的时间间隔，或尽量选用不经肝肾代谢和清除的药物。对于手术时间长的病例，为避免低温引起的苏醒延迟，术中应监测体温，注意保温，尽量避免室温过低，晶体液、胶体液及血制品加温后再输注，术中使用温热的冲洗液。此外，低氧血症、水电解质紊乱、代谢性酸中毒、感染等因素也可导致患者苏醒延迟，应及时诊断并尽早予以纠正。

（马盼盼　项明方）

参·考·文·献

[1] VENBRUX A C, MCCORMICK C D. Percutaneous endoscopy for biliary radiologic interventions[J]. Tech Vasc Interv Radiol, 2001, 4（3）：186-192.

[2] 刘乐义, 刘子嘉, 许广艳, 等. 修订的心脏风险指数对老年冠心病患者非心脏手术围手术期主要心脏不良事件的临床评估价值 [J]. 中国医学科学院学报, 2020, 42（06）：732-739.

[3] YODICE M, CHOMA J, TADROS M. The expansion of cholangioscopy: established and investigational uses of spy glass in biliary and pancreatic disorders[J]. Diagnostics（Basel）, 2020, 10（3）：132.

[4] TSUYUGUCHI T. Pancreato-hepatobiliary endoscopy: Cholangioscopy[J]. Dig Endosc, 2022, 34 Suppl 2: 107-110.

[5] MUKEWAR S, GOROSPE E C, KNIPSCHIELD M A, et al. Effects of carbon dioxide insufflation during direct cholangioscopy on biliary pressures and vital parameters: a pilot study in porcine models[J]. Gastrointest Endosc, 2017, 85（1）：238-242.e1.

[6] AFREEN L K, BRYANT A S, NAKAYAMA T, et al. Incidence of venous air embolism during endoscopic retrograde cholangiopancreatography[J]. Anesth Analg, 2018, 127（2）：420-423.

[7] HINKELBEIN J, LAMPERTI M, AKESON J, et al. European society of anaesthesiology and european board of anaesthesiology guidelines for procedural sedation and analgesia in adults[M]. Eur J Anaesthesiol,

2018，35（1）：6-24.

[8] CANET J，GALLART L. Postoperative respiratory failure：pathogenesis，prediction，and prevention[J]. Curr Opin Crit Care，2014，20（1）：56-62.

[9] NAVANEETHAN U，HASAN M K，LOURDUSAMY V，et al. Single-operator cholangioscopy and targeted biopsies in the diagnosis of indeterminate biliary strictures：a systematic review[J]. Gastrointest Endosc. 2015，82（4）：608-14.e2.

[10] KARAGYOZOV P，BOEVA I，TISHKOV I. Role of digital single-operator cholangioscopy in the diagnosis and treatment of biliary disorders[J]. World J Gastrointest Endosc，2019，11（1）：31-40.

[11] 冯秋实，汤朝晖，楼健颖，等. 胆道镜临床应用专家共识（2018 版）[J]. 中国实用外科杂志，2018，38（01）：21-24.

[12] 邓小明，姚尚龙，于布为，等. 现代麻醉学 [M]. 4 版. 北京：人民卫生出版社，2014.

[13] CANET J，GALLART L. Postoperative respiratory failure：pathogenesis，prediction，and prevention[J]. Curr Opin Crit Care，2014，20（1）：56-62.

第五章

鼻内镜手术的麻醉

第一节　鼻内镜发展历史

鼻内镜技术的创造性应用可以追溯到上个世纪初，德国鼻科医师 Hirshman 将当时用于检查膀胱的"内镜"稍作改良，经齿槽行鼻腔鼻窦观察，开创了"鼻内镜技术"的先河。奥地利学者 Messeklinger 经过 20 余年的实践和研究，创建了内镜鼻窦检查、诊断和手术技术，并于 1978 年出版了《鼻内镜检查法》一书，此书成为鼻腔外侧壁内镜诊断的重要参考书。之后，他的学生 Stammberger 和美国学者 Kennedy 进一步推动了内镜鼻窦手术技术的发展，创建和完善了现代内镜鼻窦手术（Endoscopic Sinus Surgery，ESS）。1985 年5 月，Kennedy 教授在美国巴尔的摩市主持了第一次功能性鼻内镜手术学习班，从此，功能性鼻内镜手术在美国和世界各国广泛开展，成为当代治疗多种鼻腔、鼻窦疾病的最佳手术方式。

鼻内镜手术把传统的根治性或破坏性手术改良成为功能性手术，手术范围更是从鼻腔逐渐扩展到眶尖、眶内、颌面、颅底，使得鼻内镜外科技术不断向眼部、颌面肿瘤及颅底外科领域拓展和延伸。

第二节　鼻内镜检查的适应证

鼻内镜改变了传统的鼻部手术，使手术可以直达鼻深部，扩大手术可操作的空间和范围，减少了手术创伤，同时视野更加清晰。一般鼻内镜手术主要是治疗鼻－鼻窦炎症性疾病、鼻中隔偏曲和鼻出血、鼻窦的良性肿瘤、鼻咽部疾病（如鼻腔异物、腺样体肥大）、鼻外伤等。鼻内镜手术对患者损伤较小，术后恢复快，疗效好。

同时随着解剖和影像学的不断发展，使得多学科联系更加紧密，眼科手术也可以通过鼻内镜来操作，如鼻内镜下泪囊鼻腔造口治疗泪囊炎、眶减压术、视神经减压术等。另外神经外科手术使用鼻内镜进行脑脊液漏修补，因其观察定位准确、损伤小、避免开颅而简化了手术路径和操作，成为了脑脊液鼻漏的主要治疗手段。而蝶鞍区肿瘤如垂体瘤手术，在鼻内镜下从蝶窦进入蝶鞍，方便快捷，副损伤小。

第三节　鼻内镜手术相关疾病的病理生理特点

一、腺样体肥大

腺样体肥大是儿童常见病之一，由于儿童鼻咽腔狭小，肥大的腺样体容易堵塞后鼻孔和咽鼓管咽口，引起多种并发症。腺样体肥大是阻塞性睡眠呼吸暂停低通气综合征（obstructive sleep apnea hypopnea syndrome，OSAHS）最常见的病因之一，鼾声过大和睡眠中憋气是主要症状，此类患儿长期张口呼吸和夜间呼吸不畅可引起一系列并发症。

（一）腺样体面容

长期用口呼吸，气流冲击硬腭会使硬腭变形、高拱，面部发育变形，出现上唇短厚翘起、下颌骨下垂、鼻唇沟消失、硬腭高拱、牙齿排列不整齐、上切牙突出、咬合不良、鼻中隔偏曲等。

（二）呼吸道感染

患儿鼻子不通畅可能导致鼻分泌物无法正常流出，倒流至咽部，刺激呼吸道，引起气道高反应，反复咳嗽，迁延不愈。

（三）缺氧

患儿长期张口呼吸，鼻子不通气，甚至睡眠时憋气，都可以引起慢性缺氧，严重影响患儿生长发育，还可能出现精神不振，反应迟钝，头晕，头疼，记忆力下降等。

（四）其他影响

长期呼吸不畅可引起胸廓畸形，如鸡胸、漏斗胸，甚至导致肺源性心脏病。常规腺样体刮除术无法在直视下进行操作，容易导致腺样体残留、出血及咽后壁损伤，具有一定复发率。相对于传统的腺样体刮除，采用鼻内镜下腺样体切除具有减少术中出血量、缩短手术及住院时间，提高治疗有效率，降低疾病复发率等优点，目前广泛应用于临床。

二、鼻出血

鼻出血一般分为急性出血和慢性出血。

（一）急性出血

急性出血多为鼻外伤出血或鼻部手术术后出血。出血量多难以评估，出血量大者可能发生失血性休克。血液经后鼻腔流入消化道和呼吸道，可造成饱胃和呼吸道梗阻。

（二）慢性出血

慢性鼻出血患者多数除本身鼻部疾病外合并有其他全身性疾病。

1. 鼻中隔偏曲　多发生在骨嵴、骨棘（矩状突）附近或鼻中隔偏曲的凸面，该处黏膜较薄，空气气流的流向在此处发生改变，故黏膜干燥，血管易破裂出血。存在鼻中隔穿孔的患者，由于穿孔边缘的黏膜干燥、糜烂及干痂脱落，可引起反复鼻出血。

2. 鼻腔、鼻窦及鼻咽部肿瘤　鼻中隔血管瘤、鼻咽纤维血管瘤、出血性鼻息肉和鼻腔鼻窦恶性肿瘤等易发生鼻出血。少量鼻出血或涕中带血是恶性肿瘤的早期主要症状之一。

3. 鼻腔异物　常见于儿童，多为单侧鼻出血，因鼻腔异物长期存留于鼻腔内，可致鼻腔黏膜糜烂出血。动物性鼻腔异物，如水蛭等，可引起反复大量鼻出血。

4. 出血性疾病及血液病　①血管壁结构和功能缺陷性疾病如遗传性出血性毛细血管

扩张症、维生素 C 缺乏症、过敏性紫癜、药物性血管性紫癜、感染性血管性紫癜、血管性假血友病等；②血小板数量或功能障碍性疾病如原发性血小板减少性紫癜、各种原因引起的继发性血小板减少等；③凝血因子障碍性疾病如各型血友病、维生素 K 缺乏症等；④血液的自身抗凝作用过强如抗凝剂使用不当、血液循环中存在抗纤维蛋白原等抗凝物质，或纤维蛋白溶解过度或加快，如弥散性血管内凝血等。

5. 急性发热性传染病　如上感、流行性感冒、出血热、猩红热、疟疾、麻疹及伤寒等。多因高热、血管发生中毒性损害，鼻黏膜充血、肿胀及干燥，以致毛细血管破裂出血。一般情况下出血量较少，多发生于发热期，且出血部位多位于鼻腔前部。

6. 心血管系统疾病　①高血压和动脉硬化：高血压和动脉硬化是中老年人鼻出血的重要原因，血管硬化是其病理基础。血压增高，特别是在便秘、用力过猛或情绪激动时，可使鼻血管破裂，造成鼻出血。另外，打喷嚏、用力咳嗽、猛力经鼻呼吸或鼻腔按摩，也是鼻出血反复和难以控制的因素；②静脉压增高：肺气肿、肺源性心脏病、二尖瓣狭窄、颈部或纵隔占位性病变等疾病，可致上腔静脉高压，这些患者的鼻腔及鼻咽静脉常怒张淤血，当患者剧烈咳嗽或其他诱因，血管则可破裂出血，出血部位多位于后鼻孔处的鼻咽静脉丛分布区。

7. 其他全身性疾病　妊娠、绝经前期、绝经期均可引起鼻出血，可能与毛细血管脆性增加有关。严重肝病患者可因肝脏合成凝血因子障碍引起鼻出血。尿毒症也可引起鼻出血。鼻出血可以是风湿热的早期表现之一。

三、与眼相关疾病

正常眼内压（intraocular pressure，IOP）范围为 10～21mmHg，高于 25mmHg 为异常。涉及眼科的手术保持眼内压接近正常水平，对患者术后恢复顺利有着重要作用。手术中的眼内压升高，不仅减少眼内血供，且有发生眼内容物脱出的危险，甚至导致失明。

眼心反射是由于强烈牵拉眼肌（尤其眼内直肌），或扭转、压迫眼球所引起；这是一种三叉神经－迷走神经反射，表现为心动过缓、期前收缩、二联律、交界性心律和房室传导阻滞，甚至引起心脏停搏。

目前鼻内镜应用于眼科疾病，辅助慢性泪囊炎、视神经病和眼眶疾病的治疗。

视神经管减压术治疗非外伤性视神经病，手术有一定的难度，多与肿瘤病变相关。骨化纤维瘤及骨纤维异常增殖症是较为典型的病例。由于其主要表现为视力下降或者眼球突出，患者常首诊于眼科，但这类疾病实际上是由鼻颅底的良性骨纤维发育不良所致。

鼻眼眶疾病常见的是眶击出性骨折及眶内肿瘤的处理。经鼻眼眶手术利用的是眼眶和鼻的解剖结构关系。经鼻腔开放筛窦后，会形成进入眼眶的一条通道，眶壁、纸板及骨膜很薄，打开即进入眼眶。鼻内镜下眶尖区海绵状血管瘤切除术是经鼻切除眶内肿瘤的代表性手术。

四、与颅底相关疾病

（一）颅底外伤

颅底骨折多因强烈的间接暴力作用于颅底所致，常为线性骨折，颅底的硬脑膜与颅骨贴服紧密，故颅骨骨折时易撕裂硬脑膜，产生脑脊液外漏而成为开放性骨折。

颅底创伤伤势危重，伤情复杂，位置深在，手术困难。致死、致残率高（颅底大血管损伤致死率高,脑神经损伤致死率高)。

颅底骨折常见出血部位:①颈内动脉入颅处与中耳腔仅以薄骨壁相隔,二者之间骨壁厚度在 1.5mm 以下,因此,颅中窝骨折,涉及岩骨,极易同时伤及颈内动脉入颅段及中耳鼓室,从而引起大出血,自耳及咽鼓管溢出;②颈内动脉海绵窦段及床突下段与蝶窦腔也仅以薄层骨壁相隔,在颅中窝骨折涉及蝶骨时,即可引起颈内动脉海绵窦漏,也可引起颈内动脉出血进入蝶窦自鼻腔溢出,表现为鼻腔大出血;③颈内动脉入颅腔之内口为破裂孔,正是颅脑外伤各方向应力指向的中心,加之此处为各颅底骨缝集中区,故此处动脉受损出血机会大大增加;④硬膜中动脉等穿入处位于颞骨与蝶骨交界处,其外硬膜厚,而易与颅骨分离,其内硬膜薄而与颅骨粘连紧密,骨折线涉及此处,则形成向上颞骨内侧的硬膜外血肿,无耳鼻出血的问题。表现为硬膜外血肿及耳后、枕下软组织出血。

颅底骨折本身不需要特殊处理,治疗重点应针对颅底骨折引起的脑脊液漏、大量鼻出血、颅内高压和颈椎骨折等并发症及其后遗症。

(二)鞍区肿瘤

鞍区肿瘤多为良性,少数为恶性,其中垂体腺瘤、颅咽管瘤及鞍区脑膜瘤最为常见,临床中因肿瘤大小、位置的不同,患者的临床症状也会有明显差异,肿瘤越大,组织压迫越严重,其临床症状也会越明显。

因肿瘤压迫的周围组织不同,患者的临床症状也不尽相同,常联合出现:①压迫视神经:主要表现为视功能损害和眼肌麻痹;②压迫垂体:垂体功能低下、甲状腺功能低下、尿崩症、电解质紊乱等;③肿瘤压迫或者牵拉周围组织会导致头痛,鞍区压力升高亦可致头痛。

第四节　麻醉前评估

术前需进行访视并与患者详细沟通,以确定患者的精神状态、能否配合局部麻醉,也应与手术医师沟通以确定手术部位和范围,选择合适的麻醉方案。

除此之外,还需了解患者的病史并进行相关的体格检查,病史应包括过敏史、用药史和手术史,有无出血倾向,呼吸困难及缺氧发作史,体格检查应包括判断有无颌面部畸形和基础心肺功能检查,血液检查包括但不限于肝肾功能、电解质及血常规检查,如近期有上呼吸道感染,应推迟择期手术。

下面将对几种常见鼻内镜手术的术前检查与评估进行介绍:

一、鼻内镜下腺样体射频消融治疗

腺样体肥大为儿童 OSAHS 患者的最常见原因,部分患儿同时存在扁桃体肥大,患儿多伴有特殊面容。提前准备合适的气管导管及困难插管的预案,可有效减少麻醉意外的发生。儿童麻醉还应正确评估其心脏功能,相对于成人,儿童心脏的耐受能力小,术中大量血液丢失、过多的液体及血制品输注均会引起血压剧烈波动,加重心脏负担,导致心力衰竭。

二、鼻内镜下鼻出血止血

鼻手术术后如出血,血液可经后鼻孔流入消化道和呼吸道,可使禁食患者仍处于饱胃状态,同时气管内有呛入血液及分泌物的可能,患者气道反应性高,产生气管痉挛和喉痉挛的概率增加。出血量大的患者还可能出现失血性休克，大量血液丢失也会造成凝血因子流失，陷入凝血时间延长出血更多的恶性循环，因此正确评估患者失血状态，积极备血，及时输血及凝血因子等可有效减少术后并发症。

三、鼻内镜下颅底骨折整复

颅底骨折多为外伤所致，因此除评定颅脑受损情况外，还需评估患者全身状态，是否存在其他脏器损伤。患者的精神状态，出血量，呼吸氧合，头颈部活动度，张口度等也是重要的关注点。对于颅压明显升高的患者应当保持合适的体位，如头高足低位；术前降颅压是重要的准备工作，可以边降颅压边进行麻醉准备。

四、鼻内镜下鞍区肿瘤切除

鞍区肿瘤多因压迫周围组织出现临床症状后被查出，故需了解肿瘤对周围组织的压迫情况，压迫垂体导致内分泌紊乱，尿崩症；压迫血管引起头痛，颅内压增高；压迫视神经影响视力等。尿崩症的患者需关注电解质紊乱。体温调节障碍也是肿瘤可能导致的症状之一。部分内分泌紊乱患者术前多规律服用激素类药物，一般不建议停药，无法口服者术前可改为静脉注射。伴有功能性垂体瘤的患者常有下颌突出、舌体肥大等体征，这类患者可能难以暴露声门甚至会厌，存在气管插管困难，应做好困难气道的准备。

第五节　麻醉方式选择及管理要点

鼻内镜手术的优点是创伤小，患者术后恢复快且并发症少。但是鼻内镜手术的效果及患者的感受不仅取决于手术医师的手术水平，也同样受到麻醉方式的影响。因此针对不同鼻内镜手术及不同患者采取适当的麻醉方法意义重大，下面根据不同麻醉方式讲述各自适用范围。

一、局部麻醉

（一）局部麻醉的适应证

在患者能够配合且身体条件允许的情况下，时间短创伤小的手术可使用局部麻醉进行鼻内镜的检查或者手术。

（二）局部麻醉的方式

多采用表面麻醉联合局部浸润麻醉，使用 1% 丁卡因 25ml ＋ 1 : 1 000 肾上腺素 3～4ml 配置表面麻醉药液，灭菌棉片浸湿表麻药液后放入鼻腔，一般顺序为嗅裂→中鼻道后端部→前部→蝶筛隐窝→中鼻甲鼻中隔间→下鼻道→总鼻道、鼻腔。然后在表面麻醉的基础上进行浸润麻醉，一般使用 1% 利多卡因（总量 5ml）注射于黏膜下，主要部位是：鼻丘（筛前神经）、钩突前缘（切口位置）、中鼻甲后端附着部（蝶腭神经）。

麻醉主要部位位于中鼻甲后端附着部、额隐窝、蝶筛隐窝、钩突下缘和上颌窦口下缘、上颌窦和蝶窦黏膜，这些部位是鼻窦手术中疼痛敏感部位。有研究者在成年人后鼻腔出血内镜探查术中，将患者分为局部麻醉组和全身麻醉组进行对比，发现局部麻醉下检查鼻腔出血点的成功率比全身麻醉高，并且可以减少术后鼻腔填塞率。

（三）局部麻醉的优缺点

局部麻醉的优点是：①不需要麻醉复苏，适用于门诊手术；②患者意识清醒，可以与手术医师相互配合；③麻醉费用低，减少患者经济负担；④有研究发现局麻患者术后疼痛评分明显低于全麻患者。

局部麻醉的缺点为局麻范围局限，对于病变范围较广，涉及组织较深，可能出现麻醉效果不足，所以麻醉科医师在应用局部麻醉时，应对其适应证严格把握。

（四）局部麻醉的注意事项

局部麻醉的维持时间约 40～50min，术中追加局麻药或提升局麻药浓度均存在局麻药中毒的风险，如术中发现病情复杂，手术时间预计超过局麻药维持时间时，建议进行强化麻醉，强化麻醉操作简单、费用低廉，具有延长镇痛时间的作用。

二、全身麻醉

（一）全身麻醉的适应证

吸入麻醉、静脉麻醉或静吸复合麻醉等不进行气管插管的全身麻醉，适用于手术时间短、操作创伤小、患者无法配合的这一类情况。

气管插管全身麻醉一般适用于患者紧张、无法配合，或者对疼痛极度敏感；手术复杂，操作难度大，完成时间较长；病变范围大，多处部位需要手术；或病变侵犯骨质，无法行局部麻醉者；鼻腔结构不清，瘢痕导致无法辨认标志；多次手术，粘连严重，术中可能大量出血者。

（二）全身麻醉的操作步骤

术前半小时阿托品肌内注射，可减少黏膜腺体分泌，既可使手术视野清晰，也可减少患者呼吸道分泌物，保持呼吸道通畅。

全身麻醉（非气管插管）：入室后予以静脉或吸入麻醉药使患者入睡，根据手术决定是否使用镇痛药，使用阿片类镇痛药需注意患者呼吸情况，缓慢推注以避免出现肌僵、呛咳或者呼吸抑制。

全身麻醉（气管插管）：入室后以丙泊酚，肌松药（维库溴铵、罗库溴铵、苯磺顺阿曲库铵等），镇痛药（芬太尼、瑞芬太尼、舒芬太尼等）诱导麻醉，气管插管后术中以七氟烷及瑞芬太尼持续维持，手术结束后停药。

全身麻醉中可加用局部麻醉以减少术中镇痛药的使用。

（三）全身麻醉的优缺点

全身麻醉的优点为：全身麻醉时，麻醉科医师对患者的监测更为全面，可提高手术安全性。全身麻醉可使患者在手术过程中处于无意识状态，无紧张恐惧情绪，麻醉科医师能够更好地控制血压，避免患者因紧张造成的血压异常升高。同时手术医师也无需担心手术操作不适导致的患者体动，这为提高手术的精准性以及确保手术的顺利实施创造了良好的条件。行气管插管全身麻醉的患者手术过程中呼吸道易于管理，这减少了其术中出现呼吸道梗阻等并发症的可能。

全身麻醉的缺点主要表现为：不利于手术医师及时观察患者眼部状况，存在术后出现眼部并发症的可能；患者术后需要麻醉复苏，住院时间相应延长；全身麻醉费用相对局部麻醉高，对患者会造成一定的经济负担。

（四）全身麻醉的注意事项

行全身麻醉（非气管插管）的患者术中需要麻醉科医师密切观察其呼吸道情况，若发现呼吸道梗阻，应及时排查原因予以解除，如呼吸道梗阻持续存在无法改善，可改行气管插管全身麻醉。

行全身麻醉（气管插管）的患者基本病情相对复杂，术中出血较多，为了减少出血，清晰术野，麻醉科医师可采取控制性降压，不推荐使用加深麻醉的方法来达到降压效果，因加深麻醉可延长患者术后苏醒时间并增加全身麻醉并发症的发生率。部分鼻内镜手术中患者体位特殊，且气管导管与外科医师手术操作部位邻近，故需与手术医师沟通气管导管固定的位置与方向，同时手术过程中麻醉科医师无法靠近气管导管，因此导管需妥善固定，避免术中脱出。

由于鼻腔空间狭窄、手术操作较深入，手术部位血管、神经丰富，因此鼻内镜手术较其他外科手术操作难度更大，更精细。全身麻醉与局部麻醉均有各自的优缺点及适应证，麻醉科医师应结合患者具体情况制定适合的麻醉方案，加强麻醉中监测，保证患者术中麻醉安全，减少术后麻醉并发症的发生。

三、麻醉管理要点

鼻内镜手术术中应常规监测经皮脉搏血氧饱和度、心率和无创血压，气管插管患者可监测呼气末二氧化碳分压；如手术复杂术中出血量多，或计划行控制性降压，则需进行有创动脉压力监测，既可实时观察血压变化，方便血压调控，又可采血做动脉血气分析，指导输血。对于术前有尿崩症的患者需常规监测尿量和血电解质，还可行中心静脉穿刺持续监测中心静脉压，指导补液；内分泌紊乱患者需监测血糖，必要时补充糖皮质激素。

因鼻部血管神经丰富，为清晰术野，手术医师对手术部位出血情况有较高要求，控制性降压可减少出血，提高术野清晰度，下面将简单介绍控制性降压的操作方法及注意事项。

控制性降压（controlled hypotension）指在全麻手术期间，在保证重要脏器供血供氧的前提下，采用降压药物或其他技术，人为地将平均动脉血压（mean arterial pressure，MAP）降低至基础血压的70%。血压下降可使术野出血减少，但需保证重要器官不出现缺血缺氧性损害，终止降压后血压可快速恢复至正常水平，不产生永久性器官损害。

一般控制性降压常用药物为硝普钠、硝酸甘油、钙通道阻滞剂（尼卡地平）、β受体阻滞剂（艾司洛尔、美托洛尔、拉贝洛尔等）、其他如神经节阻滞剂、降钙素基因相关肽及可乐定等。行控制性降压的患者可出现反射性心动过速，术中可应用β受体阻滞剂预防降压后可能出现的血压反跳。普萘洛尔为常用药物，0.035mg/kg缓慢静脉注射或0.5～1.0mg分次静脉注射，可有效地控制心动过速；艾司洛尔为超短效选择性β_1受体阻滞药，起效迅速，持续时间短暂（血浆半衰期8～10min），静脉注射0.5～1.0mg/kg可有效控制心动过速，必要时可用50～150μg/kg持续静滴。降压前预先使用β受体阻滞药，可预防降压过程中的心率增快，同时还可减少降压药的用量；使用β受体阻滞药通常不会引起心动过缓，一旦出现可以静脉注射阿托品（0.5～1.0mg）来提升心率。

术中如出现血压的波动需动态分析其原因，同时还应与手术步骤联合对比。可从以下三个方面进行处理：①扩容：动态观察尿量，保证有效循环血容量充足；②加深麻醉：如果追加麻醉药后血压得到有效的控制，说明手术操作导致的应激反应引起了血压升高、心率增快；③降压药物：扩容及追加麻醉药物后，血压仍未达到目标，可以使用降压药物，并动态调控降压药物的剂量。

第六节　术中和术后并发症的预防及处理

一、气管导管打折、脱出及堵塞

术中体位特殊或无法观察气管导管状态的手术均建议使用加强型气管导管，几乎可完全避免气管导管打折，这可节省时间进行其他导致低氧血症原因的排查；行鼻内镜手术时，手术医师立于头侧，同时有无菌铺巾遮挡，麻醉科医师无法持续观察气管导管位置，除应牢固固定气管插管，还需妥善固定呼吸螺纹管，防止螺纹管过重牵拉气管导管向外脱出；外科医师的手术操作也有使气管导管脱出的可能，因此观察外科医师操作并及时与外科医师沟通非常重要；长时间手术、患者肺部炎症等都可导致痰栓堵塞气管导管，术前、术中应进行气管导管内吸引，术中呼吸回路给予湿化，可减少痰栓堵塞的风险，如痰栓已完全堵塞气管导管，与手术医师沟通后暂停手术并及时更换气管导管可纠正低氧血症，挽救患者生命。

二、药物过敏

术中使用药物有引起药物过敏可能，严重者可致过敏性休克。药物过敏一般在给药5min内出现，仅10%患者半小时后出现症状，极少部分患者发生于连续给药后。皮肤黏膜的潮红瘙痒一般是过敏最早最常见的症状。过敏导致的支气管痉挛及休克也会导致低氧血症的出现，一经诊断应立即给予肾上腺素救治。具体救治流程按照过敏性休克处理。

三、低血压

术中低血压可能由麻醉过深，血容量不足导致。术中监测麻醉深度可有效调控患者术后苏醒时间并减少术中因麻醉过深引起的并发症。血容量不足多是液体输注不足、出血过多或尿崩症排尿过多导致；中心静脉压的监测可有效判断血容量，血气分析也可指导输血输液。

四、电解质紊乱

电解质紊乱常出现于尿崩症、大量输血输液的患者，主要诊断依据为血气分析，并根据结果做相应处理。

五、反流误吸

反流误吸既可发生在麻醉诱导期和麻醉维持期，也可发生在拔管后的苏醒期。严格术前禁食时间可减少反流误吸的发生率。饱胃患者行急诊手术，术前可留置胃管行胃肠减压，选择带套囊的气管导管，在清醒表面麻醉下行气管插管也可降低反流误吸风险，术后需待至患者完全清醒后再拔除气管导管。

六、恶心呕吐

恶心呕吐是术后常见并发症之一，颌面部手术更易出现，术前术中预防性使用止吐药可减少其发生。如因颅内高压引起呕吐，需行降颅压处理。

七、术后血肿

鼻部血肿可导致呼吸道梗阻，鼻部呼吸不畅，患者如未完全清醒，有窒息风险。颅内血肿可导致神经系统症状。术后应密切观察患者生命体征，与病房医师详细交班，发现症状后及时处理，可减少术后并发症对患者的不良影响。

八、手术相关并发症

术中大血管损伤、术后出血、颅底手术术后视神经压迫、术后瞳孔散大、远期鼻腔粘连、肿瘤复发等。

（李智骊　凌智娟）

参·考·文·献

[1] DING H，ZHANG X，LIU W，et al. Application of nasal endoscope in diagnosis and treatment of epistaxis[J]. Lin Chuang Er Bi Yan Hou Ke Za Zhi，2001，15（9）：409-410.

[2] BOLGER W E，KENNEDY D W. Nasal endoscopy in the outpatient clinic[J]. Otolaryngol Clin North Am，1992，25（4）：791-802.

[3] CHAINANSAMIT S，CHIT-UEA-OPHAT C，REECHAIPICHITKUL W，et al. The diagnostic value of traditional nasal examination tools in an endoscopic era[J]. Ear Nose Throat J，2021，100（3）：167-171.

[4] MARAN A G. Endoscopic sinus surgery[J]. Eur Arch Otorhinolaryngol，1994，251（6）：309-318.

[5] SHANMUGAM P M，RAMANJULU R，MISHRA K C. Fundus imaging with a nasal endoscope[J]. Indian J Ophthalmol，2015，63（1）：69-70.

[6] YANG C，SHI Z，WANG J，et al. Analysis of clinical effect of nasal endoscope-assisted nasal columella approach for simultaneous correction of nasal septum deviation and crooked nose deformity[J]. Lin Chung Er Bi Yan Hou Tou Jing Wai Ke Za Zhi，2021，35（8）：723-727.

[7] Yaniv E，Rappaport Z H. Endoscopic transseptal transsphenoidal surgery for pituitary tumors. Neurosurgery[J]. 1997，40（5）：944-946.

[8] Wan B，Ma W，Zhang W，et al. [Endoscopic transnasal approach in surgical treatment of ethmoid sphenoid diseases][J]. Lin Chuang Er Bi Yan Hou Ke Za Zhi. 2004，18（10）：611-612.

[9] Loures C N，Castro T C，Luz-Matsumoto G R，et al. Systematic endoscopic assessment of bleeding sites in severe epistaxis: the role of the S-point and the superior epistaxis[J]. Rhinology. 2020，58（5）：477-481.

[10] Zhou B，Han D M，Liu H C，et al. [Long-term outcomes and analysis of its relative factors of nasal endoscopic sinus surgery in children][J]. Zhonghua Er Bi Yan Hou Ke Za Zhi. 2003，38（4）：255-258. Chinese.

[11] ALI M J，JALALI S，CHHABLANI J. Wide-field digital ophthalmic imaging in infants using nasal endoscopic system[J]. Indian J Pediatr，2016，83（7）：645-649.

[12] WANG L，WANG X，BA Y. Clinical analysis of delayed epistaxis following endoscopic sinus surgery[J]. Am J Otolaryngol，2022，43（3）：103406.

第 六 章

硬质支气管镜手术的麻醉

第一节　硬质支气管镜发展历史

硬质支气管镜技术（rigid bronchoscopy，RB）是指将一管径均一的硬质管道经口腔进入声门到达呼吸道，直视下观察整个呼吸道情况，并通过硬质管道进行相应的检查和治疗。硬质支气管镜手术起源于欧洲，1896年德国耳鼻喉科医师 Killian 首次使用由食管镜改造成的硬质气管镜进行气管内检查，RB 正式诞生。1897年 Killian 医师第一次在硬质气管镜辅助下成功取出气管内的骨性异物，从而避免了外科气管切开取异物，开创了硬质气管镜临床应用的先河，Killian 也被誉为"支气管镜之父"。硬质支气管镜技术至今有120余年的历史。20世纪60年代中期日本学者 Ikeda 发明可弯曲支气管镜（flexible bronchoscopy，FB）。由于 FB 具备可弯曲的特性，使其更容易插入气管，操作方便高效，也更容易到达远端较细的支气管分支，进行相关操作，FB 得以广泛应用，使得 RB 的临床应用直线下降，一度被 FB 所取代。近年来，许多从事呼吸系统疾病介入检查和治疗的专家重新审视了对 RB 技术的运用，结合 RB 和 FB 技术进行呼吸系统疾病介入的诊疗操作。在处理复杂呼吸道疾病时，FB 和 RB 相结合有利于取长补短，具有良好的互补作用。支气管镜发展历史经历了硬质支气管镜、纤维支气管镜、电子支气管镜（electronic bronchoscope，EB）。我国支气管镜技术追溯到1954年开始，至今将近70年历史，目前 RB、FB、EB 三镜种并存。

硬质支气管镜为一笔直空心的不锈钢管道，长度一般为33～43cm，内径为7～14mm。成人硬镜直径9～13.5mm，长度40cm，儿童根据不同年龄选择相应的支气管镜。硬质支气管镜远端斜面设计有利于通过声门和气管狭窄处，也可以利用斜面进行外科操作，例如利用斜面切除气管壁的肿瘤组织，或者利用斜面套住完整的气管异物，以便取出。支气管镜远端的1/3处管壁的侧孔，有利于保证通气。近端有多个接口，包括中央孔和侧孔构成。手术医师通过中央孔进行相关临床操作，包括放置内镜，活检钳，吸痰管，玻璃帽，各种支架等；侧孔包括呼吸机、高频通气接口，光源接口等。近端各开口可以封闭，在患者缺氧，通气不足时，手术医师可以用手堵住光源侧孔，用透明玻璃帽堵住中央孔，在保证通气的同时还可以通过透明玻璃帽继续观察气道情况，其光源系统为 STORZ482B 冷光源，从侧孔置入，通过硬镜的管壁反射至远端照明，提供给手术医师清晰的操作视野，在保证有效通气的前提下提供足够的内镜操作空间（图6-1）。

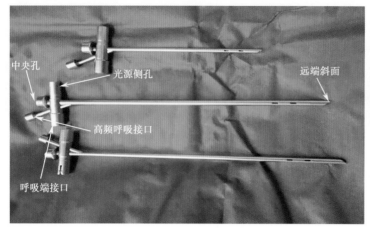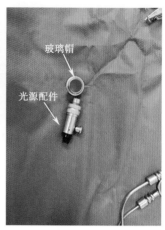

图6-1　硬质支气管镜

第二节　硬质支气管镜检查对机体的影响

硬质支气管镜检查是对气道疾病包括各种支气管、肺部疾病（气管异物、气道狭窄、肿瘤、炎症和出血等）进行检查、诊断评估，还可以进行活检及取异物、取或者放置支架、肿瘤切除等外科介入操作。手术操作过程中对机体的影响最主要是导致低氧血症的发生。发生低氧血症主要由于手术操作过程中需要占用气道以及硬质支气管镜对声门、气道内的刺激、损伤致使患者呛咳、呼吸道痉挛、气道水肿等，患者气道不能进行有效的通气，血氧饱和度下降，严重者可导致呼吸心搏骤停。除了手术操作原因，也可能是由于患者本身的疾病导致氧合障碍，二氧化碳交换障碍；若同时伴有贫血的患者，由于血红蛋白携氧能力下降将进一步导致血氧下降，而且恢复较慢。肺部炎症反应中白细胞高低并不影响患者的血氧耐受情况，而是与肺部炎症渗出导致氧合障碍有关。

在操作过程中对机体的主要影响包括：

1. 置入内镜过程中唇舌损伤，牙齿松动、脱落；

2. 损伤声门、导致声门水肿，喉头水肿，声音嘶哑；

3. 气管支气管损伤、水肿，出血甚至破裂；

4. 内镜反复操作等刺激导致气管支气管痉挛，剧烈咳嗽引起气道内压急剧升高，甚至气管、支气管、肺泡破裂，皮下气肿、纵隔气肿、气胸等；

5. 气道损伤出血，凝血块堵塞气道等严重时导致休克、缺氧、窒息；

6. 内镜操作引起气道内病变组织的损伤出血、脱落堵塞气道、窒息；

7. 内镜操作过程容易刺激声门和隆突，导致强烈的应激反应，诱发心律失常甚至心搏骤停；

8. 由于气道内操作，通气不足等原因容易导致术中患者血氧不耐受、心律失常、高碳酸血症的发生。

总体而言，在手术医师、助手、麻醉科医师、手术护士的紧密配合下，硬质支气管镜检查属于相对安全的临床操作。据报道单纯由支气管镜检查导致的气胸发生概率约为 0.4%，出血发生率约为 0.2%，死亡率约为 0.03%。但综合患者的年龄、性别、病变的局部和全身状况等因素，在进行支气管镜检查时，有时仅轻微的刺激可能对患者造成严重的影响，手术医师、麻醉科医师和手术室护士需要各方面密切配合，时刻关注患者的情况，及时发现并处理相关并发症才能确保手术的安全顺利进行。

第三节 硬性支气管镜检查的适应证

硬质支气管镜适应证：

1. 异物性堵塞 ①气管异物取出（花生、瓜子、坚果、食物残渣、牙齿、硬质物体等）；②凝血块、癌栓、痰栓等。

2. 气管支气管疾病 ①气管支气管软化；②气管支气管狭窄（原发性、继发性如外伤、炎症、感染、气管插管或气管切开、气管支气管手术后狭窄）；③气管食管瘘（先天性、外科术后等）；④气道肿瘤导致气管支气管堵塞（良性、恶性）；⑤气管支气管受压（食管压迫、颈部肿瘤压迫、纵隔肿瘤、胸腺瘤、腹主动脉瘤等压迫）；⑥气道内出血损伤等易导致严重窒息的并发症处理，可以借助 RB 操作技术，配合 FB 及时有效地进行清除淤血、止血等处理。

3. 其他气道介入治疗 ①金属支架、硅酮支架、Y 形支架植入；②气管支架扩张、球囊扩张；③二氧化碳激光、电凝切、亚离子束凝固；④射频、微波、冷冻治疗；⑤与 FB 结合行早期肺癌根治和慢性气道疾病的内镜治疗；⑥经支气管镜置入消融探头（射频、微波或冷冻治疗等）治疗早期周围性肺癌。

第四节 硬性支气管镜检查相关疾病的病理生理特点

一、异物性堵塞

气管、支气管异物是指内源性或者外源性异物进入气管、支气管引起一系列的临床呼吸系统症状。内源性异物包括凝血块、痰痂、脓痂、黏膜脱落等，外源性异物由于外界异物进入气管支气管所致，包括电池、花生、瓜子、骨头食物残渣等。气管异物是常见的呼吸道急症之一，临床症状的轻重缓急取决于异物的形状、大小、性质和停留时间及有无肺部感染。硬质支气管镜手术主要用途之一就是气管异物取出。气道异物中 95% 以上可以通过 FB 取出，但对于困难气道、异物长期存留，包括骨性硬质异物、支气管结石、气管内金属支架取出等，首选全身麻醉下硬质支气管镜下异物取出术。

气管异物是威胁儿童生命的主要因素之一，多见于 5 岁以下儿童。据国外统计，气管异物患儿中，1～3 岁幼儿占比约 61.4%，男女比例为 2.33∶1；有机异物约占 76.36%，无机异物约占 23.64%，最常见的有机异物是花生，约占 49.09%。儿童气管、支气管异物因异物的种类、形状大小、滞留的位置、患儿的年龄，吸入异物时间的长短及其并发症有所不同，临床上病情轻重缓急也有所不同。常见的临床症状包括阵发性咳嗽，喘息；肺部感染、肺炎、肺不张；急危重的患者可出现肺气肿、气胸、呼吸困难、缺氧窒息至心搏骤停等。病程较长者可产生肺部强烈的炎症反应，肉芽组织生成，发展成阻塞性肺炎，需要长期、反复抗生素治疗。临床上出现反复肺炎的病例，结合年龄、有无哭闹呛咳史等因素，应充分排除气管异物的可能，该类患者行气管镜检查时，病情相对平稳，缺氧窒息发生的可能性较小；较大的主气道异物患者病程短、情况危急，呼吸道梗阻症状明显（如呼吸困难、缺氧窒息等），急需硬质支气管镜下将异物取出。儿童气管、支气管异物取出术是硬质支气管镜的绝对适应证。根据患者年龄大小、异物的形状、大小，异物的种类等选择合适内径的硬质支气管镜，通过中央孔可以直视下异物取出，同时通过侧孔可以连接呼吸机或者高频通气机，进行有效的通气，另一侧孔可以置入光源系统提供有效的可视环境。

　　气管异物取出术的麻醉方式有多种选择。有的主张保留自主呼吸的静脉复合麻醉，该麻醉方式麻醉深度比较难于掌握，麻醉偏深容易发生呼吸抑制及缺氧等情况；麻醉偏浅，在置入硬镜的过程或者取异物过程中，刺激呼吸道黏膜，易造成患者呛咳，呼吸道痉挛，气道损伤、水肿甚至出血等并发症，在钳夹异物过程中也容易造成异物脱落、移位，甚至缺氧窒息等情况。目前越来越多的气管异物取出术在确保呼吸道通畅的情况下选择使用肌松剂，在控制呼吸下进行气管异物取出术。在呼吸肌松弛的情况下，声门显露较好，硬质支气管镜置入的成功率高，在取异物的过程中可以有效地避免呛咳、屏气及呼吸道痉挛的发生，缩短手术时间，减少并发症的发生；若短时间内不能取出异物，由于手术操作、硬质气管镜侧孔漏气等影响，术中难以维持有效的通气，手术医师可以暂停操作，用手堵住光源侧孔，用透明玻璃冒堵住中央孔，另一侧孔连接麻醉机呼吸端，进行手控通气供氧；在保证供氧的同时手术医师可以通过中央孔的透明玻璃帽继续探明异物的情况，确定好异物的位置打开透明玻璃帽，在尽可能短的时间取出异物，从根本上解决缺氧问题；若取异物过程中异物移位，掉落到主气道发生气道严重梗阻，患者不能有效通气，需嘱咐手术医师迅速取出，短时间取出困难的可以将异物推至一侧支气管，暂时缓解通气。患者术前已经明显缺氧窒息，高度怀疑主气道异物堵塞气道造成缺氧窒息，或者患者本身存在先天性气管软化等基础疾病，术前应充分评估气道完全梗阻的风险，谨慎使用肌松剂以免造成气道完全塌陷。

　　成人气管异物也并非少见，成人气管、支气管异物最常见种类为动物的骨头碎片，且多无明确的异物吸入史导致不能得到及时正确的诊治，具有延迟性。需注意的是成人某些金属异物具有明显的职业史，大多数为从事某种技术工作的工人，在工作中将需要使用的螺丝钉、图钉及垫片等含在嘴中，容易不慎误吸入气管；医源性异物包括棉花团、药片、针头等，医务人员进行口腔或者气管检查治疗时误入气管造成医源性气管异物。文献报道成人气管异物多发生在无基础疾病的青年人和中年人，临床症状不典型，常表现为普通的咳嗽、咳痰，少数发展为肺炎、肺不张等并发症，胸片表现也相对滞后，容易造成误诊，误诊率可高达53.28%，若及时取出异物，患者恢复良好。成人气管异物多采用局部麻醉下行可弯曲支气管镜下异物取出，少数病例需要在硬质支气管镜下取出（图6-2）。

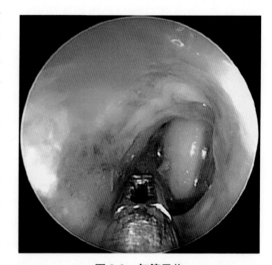

图6-2　气管异物

二、气管、支气管疾病

（一）气管、支气管狭窄

气道狭窄分为原发性和继发性。继发性狭窄可由外伤、感染、气道术后、气管插管或者气管切开引起，也可由外部肿瘤等压迫导致。患者临床表现为憋喘、呼吸急促甚至呼吸困难，长时间通气困难可导致二氧化碳蓄积和低氧血症。中央性大气道重度狭窄可导致严重呼吸困难，可随时发生缺氧、窒息而危及生命，是在高频通气支持下开展硬质支气管镜行介入治疗的首选适应证（图6-3）。

（二）气管、支气管软化

由于支撑气管、支气管软骨的软组织软弱，气管壁无力和支持性的弹性肌纤维张力过低导致气管容易塌陷。其典型表现为哮吼和铜管乐样咳嗽和呼气相喘鸣，可分为轻、中、重度：①轻度软化常有气道分泌物增多，易并发气管、支气管炎症从而导致呼吸困难缺氧；②中度软化包括反复的呼吸道炎症，吸气相喘鸣，呼气相哮鸣，痰多难以咳出，严重时可出现发绀，甚至缺氧窒息的危险；③重度软化患者病情较急，痰液堵塞，气道梗阻，伴随呼吸暂停甚至呼吸心搏骤停（图6-4）。

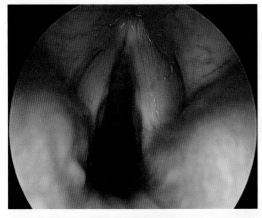

图6-3　气管狭窄

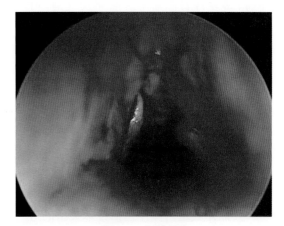

图6-4　气管软化

（三）食管气管瘘

临床症状主要表现为进食后呛咳，导致异物性刺激气道伴有咳嗽、发热及反复发作性肺炎等。

（四）气道内肿瘤

分为良性、恶性肿瘤。良性肿瘤发展缓慢，气道堵塞进程较缓，其临床表现气道梗阻症状和反复的呼吸道感染，容易误诊而延误治疗。恶性肿瘤气道梗阻进展迅速，常合并全身症状。对于气道肿瘤大于2cm或者气道堵塞大于75%的复杂危重气道，行硬质支气管镜下介入治疗时，若在局部麻醉下操作，术中容易刺激气道导致气道痉挛、气道严重堵塞，发生缺氧、窒息的危险，操作风险较大；全身麻醉能有效避免缺氧、窒息等严重并发症的发生，即使气道内大出血亦可有效快速的处理，安全性较高（图6-5）。

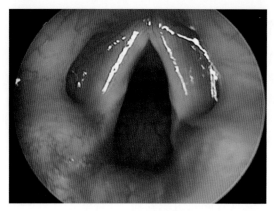

图6-5　声门下肿物

三、全身性疾病

结核病、梅毒、慢性肾病、高丙种球蛋白血症、结缔组织疾病等慢性炎症及恶性肿瘤、多发性骨髓瘤等肿瘤累及气道，呼吸系统表现为咳嗽、咳痰、咯血、胸闷、气短、呼吸困难、喘息、乏力等症状；当近端支气管受累早期可出现刺激性咳嗽，若病情加重，阻塞气道时可出现胸闷、气短、呼吸困难、呼吸衰竭，甚至窒息。当远端支气管受累时除上述症状外，还可发生反复感染、肺不张、支气管扩张（图6-6）。

四、其他

其他的气道内操作包括特殊类型的硅酮支架植入与取出、一些不规则个体化气道植入物的置入及取出、等离子凝固和冷冻技术、激光消融等，在硬质支气管镜辅助下行气道内操作具有保障术中通气、麻醉的镇静镇痛支持和内镜操作空间大的优势，提升了各种气道内操作的可行性，减少了手术创伤，增加了气道疾病的疗效，降低了并发症，大幅度提高了气道内操作的安全性（图6-7）。

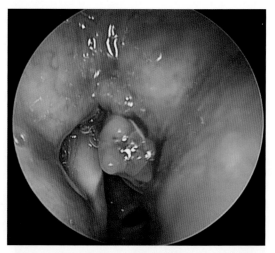

图6-6　声门上肿物

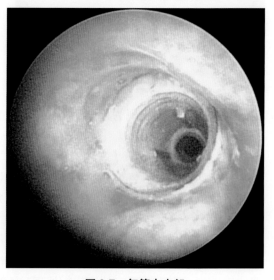

图6-7　气管内支架

第五节　麻醉前评估

硬质支气管镜操作通常以全身麻醉为主,麻醉与内镜操作共用气道,麻醉风险极大,必须严格做好术前评估和麻醉评估。

(一)病史和体检

术前详细了解病史,除重点了解患者气道情况,还应了解全身情况。特别是合并心肺疾病、血液性疾病,关注凝血状况,口腔、颌面部情况,颈椎活动情况,有无其他原发性疾病如结核病、梅毒、慢性肾病、高丙种球蛋白血症、结缔组织疾病等慢性炎症及恶性肿瘤、多发性骨髓瘤等容易累及气道的疾病。

(二)辅助检查

血氧饱和度、心电图、血常规、血生化、凝血检查、动脉血气分析、胸部 X 线检查、胸部 CT 检查,充分评估气道情况。术前稳定的内环境,电解质、酸碱平衡状态,有利于患者术中平稳度过手术。对于危、急、重症手术,术前患者内环境紊乱和电解质、酸碱失衡未及时有效纠正,手术中应重视并尽早进行相应的调整。

(三)风险评估

术前若患者一般情况较差,如有咯血、气道严重堵塞、呼吸困难、缺氧发绀状态,或者血流动力学不稳定,术中和术后发生严重并发症的风险增加,麻醉科医师应和手术医师充分沟通,权衡手术的利弊,并应充分与患者及其家属沟通,告知麻醉相关风险和处理技术要点,争取患者及其家属的理解与积极配合。

第六节　麻醉方式选择及管理要点

硬质支气管镜检查对麻醉科医师而言是一项风险极大的考验,需要全面考虑患者的全身情况,充分了解基础疾病,最重要的是手术操作目标和麻醉呼吸管理的"主战场"都集中在呼吸道,双方存在着既矛盾又相辅相成的关系,在保障气道通畅的前提下顺利进行相关操作是大家的共同目标。

一、麻醉方法与麻醉用药

"支气管镜之父"Killian 医师最初是在局部麻醉下进行硬质支气管镜检查。目前成人的气管异物和某些需要保留自主呼吸的特殊病例,使用局部表面麻醉加静脉复合麻醉仍是安全有效的组合方法。但也有研究报道显示利多卡因进行喉头局部表面麻醉可抑制咳嗽反射,对于术后容易出血或分泌物多,需保留有效的咳嗽反射的病例并未见优势。而且保留自主呼吸在麻醉偏浅时易发生呛咳、喉痉挛、喉头水肿;麻醉偏深时则易出现低氧血症、二氧化碳蓄积等并发症。

随着现代医学的飞速发展,麻醉管理技术和麻醉药物日新月异,麻醉科医师可以为患者提供个性化的麻醉方案,提高手术安全性和效果。全身麻醉下控制呼吸可有效避免硬质支气管镜置入过程中对黏膜的强烈刺激,引起剧烈咳嗽、喉痉挛而导致缺氧窒息的风险,在多数情况下成为气管异物取出术麻醉方式的首选。在通过高频通气机或者麻醉呼吸机保证有效通气的前提下，全身麻醉可以提供镇静、镇痛及良好的肌松，避免了操作过程中因呛咳、体动、心血管反应等导致并发症的发生，并且术后患者无不良的记忆。

在危重患者，手术操作需要长时间完全占用气道，术中呼吸管理风险巨大的手术操作，借助体外膜氧合（extracorporeal membrane oxygenation, ECMO）技术，无疑能确保手术安全顺利地进行。

麻醉过程中必须严密监测心率、血压、心电图、血氧饱和度、呼气末二氧化碳分压等，必要时根据血气分析情况及时对症处理。某些气道肿瘤、气管软化、老年患者等全身情况较差，缺乏呼吸储备，无法承受任何呼吸道的残余阻塞，术后需拮抗肌松作用，待患者肌松完全恢复方可安全拔管。硬质气管镜辅助下气道介入手术，患者术后可能气道水肿、狭窄或者手术后的需求等因素，需带气管导管回重症监护室继续呼吸机支持治疗。根据患者的疾病情况和手术要求选择麻醉药，推荐应用短效药物（如瑞芬太尼、丙泊酚、罗库溴铵）。

（一）苯二氮䓬类

为临床麻醉中常用的镇静药，具有镇静、催眠、抗焦虑、抗惊厥、肌肉松弛和安定作用。临床上首选咪达唑仑（midazolam），起效快、消除半衰期短苏醒快，剂量为 0.01～0.1mg/kg，大剂量可抑制呼吸，延长其他呼吸抑制药的作用时间。谨慎使用长效药劳拉西泮（lorazepam）和地西泮（diazepam），剂量分别为 0.03～0.05mg/kg 和 0.04～0.2mg/kg。苯二氮䓬类主要在肝药酶作用下代谢，最终经肾排出，因此容易受肝肾功能的影响。氟马西尼（flumazenil）是苯二氮䓬类药物的拮抗剂。氟马西尼能竞争性抑制苯二氮䓬类与其受体结合，以阻断其中枢作用。

（二）丙泊酚（propofol）

为短效麻醉镇静药，起效快，苏醒快，能有效抑制硬质支气管镜检查时的呼吸道应激反应，适用于麻醉诱导和维持。丙泊酚与吸入麻醉药、肌松药无相互作用，与苯二氮䓬类合用可延长睡眠时间，与阿片类中枢镇痛药合用增加呼吸抑制作用。可通过胎盘，妊娠及哺乳期妇女应禁用，老年人麻醉应适当减量，对呼吸、循环抑制作用明显，直接抑制心肌和心血管反射，对于心血管、呼吸系统等疾病全身情况较差的患者行硬质支气管镜检查应谨慎把握适应证。其诱导剂量为 2.0～2.5mg/kg，维持剂量为 4～12mg/（kg·h），应根据术中镇静程度适当进行调整。

（三）阿片类麻醉药

硬质支气管镜下操作，在良好镇静的同时也需适当的镇痛才能保证术中患者的平稳过渡，常用的阿片类镇痛药有芬太尼、瑞芬太尼、舒芬太尼等。

1. 芬太尼（fentanyl） 镇痛效果为吗啡的 60～80 倍，起效快，作用时间短，静脉注射芬太尼 1min 起效，4min 达高峰，维持时间约 30～60min，其呼吸抑制比吗啡小，不良反应较吗啡少，对心血管抑制轻微。成人静脉麻醉镇痛剂量为 1～4μg/kg，儿童静脉镇痛剂量为 2～3μg/kg。

2. 瑞芬太尼（remifentanil） 起效较芬太尼更迅速，镇痛效应强，作用时间短，且不依赖于肝肾功能，代谢快，持续输注无蓄积的特点，适合短小手术麻醉，负荷剂量为 0.5～1.0μg/kg，静脉推注应大于 60s，维持剂量为 0.1～0.3μg/（kg·min）。研究表明，瑞芬太尼复合丙泊酚麻醉可减轻应激反应，减少喉痉挛、喉水肿等不良反应的发生，对于需要在气道内操作的支气管镜检查无疑是很有利的麻醉方式。另外瑞芬太尼也可引起呼吸抑制、胸壁强直、低血压、心动过缓等，在一定剂量范围内随剂量的增加而作用增强。

3. 阿芬太尼（alfentanil）　为芬太尼的衍生物，药用其盐酸盐。主要作用于 μ 阿片受体，为短效镇痛药，镇痛强度约为芬太尼的 1/6，作用持续时间为其 1/3。起效快，静脉注射 1.5～2min 达峰，维持约 10min，消除半衰期为 64～129min，长时间输注后，其作用维持时间可以迅速延长。

4. 舒芬太尼（sufentanil）　其亲脂性约为芬太尼的两倍，更易通过血脑屏障，与血浆蛋白结合率较芬太尼高，而分布容积则较芬太尼小，虽然其消除半衰期较芬太尼短，但由于与阿片受体的亲和力较芬太尼强，因而不仅镇痛强度更大，而且作用持续时间也更长（约为芬太尼的 2 倍）。

纳洛酮为阿片类药物的特异性拮抗药，能拮抗阿片类药物的作用，能阻止和逆转阿片类药物的呼吸抑制作用。

（四）氯胺酮（ketamine）

主要选择性抑制丘脑内侧核，阻滞脊髓至网状结构对痛觉的传入信号，对中枢神经和脊髓中的阿片受体有亲和力而产生镇痛作用，同时具有支气管扩张作用，适合小儿的硬质支气管镜检查。氯胺酮能使交感活性增加、血浆儿茶酚胺升高，心率、血压、周围血管阻力、肺动脉压和肺血管阻力均升高。心脏每搏出量心排血量，冠状动脉血流量有程度不等的上升、心肌耗氧量增加，颅内压升高。因此，对伴有高血压性心脏病，神经系统性疾病、高代谢状态的基础疾病患者需严格把握适应证。术前用抗胆碱药可有效避免或者减轻副作用的发生。静脉注射 1～2mg/kg，肌内注射 4～6mg/kg。采用氯胺酮麻醉进行硬质支气管镜操作需要适当的通气和肌肉松弛，因此需要辅助肌松剂、镇痛药、口咽部利多卡因喷雾表面麻醉等以减少气管插管对声门气道的刺激，减少喉、支气管痉挛等，避免造成患者缺氧。

（五）艾司氯胺酮（esketamine）

为氯胺酮的右旋体，具有分离麻醉效果的同时具有更强的麻醉镇痛效果。艾司氯胺酮通过增加二氧化碳敏感性从而刺激呼吸，减轻阿片类药物引起的呼吸抑制作用。临床上主要用于与镇静麻醉药（如丙泊酚）联合诱导和实施全身麻醉，诱导剂量为 0.5～1mg/kg 静脉注射，麻醉维持为 0.5～3mg/(kg·h)，连续静脉输注，极量为 4mg/(kg·min)；肌内注射 2～4mg/kg、极量为 13mg/kg；口服艾司氯胺酮利用率很低，只有 20%～25% 进入体循环，因此口服艾司氯胺酮作为复杂慢性疼痛患者的附加治疗的作用可能有限。其主要不良反应与氯胺酮类似，艾司氯胺酮可使患者口咽腔分泌物增多，应注意避免误吸，阿托品可抑制腺体分泌。此外，其还具有多梦、噩梦，血压、颅内压和眼压升高，心率增快等不良反应。

（六）右美托咪定（dexmedetomidine）

是一种选择性 α_2 激动剂，通过激动 α_2 受体作用于蓝斑区域，调节觉醒和睡眠，产生类似自然睡眠的镇静催眠作用，在临床麻醉中广泛用于麻醉辅助性用药，能有效地防止应激反应，降低交感神经活性，产生镇静、镇痛作用，降低心血管反应，减少麻醉镇静药和镇痛药的用量，降低气管插管反应，有效降低外周血管阻力，有助于维持术中血流动力学稳定。患者术后易唤醒，安静苏醒，定向力好，适用于高危患者的麻醉辅助用药，需注意的是右美托咪定可因给药的速度和剂量不同，产生不同的血流动力学变化，给药速度过快可反射性引起心率减慢，因此对于低血容量休克、心脏传导阻滞的患者在未得到有效纠正的情况下慎用右美托咪定。右美托咪定静脉缓慢推注负荷剂量超过 10min，可有效避免血流动力学的波动。

（七）七氟烷（sevoflurane）

血 / 气分配系数仅为 0.63，在常用的挥发性吸入麻醉药中较低；吸入浓度越高，进入肺泡的速度越快，肺泡气浓度升高越快，血液和脑组织麻醉药的分压上升越快，故其诱导、苏醒过程迅速，麻醉深度具有较强的可调节性；七氟烷作用于中枢神经系统、运动神经末梢及神经 - 肌肉接头等部位，有明显的肌肉松弛作用，适当的麻醉深度可使下颌松弛，咽喉反射易消失，从而减少术中呛咳、屏气的发生，有利于术中患者保留自主呼吸的情况下进行支气管镜检查、活检或者气管异物的取出。

（八）肌松药

罗库溴铵（rocuronium bromide）是中等时效非去极化肌松药，通过与运动终板处 N 型乙酰胆碱受体竞争性结合，抑制神经肌肉接头兴奋性传递产生肌肉松弛作用；罗库溴铵是非去极化肌松药中起效最快的，静脉注射在 60s 后就能达到良好的气管插管条件，起效快，恢复迅速，适用于紧急气道手术迅速控制呼吸；插管诱导剂量为 0.5～0.6mg/kg，维持时间为 15～20min。罗库溴铵的用量为 0.6mg/kg 时，与用量为 1.5mg/kg 的琥珀胆碱起效时间相当。配合麻醉镇静、镇痛药可使患者咽喉部肌肉松弛，声门显露良好，提高首次置镜成功率，为硬质支气管镜操作争取时间，减少并发症的发生。罗库溴铵的作用可以被乙酰胆碱酯酶抑制剂如新斯的明所拮抗。舒更葡糖钠注射液可用于拮抗罗库溴铵诱导的不同程度的神经肌肉阻滞。苯磺顺阿曲库铵（cisatracurium besilate）联合静脉麻醉亦是硬质支气管镜检查的良好选择。低剂量苯磺顺阿曲库铵亦可获得满意的肌松效果且缩短麻醉恢复时间。苯磺顺阿曲库铵体内消除方式为 Hofmann 消除，即体内消除方式与肝肾功能无关，为非器官依赖性，消除速率与剂量无关，在不同患者中其药代学差异很小。研究表明，老年患者、儿童（2～12 岁）及伴有肝肾功能受损、严重心血管疾病等患者使用苯磺顺阿曲库铵进行麻醉时，在肌松起效时间有轻微差别，对消退过程并无影响。因此苯磺顺阿曲库铵是一种较为理想的肌松药。

（九）肌松拮抗剂

①新斯的明（neostigmine）为抗胆碱酯酶药，为抗胆碱酯酶药，可常规拮抗非去极化型肌松药。《2017 版肌肉松弛药合理应用的专家共识》中推荐新斯的明拮抗药剂量为 0.04～0.07mg/kg，最大剂量 5mg，起效时间 2min，达峰时间 7～15min，作用持续时间 2h。若用量偏小，则难以达到满意的拮抗效果，肌力恢复不完全；但新斯的明的拮抗作用有封顶效应，不能无限增加其剂量，如果已达最大剂量，再予追加时，既不能进一步拮抗非去极化肌松药残留阻滞作用，还会出现过大剂量新斯的明引起的肌松效应以及可能出现的胆碱能危象（睫状肌痉挛、心律失常、冠状动脉痉挛）。因此，已经给予最大剂量新斯的明后，若患者呼吸仍不能够满足要求，应进行有效的人工通气，认真分析影响肌松药拮抗效果的原因，采取相应的措施。阿托品和新斯的明用同一注射器缓慢静脉注射，阿托品的剂量一般为新斯的明的半量或三分之一，需根据患者心率调整阿托品的剂量。静脉注射阿托品后 10～30s 起效，达峰时间 12～16min，作用持续时间可达 4～6h，故给予拮抗药后患者心率通常会增快。②舒更葡糖钠（sugammadex sodium）是一种合成的 γ 环糊精衍生物，为新的神经肌肉阻断逆转剂。在成人中拮抗罗库溴铵或维库溴铵诱导的神经肌肉阻滞；在儿童和青少年（2～17 岁），仅推荐用于常规拮抗罗库溴铵诱导的神经肌肉阻滞。当神经肌肉阻滞自发恢复到至少至 T_2 重现时，可予 2mg/kg 进行拮抗，T_4/T_1 恢复到 0.9 的中位时间约为 2min。当神经肌肉

阻滞恢复至 1~2 个强直刺激后计数（PTC）时，可予 4mg/kg 进行拮抗，T_4/T_1 恢复到 0.9 的中位时间约为 3min。给予舒更葡糖钠 2mg/kg 或 4mg/kg 的初始剂量后，再次出现神经肌肉阻滞情况时，可追加给予本品 4mg/kg。

二、麻醉通气方式

硬质支气管镜诊疗时，麻醉科医师与内镜操作医师共用气道。支气管镜进入气道造成部分管腔阻塞，致气道阻力增加，引起肺泡通气量减少。双方应密切配合，采取恰当、有效的通气策略，以在保证患者有效氧合前提下顺利完成操作。目前临床常用的通气方式包括：

（一）保留自主呼吸的通气方式

所有接受硬性支气管镜诊疗的镇静／麻醉的患者在镇静／麻醉前应在自主呼吸下充分去氮给氧，镇静药和镇痛药联合麻醉诱导后，经硬质支气管镜高流量给氧。此种通气方式术中麻醉深度可控性差，麻醉深度过浅时，硬性支气管镜的刺激可导致患者剧烈咳嗽、喉痉挛、气管黏膜受损、出血、穿孔等不良反应的发生；麻醉深度过深时，可抑制呼吸，导致通气不足、低氧血症，甚至呼吸暂停，需要辅助通气。麻醉科医师可在置入支气管镜前于口咽部及声门处喷洒利多卡因进行表面麻醉，以预防咳嗽反射及拔管时引起的喉痉挛，减少血流动力学波动及气道应激反应；但术后分泌物多或者易出血的患者，利多卡因表面麻醉抑制其咳嗽反射，有增加术后窒息的风险。因氯胺酮和艾司氯胺酮具有唾液和支气管分泌增多、氧耗增加、气道敏感性增加可诱发喉痉挛及剂量过大或注射速度过快致暂时性的呼吸抑制等特点，保留自主呼吸的通气方式应慎用氯胺酮。

（二）手动喷射通气

使用肌松药控制呼吸，通过硬质支气管镜的侧孔连接呼吸机或者麻醉机，通过手动控制间歇正压通气，观察患者的胸廓起伏情况，结合血氧饱和度，调整呼吸频率和潮气量。当操作医师打开中央孔的透明玻璃帽时，会造成大量漏气，需要加大手控力度增加通气量，适合时间较短的手术。长时间操作由于气体通过中央孔大量漏气难以保证足够氧供，也容易造成二氧化碳蓄积，血氧饱和度低于 90%，嘱手术医师暂停操作，用玻璃帽堵住中央孔，手控通气一段时间，待患者血氧饱和度恢复正常后再行操作。

（三）高频通气模式

常用高频喷射与高频振荡通气。高频喷射通气是一种采用正常呼吸频率 4 倍以上的通气频率，接近或者低于解剖无效腔量的潮气量通气技术。利用高频通气机提供高压氧源以喷射的方式将气体从一细孔管道由硬质支气管镜侧孔送入气道内，通常采用频率为 60~120 次/min，潮气量 3~5ml/kg，吸呼比 <0.3。高频通气应用细小管道通气，并不占用气道，操作医师进行气道内操作时也能保证通气，适于短时间的气管异物取出、支气管检查活检等，由于采用的是高频率、低潮气量通气，分钟通气量一般达到 10L 以上，长时间通气容易导致气道的湿化不足，肺泡容易萎陷，肺顺应性改变等问题（图 6-8）。高频通气导管直接经鼻或经口置于患者咽部供氧，也可通过喷射导管或与硬质气管镜连接，通过后者提供氧气，以降低低氧血症发生率。应选择合适的通气参数，包括通气频率、通气压力以及吸呼比等，防止气压伤、二氧化碳蓄积等并发症的发生。高频通气适用于深度镇静或静脉麻醉下的硬质气管镜的诊疗操作。

（四）经鼻高流量氧疗（HFNC）

HFNC 是一种全新无创的呼吸支持技术，最早应用于重症监护室，作为持续气道正压通气（continuous positive airway pressure，CPAP）的替代氧疗方法，适用于早产儿以及患有呼吸窘迫综合征、气管支气管炎及呼吸衰竭等肺部疾病的患者。近年来 HFNC 在围手术期中的应用逐渐增加。HFNC 通过高流量氧气供给和心源性震荡共同作用产生的声门上气体涡流和强湍流，能够有效降低患者气道内的二氧化碳积累速率，改善肺泡通气和气体交换，因此 HFNC 适宜作为硬质纤支镜检查中的通气方式。同时 HFNC 可以提供加温加湿的氧气，避免长时间通气导致的气道湿化不足的问题。其最高氧流量可以设置为 70L/min，当氧流量大于或等于 2L/（kg·min）即可在口咽部测得气道正压，这有助于增加呼气末肺泡容积，防止肺泡萎陷。

（五）体外膜氧合（extracorporeal membrane oxygenation，ECMO）

ECMO 是一种以体外循环为基础的心肺支持技术，将血液从体内引到体外，经人工心肺旁路氧合后，将血液注入动脉（VA-ECMO）或静脉（VV-ECMO）系统，起到部分心肺替代作用，以维持人体组织的氧合和血供。某些难度大风险高的手术如危重症患者、手术操作需长时间占用气道、易造成气道黏膜损伤水肿，导致术后气道狭窄、软化、堵塞等严重并发症的手术，其围手术期呼吸管理风险巨大，借助 ECMO 技术，在 ECMO 的支持下可确保手术安全顺利地进行（图 6-9）。

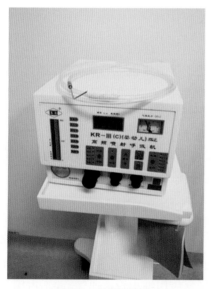

图 6-8　高频通气机

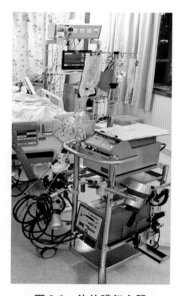

图 6-9　体外膜氧合器

第七节　术中和术后并发症的预防及处理

硬质支气管镜麻醉的根本是呼吸管理。呼吸管理关键在于麻醉科医师和手术医师既是"共享气道"也是"共抢气道"，属于高风险手术麻醉。手术医师和麻醉科医师术中应密切配合，能及时发现并处理相关并发症（表 6-1）。

表 6-1　硬质支气管镜相关并发症及发生的危险因素

并发症	并发症发生的危险因素
低氧血症、二氧化碳蓄积	循环状态不稳定
口腔、牙齿、唇舌损伤	高血压性心脏病等心血管基础性疾病
气道损伤、出血	严重的呼吸衰竭
气道声门水肿	肝肾功能障碍
气管支气管痉挛	头颈面部外伤、瘢痕、畸形等
气管支气管穿孔破裂	颈部颈髓疾病
食管穿孔、气胸、纵隔气肿	未经正规培训，经验欠缺的气管镜操作医师
心血管应激反应	未经正规培训，经验欠缺的麻醉科医师
缺氧、窒息	
心血管意外、心搏骤停	

　　硬质支气管镜诊疗操作前，应了解患者情况，充分评估气道情况，尤其对可疑气管插管困难的患者，需做好困难气气道的准备。术中最常见的并发症是缺氧及其相关的心血管应激反应，可由操作过程中通气不足、气道痉挛、出血或者组织异物等堵塞引起。术中要求操作医师动作熟练轻柔；在保证通气的前提下充分肌松可以避免气道痉挛，改善通气；若有出血水肿，尽快止血，给予激素等；血块、组织异物尽快取出，解除气道堵塞；通气不足时可予手控通气，加大潮气量，增加吸入氧浓度等；及时行血气分析，纠正水电解质紊乱、维持酸碱平衡；血流动力学不稳定者可应用血管活性药进行调控。最常见的术后并发症是阵发性咳嗽，术中操作刺激、损伤气道，尤其是在声门或隆突附近放置支架的患者，苏醒过程中常出现剧烈的阵发性咳嗽，因此在操作过程中，硬质支气管镜表面涂抹局麻药有助于减轻术后阵发性咳嗽，也可以通过利多卡因雾化来减轻症状。若术后第二天患者仍持续咳嗽并憋喘，应怀疑气道内异物残留、坏死组织脱落、支架管移位等并发症，必要时再次行支气管镜检查诊治。对于手术时间过长，气道操作术后水肿，患者病情危重、术后尚不能脱离呼吸机的患者，应带气管插管回监护室进一步治疗。患者自主呼吸恢复，拔除气管导管前应确保肌松充分恢复，必要时可用新斯的明和阿托品拮抗。

　　总结：硬质支气管镜是解除气道阻塞、缓解气道梗阻的有效手段，硬质支气管镜能提供开阔的操作视野和保证有效的通气。气道内操作的手术对麻醉管理是严峻的考验和挑战，麻醉科医师和手术医师既是"共享气道"，又是"共抢气道"，需要互相紧密而默契地配合，共同维持"通畅气道"。在保证患者安全为共同目标的前提下，麻醉科医师采用合理的药物搭配，恰当的通气方式，尽可能配合手术医师为顺利完成手术创造条件。手术过程中的药物搭配和麻醉通气方式有多种选择，需要根据麻醉科医师的经验和专业知识、设备条件和患者自身情况等综合因素来选择合适的麻醉管理方案。硬质支气管镜手术需要手术医师、麻醉科医师和手术室护士的团队合作。在一支经过严格正规的培训、经验丰富的团队中，硬质支气管镜手术的并发症是较为少见的，而且大多数的并发症并非致命性的，可以经过及时有效的处理得到纠正。

（王子龙　谢越涛）

参·考·文·献

[1] BATRA H, YARMUS L. Indications and complications of rigid bronchoscopy[J]. Expert Rev Respir Med, 2018, 12（6）: 509-520.

[2] MURGU S, LAXMANAN B, STOY S, et al. Evaluation of safety and short-term outcomes of therapeutic rigid bronchoscopy using total intravenous anesthesia and spontaneous assisted ventilation[J]. Respiration, 2020, 99（3）: 239-247.

[3] ALRAIYES A H, MACHUZAK M S. Rigid bronchoscopy[J]. Semin Respir Crit Care Med, 2014, 35（6）: 671-680.

[4] JOSÉ R J, SHAEFI S, NAVANI N. Anesthesia for bronchoscopy[J]. Curr Opin Anaesthesiol, 2014, 27（4）: 453-457.

[5] DE L A, KHEIR F, MAJID A, et al. Anesthesia for interventional pulmonology procedures: a review of advanced diagnostic and therapeutic bronchoscopy[J]. Can J Anaesth. 2018 Jul; 65（7）: 822-836.

[6] PUTZ L, MAYNÉ A, DINCQ A S. Jet Ventilation during Rigid Bronchoscopy in Adults: A Focused Review[J]. Biomed Res Int, 2016, 2016: 4234861.

[7] VERMA S P, SMITH M E, DAILEY S H. Transnasal tracheoscopy[J]. Laryngoscope, 2012, 122（6）: 1326-1330.

[8] WEN W P, SU Z Z, WANG Z F, et al. Anesthesia for tracheobronchial foreign bodies removal via self-retaining laryngoscopy and Hopkins telescopy in children[J]. Eur Arch Otorhinolaryngol, 2012, 269（3）: 911-916.

[9] LIAO R, LI J Y, LIU G Y. Comparison of sevoflurane volatile induction/maintenance anaesthesia and propofol-remifentanil total intravenous anaesthesia for rigid bronchoscopy under spontaneous breathing for tracheal/bronchial foreign body removal in children[J]. Eur J Anaesthesiol, 2010, 27（11）: 930-934.

[10] GOUDRA B G, SINGH P M, BORLE A, et al. Anesthesia for advanced bronchoscopic procedures: state-of-the-art review[J]. Lung, 2015, 193（4）: 453-465.

[11] KENDIGELEN P. The anaesthetic consideration of tracheobronchial foreign body aspiration in children[J]. J Thorac Dis, 2016, 8（12）: 3803-3807.

[12] FIDKOWSKI C W, ZHENG H, FIRTH P G. The anesthetic considerations of tracheobronchial foreign bodies in children: a literature review of 12, 979 cases[J]. Anesth Analg, 2010, 111（4）: 1016-1025.

[13] ROSELL A, STRATAKOS G. Therapeutic bronchoscopy for central airway diseases[J]. Eur Respir Rev. 2020, 29（158）: 190178.

[14] LIU N, PRUSZKOWSKI O, LEROY J E, et al. Automatic administration of propofol and remifentanil guided by the bispectral index during rigid bronchoscopic procedures: a randomized trial[J]. Can J Anaesth, 2013, 60（9）: 881-887.

[15] PUMA F, MEATTELLI M, KOLODZIEJEK M, et al. An alternative method for airway management with combined tracheal intubation and rigid bronchoscope[J]. Ann Thorac Surg, 2019, 107（6）: e435-e436.

[16] GOLAN-TRIPTO I, WEINSTEIN M D, Tsaregorodtsev S, et al. Correction to: from rigid to flexible bronchoscopy: a tertiary center experience in removal of inhaled foreign bodies in children[J]. Eur J Pediatr. 2021, 180（5）: 1451.

[17] DOYLE D J, HANTZAKOS A G. Anesthetic management of the narrowed airway[J]. Otolaryngol Clin

North Am, 2019, 52（6）: 1127-1139.

[18] HÄNTSCHEL M, ZAHN-PAULSEN M, EHAB A, et al. Influence of pharyngeal anaesthesia on post-Bronchoscopic coughing: a prospective, single blinded, multicentre Trial[J]. J Clin Med, 2021, 10（20）: 4773.

[19] STAHL D L, RICHARD K M, PAPADIMOS T J. Complications of bronchoscopy: a concise synopsis[J]. Int J Crit Illn Inj Sci, 2015, 5（3）: 189-195.

[20] ÖZDEN O D, ÜNAL N, EDIPOĞLU S İ, et al. Recovery process and determinants of adverse event occurrence in bronchoscopic procedures performed under general anaesthesia[J]. Clin Respir J, 2018, 12（7）: 2277-2283.

[21] VIKAS S, SAMANTH T U, SUSHIL G, et al. Rigid bronchoscopy in pediatric patients[J]. Indian J Otolaryngol Head Neck Surg, 2017, 6（94）: 449-452.

[22] KADOTA N, SHINOHARA T, MACHIDA H, et al. Asymptomatic tracheal MALT lymphoma discovered on spirometric findings presenting with elevated respiratory resistance[J]. BMC Res Notes, 2015, 8: 223-224.

[23] DUNKMAN W J, NICOARA A, SCHRODER J, et al. Elective venovenous extracorporeal membrane oxygenation for resection of endotracheal tumor: a case report[J]. A Case Rep, 2017, 9: 97-100.

[24] MAKKAR J K, JAIN D, JAIN K, et al. Dexmedetomidine and emergence agitation[J]. Anaesthesia, 2015, 70（7）: 883-884.

[25] YAO Y, QIAN B, LIN Y, et al. Intranasal dexmedetomidine premedication reduces minimum alveolar concentration of sevoflurane for laryngeal mask airway insertion and emergence delirium in children: a prospective, randomized, double-blind, placebo-controlled trial[J]. Paediatr Anaesth, 2015, 25（5）: 492-498.

[26] CONSTANTIN J M, MOMON A, MANTZ J, et al. Efficacy and safety of sation with dexedetomidine in critical care patients: a meta-analysis of randomized controlled trials[J]. Anaesthesia Critical Care & Pain Medicine, 2015, 35（1）: 7-15.

[27] MILÉSI C, BALEINE J, MATECKI S, et al. Is treatment with a high flow nasal cannula effective in acute viral bronchiolitis? A physiologic study[J]. Intensive Care Med, 2013, 39（6）: 1088-1094.

[28] LUO J C, LU M S, ZHAO Z H, et al. Positive end-expiratory pressure effect of 3 high-flow nasal cannula devices[J]. Respir Care, 2017, 62（7）: 888-895.

第 七 章

可弯曲支气管镜检查的麻醉

第一节　可弯曲支气管镜发展历史

可弯曲支气管镜的发展历史展示了内镜技术在呼吸道检查和治疗领域的进展历程。这一历史可追溯至 20 世纪初，当时内镜技术相对简陋，通常采用刚性材料，如金属或玻璃，制成内镜。这些早期内镜主要用于基本检查和观察。20 世纪 40 年代，硬质支气管镜经历改进，成为检查呼吸道疾病的有效工具，然而在这一时期，支气管镜不可弯曲，限制其在狭窄和曲折的呼吸道内的应用。直到 20 世纪 60 年代，柔性支气管镜首次问世，这一里程碑性创新由日本医生 Shigeto Ikeda 完成，他开发了第一代可弯曲支气管镜。这种可弯曲支气管镜采用柔软的光导纤维束，使其能够在狭窄和曲折的呼吸道内进行操作，从而减少了需要有创性手术的情况。20 世纪 70 年代，柔性支气管镜的技术经历了进一步的改进。在这一时期，光导纤维束技术得到提升，提高了成像质量。此外，柔性支气管镜的外观和操控性能也得到改善，使医生能够更轻松地导航和检查呼吸道。随着进入 21 世纪，柔性支气管镜不仅不断提高光学成像技术，还整合了数字技术，如高清晰度成像、远程实时监测和数字存储等。这些数字技术的整合提高了柔性支气管镜的诊断能力和操作便捷性。这一发展历史反映了内镜技术在呼吸道医学中的不断创新，为呼吸道疾病的检查和治疗提供了更多的便利，减少了对患者的侵入性手术需求，减少了患者的创伤。

目前常用的可弯曲支气管镜包括纤维支气管镜与电子支气管镜。纤维支气管镜使用光纤束传输光线，通过视觉观察进行检查。它没有数字传感器，不能提供数字图像，图像质量相对较低，但足以提供基本的视觉信息，特别适用于导航和初步检查。纤维支气管镜通常较小，更加灵活，适用于更狭窄和弯曲的气道，可以更容易地导航到目标区域。电子支气管镜使用数字传感器和电子成像技术，将图像传输到显示屏上。它通常有一个小型的摄像头，可以捕获高质量的数字图像和视频。电子支气管镜通常提供分辨率和清晰度更高的数字图像，更容易观察到支气管和肺部细节。电子支气管镜通常较大，较为复杂，不如纤维支气管镜灵活。这使其在导航和操作上可能略显受限。

两种可弯曲支气管镜在工作原理、成像质量、灵活性等方面略有差异，临床医师可根据科室现有设备、患者的需要和检查目的来选择使用哪种类型的支气管镜。下文以纤维支气管镜为例，阐述与可弯曲支气管镜检查对机体的影响、适应证以及围手术期麻醉管理。

第二节 纤维支气管镜检查对机体的影响

纤维支气管镜是日本学者 Ikeda 在 1964 年创制,1967 年纤维支气管镜开始用于临床,是利用纤维组成的导光束来诊断支气管疾病的一种仪器。纤维支气管镜管腔小,柔软可弯曲,导光能力强,亮度大视野好,兼具摄影功能,可轻巧地由口腔或鼻腔进入气管直至各支气管段口(图 7-1)。通过纤维支气管镜,医师可在直视下观察气管、支气管及黏膜情况,于可疑黏膜处、肉芽肿样变处、肺癌处行活检,还可以注入少量生理盐水冲洗并抽取做涂片和培养。

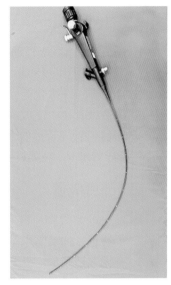

图 7-1 纤维支气管镜

纤维支气管镜检查属于侵入性检查技术,创伤较小,但由于咽喉部、气管有丰富的神经支配,检查过程中纤维支气管镜对咽喉部和气管的刺激容易引起恶心、呛咳,可能会导致呼吸道水肿、出血、喉痉挛、支气管痉挛等并发症,进而造成低氧血症、血压升高、心律失常等呼吸及循环系统异常。患者常常因为恐惧而拒绝检查或者检查过程中因不能配合而中断检查,甚至产生严重的心理阴影和心理创伤。纤维支气管镜检查的麻醉可以减轻患者的不适感,因为纤维支气管镜麻醉技术的不断进步,使得纤维支气管镜在临床应用更加广泛。

第三节 纤维支气管镜检查的适应证

纤维支气管镜检查的适应证如下:

1. 原因不明的咯血或痰中带血。

2. 原因不明的咳嗽,难以用吸烟或气管炎解释者,或原有咳嗽在质上发生了变化,特别是中老年人。

3. 支气管阻塞,表现为局限性肺气肿,局限性的干啰音或哮鸣音,以及阻塞性肺炎或肺不张等。

4. 临床表现或 X 线检查疑为肺癌者。

5. 痰细胞学检查阳性,肺内未找到病变者。

6. 原因不明的喉返神经麻痹或膈神经麻痹者。

7. 诊断不明的支气管、肺部疾病或弥漫性肺部疾病诊断困难,需经纤维支气管镜检查做肺活检、刷检或冲洗等,进行细胞学及细菌学检查者。

8. 难以解释的痰中找到结核抗酸杆菌或肺结核并发肺癌者。

9. 协助选择性支气管造影。

10. 纤维支气管镜检查在治疗上的应用 如移除分泌物、痰栓,治疗肺不张,止血,吸引冲洗、引流肺脓肿,了解病变范围,确定外科手术方式,评价治疗效果等。

第四节　麻醉前评估

行纤维支气管镜诊疗者多合并氧合障碍、氧储备能力差等情况，故无论采取何种麻醉技术，均需在术前对患者进行全面评估。

一、上呼吸道

1. 评估患者上呼吸道通畅情况　了解患者有无阻塞性睡眠呼吸暂停病史，评估 Mallampati 分级，有无甲颏距离短和小下颌，有无已知的声门附近的肿物，有无因放疗引起的继发性气道改变（如水肿、纤维化等）。

2. 评估患者在中度或深度镇静下维持呼吸通畅的能力。

3. 评估患者气管插管和放置喉罩的难易程度、选择管径合适的纤维支气管镜、预估可放置气管导管型号、喉罩放置和通气密封的可能性。

二、下呼吸道

1. 可通过 X 线胸片、CT 成像、肺功能检查等了解气道病变的位置和通气情况。

2. 了解患者的氧需求情况和氧储备能力。

3. 有无气道高反应性、阻塞性通气障碍或限制性通气不足。

4. 气道有无病理性改变及其具体位置，是否存在有球瓣效应的肿瘤，是否有可能引起气道出血和感染的情况。

三、心血管系统

心血管系统疾病可能与肺部病理改变相关，了解心血管系统情况可帮助麻醉科医师选择合理的药物和麻醉技术。

1. 有无与心脏和主要血管相邻的肺或纵隔肿瘤及其对心脏和主要血管有无压迫。有无纵隔病变对心腔的流入和流出道造成压迫或阻塞而导致上腔静脉综合征、心脏压塞、肺动静脉狭窄或闭塞等。

2. 有无因低氧血症或高碳酸血症而引起血流动力学不稳定的情况。

3. 有无因限制性或阻塞性疾病引起的肺动脉高压和肺心病。

4. 有无冠心病、高血压、血栓病史及其用药情况等。

四、实验室检查

血常规、电解质、凝血功能、肝肾功能等常规检查与其他需要麻醉的患者一致。

除评估患者身体情况，术前应评估患者的心理状态和配合度，向其解释麻醉的相关情况。还应与术者进行沟通，了解操作的难度和时间，以制订合理的麻醉方案。

第五节　麻醉方式选择及管理要点

一、局部麻醉

仅实施局部麻醉时，患者呈清醒状态。局部麻醉通过在鼻、咽、喉和气管表面施以局部麻醉药以抑制神经反射，减轻呛咳、恶心、侵入等不适感。具体有以下几种方法：

（一）含漱法

该方法是指在患者呈坐位仰头直颈状态时注入局部麻醉药（简称局麻药），该状态下其咽喉、气管呈垂直通道，会厌上翘不易盖住声门，在重力作用下使药液落入咽喉部。并嘱其含服局麻药一段时间，使药物持续接触并缓慢浸润咽喉部黏膜以达到局部麻醉的效果。

（二）鼻腔滴注法

患者取坐位仰头直颈状态，通过置于鼻腔的软管，交替在双侧鼻腔滴入局麻药并嘱患者给药同时用鼻腔吸气和轻咳，以达到鼻腔、咽喉部和气管黏膜麻醉的目的。当纤维支气管镜经鼻腔进入声门后需要在隆突、左右支气管和病变部位加注局麻药。

（三）手控喷雾法和超声雾化吸入法

手控喷雾法是指人工使用喷雾器对咽喉部喷洒局麻药进行表面麻醉。此法简单易行，缺点是分布不够均匀，药液主要集中在患者咽喉部，进入气管的局麻药较少，气管、支气管黏膜麻醉效果较差，需经纤维支气管镜加药。

超声雾化吸入表面麻醉是利用射流原理将局麻药溶液分散成雾粒悬浮于气体中，再由患者吸入使其均匀分布在黏膜表面，以达到表面麻醉的效果。它属于无创操作，易于实施，患者容易接受。但麻醉操作时间较长，通常需要提前 20～30 分钟进行雾化吸入局麻药。吸入时受呼吸的影响，有部分药液弥散在空气中，造成浪费，且由于雾滴流速快，停留在声门和咽喉部的药量较少，局麻药不易在黏膜附着，造成麻醉效果不甚理想，常需通过纤维支气管镜追加药物，麻醉总药量较大。超声雾化器不易消毒，易造成交叉感染。

（四）气管内滴注法

声门完全张开时，将纤维支气管镜前端对准声门，经活检孔注入局麻药，待局麻药起效后，再将纤维支气管镜送入声门和气管，并在隆突、左右支气管分别注入局麻药。

（五）环甲膜穿刺法

环甲膜穿刺能将定量的局麻药准确地注入气管和支气管内，麻醉效果确切，术中一般不需要追加局麻药，用药量少，但穿刺易造成气管损伤、出血和瘢痕等，并且有创操作易加重患者恐惧，难以被接受。

（六）局部神经阻滞法

喉上神经分内、外两支，外支主要为运动神经，支配咽下缩肌和环甲肌，使声带紧张。内支主要为感觉神经，穿过甲状舌骨膜入喉，分成小支至咽、梨状隐窝、会厌及声门裂以上的黏膜。故阻滞喉上神经可达到麻醉舌根、会厌及声门裂以上喉黏膜的效果。喉上神经阻滞注药点为两侧甲状软骨角与舌骨软骨角之间，随着超声技术在麻醉领域的广泛应用，现多采用超声引导下行双侧喉上神经阻滞。

目前临床最常用的局麻药为利多卡因，气道内给药的最大剂量是 8.2mg/kg。肝肾功能障碍、老年患者应根据需要及耐受程度减量。丁卡因的麻醉效能是普鲁卡因的 10 倍,作用时效可达 3 小时以上,但丁卡因毒性大,安全范围小,可致心搏骤停和猝死。

单纯的局部表面麻醉多由呼吸内科医师操作实施,需要注意的是,任何单部位局部表面麻醉都无法达到完善的麻醉效果,可采用多部位联合局部麻醉的方法,尽可能减少患者的不适。尽管如此,清醒状态下实施纤维支气管镜检查仍会使患者产生恐惧,致使检查过程中无法配合而终止检查。有研究表明,清醒下行纤维支气管镜检查患者易出现血压升高,心率、呼吸明显增快,经皮血氧饱和度下降等不良反应,操作者为加快检查速度,易致检查粗糙,而经历过局部麻醉下纤维支气管镜检查的患者多抵触再次检查,因此易延误诊治。

二、全身麻醉

随着舒适化医疗的发展,全身麻醉下纤维支气管镜检查逐渐应用于临床。全身麻醉技术的进展主要包括全身麻醉药物的选用和检查过程中通气方式的选择。

（一）全身麻醉药物的选择

纤维支气管镜下的诊疗操作多短小,因此多选择超短效麻醉药物,常用药物包括丙泊酚、阿片类药物、右美托咪定、罗库溴铵等。

1. 丙泊酚　起效快,作用时间短,主要作用为催眠、镇静和遗忘,临床广泛应用于手术麻醉和无痛内镜检查中。其作用于激动剂的共同信号转导通路之一（钙通路）以抑制气管平滑肌收缩,从而抑制支气管痉挛。丙泊酚具有降低迷走神经张力的作用,可减少剧烈咳嗽及气道痉挛的发生。

2. 阿片类药物　可用于弥补镇静药对插管反应抑制弱和镇痛不足的缺点,阿片类药物对心血管系统影响小,对呼吸有抑制作用,主要表现为频率减慢。阿片类药物诱发咳嗽的具体机制尚不完全明确,可能作用于延髓咳嗽中枢的 μ 阿片受体,通过迷走神经传出,引起支气管收缩和咳嗽反射,快速推注时可出现呛咳。阿片类药物可引起胸壁肌肉僵直,使得声带突然内收或声门上阻塞,导致咳嗽发生。阿芬太尼起效快,维持时间约 15min,镇痛强度是吗啡的 15 倍,同时呼吸抑制、恶心呕吐、呛咳等不良反应发生率低,适用于短时间的检查操作。

3. 右美托咪定　高选择性 α_2 肾上腺素能受体激动剂。具有剂量依赖性镇静镇痛抗焦虑作用,且对呼吸无抑制。

4. 咪达唑仑　最常用的苯二氮䓬类药物,起效快、持续时间较短。有顺行性遗忘作用。苯二氮䓬类药物的副作用可通过特效拮抗剂氟马西尼逆转。

5. 罗库溴铵　为非去极化肌松药,起效迅速,恢复快,其达到满意插管的时间与琥珀胆碱接近,无去极化肌松药带来的相关并发症。

6. 七氟烷　有研究表明,七氟烷可安全用于纤维支气管镜检查,但由于检查中气道的开放性,可导致空气污染。

（二）通气方式的选择

应用全身麻醉药可给患者带来舒适感,但研究表明,应用全麻药物可引起呼吸循环抑制而导致低氧血症、低血压等不良反应。故全身麻醉下纤维支气管镜检查时应密切监护患者生命体征并选择合适的通气方式。通气时可提高吸入氧浓度以保持正常的经皮血氧饱和度,如采用激光烧灼应降低吸入氧浓度。

1. 喉罩全身麻醉 喉罩管的内腔较大,纤维支气管镜易于通过,使用三通连接管,纤维支气管镜可通过连接口上端的软胶帽中间孔直接通过喉罩进行检查,连接管的侧孔可与麻醉机连接,检查同时可通气和供氧(图7-2)。由于喉罩置于中央气道之上,会厌上翘固定,合适麻醉深度下患者无呛咳、体动,低氧血症等不良反应发生率低,镜检医师可从容地利用纤维支气管镜观察整个气道。口咽部结构异常的患者存在喉罩放置不成功或者通气满意但纤维支气管镜无法顺利放置的情况。

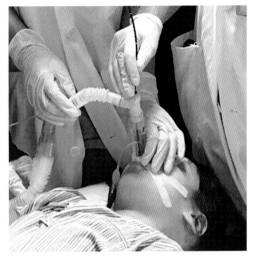

图 7-2 喉罩下纤维支气管镜检查

2. 气管插管全身麻醉 气管插管全身麻醉可将气道和咽喉部隔开,使用三通连接管后同样可在整个操作期间保证患者的氧供(图7-3),但受气管导管的型号和纤维支气管镜镜体内径的限制,不适用于气管导管型号太小的患者,如婴幼儿。此外,气管导管放置入气管后,无法观察声门情况,不适用于声门附近病变的患者。

3. 经口咽通气导管或鼻咽通气导管高频通气 将口咽通气导管或鼻咽通气导管放置于咽喉部通气,可有效防止患者在麻醉后出现舌后坠而造成的通气障碍的可能。口咽通气导管较鼻咽通气导管顺应性更好,对鼻咽部和舌根组织的压迫更小。

4. 经气管导管声门上通气 气管导管口径大,通气阻力小,突发情况时可直接将声门上气管导管送入声门下进行通气。但经气管导管声门上通气为非紧闭型循环回路通气,可能出现漏气情况,有反流和误吸的风险,操作时间长者可出现二氧化碳蓄积。

5. 鼻导管供氧(图7-4)

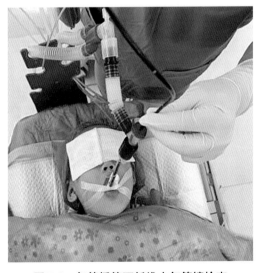

图 7-3 气管插管下纤维支气管镜检查

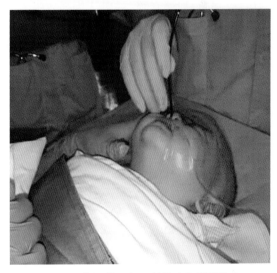

图 7-4 鼻导管吸氧下纤维支气管镜检查

6. 经鼻高流量氧疗（HFNC） HFNC 通过鼻导管提供加温加湿的氧气，氧气浓度、气体温度、湿度均可以提前设置，气体流速不受患者自身呼吸状态改变，可以更好的降低检查中低氧血症发生率，提高患者诊疗过程中的舒适感。但若流量设置过高，使用过程中仍会出现反流误吸等风险，因此对于饱胃患者应慎重使用。

三、局部麻醉复合适度镇静

使用局部麻醉可以减少交感、肾上腺素应激反应；使用镇静药如苯二氮䓬类药物可以减轻患者的恐惧和焦虑感，同时减少因为过深的麻醉所引起的呼吸循环抑制。对于心功能不全、血管弹性差的老年人可选用局部麻醉联合使用镇静药。

第六节 术中和术后并发症的预防及处理

一、气道反应

由于咽喉部和气道有丰富的神经支配，接受气道检查或手术者均可能出现气道反应，如喉痉挛、支气管痉挛、刺激性咳嗽等。术前患者若伴有支气管哮喘或呼吸道感染，检查过程中如遇麻醉过浅或检查操作粗鲁等情况，气道反应的发生率将会增加。

喉痉挛时咽喉部肌肉和声带发生痉挛性收缩，使声门和呼吸道部分或完全紧闭致梗阻，出现呼吸困难，经皮血氧饱和度进行性下降，稍有贻误可危及生命，须紧急处理。出现喉痉挛时，应立即解除喉痉挛的可能诱因，如声门和会厌附近的分泌物；纯氧正压通气；静脉或吸入麻醉药加深麻醉；上述处理无效时，使用短效肌肉松弛药来改善氧合或进行气管插管。

支气管痉挛发作时表现为喘息、呼气时间延长和 / 或间歇性正压通气（IPPV）时充气压力增加。双肺闻及广泛哮鸣音，以呼气相为主，但在严重的支气管痉挛病例中，因患者气道无气体流动，听诊时哮鸣音反而减轻，甚至消失，而诊断可能依赖于正确评估膨肺压力的增加。当支气管痉挛发生时，应立即停止支气管镜操作，吸入纯氧，面罩正压通气，以评估肺顺应性。同时加深麻醉，一般认为强效吸入麻醉药浓度≥1.5MAC 时，具有明确的防止和逆转支气管痉挛的作用。如使用拟肾上腺素能药物，首选 β_2 受体激动剂，且剂量应足够。如患者出现严重的支气管痉挛，可静脉注射小剂量肾上腺素，往往可取得较满意的效果。必要时行气管插管，通过 ICU 专用呼吸机辅助，以改善通气和氧合功能。

其中支气管舒张剂是快速缓解支气管痉挛的关键药物之一。短效 β_2 受体激动剂（如特布他林和沙丁胺醇等）通过特定的喷雾器或吸入器使用，5min 内起效，作用的峰值效应在60min 内，作用持续时间为 4～6h。特布他林和沙丁胺醇在疗效上无明显差异。持续给药比间断给药更能改善最大呼气流量（peak expiratory flow, PEF）和第 1 秒用力呼气量（forced expiratory volume in the first second, FEV_1）。

二、气道出血

术前咯血的患者，如肿瘤、感染、支气管扩张者，或者纤维支气管镜诊疗中的操作如活检、尖锐异物取出时均可能出现气道出血。当发生气道出血时，应及时处理，处理方式由出血位置和严重程度决定。

成人咯血量 24h＜100ml 为少量；100～500ml 为中量；24h＞500ml 或 1 次咯血＞300ml 为大量。儿童咯血量 24h＜20ml 为少量；21～100ml 为中量；＞100ml 为大量；若 1 次咯血＜5ml 为少量；＜50ml 为中量；＞100ml 为大量。大咯血易引起窒息、休克甚至死亡。新生儿气管、支气管相对狭窄，即使少量出血，仍有堵塞主气道引起窒息之虞。

少量出血多无需处理，凝血功能正常者可自行止血；浅表或轻中度出血可在气管内喷洒 4℃生理盐水、稀释的肾上腺素（1∶10 000）、氨甲环酸或凝血酶等。大量出血时，立即将患者患侧卧位，必要时行气管插管保持气道通畅，同时局部和静脉使用止血药物、垂体后叶素等。出血部位如位于鼻咽，应避免血液灌至咽喉，可局部给予止血药物或油纱条填塞加压止血。出血部位如位于下呼吸道，可将支气管镜置于出血部位吸引，清除患侧血液，必要时球囊导管置入患侧局部压迫止血、介入栓塞止血或紧急开胸止血。如预计出血可能致气道阻塞和低氧血症时，应提前备好肺隔离工具如支气管封堵器和双腔气管导管。

如纤维支气管镜检查后突发咯血，应首先行紧急评估，评估患者意识，呼吸的频率及幅度，循环是否稳定，判断有无气道阻塞。

治疗原则：①绝对卧床休息，患侧卧位，患侧向下可避免血液流入健侧肺；②建立静脉通道，监测生命体征，高流量吸氧（使经皮血氧饱和度＞95%）；③多不镇咳，若剧烈咳嗽致止血时间延迟，可口服可待因 15～30mg。

少量咯血处理方法：①卧床休息；②使用止血药：云南白药、白眉蛇毒血凝酶等；③如伴肝脏疾病或服用华法林可使用维生素 K_1 10mg 缓慢静脉注射。

大咯血处理方法：①药物止血：垂体后叶素 3～10U 加入生理盐水 20ml 中，10min 内缓慢静脉注射。垂体后叶素禁忌者可选用酚妥拉明；②若仍有出血，可再次气管镜检查行镜下止血。

三、气道梗阻

气管外占位性病变、气管内肿物、凝血块或黏液栓等均可致气道阻塞。对术中可能出现气道梗阻者，术前应做好完善的麻醉前准备。选择喉罩全麻，避免患者呛咳或体动，方便医师全面评估气道情况。如主气道阻塞可紧急使用硬支气管镜扩张气管内腔改善通气，必要时行阻塞物下端气管切开。

四、声音嘶哑

若操作者技术不熟练，镜身反复多次进出声门，或操作时间过长、动作粗暴，镜身反复摩擦可导致声带水肿。静脉注射糖皮质激素，术后雾化吸入糖皮质激素，可明显改善声音嘶哑。

五、气胸、纵隔及皮下气肿

气胸多发生在经支气管镜肺组织活检时，多为单纯性气胸，虽无生命危险，但对于原有肺功能差者，仍应谨慎操作。

少量气胸和少量纵隔、皮下气肿可自行吸收。大量气胸和大量纵隔、皮下气肿致呼吸困难时需紧急排气。气胸一般选择锁骨中线第二肋间穿刺排气，纵隔气肿和皮下气肿可选择气管前筋膜或气肿最明显处切开或穿刺针抽吸排气。张力性气胸者需进行胸腔闭式引流。术前存在明显气胸者,应先行胸腔闭式引流再行纤维支气管镜检查。

以下方法可降低气胸及纵隔、皮下气肿的发生率:①选择与患者气道匹配的支气管内镜;②应用合理的给氧方式,避免通气压力过大;③支气管镜操作动作应轻柔,做好支气管内镜医师培训工作;④在 X 射线透视下进行肺组织活检。

六、低氧血症

行纤维支气管镜检查时,患者应连续监测 SpO_2。低氧血症发生的原因很多,包括患者基础氧需求量高、频繁的气道刺激、激光手术时使用低浓度吸氧、支气管痉挛、气道出血或气道阻塞等。低氧血症常为一过性,相关并发症的风险与 SpO_2 基线水平、肺功能、并发症、镇静和手术取样有关。患者的体位和术中取样也会影响经皮血氧饱和度。有研究发现,较之仰卧位,坐位时 SpO_2 降低 4% 或 SpO_2 数值 <90% 的风险增加一倍。当 SpO_2 明显降低(SpO_2 降低 >4%,或 SpO_2 数值 <90%)或术中取样操作持续时间 >1min 时,及时给予氧补充可降低发生低氧血症相关并发症的风险。发生低氧血症时,应对因处理,同时提高吸氧浓度并进行面罩正压通气,必要时放置喉罩或行气管内插管。

七、高碳酸血症

纤维支气管镜检查中,除应用喉罩或气管插管全麻者均较难监测呼气末二氧化碳。患者如存在基础肺疾病(如慢性阻塞性肺疾病、气道梗阻等)、通气不足或因镇静致上气道梗阻等均易致高碳酸血症。因此,术前应对症处理肺部并发症,尽可能提高氧储备能力,术中采用合适的通气方式,深度镇静下肺通气能力较差者,应选择喉罩或气管内插管全身麻醉进行通气。使用超短效麻醉药物可防止术后呼吸抑制。

八、心律失常

纤维支气管镜检查时,由于镜体对咽喉和气管表面的刺激、麻醉药物以及低氧血症等原因,患者可出现心律失常,轻者表现为窦性心动过速或窦性心动过缓,重者可出现明显的室性早搏二联律或三联律,甚至心搏骤停。故每一位进行纤维支气管镜检查的患者均应连续监测心电图,麻醉科医师应将急救设备预备齐全,在给予患者镇静药之前应建立静脉通路。心律失常发生时,应立即停止操作,轻者可自行缓解,重者按心律失常处理,如发生心搏骤停应立即行心肺复苏。支气管镜检查操作时动作应轻柔,若缺氧致心律失常,应及时寻找缺氧原因。

九、术后发热

术后发热常与继发性感染有关,术后 4~6h 多见,以中高热为主。术后发热常见原因包括上呼吸道常居菌被内镜带至下呼吸道、纤维支气管镜及其配件消毒不严格以及灌洗后引流不彻底等。因此,纤维支气管镜及其配件应严格消毒,镜检时注意无菌操作、缩短操作时间、先行健侧肺或感染较轻侧肺的检查、充分吸引分泌物及灌洗液,术后对感染较重患者使用抗生素。

(林　婷　易祖港)

参·考·文·献

[1] WATANABE A，EDANAGA M，ICHINOSE H，et al. Comparison of the clinical performances of Air-Qsp and i-Gel for airway management under general anesthesia with a muscle relaxant[J]. J Clin Anesth，2016，34：223-226.

[2] ZHAO Z，ZHANG J，ZHAN Y，et al. Effect of sufentanil combined with nalmefene assisted surface anesthesia on transnasal endotracheal intubation guided by fiberoptic bronchoscope[J]. Contrast Media Mol Imaging，2022，2022：5144875.

[3] LIU J，XIAO K，LV X. Anesthesia and ventilation for removal of airway foreign bodies in 35 infants[J]. Int J Clin Exp Med，2014，7（12）：5852-5856.

[4] WU L，LIU B. The clinical effect of a bronchofiberscope in treating severe ventilator-associated pneumonia[J]. Am J Transl Res，2021，13（6）：6966-6972.

[5] LIU C P，GAO J M，HU P，et al. Use of bronchofiberscopy in management of severe thoracic trauma[J]. Chin J Traumatol，2013，16（4）：195-198.

[6] TAKEDA Y，UDAGAWA H，NAKAMICHI S，et al. Patient-oriented optimal depth of conscious sedation using midazolam during flexible bronchoscopy：A prospective open-labeled single-arm trial[J]. Respiratory Investigation，2018，56（4）：349-355.

[7] DU R I，BLAIKLEY J，BOOTON R，et al. British thoracic society bronchoscopy guideline group. british thoracic society guideline for diagnostic flexible bronchoscopy in adults：accredited by NICE[J]. Thorax，2013，68：i1-i44.

[8] IKEDA S，TSUBOI E，ONO R，et al. Flexible bronchofiberscope[J]. Jpn J Clin Oncol，2010，40（9）：e55-e64.

[9] KENZAKI K，HIROSE Y，TAMAKI M，et al. Novel bronchofiberscopic catheter spray device allows effective anesthetic spray and sputum suctioning[J]. Respir Med，2004，98（7）：606-610.

[10] SAKURADA A，TAKAHASHI N，SATO M，et al. Are difficulties during transbronchial lung biopsy/brushing through a fiberoptic bronchoscope based on the bronchial anatomy?[J]. Surg Radiol Anat，2005，27（2）：94-99.

[11] CHU K S，WANG F Y，HSU H T，et al. The effectiveness of dexmedetomidine infusion for sedating oral cancer patients undergoing awake fibreoptic nasal intubation[J]. Eur J Anaesthesiol，2010，27（1）：36-40.

[12] MILLER T E，GAN T J. Total intravenous anesthesia and anesthetic outcomes[J]. J Cardioorac Vasc Ansth，2015，29（SI）：S11-S15.

[13] WEERINK M A S，STRUYS M M R F，HANNIVOORT L N，et al. Clinical pharmacokinetics and pharmacodynamics of dexmedetomidine[J]. Clin Pharmacokinet，2017，56（8）：893-913.

第 八 章

脑室镜手术的麻醉

第一节 脑室镜发展历史

内镜在神经外科的应用历史悠久，但真正被神经外科医师广泛接受的时间并不长，国内神经外科领域应用内镜进行诊疗的起步相对稍晚。早在 1910 年，芝加哥的泌尿外科医师 V. L. Lespinasse 通过膀胱镜施行脉络丛烧灼治疗脑积水，1922 年 Dandy 首次提出了"脑室镜"的概念，创造了"脑室镜法"，并在 1923 年借助小型膀胱镜完成了 2 例脉络丛切除术。同时借助鼻撑开器为 4 例脑积水患者行脑室内脉络丛切除，继而又借助膀胱镜完成了这一手术，并把他使用的膀胱镜称为"脑室镜"。此外，1923 年 Mixter 应用内镜开展了第三脑室造瘘术，同年 Fay 和 Grant 试图使用内镜治疗脑积水，尽管没有成功，但他们通过脑室内镜摄影获得脑积水患者脑室解剖的照片。1934 年 Putnam 又经内镜烧灼脉络丛并获得成功。这些先驱者均为神经外科内镜技术的发展做出了巨大贡献。早期由于内镜的结构简单，管径相对偏粗，照明差，导致手术操作难度大而效果差。早期主要集中应用在脑室系统，20 世纪 60 年代以前治疗一些囊性病变和脑积水，未能充分体现脑内镜手术侵袭性小的优越性。直到 20 世纪 60 年代后，继光导纤维技术的出现，激光和超声波在临床得到应用，近几年随着电子技术、精密机械加工和光纤技术的进一步发展，已有诸多性能各异、用途不同的内镜出现。随着各种显微手术器械不断更新以及影像学和立体定向、神经导航技术的空前提高，尤其是电子计算机和电视与内镜的结合，又使各种内镜手术广泛应用于神经外科各领域，神经外科内镜技术再度引起神经外科学术界的青睐。20 世纪 80 年代后期，内镜技术在神经外科领域的应用已积累了不少临床经验。1990 年 Wickham Fitzpatrick 首先提出"微侵袭外科"的概念。内镜手术定位准、创伤小、效果好、费用低等特点和优势亦逐步得到证明，治疗范围也越来越广。脑内镜手术的适应证已由原来颅内腔隙内病变到脑组织髓内的病变，从囊性病变扩展到实质性肿瘤的切除，由颅腔发展到椎管脊髓腔，其内容越加丰富，已经成为神经外科领域的一个重要分支。

第二节 脑室镜的种类及适应证、禁忌证

一、脑室镜种类

脑室镜分为硬镜和软镜两类。

（一）硬镜

一般为金属硬镜，直观立体感较强，清晰度高，操作简单方便，比较实用，但活动度较差，手术视野可见范围较窄，有时需要不同视角配置多个硬镜才能满足要求（图8-1）。

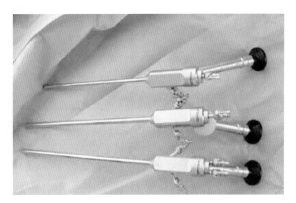

图 8-1　硬式脑室镜

（二）软镜

一般为纤维软镜，活动度较大，导光效应好，手术视野较宽，有利于观察全貌，但清晰度稍差，操作相对复杂，价格比较昂贵（图8-2）。

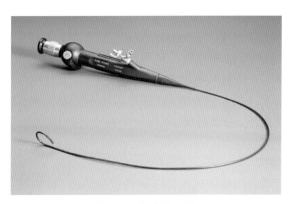

图 8-2　软式脑室镜

二、脑室镜手术的适应证

1. 病灶活检及异物取出　立体定向病灶活检；脑内异物取出术。脑深部金属异物十分适合脑内镜下操作，特别是对非磁性金属异物的取出更为理想。

2. 排除积液及冲洗　排除颅内囊液及脓肿引流。脑内镜下脓液抽取进行细胞学检查，以及脓抽吸后，用抗生素冲洗液冲洗脓腔，能取得良好效果。

3. 慢性硬脑膜下血肿清除。

4. 脑内血肿清除　对于广泛性脑挫裂伤、大血管出血、脑突出及血肿已钙化的患者，脑内镜下手术反而可能是反指征。

5. 脑室内手术 脑内镜下实质性肿瘤活检术和囊性肿瘤减压术,脑室内小肿瘤或肿瘤囊内结节偶尔也可通过脑内镜下切除。

6. 椎管内囊性病变摘除 脊髓或硬脊膜外内镜技术的临床应用近年来也有不少文献报道。

三、脑室镜手术的禁忌证

1. 脑血管疾病 如动脉瘤及动静脉畸形。

2. 肿瘤体积大且血运丰富。

第三节 颅脑手术患者的麻醉前评估

术前详细了解患者病史、体格检查及相关辅助检查结果对病情的判断和麻醉方案选择尤为重要。故应详细询问病史,检查患者意识、瞳孔反射及各神经反射,仔细阅读 CT 和 MRI 影像及报告,了解病变的位置、病变与重要颅内血管的关系及脑水肿的程度。颅内压的改变常常反映颅内病变的程度,应根据临床表现、意识、呼吸、瞳孔的变化进行判断。若已出现脑疝,麻醉的安全界限相对较窄,麻醉管理难度相应增加。

一、颅脑手术患者特点

(一)颅内高压

颅内压增高是许多颅脑疾病如颅脑损伤、脑肿瘤、脑出血、脑积水等所共有的临床病理综合征。当颅内压持续在 2kPa(200mmH$_2$O)以上,可引起相应的综合征,称为颅内压增高。一般表现为头痛、恶心呕吐和视乳头水肿。颅腔内容物的体积增大、颅内占位性病变使颅内空间相对变小及先天性畸形使颅腔的容积变小等是引起颅内压增高的主要因素。颅内压升高不仅可影响脑灌注压和脑血流量,还可以影响血脑屏障的结构和功能,甚至出现 Cushing 综合征(严重高血压、心动过缓、不规则呼吸)。若出现血压下降和呼吸衰竭提示预后较差,将危及生命。

(二)易发生意识障碍

颅脑手术患者常因颅内病变或颅内高压导致意识障碍,可表现为淡漠、迟钝、嗜睡、躁动、昏睡及昏迷。多由于上行网状激活系统和大脑皮质的广泛损害所导致。昏迷患者常合并呼吸系统并发症,如呼吸困难、误吸导致吸入性肺炎或窒息等,可危及生命,需及时处理。

(三)癫痫

脑缺血缺氧、感染、水肿、血肿、颅内占位性病变和脑血管病变等多种因素均可引起癫痫。当发生全身性癫痫时,脑代谢需求和脑血流量增加 100%～400%。反复癫痫发作和癫痫持续状态均可加重脑缺血缺氧,需要抗癫痫治疗。多数抗癫痫药是肝代谢酶促进剂,长时间使用后肝药酶的活性增加,药物在肝内的代谢增多,使以原型发挥作用的药物有效性减弱、持续时间缩短,而以代谢产物发挥作用的药物有效性增强、持续时间延长、副作用增强。此外,抗癫痫药多为中枢抑制药,与麻醉性镇痛药和镇静药有协同作用,可使不良反应加重,在选用麻醉药时需引起重视。对长期服用抗癫痫药的患者还应特别注意肝功能的保护。

（四）可伴有内分泌及代谢障碍

疾病本身可能涉及或位于内分泌的高级中枢，包括下丘脑、垂体、松果体等结构，容易发生内分泌功能紊乱或代谢失调。主要包括：病情进展过程中发生的内分泌紊乱尤其水电解质的紊乱，如抗利尿激素异常分泌综合征、中枢性尿崩症、脑性耗盐综合征；直接导致下丘脑—垂体—靶腺轴功能受影响，影响下丘脑—垂体轴功能紊乱的疾病，一般以内分泌紊乱为首发症状。另外，泌乳素腺瘤、促皮质素腺瘤、促性腺瘤患者对麻醉药相对敏感，麻醉药用量需适当减少，而另一些如生长素腺瘤、促甲状腺瘤的患者麻醉药的用量则需相对较大。

二、术前用药

颅脑手术患者使用术前用药应慎重，对中枢神经系统抑制药物往往特别敏感，特别是已有颅内压增高的患者，应以不抑制呼吸功能和不增加颅内压为原则。麻醉性镇痛药物如吗啡、哌替啶和芬太尼等有抑制呼吸中枢而导致高碳酸血症，从而引起脑血流增加、颅内压升高的危险，因此术前一般不建议使用。对一般情况尚可的患者，如颅内血管疾病、脑动脉瘤患者等可酌情使用镇静剂。患者入手术室后监护状态下可静脉给予咪达唑仑 0.05～0.1mg/kg 或口服地西泮 0.1～0.2mg/kg，但应注意关注呼吸情况，确保呼吸道通畅和足够通气量。对昏迷或意识不清者避免使用镇静药。长期服用药物治疗者，如抗癫痫药、糖皮质激素、抗高血压药物等，不可突然停药，应一直使用至手术当天，但应注意其对麻醉用药的影响。

第四节　麻醉方式选择及管理要点

一、麻醉方法

颅脑手术患者的麻醉总原则主要是遗忘、制动、镇痛、控制颅内压和脑灌注压、提供脑松弛、尽量早期苏醒以便进行神经功能的评估。

（一）局部麻醉

此方法适用于患者合作的短小手术。头皮浸润可视情况选择普鲁卡因、利多卡因、罗哌卡因等局麻药。可在头皮神经阻滞后给予小剂量阿片类镇痛药如芬太尼 0.05～0.1mg，或非甾体抗炎药，可增加患者配合手术的主动性。但一定要注意维持正常呼吸功能，麻醉期间严密监测 RR、SpO_2、HR、BP 等各项生命体征。

（二）全身麻醉

1. 麻醉诱导　对颅脑手术患者施行全麻，要求做到诱导迅速平稳，对心血管功能抑制较轻，无呛咳和屏气、无明显的气管插管反应，通气良好，$PetCO_2$ 控制满意，静脉压无增高，不影响脑血流和颅内压。常选用静吸复合气管插管全身麻醉。

目前临床上多采用镇静催眠药＋肌肉松弛药＋阿片类药联合用药静脉诱导，所以诱导前应建立通畅的静脉通路。术前长时间脱水治疗的患者，可伴有明显的低血容量，诱导前可适当补液，防止诱导后血管扩张导致血压急剧下降引起脑灌注不足。有研究显示 1%～4% 动脉瘤手术患者动脉瘤破裂发生于麻醉诱导期，死亡率高达 50%，因此，对于脑血管畸形、颅内动脉瘤或伴有高血压、颅内出血等的患者，诱导期间一定要防止血流动力学的剧烈波动。目前常用的吸入麻醉药异氟烷、七氟烷等均可增加脑血流和颅内压，尤其对已合并颅高压的患者,不适合单纯应用吸入麻醉药进行麻醉诱导。气管插管后应仔细检查气管导管的深度,牢固固定导管,变换体位后应再次检查气管导管深度及固定情况,防止气管导管扭曲及滑脱。

2. 麻醉维持　吸入麻醉药、肌松药及麻醉性镇痛药可用于颅脑手术患者的麻醉维持。所有吸入麻醉药对脑生理功能均呈浓度依赖性效应影响,低浓度时影响较小,而高浓度时对脑自动调节功能和脑血流动力学等影响较大,因此对于伴有颅内高压的患者,一般不宜采用单纯吸入麻醉进行维持。目前在大部分医院麻醉科,恩氟烷、笑气(N_2O)已不作为常规用药。恩氟烷不但强化致痫灶的病理性电活动,而且可诱发非病变部位的棘波,所以癫痫患者应避免使用恩氟烷麻醉。N_2O 有明显扩脑血管的作用,可增加脑血流量和颅内压,不适于颅脑手术的麻醉。目前,较常用的麻醉维持方法为静脉持续泵注丙泊酚 5~10mg/(kg·h)或咪达唑仑 0.1mg/(kg·h),配合吸入七氟烷、异氟烷或地氟烷维持,并按具体情况追加肌松药及镇痛药。阿片类药物对血流动力学影响小,对抑制各种疼痛引起的有害反射有效,常用剂量为芬太尼 5~10μg/kg 或舒芬太尼 0.5~1.0μg/kg,对需要术中唤醒和术毕早拔管的患者,术中可用短效的瑞芬太尼泵注维持。在整个手术过程中,应维持充分的肌松,避免呛咳和体动,术中可间断给予非去极化肌松药。在硬膜打开后手术刺激会相对减轻,此时可根据生命体征适当减少麻醉药用量。

术中应保持呼吸道通畅,避免气管导管打折、扭曲及堵塞。对于时间长的手术,可根据具体情况适当应用抗胆碱药如盐酸戊乙奎醚,以减少呼吸道腺体分泌。术中监测气道压及通气情况,及时发现通气问题并进行相应的处理。

目前多采用机械控制呼吸,呼吸机参数初始设置为潮气量 8~12ml/kg,呼吸频率成人 10~14 次/min,术中根据 $PetCO_2$ 调整呼吸机参数,维持 $PetCO_2$ 在 30~35mmHg。长时间手术不宜吸入高浓度氧,否则易使肺泡表面活性物质丧失,导致术后肺不张,吸入氧浓度 FiO_2 以 50%~60% 为宜。

术中应维持循环稳定,避免血压出现过高或过低的情况。稳定的循环可减少术中出血,使术者获得清晰的术野。颅脑手术的操作常引起心血管反应,应密切监测,及时判断,必要时手术医师应停止手术操作,一般操作停止后可自行缓解,必要时予以对症处理。

3. 麻醉苏醒　麻醉苏醒时避免屏气和呛咳,控制恢复期的高血压,减少术后颅内出血的可能。如手术过程顺利,患者一般情况良好,可按术毕在手术室拔除气管导管做准备。长效麻醉性镇痛药(例如舒芬太尼)应在手术结束前 1~2h 停止使用,以利于术毕患者尽快清醒和防止通气不足。手术结束后,彻底清除气管和口咽部分泌物,待患者意识清醒,呼吸循环稳定,吞咽反射恢复后,拔出气管导管,拔管后应密切观察患者的呼吸及恶心呕吐等情况。术前或术中可给予抗酸药或 5-羟色胺 T3(5-hydroxytryptamineT3,5-HT3)受体拮抗药,以预防或减少术后恶心呕吐的发生,避免反流误吸。对于手术创伤大,累及呼吸中枢、循环不稳定、血气分析提示氧分压过低及有脑神经损伤可能影响吞咽和呛咳反射的患者,术后应予以保留气管导管,必要时继续行呼吸支持治疗。

二、围手术期液体疗法

液体疗法对颅脑手术患者至关重要。液体限制可能对结局产生不良影响,而液体过负荷又可能导致全身的并发症(比如肺水肿)或脑水肿及颅内压增高等。尽管颅脑手术患者术中最佳输注液体种类和输注量一直存在争议，但原则上应维持正常血容量和避免血浆渗透压下降，及时纠正水、电解质和酸碱平衡紊乱。

（一）血脑屏障的特点

血脑屏障是血液与脑组织之间的屏障，可限制物质在血液和脑组织之间的自由交换。可防止有害物质进入脑组织，对脑、脊髓起到保护作用。毛细血管的内皮、基底膜和星状胶质细胞的血管周足等是血脑屏障的形态学基础。改变血脑屏障的因素包括：①颅内肿瘤；②高血压；③高热；④长时间的高碳酸血症；⑤头部外伤；⑥长时间低氧（6～12h）可出现不可逆性血脑屏障破坏；⑦脱水利尿药可使毛细血管内皮细胞皱褶，发生细胞连接破坏。类固醇类药物地塞米松具有稳定和修复已破坏的血脑屏障作用。

外周组织中，血浆胶体渗透压决定水在血管内外的转移，低血容量患者大量输注等渗晶体液进行容量复苏，可稀释血浆蛋白，引起外周组织水肿。而在血脑屏障完整的情况下，血浆克分子渗透浓度是水在血管和脑组织间流动方向的决定因素。理论上患者血脑屏障完整时，无论输注等渗晶体液还是等渗胶体液，均不会增加脑水肿的发生风险；而使用低渗溶液进行容量复苏可引起脑水含量增加，颅内压升高；反之静脉输注高渗溶液，增加血浆渗透压，降低脑组织含水量，进而降低颅内压。颅脑手术患者的血脑屏障被破坏，同时脑血管自动调节机制受损，围手术期麻醉科医师应注意选择合适种类的容量治疗液体，加强监护，制定合理的液体复苏策略，恢复循环血量保证全身组织灌注的同时，避免加重患者脑组织水肿及颅内高压。

（二）液体治疗

颅脑手术患者液体治疗不仅要考虑局部，更要顾及全身，也就是说，既要保证有效器官灌注和氧合的同时，又不增加脑水含量及影响颅内压。颅脑手术往往时间长、出血量大，再加上术前长时间的禁食及部分需要脱水治疗引起的液体缺失，围手术期常出现血容量相对不足甚至低血压，因此，为维持正常血容量，液体输入量需要明显增加。然而，高容量的输液策略可能会引起颅内压增高、脑水肿以及影响临床转归。同样，过分地限制液体输入，会导致低血压、脑灌注不足、全身组织器官的缺血以及电解质和酸碱失衡。因此，如何通过采用合理的监测手段去平衡颅脑手术术中的输液问题已成为神经外科麻醉的研究重点。

目标导向液体治疗（goal-directedhemodynamic therapy，GDHT）旨在通过设定能够反映患者血管内容量的监测指标，并在围手术期加以实时动态监测与处理始终将该指标维持在正常范围，去指导围手术期输液及药物治疗。GDHT 初衷是在于提高微循环灌注并改善组织氧供。传统反映左右心室前负荷的指标 CVP 及肺动脉楔压（pulmonary arterial wedge pressure，PAWP），由于其与心室舒张末期容积的相关性受到心室顺应性的影响而较差，最近 10 年来，随着监测设备的发展，通过动脉血压连续心输出量监测技术可以实现每搏量变异率（stroke volume variability，SVV）和脉压变异率（pulse pressure variability，PPV）的监测。PPV 和 SVV 是可以准确反映血管内有效循环血量的指标，但监测该指标的前提条件是在机械通气下，潮气量≥8ml/kg，无严重瓣膜疾患及严重心律失常。GDHT 主要通过"液体反应"（fluid responsiveness）去指导液体治疗。手术中，SVV 超过 13% 则预示患者血管内有效循环血量不足，需要补液或者输血以使其低于 13%；SVV 低于 13% 时，以 1～2ml/（kg•h）的速度补充维持液体输注量。PPV 超过 15% 预示血管内的容量不足，低于 15% 则预示血管内有效循环血量充足。但 GDHT 的应用存在着争议，有研究显示约有近半数接受 GDHT 的患者液体反应为阴性，这也是 GDHT 被质疑的主要方面之一，因为在循环不稳定的患者中液体反应很可能会失效，而采用血管活性药物稳定循环的同时，又容易干扰临床医师对液体反应的观察。在另一方面，亦有学者顾虑，仅按照这一反应指导补液，可能会引起循环的超负荷。虽然 GDHT 发展几十年仍争议不断，但它在临床上仍值得拥有属于它自己的位置。临床医师不应该盲目地抬高它，而应该根据相关的生理知识及个体化病情特点，更合理地去应用它。

颅脑手术患者，损伤的脑组织血脑屏障易破坏，同时脑血管自动调节机制受损，此时输注胶体液或高渗溶液均不会减轻损伤局部的脑水肿，但是远离损伤部位的正常组织血脑屏障完整，高渗溶液可通过降低其脑水含量来降低颅内压。因此，在术中应维持轻度高渗状态，可通过甘露醇（0.5～2.0g/kg）和 / 或呋塞米（5～20mg）将血浆渗透压升至 305～320mOsm/L。甘露醇可引起血管扩张，导致输注初期患者血压降低。因此使用时应密切关注患者的血压变化，避免收缩压低于 90mmHg。在这方面常用的生理盐水（渗透压 308mOsm/L）更优于乳酸钠林格液（渗透压 272mOsm/L）。大量使用生理盐水会导致高氯性代谢性酸中毒，而乳酸钠林格液对于维持容量能适用于大多数情况，也有动物实验输注大量乳酸钠林格液可导致脑水肿，因此需要大量输液时，建议生理盐水和乳酸钠林格液比例 1:1。许多择期颅脑手术，可不输胶体液，但颅脑损伤的患者，胶体渗透压下降将加重脑水肿，而需要显著维持容量的情况下，胶体分子尽管在血脑屏障受到破坏的情况下，仍能够较长时间保留在血管内维持胶体渗透压，直到血脑屏障完全破坏。目前最常用的胶体溶液羟乙基淀粉，能明显改善组织微循环，并在输注即刻减少跨毛细血管壁液体转移以及降低颅内压，在急性出血性休克复苏过程中，早期使用对维持血流动力学的稳定和脑氧供需平衡是有利的。在临床推荐的使用范围（每日最大剂量为 33ml/kg）内对凝血功能无损害。因此，目前主张晶体胶体联合应用，具体比例依患者个体差异和临床情况决定。失血量少者，可不输血，术中维持 HCT 在 30%～35% 可降低血黏稠度，改善脑组织的血液灌流（表 8-1）。

颅脑手术如无明确指征应避免使用含葡萄糖溶液。临床和基础研究均表明严重持久的高血糖症可加重脑组织缺血性损害及神经病变。大量葡萄糖溶液进入体内后代谢产生 CO_2 和水，溶液呈低渗状态，加重脑水肿；脑缺氧时，大量葡萄糖水分子无氧酵解产生大量乳酸和氢离子，会加重酸中毒；输入大量葡萄糖溶液后形成的高血糖不利于钙离子泵的功能，使细胞"钙超载"加剧；严重持久的高血糖可进一步破坏血脑屏障，加重脑水肿，形成恶性循环。所以围手术期应监测血糖浓度，以保持在 100～150mg/dl 为宜，必要时应给予胰岛素。

脱水利尿药的大量使用可引起大量利尿，甚至水电解质的紊乱，应严密监测血管容量和电解质。类固醇和排钾利尿药合用，可引起低钾血症，术中施行过度通气可进一步使血钾降低。

表 8-1　常用液体的渗透压

液体	渗透压 /(mOsm·L⁻¹)	液体	渗透压 /(mOsm·L⁻¹)
正常人体血浆	280～320	5% 葡萄糖溶液	278
生理盐水	308	羟乙基淀粉	308
乳酸钠林格液	272	20% 甘露醇	1 098

三、围手术期颅高压处理措施

颅内压的正常值：80～180mmH_2O（0.78～1.76kPa，6～13.5mmHg），临床上将≥200mmH$_2$O
定义为颅内高压。颅内高压的发病原因和机制各异，但总的治疗原则是对原发病和颅高压
的并发症兼治。常有途径包括减少脑脊液、缩小脑体积、减少颅内血容量和脑减压等，目前
临床上已建立起了许多直接降低颅内压的方法，应根据具体病情，权衡利弊，合理选择。

（一）生理性降低颅内高压

1. 降低静脉压 取头高位10°～30°，可降低脑静脉压力和脑血流量，因而可以降低颅
内压。但抬高头位有降低脑灌注压的危险，有部分学者认为在脑灌注压小于70mmHg时应
将头置于水平位置，在脑灌注压大于70mmHg的情况下是安全的。此外，通过肌松药减少
机械通气阻力，也能间接降低颅内压。

2. 低温疗法 应积极处理发热，发热可以增加脑血流量而升高颅内压。反而降低脑
温，可降低脑代谢率和脑血流，使脑容积缩小和颅压下降。将体温控制在32～34℃可以降
低颅内压和提高脑灌注压。低温最适于严重脑外伤患者和需较长时间阻断脑循环的脑血管
手术。低温治疗中应避免寒战发生，否则寒战会使全身耗氧增加，反而升高颅内压。

3. 过度通气 低二氧化碳血症引起脑血管收缩，几乎可以立即引起脑血流量的下降，
但其颅内压降低的高峰是在二氧化碳分压改变30min后。过度通气，将PaCO_2降低至25～
30mmHg，每降低1mmHg约使脑血流量减少2%。过度通气最常用于脑外伤后颅高压的处
理，它特别适于治疗伴有脑血管扩张和脑血流增加的颅内压升高。过度通气不能降低颅内
压是预后不良的表现。

4. 其他 手术对病因的治疗从而降低颅内压，如脑积水患者的脑室外引流，手术切除
颅内占位性病变等。

（二）药物性降低颅内压措施

1. 高渗透压性脱水剂 甘露醇是强力高渗性脱水药，因其效能佳、副作用小，故在降颅
压药中应用最为广泛。常用中等剂量1.5～2g/kg，10～15min开始颅压降低，0.5～1h达到
高峰，作用持续4～6h，每6～12h可重复静滴，也可采取在两次用药之间，辅以其他降颅压
药或利尿药。

2. 利尿药 利尿药能促进肾脏排尿、排钠，能抑制脑脊液的生成、减轻胶质细胞肿胀，
增加血液渗透压，使脑组织脱水和脑容积缩小，从而降低颅内压。呋塞米是颅高压症伴有
心、肺、肾功能障碍患者的首选药。常用剂量每次20mg，静脉注射后30min颅压开始明显
下降，持续5～7h。甘露醇有协同作用，交替使用可减少后者的用量并增强脱水效果。

3. 类固醇激素 类固醇激素主要作用在于防治脑水肿，从而降低颅压，临床上已广为
应用，但仍存在异议，不主张常规使用。地塞米松以其抗炎作用强、水钠潴留副作用弱而成
为临床首选，每次5～10mg，静脉滴注。近些年，泼尼松和甲泼尼龙在临床上使用也很普
遍。

4. 其他 促肾上腺皮质激素、巴比妥类药、脑血管收缩药和碳酸酐酶抑制剂等许多药
物都被认为有益于降低颅内压。

四、围手术期血液保护

血液保护是指采取各种有效的方法减少患者术中失血及输血。血液保护与输血是一个

问题的两个方面,做好血液保护,就可以达到少出血、少输血、不输血和自体输血的目的,防止输血传播性疾病及其他并发症。

（一）尽量减少出血

微创外科的开展使术中出血量减少。及时彻底地止血,控制性降压也是常用的措施。还包括一些止血药物如酚磺乙胺、血凝酶等和抗纤溶药物如氨基己酸、氨甲环酸等的合理使用。

（二）血液稀释

可分为急性等溶血液稀释、急性超容血液稀释两种方法。急性等溶血液稀释一般指麻醉诱导前后、手术前对患者预计失血量及血细胞比容收集自体血,并补充等效容量的晶体液及胶体液,术中必要时再将保存的自体血回输给患者。患者一般情况好,Hb＞110g/L（HCT＞33%）者,估计术中有大量出血,就可以考虑进行血液稀释。急性超容血液稀释是指在麻醉下,可通过加深麻醉或应用血管扩张药使血管扩张,快速补充相当于20%自身血容量的晶体液或胶体液使血液稀释,以减少手术出血时红细胞的丢失量。大量的实验研究表明:对于普通患者来说,HCT为20%～22%的患者围手术期并发症及死亡率并不增加。血液稀释的适应证:预计手术失血量＞800ml者;稀有血型需行重大手术者;因宗教信仰而拒绝输入异体血者;红细胞增多症的患者等。禁忌证:贫血;HCT＜30%;低蛋白血症;凝血功能障碍;老年或小儿;颅内压增高患者;存在重要脏器功能障碍等。

（三）自体输血

自体输血可通过术前采集自体血和术中自体血液回收两种方法来实现。成人体重不低于50kg,Hb不低于100g/L,HCT不低于30%,重要器官或系统无明显疾病,无血行感染或转移性疾病,估计术中失血多的患者均可于术前一定时间内在病房采集自体血,在血库保存,在手术期间输用。使用术中血液回收技术可以在术中提供大量自体血,对于围手术期患者安全有重要意义。但当血液混有低张性（如灭菌用水）或有毒性的（如乙醇、过氧化氢或聚维酮碘溶液）液体,或者同时回收了凝血物质（如纤维蛋白原衍生物,局部血栓,纤维蛋白胶）或骨水泥时则禁忌使用。对细菌感染、肿瘤活跃期患者使用自体血回收则需要根据实际情况决定。

（四）成分输血

成分输血是指用物理或化学方法把全血分离制成纯度高、容量小的血液成分,根据病情需要,有针对性地输注某种或几种血液成分产品,达到有效输血目的。常用的成分输血主要有红细胞悬液、浓缩血小板、冰冻血浆和冷沉淀等。大多数患者并不是因为全血的缺乏而需要输血,只是缺乏血液中的某种成分,因此临床医师应遵循科学用血、合理用血、节约用血的原则,选择相应的血制品进行成分输血,这样也可以减少因输注全血而造成的输血反应。

五、围手术期脑保护措施

常用的脑保护措施包括生理性脑保护（如控制性脑降温、控制血糖,控制血压和保证氧供,适当的血红蛋白浓度）和药物性脑保护（包括麻醉用药和钙离子拮抗剂等）。

第五节　术中和术后并发症的预防及处理

（一）苏醒延迟

据报道，接受神经内镜手术的患者中有 15% 出现苏醒延迟。导致这种并发症发生的原因包括：冲洗液改变了脑脊液成分；外科手术对脑结构的伤害以及内镜内部持续的高压。神经内镜手术时间不确定，使得肌松药和麻醉药的给予变得具有挑战性，因为术后可能会持续出现药物残留。苏醒延迟可能表现为通气不足或无法遵循简单的命令。因此，避免使用长效苯二氮䓬类药物或引起术后长时间镇静的药物，应首选短效药物，如丙泊酚，芬太尼或苯磺顺阿曲库铵。术中体温过低亦会导致患者苏醒延迟，因此术中应监测体温，并做好保暖措施。

（二）电解质异常

颅脑内镜手术可能会导致各种电解质失衡。比如，下丘脑疾病可使抗利尿激素分泌异常导致尿崩症，从而改变电解质平衡。常见的电解质失衡包括高钾血症、低钾血症、高钠血症和低钠血症等。

（三）癫痫发作

某些神经外科手术患者术后可能会出现癫痫发作。癫痫发作的起因可能是由于脑积水，脑室内出血或电解质紊乱等。然而，有关神经内镜手术后癫痫发作的数据相对较少，基本上在进行皮层切口的任何手术中都可能发生癫痫发作。而且，在大脑皮质上聚集骨渣也可能会发生惊厥。因此，应尽量限制皮层切口的大小，并且在打开硬脑膜后不应让骨渣在大脑皮质处蓄积。

（四）颅腔内积气

术中颅内积气会造成术野不清晰，并且可能是术后癫痫发作的原因。颅腔内积气的发生可能是由于脑脊液的过度流失、手术操作以及使用氧化亚氮引起的。

（五）脑神经麻痹

手术直接损伤或脑水肿可导致脑神经麻痹，其中Ⅷ，Ⅸ，Ⅹ和Ⅺ脑神经最容易受累。脑神经麻痹可能会导致构音障碍、吞咽困难、味觉异常、感觉或自主神经功能障碍、咽部或颈部疼痛以及舌肌无力。这些患者需要其他肠内营养方式，例如鼻胃管、胃造瘘术或空肠造瘘术，以防止误吸。对于某些通气困难的患者可能还需要进行气管切开以保护气道。

尽管神经内镜检查有着诊断和治疗上的优势，但以上并发症并不少见。甚至某些并发症与麻醉过程相关，需要麻醉科医师进行适当的处理。因此，麻醉科医师必须全面了解神经内镜手术每个步骤所涉及的术中以及术后风险。围手术期的完善术前准备，与外科医师和护理人员之间的密切沟通以及术中、术后严密的监测，对减少术后并发症、促进患者快速康复至关重要。

第六节　常见神经外科脑室镜手术的麻醉

一、垂体瘤手术的麻醉

许多垂体疾病的患者会表现出明显的术前全身表现，特别是库欣氏病和肢端肥大症的患者。垂体肿瘤可使垂体功能亢进或功能受抑制，术前应系统检查内分泌代谢功能，及时补充缺乏激素，纠正因激素问题导致的水电解质及代谢紊乱。应该注意患有垂体瘤和睾丸激素水平低的男性，术前贫血的发生率增加。低钠血症可能提示垂体后叶功能障碍和尿崩症的存在。库欣病患者可能出现低钾性碱中毒。对高钙血症患者进行评估，警惕是否患有Ⅰ型多发性内分泌肿瘤综合征。高血糖症预示着糖耐量受损，术中应严密监控血糖，控制血糖水平。

所有患者均需要在手术前完善相关术前检查，进行充分评估。尽管经蝶窦手术患者术中失血量相对较少，但仍需做好术前血液保护的准备。肢端肥大患者多伴有心肌肥大等心脏异常，术前应评估其心功能，同时此类患者多伴有舌体肥大、下颌突出，生长激素过多引起的上呼吸道黏膜、喉和咽软组织增厚，会厌褶皱肥大，喉头钙化。可能存在喉管狭窄和声带功能异常，应做好困难气道的准备。气管导管应留待患者完全清醒后再行拔除。

垂体手术入路有两种：经颅入路对脑组织的牵拉易产生血压和脉搏波动，有时可出现呼吸紊乱；脑室镜辅助下经蝶窦入路失血量小，手术不牵拉脑组织，术后恢复也较迅速，但血易积在口鼻腔内，应严格防止拔除气管导管后经口流入气管。

同时，手术操作有伤及视神经的可能，术中有条件应监测视觉诱发电位，有助于了解视神经功能。肿瘤过大以致压迫视神经并引起脑脊液通路梗阻时，临床上可出现明显的眼征，甚至会引起颅内高压，术前、术中及术后应重视颅内高压的防治。此外，应警惕损伤所致尿崩症的发生。术中麻醉的成功管理取决于对患者疾病及垂体手术独特要求的了解。

二、脑积水及脑室病变的脑室镜手术的麻醉

在脑室脉络丛电灼术、室间孔穿通术、导水管重建以及较常见的第三脑室造瘘术治疗脑积水、脑室肿瘤活检、蛛网膜囊肿的治疗等方面，脑室镜的应用越来越广泛。其具有手术定位精确、损伤小、术后并发症少、术后康复快等优点，逐渐得到神经外科医师的认可。

此类患者可按常见的颅脑手术术前对症积极准备，术前就尽量纠正水电解质紊乱，根据病情慎用各种术前用药。术中麻醉的具体目标是制动、维持循环血压稳定、快速苏醒以便对神经功能的评定。术中要求麻醉深度适宜，术中切皮和颅骨钻孔时疼痛刺激比较强烈，颅骨钻孔后疼痛刺激小，可适当使用小剂量短效的阿片类药物镇痛，并有利于术后快速苏醒。术中手术操作者为了获得良好的术野或清除血液所需，常用生理盐水或乳酸林格液进行脑室内灌注冲洗。在进行这些操作时，应注意保持灌注液体与引流液体的平衡，以防止过度灌注引起颅内压急剧波动。因此，正确的冲洗方法很重要，灌注压应保持在200～250mmH$_2$O（1mmH$_2$O=0.009 8kPa），流量40～50ml/min，大于50ml/min易诱发室周结构的刺激反应，对脑组织有损伤，尤其有丘脑损伤的危险，表现为心率、血压波动，并可引起发热等炎症反应。再者，颅内压的变化及手术对脑神经的刺激可引起各种心律失常，心率变化迅速，常有一过性心律减慢或增快。需严密监测，必要时提醒手术医师暂停手术并调整冲洗液的速度，或给予药物阿托品处理。据 Fabregas 报道，神经内镜手术中颅内压变化较大，利用传感器与神经内镜系统连接，进行颅内压监测，更能及时客观地反映颅内压变化，从而减少术中及术后并发症。脑室镜手术，还有并发颅内积气的可能，一般为患者头位摆放不当及术中灌注冲洗不足引起。

第七节　脑室镜应用的评价及展望

　　脑室镜手术作为一种新的微侵袭神经外科概念已在神经外科得到广泛应用。与常规手术相比，其突出优点是：术中照明好，镜下直视操作可避免盲目穿刺导致的出血；多角度观察，掌握病变全貌，使手术更加精细，效果更好；到达病变时可获得全景化视野，对病变进行"特写"，放大图像，辨认病变侧方与周围重要的神经和血管结构，引导切除周围病变组织；深部手术创伤小，术后患者疼痛少，恢复快。但是，脑室镜本身也存在一些难以逾越的不足，比如管径小、术野小、操作空间小，特别是术区出血较多时处理较困难；雾气或血迹可能影响内镜的成像；术中术者双手的自由度和协调性受限；对术者要求高，合格的神经内镜医师不仅要对手术区域的相关解剖结构具备充分的认识，而且必须接受过规范的内镜操作训练。因此，其存在一定的特有的并发症（图 8-3）。

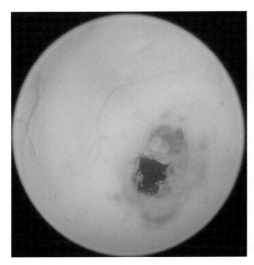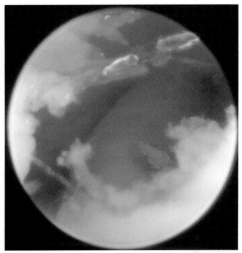

图 8-3　脑室镜下第三脑室造瘘术

　　因此，开展脑室镜手术，必须对其有充分的认识与评估。脑室镜技术作为微侵袭神经外科的实质和精髓是在去除病患的同时，将重要结构的损伤降到最低。对神经外科而言，重要结构是指脑、神经和重要血管，而并非头皮和颅骨。如果因为小切口、小骨窗而影响了病变的处理，甚至酿成不良后果，则为本末倒置，实不可取。

　　总之，脑室镜是未来神经外科发展的重点领域，因为只有满足"操作越简单，对患者创伤越小，尽可能保留患者功能以及提高患者生活质量"的标准才可能成为理想的临床治疗手段。近年来，脑室镜逐步发展，与激光技术、术中超声导向、立体定向技术、神经导航技术以及人工智能机器人等技术相结合，并还可通过电视、计算机三维成像等，指导手术进程，扩大深化了优势，进一步提高了手术的精确与安全。Guthrie 教授声称：电视内镜——21 世纪的神经外科。

（周纳武　杨璐逢）

参·考·文·献

[1] 邓小明，姚尚龙，于布为，等. 现代麻醉学 [M]. 4 版. 北京：人民卫生出版社，2014.

[2] DECQ P，SCHROEDER H W，FRITSCH M，et al. A history of ventricular neuroendoscopy[J]. World Neurosurg，2013，79（2 Suppl）：S14.e1-6.

[3] DEMERDASH A，ROCQUE B G，JOHNSTON J，et al. Endoscopic third ventriculostomy：A historical review[J]. Br J Neurosurg，2017，31（1）：28-32.

[4] GAAB M R. Instrumentation：endoscopes and equipment[J]. World Neurosurg，2013，79（2 Suppl）：S14. e11- S14.e21.

[5] DUSHIANTHAN A，KNIGHT M，RUSSELL P，et al. Goal-directed haemodynamic therapy（GDHT）in surgical patients：systematic review and meta-analysis of the impact of GDHT on post-operative pulmonary complications[J]. Perioper Med（Lond），2020，9：30.

[6] RAIMAN M，MITCHELL C G，BICCARD B M，et al. Comparison of hydroxyethl starch colloids with crystalloids for surgical patients：a systematic review and meta-analysis[J]. Eur J Anaesthesiol，2016，33：42-48.

[7] SHESHADRI V，VENKATRAGHAVAN L，MANNINEN P，et al. Anesthesia for same day discharge after craniotomy：review of a single center experience[J]. Neurosurg Anesthesiol，2018，30：299-304.

[8] DE-LIMA-OLIVEIRA M，SALINET A S M，NOGUEIRA R C，et al. Intracranial hypertension and cerebral autoregulation：a systematic review and meta-analysis[J]. World Neurosrg，2018，113：110-124.

[9] KAWSAR K A，HAQUE M R，CHOWDHURY F H. Avoidance and management of perioperative complications of endoscopic third ventriculotomy：the Dhaa experience[J]. J Neurosurg，2015，123（6）：1414-1419.

[10] FABREGAS N，CRAEN R A. Anaesthesia for endoscopic neurosurgical procedures[J]. Curr Opin Anaesthesiol，2010，23（5）：568-575.

[11] VAGDARGI P，UNERI A，JONES C K，et al. Pre-clinical development of robot-assisted ventriculoscopy for 3D image reconstruction and guidance of deep brain neurosurgery[J]. IEEE Trans Med Robot Bionics，2022，4（1）：28-37.

第 九 章

腔镜甲状腺手术的麻醉

第一节　腔镜甲状腺手术对机体的影响

甲状腺肿瘤包括分化型甲状腺癌,生物学性质相对惰性,绝大部分手术治疗可靠,预后良好。传统开放手术切口大,治疗疾病的同时在颈部留下较长瘢痕(图 9-1,图 9-2),对患者造成较大的生理和心理创伤,对手术瘢痕存在心理阴影和焦虑情绪的患者不在少数。甲状腺肿瘤好发于中青年女性,因生活工作需要,术后的颈部美容效果备受关注。基于以上事实,腔镜甲状腺手术应运而生。在国内,自 2002 年仇明报道的胸乳入路内镜甲状腺瘤切除以来,国内的甲状腺内镜手术也发展迅速。目前,在广州、上海、杭州等地,部分大型综合型医院已规模化的开展了甲状腺手术,手术方式根据操作空间是否建立可分为无充气腔镜辅助甲状腺手术和充气下全腔镜甲状腺手术;根据颈部有无疤痕可分为颈部有痕入路与颈部无痕入路。随着腔镜技术的不断发展,临床工作者们尝试将腋窝与乳晕入路进行综合,从而降低手术创伤,并能较好地完成双侧甲状腺手术。目前,胸乳入路正逐渐成为临床上腔镜甲状腺手术的主流径路,经口腔入路代表的经自然通道内镜手术也得到越来越广泛的应用(图 9-3~图 9-6)。这些内镜手术兼顾手术效果与美容,取得了满意的临床效果。目前发表的有关甲状腺内镜手术的文献缺乏一类证据,多属于三类或四类证据。Gagner 等比较了 18 例腔镜甲状腺手术患者与 18 例传统甲状腺手术患者的术后疼痛程度、恢复正常生活的时间以及对美容效果满意度。结果显示,与常规手术相比,腔镜手术后患者有更好的美容效果,更快地恢复了正常生活;于晓天等对经胸乳入路腔镜甲状腺手术、低位小切口手术与传统甲状腺切除手术三种手术方式进行了临床疗效观察,结果显示,经胸乳入路视野大而清晰,有助于减少并发症的发生,美容效果好,但手术费用较高;低位小切口手术操作简单,手术创伤较小,术后并发症较低,美容效果较好,手术费用适中;经胸乳入路腔镜手术和低位小切口手术较传统甲状腺切除手术临床疗效好,患者满意度高,并发症少。Bokor 用美容和身体意向问卷(包括体像评分、美观评分、自我信心评分)对微创(minimally invasive,MI)与常规甲状腺切除术(conventional operation,CO)进行对照研究。作者将 45 例甲状腺切除患者分为三组,分别进行胸壁入路甲状腺切除术、内镜辅助甲状腺切除术和传统甲状腺切除术。三组患者一般情况,肿瘤大小无明显差异,观察肿瘤坏死因子(TNF-α)、白介素 -6(IL-6)和淋巴细胞亚群改变,用视觉模拟评分法评估术后疼痛程度,5 级评分法评估患者术后美容满意度,并同时观察患者术后临床过程。结果显示,三组患者炎性因子和淋巴细胞亚群无明显差别。内镜辅助甲状腺组术后疼痛最轻,不需要放置引流,术后多数患者对美容效果满意。胸壁入路甲状腺切除组患者术后需放置引流 1~2d,胸壁不适感持续时间较

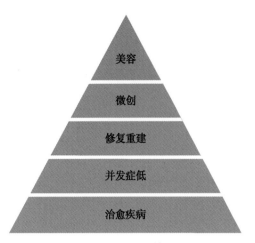

图 9-1　甲状腺手术策略原则

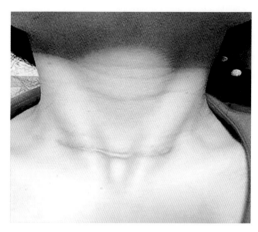

图 9-2　传统甲状腺手术切口瘢痕

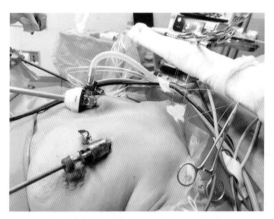

图 9-3　经胸乳入路腔镜甲状腺手术

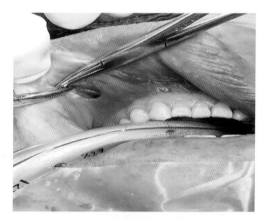

图 9-4　经口入路甲状腺切除术

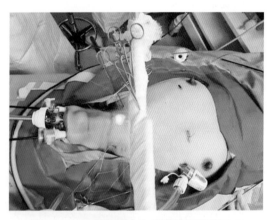

图 9-5　经胸经口联合入路腔镜甲状腺手术

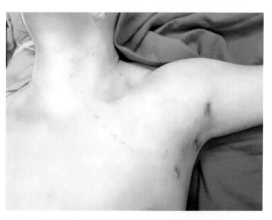

图 9-6　经腋窝入路腔镜甲状腺手术

长，颈部美容效果最为满意。因此，与传统手术相比，内镜辅助甲状腺手术技术符合微创手术特征，具备创伤较小，疼痛明显减轻，不需要放置引流，美容效果相对理想的优点。胸壁甲状腺切除术患者美容效果最好，并未发现其比传统手术有更明显的创伤反应。

虽然胸乳入路内镜甲状腺手术比开放甲状腺手术的手术时间长，皮下分离范围大，但临床资料证明腔镜甲状腺手术后的疼痛、功能恢复及切口满意度等方面显著优于传统开放甲状腺手术，分析原因可能为：①内镜甲状腺手术的皮肤切口小，而开放甲状腺手术的皮肤切口较大；②虽然内镜甲状腺手术需要在胸前壁、颈部分离皮下来制造手术空间，但此分离是在胸前壁、颈部筋膜浅层和深层之间潜行，两层之间由疏松结缔组织填充，易于分离和推进，创伤不大，而开放甲状腺手术同样需要在颈阔肌下做皮瓣分离；③传统手术是利用超声刀进行分离、切割和止血，而内镜甲状腺手术是利用高频电刀完成手术，超声刀的原理是将电能转换为机械能，使刀头产生频率为 55.5kHz 的机械振荡，带动组织振动，产生约 60～80℃ 的热量，从而使组织水汽化，蛋白氢键断裂分解，细胞内蛋白变性、形成凝块，切开组织的同时利用摩擦产生的热量实现凝固止血。另外，超声刀能量向周围传播的距离一般不超过 500μm。而高频电刀是利用高频电流对组织产生热效应，使组织局部温度高达 340℃，从而发生变性 - 坏死 - 干燥 - 气化 - 炭化，达到切割、分离和止血作用。超声刀对周围组织的热生物损伤明显小于电刀，且无周围组织传导热损伤，所以超声刀的使用使内镜甲状腺手术时减少了分离面较大造成的创伤，同时止血效果好，出血量少，从而部分程度上减少了手术的创伤程度；④开放甲状腺手术需要利用拉钩反复牵拉暴露病灶，必将对组织造成一定的机械损伤，而内镜甲状腺手术是通过持续灌注来形成操作空间，因牵拉造成机体的机械性损伤大大减少；⑤内镜的放大监视系统，使得甲状腺周围的血管、神经、甲状旁腺等结构清晰可见，便于解剖结构的确定，从而避免了术中不必要的切割分离，减少了损伤的发生，同时为内镜甲状腺手术提供了安全因素（图 9-7，图 9-8）。⑥内镜甲状腺手术术后疼痛较开放甲状腺手术轻，减轻了机体的应激反应。岳翔等在研究完全腔镜下甲状腺癌根治术与开放性甲状腺癌根治术对机体产生的应激反应的强度的试验中发现，完全腔镜下甲状腺癌根治术对血清应激细胞因子影响更小，手术切口更加隐蔽及美观，给患者带来的机体及心理上的创伤更小。虽然临床资料证明腔镜甲状腺手术后患者的疼痛和功能恢复情况明显优于传统开放甲状腺手术，但是内镜甲状腺手术对机体的创伤仍需大量系统和科学的研究进一步加以证实。

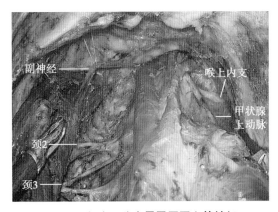

图 9-7　超声刀分离暴露周围血管神经

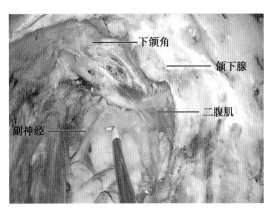

图 9-8　胸口联合颈清扫

第二节　腔镜甲状腺手术的适应证和禁忌证

腔镜甲状腺手术的适应证目前国内外尚无统一标准，一般因不同医院腔镜甲状腺手术医师的经验而异，适应证具有一定的相对性。随着技术的发展，适应证会逐渐拓宽。目前腔镜甲状腺手术的适应证为：①直径≤5cm 的甲状腺良性肿瘤（甲状腺腺瘤、结节性甲状腺肿），因囊性结节可以抽液减压，对其指征可以放宽到直径≤6cm；②甲状腺容积≤20ml；③良性或低级滤泡性病变；④低度恶性的乳头状癌，直径≤3cm，无广泛淋巴结转移，肿大的淋巴结无融合固定；⑤Ⅱ度肿大以内的原发性或继发性甲状腺功能亢进。根据既往经验，继发性甲状腺功能亢进符合上述选择原则的较多。原发甲亢由于腺体表面血管粗大，常与带状肌粘连（特别是使用碘剂作术前准备者）等缘故，手术难度加大。但国内有学者对 61 例伴有甲状腺肿大的原发性和继发性甲状腺功能亢进患者行腔镜切除术后认为，腔镜甲亢手术是一种安全的手术方法，近期效果满意且有颈部不留瘢痕的美容效果，但远期效果尚需继续观察；⑥患者有强烈的美容愿望。

相对禁忌证：①直径 >5cm 的甲状腺良性肿瘤；②Ⅲ度肿大的原发性或继发性甲状腺功能亢进；③既往颈部手术史或放疗史；④甲状腺炎。禁忌证：①难以纠正的凝血功能障碍；②巨大的结节性甲状腺肿；③不能耐受麻醉；④晚期甲状腺癌。

了解腔镜甲状腺手术的适应证和禁忌证有助于麻醉科医师更好地进行麻醉前评估，根据患者病情、一般状态以及甲状腺功能情况，确定腔镜手术实施的必要性。随着腔镜甲状腺技术的不断进步，腔镜器材的不断完善，腔镜甲状腺手术的禁忌证范围会逐渐缩窄。

第三节　甲状腺疾病的病理生理特点

甲状腺疾病多见于女性，多数甲状腺肿在数十年内生长都非常缓慢，大部分患者没有症状，甲状腺功能亦正常。

甲状腺肿起因于桥本甲状腺炎或重度缺碘时，患者可能存在甲减症状，如乏力、便秘、寒冷耐受不良等。临床发生甲状腺功能减退的患者可出现心动过缓，对肾上腺素能药物反应减低，舒张功能障碍、全身血管阻力增高以及静脉回流受损等生理变化，因此甲状腺功能减退的患者发生缺血性心脏病的风险增高。对呼吸系统的影响包括通气驱动力受损和呼吸肌无力，可导致肺泡通气不足。甲状腺功能减退患者对抑制呼吸驱动力的药物（阿片类药物和镇静剂）极其敏感，且患者可能会因为睡眠呼吸暂停和舌体增大而发生上呼吸道阻塞。代谢异常可能包括自由水清除率下降导致的低钠血症，血清肌酐水平可逆性地升高，以及对催眠药物与阿片类药物的清除率下降。其他临床表现包括低血糖、贫血以及低体温等。

甲状腺肿起因于多结节性甲状腺肿（具有自主功能）或 Graves 病时，患者可能存在甲亢症状，例如心悸、劳力性呼吸困难及不明原因的体重减轻。随着甲状腺功能亢进程度的加重，患者临床表现会更加明显，这会对麻醉管理造成更大的影响。心血管改变可能导致围手术期血流动力学不稳定。甲状腺功能亢进患者会出现心率增快、循环血容量增多、心肌收缩力增强、心肌耗氧量增加、舒张期松弛增强和全身血管阻力降低。患者还易发生心律

失常（窦性心动过速和心房颤动）、冠状动脉痉挛和缺血，晚期可能发生心肌病。呼吸肌无力可使患者全麻术后需要接受术后机械通气支持。此外，甲状腺功能亢进患者还可发生甲状腺危象。据报道，甲状腺危象可发生于手术期间和术后 18h 内。

经临床治疗后，甲状腺功能障碍患者的症状逐渐消退，甲状腺功能亦逐渐恢复正常。临床医师可依据甲状腺结节大小，性质、临床症状、甲状腺功能以及患者的意愿综合评估是否选择腔镜手术。术中需密切关注气腔所产生的一系列病理生理变化。因颈部内镜技术不同于腹腔镜、胸腔镜技术，没有自然空间，需向术野组织腔隙注入 CO_2 以创造手术操作空间。这一腔隙与胸、腹腔不同，没有相对完整的浆膜来封闭，需利用皮下组织间的潜在腔隙形成。而皮下组织较腹膜更易吸收 CO_2，故更易造成 CO_2 潴留，引起高碳酸血症。CO_2 潴留、高碳酸血症可刺激中枢神经系统，使血中儿茶酚胺升高，产生拟交感肾上腺素反应，患者血压升高，心率增快，心肌收缩力亦增强。对于无心肺等重要器官损害的患者，$PetCO_2$ 在50mmHg 以下的高碳酸血症，机体能够正常代偿。若为满足手术需要而过度注气，大面积的 CO_2 皮下气肿或过高的 CO_2 充气压会对胸廓及气道产生机械压迫，使胸肺顺应性降低，肺功能残气量减少，严重者可造成纵隔气肿，进而对呼吸、循环功能产生不良影响，甚至危及生命。

第四节　麻醉前评估

术前甲状腺疾病在手术之前，如已做出明确诊断，药物控制稳定，则麻醉前评估只需要确定患者的甲状腺功能是否正常。对于病情控制平稳，甲状腺功能已处于正常状态 3～6 个月以上的患者，术前并不需要其他的特殊检测。而对于近期诊断为甲状腺疾病的患者，如甲状腺功能亢进或减退，则应推迟择期手术，内科治疗至甲状腺功能恢复正常，以最大限度减少并发症的出现。

甲状腺内镜技术需人工建立气腔，CO_2 是强力脑血管扩张剂，它可直接舒张脑血管平滑肌，增加脑血流量，加之腔镜甲状腺手术时 CO_2 充气对颈内静脉有压迫作用，有发生颅内压增高的可能。有研究显示腹腔镜手术时，随着 CO_2 灌注压的增高，颈静脉及相应的脑脊液回流减少，加之高碳酸血症及脑血管扩张，可引起颅内压增高。因此该方法不宜用于颅脑占位及脑血管病变的患者。麻醉前访视时要注意询问相关病史，有无头痛、恶心呕吐、视物模糊等可疑颅内高压的症状。

CO_2 气腔期间，$PaCO_2$ 的升高可能与多种因素有关：CO_2 的吸收，通气/血流比例失调造成生理无效腔增大、代谢增强等。但是，选择氧化亚氮或氮气来建立气腔时并未发现$PaCO_2$ 升高，表明 CO_2 吸收是引起 $PaCO_2$ 升高的主要原因。腔镜甲状腺手术相当于人为制造皮下气肿，颈部血流丰富，加快了 CO_2 吸收，因此腔镜甲状腺手术易发生酸中毒或高碳酸血症。术前对患者心肺功能的检查评估十分重要，尤其要关注患者的通气功能，可以通过一些简易的检查进行初步判断，如吹火柴试验，必要时应行肺功能检测及血气分析。

由于腔镜甲状腺手术开展时间不长，其安全性和可行性依赖于严格而准确的病例选择，一般选择较年轻，追求美观，且无心肺脑并发症的患者。随着手术操作技术的熟练以及手术经验的不断积累，腔镜甲状腺手术的适应证会逐步拓宽，对于年老体弱、心肺功能差的患者，应严密监测并深入进行临床观察研究。

第五节　麻醉方式选择及管理要点

一、麻醉方法

传统甲状腺手术可在局部麻醉、区域神经阻滞麻醉或全身麻醉下完成,腔镜甲状腺手术中术者需建立气腔,因此气管内插管全身麻醉最为适宜,此种麻醉方法能有效解决颈部充气造成的压迫和牵拉反应,患者更加舒适,可安全控制气道。气管导管选择方面应注意选择合适的钢丝导管,防止 CO_2 气腔对气管的压迫。大部分甲状腺患者可通过标准的气管插管技术来处理气道,备好比常规气管内导管型号小的导管以供使用非常必要。

二、术中监测

(一) CO_2 灌注压

腔镜甲状腺手术要注意对 CO_2 灌注压的控制。在腔镜下甲状腺切除的动物实验中,Rocco 等发现在 10mmHg 的 CO_2 充气分压组,$PaCO_2$ 轻度升高无酸中毒;15mmHg 组有高碳酸血症和中度酸中毒;20mmHg 组有严重的高碳酸血症和酸中毒。故使用高于 15mmHg 的压力是相当危险的。大量研究证明,当 CO_2 压力为 6～8mmHg 时,术中血流动力学稳定,$PetCO_2$ 正常,$PaCO_2$ 低于 40mmHg。由于术中吸引以及泄漏等原因,实际 CO_2 压力可能更低。术中密切监测各项生命指标及 $PetCO_2$ 的动态变化,及时调整呼吸参数。腔镜甲状腺手术的患者多为中青年女性,心肺功能多数良好,监测 $PetCO_2$ 可以反映 $PaCO_2$ 的变化(图 9-9);若患者伴有严重肺部疾病,$PetCO_2$ 则不一定与 $PaCO_2$ 平行,需要做动脉血气分析获取更准确的信息来指导麻醉管理(图 9-10)。

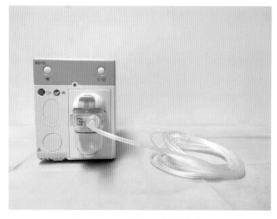

图 9-9　二氧化碳监测模块

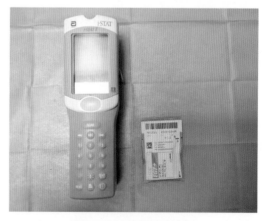

图 9-10　血气分析检测仪

(二) 喉返神经监测

腔镜甲状腺手术对肌松要求不高,可适当减少肌松药的使用次数和剂量。如应用喉返神经监测,则手术期间必须避免神经肌肉阻滞药物的使用(图 9-11)。这种情况下,插管时应选择短效的神经肌肉阻断剂或不使用。诱导插管可给予氯化琥珀胆碱 0.6～1.5mg/kg,或

选择短效非去极化神经肌肉阻滞剂米库氯铵 0.15～0.2mg/kg。不使用神经肌肉阻滞剂时，可静脉给予瑞芬太尼 2.5～4μg/kg，联合静脉给予丙泊酚 2mg/kg，可有效抑制插管反应，但要注意血流动力学稳定，出现低血压可给予血管活性药物纠正。

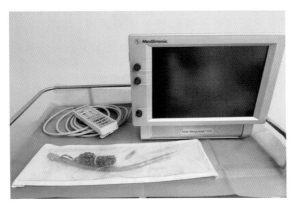

图 9-11 喉返神经刺激仪

（三）麻醉深度

甲状腺功能亢进的患者，由于交感神经反应性增加，故麻醉药物剂量可能增加，术中维持足够的麻醉深度至关重要，应避免患者对手术刺激的高动力性反应，如心动过速、高血压等。

（四）循环功能

腔镜甲状腺手术中麻醉科医师应密切关注患者血压及心率，出现低血压时注意药物选择。甲状腺功能亢进的患者应尽量避免使用有交感神经作用或拟交感神经作用的药物，如肾上腺素、麻黄碱、氯胺酮或阿托品等，这类药物可能会引起患者的过度反应，患者低血压时可选择直接作用的血管收缩药如去氧肾上腺素进行治疗。甲状腺功能减退患者通常对α、β肾上腺素能药物反应减弱，对阿片类或镇静类等抑制呼吸驱动的药物较敏感。

三、麻醉用药及管理目标

麻醉中常用的药物包括镇静催眠药，如苯二氮䓬类药物咪达唑仑，麻醉性镇痛药如芬太尼、舒芬太尼、瑞芬太尼，静脉麻醉药如丙泊酚、依托咪酯，吸入麻醉药如七氟烷、异氟烷、地氟烷，肌肉松弛剂如苯磺顺阿曲库铵、罗库溴铵、维库溴铵等。术中给予合适的容量支持，根据病情变化需要，有时还需应用一些正性肌力药物和血管活性药物进行循环的维持。麻醉管理首要目标即是通过合理的用药，达到理想的麻醉状态：①患者意识消失，术中无知晓，术后无不良回忆；②无痛：术中及术后的良好的镇痛效果；③抑制不良反应：适度抑制交感神经，避免过度应激对机体造成的损害，同时防止各种迷走神经不良反射引起的心血管意外。因此麻醉科医师应全面掌握病理生理及解剖学基础知识，精准掌握各种药物的药理学基础，麻醉管理中依据各种临床情况正确判断并合理用药，保证手术患者的安全，促进术后顺利恢复。

四、麻醉苏醒

甲状腺内镜技术可引起颈部广泛皮下气肿，甚至纵隔气肿，颈部疏松的蜂窝组织能很

快吸收 CO_2，如若拔管后自主呼吸通气量不足，蓄积的 CO_2 释放入血，术后短时间内患者 $PaCO_2$ 仍会维持在较高水平，因此要严格掌握拔管指征，待患者完全清醒，肌力达到 5 级后方能拔管，有条件者可转送 PACU 继续观察，必要时做动脉血气分析。

麻醉苏醒与拔管期发生的重度高血压或呛咳反应可引起手术部位出血，如出血量大有发生气管受压可能，需要重新气管插管和紧急外科减压。拔管期应尽量减少呛咳反应，可在苏醒期给予瑞芬太尼或利多卡因，有报道称苏醒期给予右美托咪定可有效避免呛咳反射，增加患者对气管插管的耐受性。

甲状腺手术患者可能发生气道损伤，拔管后应密切关注患者呼吸功能，发现异常立即处理。损伤的原因包括：①喉返神经受损致声带功能障碍，如术中进行喉返神经监测可使神经损伤概率大大降低。②气管软化，长期气管受压的患者发生气管塌陷。腔镜甲状腺患者适宜肿瘤较小患者，气管受压概率降低，但仍需警惕。术前关注患者胸片、CT，如有气管软化应延迟拔管，术后转入 ICU 继续观察。③颈部创口血肿扩大，导致气管受压，如发生应立即重新气管插管和紧急外科减压。

第六节　术中和术后并发症的预防及处理

一、CO_2 相关并发症

主要是高碳酸血症和皮下气肿。长时间的腔镜手术可以使 CO_2 在骨骼肌、肝脏等组织器官中蓄积，而且疏松的蜂窝组织能很快吸收 CO_2，这种现象能持续到放气后 4h。有研究发现，CO_2 气腔压力在 10mmHg 以下时不会引起高碳酸血症。通过降低 CO_2 压力可避免高碳酸血症的发生。目前我国比较认可的压力范围是 6～8mmHg，因此 CO_2 气腔压力应控制在6～8mmHg，若出现高碳酸血症应及时给予碱性药物，加强通气，促进 CO_2 排出。术中加强监测，尤其是伴有高功能性腺瘤和心血管疾病的患者以及老年患者，充气压力更需严格控制。

二、气道并发症

（一）神经损伤

神经损伤可由直接压迫、结扎、离断引起的创伤所致。喉上神经损伤时，表现为声音疲劳和音色改变，喉上神经受损对术后气道状态并无影响。喉返神经损伤时，受损的神经处于正中位或旁正中位，单侧喉返神经损伤可引起声音嘶哑，尚不会引起气道阻塞。若为双侧受损则需特别注意，患者会出现喘鸣，且有气道完全闭塞可能，若上述情况出现需立即进行气管插管，如果插管失败则需行紧急气管造口术。

（二）颈部血肿

颈部血肿压迫是甲状腺切除术后可能发生的严重并发症。出血与血肿会导致气道结构静脉淤血，血肿扩大可致气管受压或喉头水肿。此时需紧急去除病因，拆除切口缝线，敞开切口，清除血肿。头高位可降低静脉压，同时予以肾上腺素雾化、激素静滴以消除喉头水肿，吸痰给氧等。如仍无改善，应立即行气管插管或气管切开术。

（三）气管软化

肿大的甲状腺长期压迫气管可导致气管软化。甲状腺切除后，气管壁软化部位塌陷，

可能致气道阻塞。术前关注患者胸片或 CT 可及时发现有无气管软化，软化的部位及程度，并由此确定术后是否拔除气管导管。Bajwa 等人指出，在抽尽气囊内的气体后，通过气管内导管周围有无气流，即有无套囊漏气，可鉴别有发生拔管后气道受损风险的患者。

三、甲状腺危象

甲状腺危象一般发生于术前准备不充分的患者。多发生在术后 12～36h，起病急、发展快、病死率高，表现为高热、心动过速、心律失常及神经系统症状等。病死率高达 20% 以上。

甲状腺危象常表现为：①发热：常表现为高热（>39℃），皮肤潮红，伴大汗淋漓。但也可表现为低温，此种类型的甲状腺危象很少见，发生后很容易被忽视，后果非常严重。②心血管表现：心动过速，最常表现为窦性心动过速，心率 >120 次 /min，也可以表现为室上性心律失常，脉压增大，严重时出现心衰或休克。③中枢神经系统功能障碍：神经系统表现为躁动、兴奋、烦躁、谵妄、焦虑、精神错乱、恍惚，严重者出现昏迷。④胃肠道功能紊乱：如呕吐、腹泻、绞窄性肠梗阻、急性腹膜炎等，部分患者可有黄疸或肝损伤，严重时脱水而休克。临床怀疑发生甲状腺危象时，应积极治疗，同时进行实验室检查。可表现为血糖轻度升高；电解质可以表现为正常；肝功能紊乱，乳酸脱氢酶升高、天冬氨酸转氨酶升高、胆红素升高；白细胞计数升高、在不伴有感染的情况下也可能出现轻度核左移。

为了更加明确甲状腺危象的发生，可参照甲状腺危象诊断量表 Burch-Wartofsky score（表 9-1），进行评分。>45 分表明发生了甲状腺危象，一旦出现，应立即采取联合治疗措施：①迅速抑制甲状腺激素的合成：首选丙硫氧嘧啶（propylthiouracil，PTU），PTU 不仅可以抑制甲状腺激素的合成，大剂量时还能抑制外周织织中的 T_4 转化为生物活性强的 T_3。PTU 每日剂量 1 200～1 500mg，首次 600mg，之后每次 200～250mg，每 6～8h 重复 1 次，口服给药，待症状缓解后减至一般治疗剂量。如无 PTU 或患者对 PTU 过敏，也可使用甲巯咪唑，每天 120mg，每 4h 服用 20mg。但甲巯咪唑无抑制 T_4 向 T_3 转化的作用。②阻止甲状腺激素的释放：在 PTU 应用 1h 后，可应用碘化物。延迟使用碘剂的主要原因在于给抗甲状腺药物一定时间抑制甲状腺激素合成，否则碘的增加会增强甲状腺激素的合成，从而加重危象。在给予足量 PTU 后服用复方碘溶液（碘浓度 5%）5 滴，每 6～8h 重复 1 次，口服，以后视病情逐渐减量，一般应用 3～7d。③应用大剂量 β 受体阻滞剂抑制甲状腺激素的外周作用：普萘洛尔是目前 β 受体阻滞剂的代表药物，可有效改善颤抖、烦躁不安、焦虑、心悸、兴奋、易激惹、腹泻、发热和大汗等症状。另外一个应用 β 受体阻滞剂的原因是它能够阻止外周血中 T_4 向 T_3 转化。一般常规应用普萘洛尔 20～40mg，每 6～8h 重复 1 次，口服。充血性心力衰竭患者要在中心静脉压的监测下慎重使用。甲状腺危象时发生的心衰是典型的高排出量型充血性心力衰竭，此时机体对 β 受体阻滞剂反应敏感。因此，如怀疑心衰，应用 β 受体阻滞剂应非常谨慎。也可应用肾上腺素能阻滞剂利血平，其有减慢心率和抑制中枢神经系统的作用。利血平 1～2mg 口服，用药 4～8h 后甲状腺危象症状有所缓解。④糖皮质激素治疗：糖皮质激素不仅可纠正相对的肾上腺皮质功能不足、抑制免疫反应，也可阻断 T_4 向 T_3 转化，拮抗过多的甲状腺激素反应，还能补充体内所需激素，起到预防急性呼吸道窒息的作用。氢化可的松 50～100mg 加入 5%～10% 葡萄糖溶液静脉滴注，每 6～8h 重复 1 次，4～5d 血清 T_4 水平可明显下降。如果患者合并有高血压、糖尿病、冠心病等，术后应积极治疗，防止血压过高、血糖波动、心脏损害加重，降低甲状腺危象的危险性和致死率。如有感染，建议首先使用广谱抗生素,然后根据细菌培养结果选择针对性的抗生素。常规治疗效果不佳时,可采用腹膜透析或血浆置换来降低循环中高水平 T_4 和 T_3。对于传统治疗方法效果不佳的患者,体外血浆清除法不失为一种清除血浆中甲状腺激素的好方法。其他支持性措施包括使用降温毯,对乙酰氨基酚处理高热,必要时行人工冬眠,氯丙嗪、异丙嗪半量肌内注射,保护脑细胞。退热治疗时避免应用阿司匹林,阿司匹林可降低甲状腺素的结合率,增加血清中 FT_3 和 FT_4 的水平。由于发热、大汗、呕吐、腹泻可导致血容量不足,需积极补液以避免出现休克,每日补液 3 000~5 000ml。如补液不能使血压升高,则需暂时使用升压药物。发生甲状腺危象的患者死亡率很高,强烈推荐在危重监护病房中持续支持和监测治疗。

表 9-1 甲状腺危象诊断量表

项目	临床表现	记分
中枢神经系统紊乱现象	无	0
	烦躁不安(轻度)	10
	谵妄、精神错乱、昏睡(中度)	20
	癫痫、昏迷(重度)	30
心血管系统功能紊乱现象心率/(次·min^{-1})	100~109	5
	110~119	10
	120~129	15
	130~139	20
	≥140	25
心房颤动	无	0
	有	10
充血性心力衰竭	轻度(足部水肿)	5
	中度(颈静脉怒张)	10
	重度(肺水肿)	15
消化系统功能障碍临床表现	无	0
	(中度)腹泻、恶心、呕吐、腹痛	10
	(重度)不明原因黄疸	20
体温调节功能障碍/℃	37.2~37.7	5
	37.8~38.2	10
	38.3~38.8	15
	38.9~39.3	20
	39.4~39.9	25
	40 或以上	30
诱发因素	无	0
	有	10

注:总分数>45 分为甲状腺危象;25~45 分为即将发生甲状腺危象;<25 分发生甲状腺危象可能不大。

四、低钙血症

甲状腺全切术后，患者一并切除了甲状旁腺而导致严重低钙血症的风险较大。临床表现为四肢发麻，手足抽动，严重时全身骨骼及平滑肌痉挛，甚至呼吸困难。心电图典型表现为 QT 间期延长，ST 段明显延长。术后应密切监测血钙水平，如血钙降低应及时进行补钙治疗。

（赵　雷　马盼盼）

参·考·文·献

[1] ANUWONG A，KETWONG K，JITPRATOOM P，et al. Safety and outcomes of the transoral endoscopic thyroidectomy vestibular approach[J]. JAMA Surg, 2018, 153（1）: 21-27.

[2] MICCOLI P，MATERAZZI G，BAGGIANI A，et al. Mini-invasive video-assisted surgery of the thyroid and parathyroid glands: a 2011 update[J]. J Endocrinol Invest, 2011, 34（6）: 473-480.

[3] HE L，QING F，LI M，et al. Effects of laparoscopic and traditional open surgery on the levels of IL-6, TNF-α, and Gal-3 in patients with thyroid cancer[J]. Gland Surg, 2021, 10（3）: 1085-1092.

[4] 中国医师协会外科医师分会甲状腺外科医师委员会，中国研究型医院学会甲状腺疾病专业委员会，等. 经胸前入路腔镜甲状腺手术专家共识（2017 版）[J]. 中国实用外科杂志, 2017, 37（12）: 1369-1373.

[5] JASAITIS K，MIDLENKO A，BEKENOVA A，et al. Transaxillary gasless endoscopic thyroidectomy versus conventional open thyroidectomy: systematic review and meta-analysis[J]. Videosurgery and Other Miniinvasive Techniques, 2021, 16（3）: 482-490.

[6] LIU Z，LI Y，WANG Y，et al. Comparison of the transoral endoscopic thyroidectomy vestibular approach and open thyroidectomy: A propensity score-matched analysis of surgical outcomes and safety in the treatment of papillary thyroid carcinoma[J]. Surgery, 2021, 170（6）: 1680-1686.

[7] ROCCO E A，PRADO D M，SILVA A G，et al. Effect of continuous and interval exercise training on the $PetCO_2$ response during a graded exercise test in patients with coronary artery disease[J]. Clinics（Sao Paulo）, 2012, 67（6）: 623-628.

[8] ZHAO Z，ZHANG J，ZHAN Y，et al. Effect of sufentanil combined with nalmefene assisted surface anesthesia on transnasal endotracheal intubation guided by fiberoptic bronchoscope[J]. Contrast Media Mol Imaging. 2022 Sep 9; 2022: 5144875.

[9] LEE M，RHEE J，KIM Y，et al. Perioperative risk factors for post-thyroidectomy hematoma: significance of pain and ketorolac usage[J]. Head Neck, 2019, 41（10）: 3656-3660.

第十章

腔镜乳腺手术的麻醉

第一节 腔镜乳腺手术对机体的影响

一、对患者的心理影响

乳房作为女性的第二性征器官，是女性曲线的重要组成部分，是维持女性形体美观和自信心态的重要因素。因此对于乳腺疾病，在治愈疾病的同时，保证美容效果尤为重要。传统的开放手术为暴露手术视野，切口较大，切口的位置距离乳房亦很近。腔镜乳腺手术可依靠长柄器械远距离操作，将切口移至腋窝等隐蔽部位，或在乳晕等位置做小切口辅助，在彻底切除病变乳腺的同时恢复了女性美观形态，尽量减少患者生理和心理的创伤。腔镜乳腺技术的发展，使追求手术效果和解决传统手术固有缺陷成为可能，是外科手术技术的重要进展。

二、对机体应激反应的影响

应激激素靶组织分布全身，涉及整个机体，如心血管系统、免疫系统等，应激激素若长时间或大量分泌则可能造成病理性改变，导致病理性疾病的发生。手术应激还可导致血管内皮功能障碍，致使原有心、脑血管疾病加重或发生严重并发症。Ouchterlony 等通过前瞻性流行病学研究发现大多数术中和术后不良事件的发生都与手术应激程度显著相关。现阶段的研究表明，与常规的开腹手术方法相比，腔镜手术术后机体全身免疫反应降低，降低术后感染的发生率，促进患者快速康复。HAN Su 等研究发现，与开放胆囊切除术相比，腹腔镜胆囊切除术对患者炎症反应、免疫功能和氧化应激的影响较小，不易损伤患者肝功能；王辉斌等研究发现，与开放性肺叶切除术相比，胸腔镜手术应激反应显著减轻；潘音桦等进行乳腺腔镜辅助下腋窝淋巴清扫对乳腺癌患者炎性应激及免疫应激影响的研究，结果显示，乳腺腔镜辅助治疗的患者其炎性应激及免疫应激指标在术后 12h、48h 及 72h 的检测水平均显著低于传统手术治疗的患者，说明腔镜手术患者的机体不良应激反应轻，炎性反应小，进一步肯定了乳腺腔镜辅助下腋窝淋巴清扫对乳腺癌患者的应用效果。

第二节 腔镜乳腺手术疾病的病理生理特点

腔镜乳腺手术引起的病理生理变化主要是 CO_2 充气对机体的影响。CO_2 具有不易燃烧、在血中溶解度高、吸收排泄快、形成气栓可能性小的特点，是目前临床广泛应用的腔镜充气介质。理论上,相较于腹腔镜,虽然乳腺腔镜术中建立的气腔室 CO_2 吸收面积较小,但其相对疏松的组织间隙可能会使 CO_2 容易在皮下和组织间弥散,血液中 $PaCO_2$ 明显升高。且腋窝靠近胸腔上外侧,术中损伤胸壁容易导致气胸。但姜军等经动物实验和临床观察发现,即使在腔镜双侧全乳切除术和腔镜腋窝淋巴结清扫术等较大操作空间、手术时间超过 4h 的手术,术中血压、脉搏、心电图等基本生命指征稳定,PaO_2 及 $PaCO_2$ 等血气指标亦能保持在正常范围内,整个术中未见有高碳酸血症发生。究其原因,可能是选择的病例均无严重心肺疾病,且腔镜乳腺手术在气管插管全身麻醉中进行,良好的正压通气可促进体内过多的 CO_2 排出。因此,目前的研究表明,对于心肺功能正常的患者,全身麻醉正压通气下进行乳腺腔镜手术对患者的生命体征干扰小,手术安全性高。但对于一些并存有基础疾病或长时间高碳酸血症的患者则有可能导致严重的并发症,术中应密切监测,及时处理各种异常情况。

第三节　麻醉前评估

术前详细了解与麻醉相关病史,汇总患者实验室检查、特殊检查、会诊意见等各项资料,对患者重要脏器功能进行麻醉前评估。根据患者情况制订符合每位患者病理生理状况的个性化麻醉方案。

一、呼吸系统

麻醉前充分评估患者呼吸系统功能,对有慢性支气管炎、肺气肿、哮喘等呼吸系统疾病的患者要做肺功能检查及动脉血气分析。肺功能检查可检测患者肺通气、换气功能,常用的指标有肺活量(VC)、用力肺活量(FVC)、第一秒最大呼气量(FEV_1)、第一秒最大呼气量占用力肺活量的百分率($FEV_1\%$)和最大通气量(MVV)等。当 $PaO_2 < 60mmHg$ 和 / 或 $PaCO_2 > 45mmHg$ 时,围手术期肺部并发症可能增加;$FEV_1 < 2L$ 时,可能发生呼吸困难;当 VC 占预计值百分率(VC%)$< 50\%$、MVV 占预计值百分率(MVV%)$< 50\%$,$FEV_1 < 1.0L$ 或 FEV% $< 50\%$ 时,提示重度呼吸功能不全,可能需要术后机械通气和特殊监护。

对吸烟者麻醉前应戒烟至少 2 周以上,必要时还应进行呼吸功能锻炼;急性呼吸道感染者,择期手术应推迟至治愈后 1~2 周;合并慢性支气管炎的患者,术前应积极控制感染,肺气肿患者积极进行呼吸功能锻炼,哮喘患者需待哮喘病情控制稳定再行手术,肺心病患者可使用洋地黄、利尿剂等。麻醉中注意保证通气,充分氧合,防止缺氧和 CO_2 蓄积,避免或减少术后发生肺炎、肺不张等并发症的发生。术后充分镇痛,积极促进呼吸功能恢复。详细评估患者呼吸指标并制订相应的麻醉预案,可有效预防呼吸系统并发症的发生或减轻其严重程度。

二、循环系统

准确评估心血管功能,可对临床麻醉的实施起指导性作用,很大程度上降低围手术期心血管恶性事件的发生率。术前详细询问病史,患者运动耐量,活动后有无胸闷气短等临床症状,结合心脏功能检查结果进行评估。若患者存在并发症,要注意并发症的控制与调整。如高血压的患者,血压大于 180/110mmHg,应推迟手术进行降压药物的调整。无症状的室性心律失常，并不增加术后心脏并发症，临床可暂不处理。而伴有旁路的房颤，其快速心室率可能恶化为室颤，术前应控制心室率<100次/min。对于并存高血压、糖尿病等基础疾病的危重患者可参考欧洲心血管手术危险因素评分系统（表 10-1），进行综合评估。目前无创心脏功能检查技术已有较大进展，也为心功能的评估提供了较多的选择。临床常用的检查项目有超声心动图、冠状动脉CT、核素放射检查等。超声心动图对估计瓣膜和心室功能特别有效，术前应予常规检查。对心脏射血分数（EF值）显著降低的患者，可确定为"高危"。但心脏超声检查只能反映心脏功能，并不能明确是否存在心肌缺血性病变，且在并存室壁瘤时，射血分数的测定值并不一定非常准确。三维重建技术可清晰显示冠状动脉走行及狭窄部位，是目前无创检查中较好的技术。术前根据冠状动脉CT亦可明确是否存在冠脉狭窄及堵塞。这些检查对于有心脏基础疾病的患者非常必要，可帮助临床麻醉科医师更准确地评估心功能。

表 10-1　欧洲心血管手术危险因素评分系统

危险因素	1分	2分	3分	4分
患者相关因素	女性 年龄>60岁 慢性肺疾患	神经系统功能障碍 心外动脉系统疾病 血浆肌酐浓度>200mol/L	既往心脏病病史 术前危急状态 活动性心内膜炎	
心脏相关因素	左室功能不全（LVEF>30%，<50%）	90d内的既往心肌梗死史 肺动脉收缩压>60mmHg	左室功能不全（LVEF<30%） 需要药物干预的不稳定心绞痛	
手术相关因素		急诊手术 CABG合并其他心脏手术	胸主动脉手术	心肌梗死后室间隔穿孔

注：冠状动脉旁路移植术（coronary artery bypass graft, CABG）。

第四节　麻醉管理要点

一、CO_2 气腔管理

乳腺为无腔的实质性器官，乳腺腔镜手术是在皮下脂肪组织中人工建立操作空间，且需在操作空间维持一定的 CO_2 压力。研究发现，完全腔镜手术建立 CO_2 气腔时，工作压力在 4mmHg 以下，气腔不稳定，低压力气腔可随呼吸运动变化，影响手术视野；工作压力超过 12mmHg 时，CO_2 气体可沿组织间隙扩散，引起手术区域外的皮下气肿，严重时可发展至颈部甚至发生纵隔气肿。动物实验和临床手术实践表明，腔镜乳腺手术建立 CO_2 气腔时工作压力维持在 6~8mmHg 之间有效且安全，既可保证腔镜手术操作空间的稳定，又不至于发生皮下气肿。手术中尽量保持 CO_2 压力的稳定，尤其是心肺功能不全，低血容量患者更应避免气腔内压力的波动。如果通气量恒定，CO_2 会随着时间的延长逐渐升高，充入 CO_2 40min 后达最高值。ASA 分级 Ⅰ～Ⅱ级的患者，虽然术中已施行过度通气，术后呼吸性酸中毒及 CO_2 排出量增加尚且持续 1h 以上，因此呼吸功能储备受限的患者，如患者合并肺气肿或慢性阻塞性肺疾病，术后过早的拔管易出现高碳酸血症及呼吸性酸中毒。有学者认为肺部疾病患者在苏醒期仍需辅助通气，延长术后机械通气的时间，以排出吸收的 CO_2，但仍存在高碳酸血症及酸中毒的危险。

在腔镜手术时，必须监测 $PetCO_2$，但当患者合并肺部疾病时，测定的 $PetCO_2$ 值与 $PaCO_2$ 相关性并不是很好，$PetCO_2$ 轻度的升高并不能准确地反映动脉血高碳酸血症及呼吸性酸中毒的程度。因此，对于有肺部疾病的患者推荐应用动脉血气监测。

总之，人工气腔的介质 CO_2 经毛细血管大量吸收可能导致高碳酸血症、酸中毒，在时间长、压力高时更容易发生。而乳腺腔镜手术的气腔是在皮下建立，皮下气肿与 CO_2 的吸收程度密切相关。因此必须加强麻醉监测和呼吸道的管理，建立气腔前的过度通气和术中 $PetCO_2$ 监测十分必要，也有利于术后的顺利恢复。

二、单肺通气

乳腺腔镜手术有时需要单肺通气，麻醉时应选择双腔支气管插管。在腔镜乳腺手术中，人工气胸可造成胸肺的顺应性降低，气管压力增加，潮气量减少，$PaCO_2$ 增高，$PetCO_2$ 升高，引起高碳酸血症。应根据气道阻力和肺顺应性情况调整呼吸参数，以改善通气状况，适当增加潮气量和呼吸频率，维持 $PetCO_2$ 在 35～45mmHg 水平。人工气胸因肺受压而膨胀不全，引起通气血流比值异常，肺内分流增加，是术中低氧血症的最主要原因。而手术完成后进行膨肺，胸腔排气，又易发生复张性肺水肿。因此要注意从较小的潮气量进行鼓肺，缓慢进行。术中注意控制液体输注量。在进行内乳淋巴结切除时，现多借助术侧肺萎陷后的胸腔空洞进行操作，可避免因人工气胸带来的呼吸循环的负面影响。

（一）单肺通气时导致低氧血症的原因

单肺通气时氧合不良的主要原因包括隔离技术机械性因素、通气肺本身的病变以及双肺的通气血流比值失调。

隔离技术机械性因素包括双腔管或支气管插管位置不良影响通气，通气道被血液、分泌物或组织碎屑堵塞影响通气，通过调整插管位置与清理通气道可快速纠正这种通气不良。慢性肺疾病患者在单肺通气时气道内气体分布不均衡增加，小气道过早闭合易导致通气不良。单肺通气引起低氧血症的最主要原因是双肺的通气血流比值失衡。影响因素包括体位、全身麻醉、开胸以及缺氧性肺血管收缩。

1. 体位、全身麻醉与开胸的影响　清醒状态下侧卧位时，膈肌较低部位向胸腔弯曲明显，能更有效收缩。同时，胸膜腔压力梯度的改变也使下肺通气比上肺通气好。肺血受重力影响向下肺分布较多。由于上肺通气与血流均下降，下肺通气与血流均增加，因此，双肺的通气血流比值变化不大。

麻醉后侧卧位时，肺血分布的模式依然是下肺占优势。但肺通气的模式与清醒时相反，上肺通气比下肺通气好。所以，麻醉后侧卧位时上肺通气好但血流不足，下肺通气不良但血流灌注良好，肺通气血流比值的改变必然影响肺通气。

开胸后肺萎陷，肺泡通气明显减少，但开胸侧肺血流并未相应减少，造成开胸侧肺通气不足而血流灌注良好的情况，通气血流比值的降低造成肺内分流。麻醉后非开胸侧肺受腹腔内容物、纵隔、重力的影响通气不良，而血流灌注较多，同样造成通气血流比值的降低出现肺内分流。肺内分流使动脉血氧分压下降，出现低氧血症。

2. 缺氧性肺血管收缩　缺氧性肺血管收缩是肺泡氧分压下降后肺血管阻力增加的一

种保护性反应。表现为缺氧区域血流减少与肺动脉阻力的升高，使血流向通气良好的区域分布。缺氧性肺血管收缩使通气血流比值失调缓解，肺内分流减少，因而低氧血症得到改善。单肺通气时缺氧性肺血管收缩在减少萎陷肺血流中起重要作用。

缺氧性肺血管收缩受生理因素、疾病状态与药物的影响。影响肺血管的因素同样影响肺血管收缩。充血性心力衰竭、二尖瓣疾患、急慢性肺损伤等均可影响缺氧性肺血管收缩。钙离子通道阻断剂、硝酸盐类、硝普钠、β_2 受体激动支气管扩张剂、一氧化氮与吸入麻醉药均可抑制缺氧性肺血管收缩。缺氧性肺血管收缩抑制后低氧血症表现明显。

（二）单肺通气的管理

针对单肺通气时发生低氧血症的原因，单肺通气时采用以下措施可减少低氧血症的发生。

1. 单肺通气应维持足够的潮气量和较快的呼吸频率　为保证通气肺的完全膨胀，减少通气血流比值失调，单肺通气时潮气量应接近双肺通气时的潮气量，呼吸频率与双肺通气时的频率相同。

2. 调整吸入气氧浓度　提高吸入气氧浓度，甚至吸入纯氧可提高通气侧肺动脉血氧分压使肺血管扩张，通气侧肺血流增加不仅降低通气血流比值失调，还有利于更多地接受非通气侧肺因缺氧性肺血管收缩而转移过来的血流。

3. 调整通气方式　对萎陷肺采用间断膨胀、高频通气或低压 PEEP 的方法可增加功能残气量，增加动脉血氧合。

4. 充分肌松　充分的肌松使下侧肺与胸壁顺应性增大，防止通气侧肺的肺内压、气道压过高而使血流减少。

5. 保证通气　保持通气侧肺气管导管管腔和气道通畅，有分泌物、血液与组织碎屑时应及时清除。

6. 慎用血管活性药物　避免使用影响缺氧性肺血管收缩的血管活性药物。

对上述方法不能奏效的低氧血症可采用纯氧短暂双肺通气，以迅速纠正低氧血症。

三、循环管理

（一）气腔建立对血流动力学的影响

气腔建立时会引起一系列血流动力学的变化，特别是在需进行胸腔内操作的内乳淋巴结切除时。首先，胸腔内压升高。胸壁气腔内的持续正压经胸壁传至胸腔导致胸内压升高；麻醉期间采用间歇正压通气的方式也使胸腔内压升高。胸腔内压升高造成静脉血回流量降低，其本身对心脏也产生直接压迫作用，致使心脏舒张受限。左心室舒张末期容量下降，心脏每搏输出量降低。其次，左室后负荷增加。气腔建立后，血管受压，同时兴奋交感神经，血管收缩，外周血管阻力增加。左室后负荷增加可导致心肌氧耗增加，从而增加心肌缺血、心肌梗死或充血性心力衰竭的风险。气腔压力逐渐增加时，最初小静脉受压，内脏贮血量减少，静脉血回流增加。但当气腔压力升高到能实施手术操作时，腔静脉会有一定程度受压，而致静脉血回流受阻而减少回心血量。

（二）单肺通气对血流动力学的影响

单肺通气时，术侧肺萎陷，胸内保持低压可使术野良好显露。因此，腔镜乳腺手术有时需要单肺通气保证术野。而单肺通气时，对循环产生的影响较大。开胸手术患者心脏经常受到手术操作的影响,可发生受压、异常起搏或反射性传导阻滞甚至停搏,造成心脏收缩力下降、冠状动脉供血不足甚至心脏恶性事件的发生。且胸腔内操作可加重气腔压力导致的血管受压或扭曲,造成循环血量的进一步下降。胸腔内自主神经系统丰富,交感神经系统与副交感神经系统容易受手术干扰造成血管扩张导致相对血容量不足。因受手术影响,常规的判断血容量的监测手段——CVP将增加判断上的难度。

气腔、单肺通气造成的血流动力学改变对心肺功能储备良好、ASA分级Ⅰ～Ⅱ级的年轻患者影响不大,但对于合并心肺疾患的患者、老年患者、过于肥胖的患者,麻醉处理稍有不当则可发生严重的低血压和心律失常。因此术中维持循环功能的稳定尤为重要,要处理好心泵功能、血容量、血管张力三者之间的关系。气腔压力要尽量保持稳定,时间不宜过长,防止血流动力学发生剧烈波动导致心排量锐减。发生心动过缓和低血压时,可适当加快输液,应用血管活性药物。单肺通气时保证机体充分氧供,对合并心血管疾病(如高血压、冠心病)的老年患者尤为重要。麻醉中除常规的监测项目外,可进行有创动脉监测,危重患者可进行术中经食管超声心动图(trans esophageal echocardiography,TEE)监测(表10-2)。此外,术前于皮下注射含肾上腺素脂肪膨胀液,可能导致血流动力学剧烈波动,应对其做好充分预防,如麻醉后出现低血压,不可过多补充液体,准备血管活性药物,适当输液,尽量保持患者循环稳定。

第五节 术中和术后并发症的预防及处理

一、低氧血症

患者吸空气时其动脉氧分压低于60mmHg、动脉氧饱和度<90%或吸纯氧时动脉氧分压低于90mmHg者,即为低氧血症。腔镜乳腺手术患者围手术期发生低氧血症的原因主要有:丙泊酚、氯胺酮等静脉麻醉药注入量过大或吸收过快引起的呼吸抑制;插管或通气困难;气管内导管因痰液或异物堵塞;导管过深进入一侧支气管;单肺通气相关低氧血症;导管扭曲、打折、受压导致通气量不足等。预防低氧血症的措施有:积极寻找病因,遵循个体化应用药物;避免药物注射过快;麻醉诱导前仔细评估气道,怀疑困难气道患者应做通气实验;气管插管困难时应于插管间隙紧扣面罩充分吸入纯氧,可使用口(鼻)咽通气道、喉罩等保持气道通畅;及时清理气管导管内痰液;监测导管深度、气道压;保证足够的潮气量;单肺通气时,通气侧肺给予PEEP,非通气侧肺使用持续正压通气(continuous positive airway pressure,CPAP),设定压力为5～10cmH_2O。

表10-2 TEE-FOCUS标准切面的观察内容

流	腔	壁	瓣
正常层流	扩大	增厚	狭窄、增厚
分流	减小	变薄	关闭不全、冗长
异常反流	形态失常	缺损、异位引流	穿孔
射流	局部梗阻	血栓	赘生物

二、低血压

麻醉期间引起低血压的因素很多，绝大多数为麻醉药物对心血管的抑制作用导致的，麻醉期间如果麻醉药物剂量过大或注入速度过快，加之不同麻醉药物直接的协同作用，可使患者血压迅速降低。丙泊酚因对循环系统有抑制作用，以及对心脏的直接抑制作用，可引起心肌血液灌注及氧耗量下降，外周血管阻力降低，降低血压；吸入麻醉药达到或超过 1MAC 时即可影响血压。异氟烷可强效扩张小动脉血管，通过降低外周血管阻力而降低血压。术中体位改变亦可影响血压。此外，腔镜手术气腔的影响可使心脏后负荷升高，心脏前负荷降低，以及高碳酸血症、低氧血症等使心脏功能受抑制，均可造成心排出量减少，从而降低血压。腔镜乳腺手术患者麻醉过程中，应严密监测血流动力学变化，针对不同病因进行相应处理。术中注意补充血容量，防止发生低血容量休克。合理选择麻醉药物，及时处理高碳酸血症、避免快速改变体位，术中保证氧供，必要时使用血管活性药物。但注意病因处理是关键，低血压时绝不能将升压药作为首选或者唯一的处理方式。

三、术后恶心呕吐

关于术后恶心呕吐（postoperative nausea and vomiting, PONV）的发生率，女性明显高于男性，可能与成年女性患者血浆内性激素及黄体酮水平升高有关。麻醉前用药吗啡可增加恶心、呕吐的发生率。吸入麻醉药和静脉麻醉药等均可诱发 PONV，除麻醉药物直接作用于呕吐中枢外，还与麻醉期间采用面罩给氧致使气体进入胃肠道、氧化亚氮弥散进入肠腔使肠管扩张、胀气有关。术前插入胃管持续引流减压可降低呕吐率。常用来预防和治疗恶心、呕吐的药物主要有如下几类：

（一）丁酰苯类（butyrophenones）

常用的药物氟哌利多（droperidol）是强效神经安定药。通过对中枢多巴胺受体的拮抗而发挥镇吐效应，不影响非住院患者的出院时间。当 >20μg/kg 时将呈明显的镇静作用可延长出院时间。有文献指出，小剂量氟哌利多与甲氧氯普胺（metoclopramide）并用时，对腹腔镜胆囊切除术的镇吐作用要比昂丹司琼（ondansetron）效果好。如剂量过大时则可出现副效应，包括运动障碍，好动和烦躁不安的反应。

（二）吩噻嗪类

此类药物抗呕吐的作用，可能是通过阻断中枢化学触发带（chemoreceptor trigger zone）多巴胺受体所致。如氯丙嗪和异丙嗪可拮抗阿片类药物引起的恶心、呕吐，但有发生低血压、强度镇静的可能，而影响出院时间。此外，可出现锥体系统的症状如烦躁不安和眼球旋动等。

（三）胃动力性药

甲氧氯普胺和多潘立酮（domperidone）均为胃动力性药。以促进胃和小肠运动和提高食管下括约肌的张力。甲氧氯普胺（20mg 或 0.2mg/kg 静推）可预防 PONV，由于其半衰期短，应在手术结束前给药，以保证术后早期的止吐效果。

（四）抗胆碱能药

传统的抗胆碱能药物有阿托品、格隆溴铵（glycopyrrolate）和东莨菪碱，因它们具有止诞和解迷走神经效应。但由于此类药物不良反应较为突出，如口干、谵妄、瞳孔扩大和眩晕等而限制了其应用。

（五）抗组胺药

茶苯醇胺（dimenhydrinate）和羟嗪（hydroxyzine）主要作用于呕吐中枢和前庭通路可用于预防 PONV 的发生。尤宜用于治疗运动病和中耳手术后的患者。

（六）5- 羟色胺拮抗剂

由于发现 5- 羟色胺（5-HT）在细胞毒药物引起呕吐中所发生的病理生理作用，因此启发人们用 5-HT 拮抗剂如昂丹司琼，格拉司琼，多拉司琼等对 5-HT 受体有高度选择性能有效预防和治疗 PONV，且无多巴胺受体拮抗剂、毒蕈碱或组胺拮抗剂的副效应。但偶可出现镇静、焦虑、肌张力失常，视力紊乱和尿潴留等副效应，对呼吸和血流动力学无明显的影响。静脉输注时，可发生无症状性 QRS、PR 间期的延长。预防性用量为 $0.05\sim0.20mg/kg$ 静推或口服。由于目前此类药物的费用较高，而影响其广泛应用。

（七）皮质激素类

地塞米松、甲泼尼龙抗呕吐机制仍不清楚，应注意应用此类药物会增高糖尿病患者的血糖水平。

（八）非药物性疗法

推荐应用针刺（acupuncture）疗法，该方法在预防和治疗 PONV 时取得良好的疗效，并为国际权威杂志和书籍所引用。

四、充气并发症

皮下气肿是腔镜手术常见的并发症。轻度的皮下气肿一般无症状，检查时有皮下捻发音，不需要处理，可于数日后自行吸收。若气腔压力过高或手术时间过长可造成大面积皮下气肿，CO_2 吸收过多，引起高碳酸血症、酸中毒。治疗措施主要是加强机械通气，监测 $PetCO_2$，必要时过度通气。当进行胸腔内操作时，若气肿进入纵隔或心包则可引起纵隔气肿、心包气肿，严重时可出现双侧气胸，压迫心脏、大血管，出现休克或心搏骤停，应积极处理。一旦出现应立即停止手术，局部穿刺排气，严密观察病情变化，进行呼吸及循环的支持治疗。预防纵隔气肿的关键是防止穿刺时损伤胸壁，避免手术损伤膈胸膜。如纵隔气肿沿颈根部向上发展可引起喉头水肿，应严密监护。

五、气栓

腔镜乳腺手术气栓发生率低，但一旦发生可危及生命。少量的 CO_2 或者空气进入血液中可自然吸收并排出，临床上可无症状。致命性的气栓通常是由于气针插入血管中直接充气所致。临床表现取决于气体栓子的大小和存在的时间。当患者仰卧位时，血中的气体最易栓塞冠状动脉，引起心律失常；患者头低足高位时，气栓多发生在内脏血管；当体位为头高位时，易引起脑栓塞。若气体在右心房、右心室、肺动脉处形成栓塞，可导致右心回流受阻、肺动脉高压、右心衰竭、心排出量极度下降。大量 CO_2 栓塞后果严重，可致患者死亡。处理措施务必果断迅速。首先立即停止手术，患者置于左侧卧位，排尽气腔内 CO_2 气体，纯氧吸入进行过度通气，若有中心静脉导管可经其将气体抽出，同时补液及血管活性药维持血压。目前气体栓塞时是否应用 PEEP 仍有争议，其可升高中心静脉压来防止气体进入，但同时可影响静脉回流，从而使心排出量进一步降低。气栓是可预防的并发症，只有明确了气针进入皮下腔后才可开始充气，且形成气腔的速度不宜过快，开始充气时进气速度以不大于 1L/min 为宜。

（马盼盼　赵　雷）

参·考·文·献

[1] MOK C W, LAI H W. Endoscopic-assisted surgery in the management of breast cancer: 20 years review of trend, techniques and outcomes[J]. Breast, 2019, 46: 144-156.

[2] LAI H W, MOK C W, CHANG Y T, et al. Endoscopic assisted breast conserving surgery for breast cancer: Clinical outcome, learning curve, and patient reported aesthetic results from preliminary 100 procedures[J]. Eur J Surg Oncol, 2020, 46(8): 1446-1455.

[3] LEFF D R, VASHISHT R, YONGUE G, et al. Endoscopic breast surgery: where are we now and what might the future hold for video-assisted breast surgery?[J]. Breast Cancer Res Treat, 2011, 125(3): 607-625.

[4] SHIN H. Current Trends in and Indications for Endoscopy-Assisted Breast Surgery for Breast Cancer[J]. Adv Exp Med Biol, 2021, 1187: 567-590.

[5] LAI H W, TOESCA A, SARFATI B, et al. Consensus statement on robotic mastectomy-expert panel from international endoscopic and robotic breast surgery symposium(IERBS)2019[J]. Ann Surg, 2020, 271(6): 1005-1012.

[6] LAI H W, CHEN S T, LIAO C Y, et al. Oncologic outcome of endoscopic assisted breast surgery compared with conventional approach in breast cancer: an analysis of 3426 primary operable breast cancer patients from single institute with and without propensity score matching[J]. Ann Surg Oncol, 2021, 28(12): 7368-7380.

[7] XIE F, WANG Z H, WU S S, et al. Comparing outcomes of single-port insufflation endoscopic breast-conserving surgery and conventional open approach for breast cancer[J]. World J Surg Oncol, 2022, 20(1): 335.

[8] YAMAMOTO D, TSUBOTA Y, YOSHIDA H, et al. Endoscopic appearance and clinicopathological character of breast cancer[J]. Anticancer Res, 2011, 31(10): 3517-3520.

[9] TAKAHASHI H, FUJII T, NAKAGAWA S, et al. Usefulness of endoscopic breast-conserving surgery for breast cancer[J]. Surg Today, 2014, 44(11): 2037-2044.

[10] SIM H B. Revisiting prepectoral breast augmentation: indications and refinements[J]. Aesthet Surg J, 2019, 39(5): NP113-NP122.

[11] HUAN S, DENG Y, WANG J, et al. Efficacy and safety of paravertebral block versus intercostal nerve block in thoracic surgery and breast surgery: A systematic review and meta-analysis[J]. PLoS One, 2020, 15(10): e0237363.

[12] CHEN R, SU S, SHU H. Efficacy and safety of rhomboid intercostal block for analgesia in breast surgery and thoracoscopic surgery: a meta-analysis[J]. BMC Anesthesiol, 2022, 22(1): 101.

[13] HUNG C C, HUANG K C. Effects of general anesthesia on quality of recovery after transaxillary endoscopic breast augmentation: a randomized controlled trial[J]. Medicine(Baltimore), 2021, 100(31): e26783.

[14] DRAVID R M, PAUL R E. Interpleural block-part 2[J]. Anaesthesia, 2007, 62(11): 1143-1153.

[15] LUAN J, MU D, MU L. Transaxillary dual-plane augmentation mammaplasty: experience with 98 breasts[J].

J Plast Reconstr Aesthet Surg，2009，62（11）：1459-1463.

[16] LAI H W，LIN H Y，CHEN S L，et al. Endoscopy-assisted surgery for the management of benign breast tumors：technique，learning curve，and patient-reported outcome from preliminary 323 procedures[J]. World J Surg Oncol，2017，15（1）：19.

[17] MLEES M A，EL-SHERPINY W Y，MOUSSA H R. Transaxillary endoscopic excision of benign breast tumors，early institution experience[J]. Breast J. 2020，26（4）：672-678.

纵隔镜手术的麻醉

第一节 纵隔镜发展历史及对机体的影响

一、纵隔镜发展历史

纵隔内结构和组织来源复杂,纵隔内肿物或肿大的淋巴结往往需要组织/细胞活检才能准确诊断病变性质。1954 年,Harken 利用喉镜开创了纵隔淋巴结活检微创技术的先河。1959 年,Carlens 将纵隔镜应用于临床,可以清晰显示纵隔内结构。目前,纵隔镜手术是肺癌外科分期和纵隔疑难疾病诊断的金标准(图 11-1)。近年来,北美和欧洲也把纵隔镜用于诊断结节病、淋巴瘤和纵隔肿瘤等胸部疑难疾病。在我国由于纵隔镜在肺癌分期中的应用一直受到多因素干扰,反而主要用于胸部疑难疾病的诊断。除肺癌外,这些疾病包括纵隔转移癌、胸腺瘤、结核、结节病、淋巴结淋巴滤泡增生、成熟性畸胎瘤、肺炎性假瘤等,纵隔镜对纵隔内不明性质肿物或肿大淋巴结的诊断率为 83%~87%。目前,纵隔镜应用于纵隔疾病的治疗仍较少,主要原因是纵隔镜的操作空间狭小,视野有限。另外,气管周围的病变适合手术者亦不多。但随着电视纵隔镜（video-mediastinoscopy, VMS）的应用,由于视野和操作空间的改善,纵隔镜的应用范围逐渐扩大,包括经颈纵隔镜切除异位甲状旁腺的手术、修补气管瘘、纵隔囊肿和良性肿瘤切除等。对于这类手术,在保证安全和疗效的情况下,经颈纵隔镜手术比经胸骨切开入路或剖胸探查的创伤更小。有研究显示将纵隔镜用于食管手术的治疗,取得了很好的疗效,在食管切除术中使用 VMS 对胸段食管进行食管切除是安全的,术中失血量减少,患者恢复快,并发症发生率和死亡率降低。

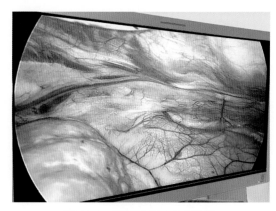

图 11-1 纵隔镜显示内部结构

近些年,纵隔镜的诊断价值受到 PET/CT 和超声内镜的冲击,但在欧美等发达国家 VMS 的应用仍很普遍,并且是胸外科医师专科培训的必要内容。而国内长期以来存在这样的观点:纵隔镜检查部位大血管密集,活检有一定风险,且随着医学影像学技术的提高与普及,可尽量避免创伤性检查。但临床应用效果表明,纵隔镜具有快速直接、敏感性和特异性高的特点,对于中纵隔肿块及肿大淋巴结的鉴别诊断和肺癌分期具有很高的应用价值,是CT、磁共振等无法替代的。

二、纵隔镜对机体的影响

纵隔镜在操作时常压迫大血管,特别是从右颈部进入者为多见,血管受压可导致静脉回流障碍,颈总动脉及锁骨下动脉血流降低,其中以右侧头臂干受压最为多见,由于纵隔镜位于右侧无名动脉后方,仪器对该血管的压力可能导致右上肢搏动减弱或消失。

纵隔镜检查亦有引起气管压迫的可能,术中宜持续监测气道压力,及时了解气道是否受压,同时以较低的压力达到氧合及二氧化碳排出,降低胸内压力有利于静脉回流(图11-2~图11-4)。

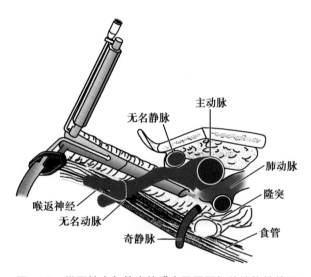

图 11-2　纵隔镜在气管浅筋膜内及周围相关结构的简图

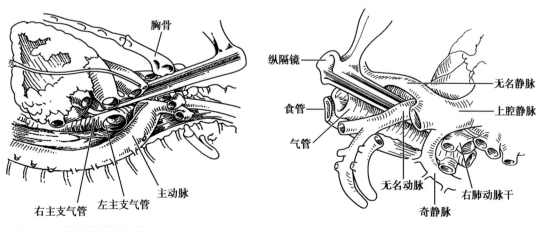

图 11-3　纵隔镜在纵隔内的左侧面剖面图　　　　图 11-4　纵隔镜在纵隔内的右侧面剖面图

第二节　适应证及相关疾病的病理生理特点

纵隔介于左右两侧胸腔之间，实际上是一间隙，前为胸骨和肋软骨，后为脊柱胸段，下为膈肌，两侧为纵隔胸膜，上界为胸廓入口，即由第一胸椎体上缘、第一肋的内侧缘与胸骨的颈静脉切迹围成，下止于膈肌。内含心脏及大血管、食管、气管、胸腺、神经、胸导管、淋巴结、结缔组织和脂肪组织。整个纵隔形态不规则，呈上窄下宽，前短后长的矢状位，下部明显的向左侧凸出，纵隔内器官借疏松结缔组织相连（表 11-1）。纵隔是一个特殊的密闭结构，纵隔内组织和器官较多，组织来源于三个胚层，可发生数十种良恶性疾病，也是肿瘤转移好发的部位。原发性肿瘤以良性多见，也有相当一部分为恶性（表 11-2）。

表 11-1　纵隔结构位置及内含结构

纵隔区域	解剖位置	内含结构
上纵隔	前方胸骨柄，后界第 1～4 胸椎（心包之上）	主动脉弓及其头臂血管分支、气管、食管、胸导管、上腔静脉、无名静脉、胸腺上部、交感神经、膈神经、喉返神经、淋巴结
前纵隔	前方胸骨体，后界心包前缘	胸腺下部、脂肪组织、淋巴结
中纵隔	介于上、前、后纵隔之间	心包、升主动脉、上腔静脉下段、肺动脉分支、气管、总支气管、膈神经、淋巴结
后纵隔	前方心包及膈肌，后方第 5～12 胸椎	胸主动脉及其分支、食管、交感神经、迷走神经、胸导管、主动脉周围淋巴结、奇静脉、半奇静脉

表 11-2　常见纵隔肿瘤的好发部位

部位	常见病变
上纵隔	胸腺肿瘤、畸胎类肿瘤、囊性水瘤、血管瘤、纵隔脓肿、主动脉瘤、胸内甲状腺、食管病变、淋巴瘤、淋巴结病变（结核、结节病、白血病等）
前纵隔	胸腺增生、肿瘤和囊肿、异位迷走胸腺、畸胎类肿瘤、腺内甲状腺、异位迷走甲状腺、心包囊肿、Morgani 疝、囊性水瘤、淋巴瘤
中纵隔	淋巴结病变、主动脉瘤、异常大血管、心脏肿瘤、心包囊肿、支气管囊肿
后纵隔	脂肪瘤、神经源性肿瘤和囊肿、肠源性和支气管源性囊肿、食管病变、Bochdalek 疝、脑脊膜膨出、降主动脉瘤

一、适应证

治疗性纵隔镜手术的适应证：①患者一般情况较好；②无明显或严重的心、肺、肝等疾患；③一般适于单个良性病灶，而且体积较小，边缘较规则，与周边无明显粘连。

二、常见的纵隔肿瘤

（一）神经源性肿瘤

多起源于交感神经，少数起源于外围神经。这类肿瘤多位于后纵隔脊柱旁肋脊区内，以单侧多见。一般无明显症状,长大压迫神经或恶变侵蚀时可发生疼痛。

(二) 胸腺瘤

多位于前上纵隔,呈椭圆形阴影或分叶状,边缘界限清楚。多为良性,但临床上常视为有潜在恶性,易浸润附近组织器官,约15%合并重症肌无力。反之,重症肌无力患者中约有半数以上有胸腺瘤或胸腺增生异常。有些退化的残余胸腺内含有活跃的生发中心,常迷走异位于气管前、甲状腺下极、肺门、心包、膈肌等处的脂肪组织内。胸腺因涉及人体免疫功能,有些病症可能与自身免疫机制改变有关。

(三) 胸内异位组织肿瘤和淋巴源性肿瘤

1. 胸内异位组织肿瘤有胸骨后甲状腺肿、甲状旁腺瘤等;

2. 淋巴源性肿瘤多系恶性,如淋巴肉瘤、Hodgkin病等。

(四) 纵隔囊肿

较常见的有支气管囊肿、食管囊肿和心包囊肿,均因胚胎发育过程中部分胚细胞异位而引起,均属良性。

(五) 畸胎瘤和皮样囊肿

多位于前纵隔,接近心底部的心脏大血管前方。多为实质性,内含大小不同、数目不等的囊肿。

三、纵隔肿瘤的临床表现

纵隔肿瘤的症状与肿瘤大小、部位、生长方向与速度、质地、性质等有关。良性肿瘤生长缓慢,向胸腔方向生长,可至相当大的程度尚无症状或症状轻微。相反,恶性肿瘤侵蚀度高,进展迅速,肿瘤较小时就已出现症状。

常见症状有胸闷、胸痛、刺激或压迫呼吸系统、神经系统、大血管、食管的症状。此外还可出现与肿瘤性质相关的特异性症状。

(一) 压迫神经系统

如压迫交感神经干时,出现 Horner 综合征;压迫喉返神经出现声音嘶哑;压迫臂丛神经出现上臂麻木、肩胛区疼痛及向上肢放射性疼痛。哑铃状的神经源性肿瘤有时可压迫脊髓引起截瘫。

(二) 刺激或压迫呼吸系统

可引起剧烈咳嗽,呼吸困难甚至发绀。破入呼吸系统可出现发热、脓痰甚至咯血。

(三) 压迫大血管

压迫无名静脉可致单侧上肢及颈静脉压增高。压迫上腔静脉可出现包括头面部上肢肿胀发绀、颈浅静脉怒张、前胸静脉迂曲等征象的上腔静脉综合征。

(四) 压迫食管

可引起吞咽困难。

(五) 特异性症状

对确诊意义较大,如伴随吞咽运动上下活动为胸骨后甲状腺肿;咳出头发样细毛或豆腐渣样皮脂为破入肺内的畸胎瘤;伴随重症肌无力为胸腺瘤。

第三节 麻醉前评估

胸科手术前明确诊断和 / 或决定肺癌的可切除性是纵隔镜手术主要的目的。患者多为疑似或已经确诊的肺癌患者，这部分患者以高龄和淋巴结肿大者为多见；另一部分患者是希望通过纵隔镜鉴别纵隔内肿瘤的性质以决定下一步的治疗方案。由于纵隔肿瘤对周围组织结构的压迫可能带来严重后果，纵隔镜手术前评估最重要的是排除隐性的气道梗阻。其次是对患者心血管系统的功能进行评估以及对上腔静脉的解剖结构进行评估。

一、呼吸系统

认真复习病史、询问患者及体检，特别注意是否存在呼吸系统的症状与体征。呼吸系统症状与体征（如喘息、端坐呼吸、呼吸困难）是呼吸道梗阻的重要提示。明确有无运动时及仰卧位后症状加重的情况。如果存在以上呼吸系统的改变，就应高度怀疑纵隔内肿物已经引起继发性呼吸道梗阻。纵隔肿物压迫气道，9% 的患者主诉有呼吸困难，但是对于无呼吸道症状及体征的患者也不能完全排除麻醉后的气道风险。因此，术前检查应完善胸部正侧位片及胸部和 / 或颈部的 CT。麻醉科医师更应关注术前近期的 CT 报告，以判断肿块是否侵犯或压迫气管及支气管。评估甲状腺肿、主动脉弓或无名动脉动脉瘤等病理性疾病，是否对纵隔镜进入气管前间隙造成困难。对肿物进展较快的患者进行风险评估，要求术前有近期气管镜检查的结果。对于高风险患者，必要时于手术当日在手术室内镇静下行气管镜检以明确气道内的具体情况。既往认为可以通过肺功能检查的流量和容量环的测试来判断气道梗阻的位置。当患者由直立位变为仰卧位时呼气中期平台明显延长，表明存在肺内小气道梗阻，提示麻醉诱导过程中存在气道梗阻的风险。但近年来有研究发现部分患者流量 - 容量环提示无胸内气道阻塞性病变，但在 CT 上却发现气管已有中到重度的受压；而流量 - 容量环提示存在胸腔外气道受压的部分患者，在 CT 上却并没有显示存在明显压迫。由此可见流量 - 容量环与气管狭窄程度的相关性较差，CT 与临床实际更相符，所以我们强调 CT 对术前评估更有应用价值。如果怀疑存在气管移位，应在麻醉实施前获取肿物局部及扩展范围以及气道受累程度的影像学资料。如果术前显示由于纵隔肿物的原因导致严重的呼吸道梗阻，可采取措施缩小肿物如术前化放疗，以降低在麻醉诱导期和维持期呼吸功能逐渐恶化的发生率。这种治疗对于纵隔肿物多半有效，但是对于胸骨后甲状腺肿所致的继发性呼吸道梗阻通常是无效的。我们认为，对于气道受压但气道仍可扩展的患者，只要能够顺利插入气管导管，便可以实施麻醉；对于气管及一侧支气管受压，但可以扩展并且能够顺利置入双腔气管导管的情况，也可小心、谨慎实施麻醉；但对于双侧支气管均受压的情况，不宜实施麻醉。由于纵隔镜手术多为诊断性手术，手术后肿块如果不能缩小，可能因为手术创伤、局部组织水肿、炎性反应等造成气道及周围组织肿胀，使气道进一步受压变窄，威胁患者生命安全。其他呼吸系统的评估包括肺功能检查与血气分析，血气分析有助于术中及术后患者情况的判定。

二、循环系统

术前应了解有无心血管系统疾病史。对于高血压、心脏病患者必要时行超声心动图、

24h 动态心电图、连续血压监测等,对有缺血性心脏病等严重情况者必要时可行冠状动脉造影。高血压患者术前应调整血压,围手术期应充分镇静,避免紧张焦虑等引起的血压波动。另外,纵隔镜手术应特别关注老年患者是否存在脑供血不足的情况。存在颈动脉内膜斑块的患者,围手术期不仅要避免斑块脱落,还要注意尽量避免纵隔镜压迫无名动脉及循环血压过低进一步加重脑供血不足。对于纵隔镜手术患者的术前评估还要特别关注 CT 报告中上腔静脉的解剖情况,如存在上腔静脉阻塞势必导致上腔静脉回流障碍、局部血管扩张,进行手术时极易造成血管损伤而导致威胁生命的大出血,因此严格意义上讲上腔静脉阻塞应是纵隔镜检查的相对禁忌证。但是,临床上其他途径无法获取理想的病理诊断,纵隔镜是唯一有效的途径,因此术前必须意识到其有大静脉出血的可能,此类患者行纵隔镜手术可能弊大于利。对于纵隔肿瘤伴上腔静脉阻塞综合征的患者,严重者常伴有呼吸道梗阻,能否行纵隔镜检查应权衡利弊,并充分告知手术麻醉风险并做好抢救准备。

三、其他系统

根据血液、内分泌系统、肝肾功能情况,评估患者能否耐受麻醉手术,并获取相关信息,以便于麻醉科医师术中更好地调控,维持患者内环境接近生理状态。纵隔镜检查的目的主要是诊断纵隔内病变的范围和淋巴结活检,胸腺瘤切除也可应用纵隔镜。纵隔镜多是经颈部插入胸骨柄后方,沿气管前壁和侧壁钝性分离,进入主动脉弓后方,到达气管隆嵴。行纵隔镜检查的患者,需要了解其既往有无手术史,颈部或胸骨有无切口,以及是否有纵隔手术史。既往有纵隔镜检查病史者为绝对禁忌。颈椎纵隔镜检查患者内镜需从颈椎进入,术前需明确颈椎有无关节炎或严重的后凸。对于颏下组织丰富的患者,在下颌上放置松紧带可以提高仪器的可操作性。术前评估和准备除常规全麻要求外,应重视纵隔病变可能引起的症状和体征,如肌无力。燕麦细胞性肺癌可伴有 Eaton-Lambert 综合征,可使非去极化肌肉松弛药的作用时间延长,恢复延迟。术前备血,术中出血多发生在上腔静脉系统,因此术前应开放下肢静脉,以便需要时快速加压输液。术前用药给予镇静药即可,不主张用阿片类镇痛药,以防恶心呕吐。

第四节　麻醉方式选择及管理要点

一、麻醉方式的选择

纵隔镜检查属于微创手术,但其仍有导致大出血、气胸、喉返神经损伤、空气栓塞、脑缺血等并发症出现的可能,有报道称其严重并发症发生率高达 1.5%。既往纵隔镜检查多在局麻下进行。全身麻醉可为术者提供良好的术野条件,且能抑制喉与气管的反射,防止体动和呛咳,减少静脉损伤后气栓的可能,在发生危险情况时能为抢救创造条件和时机,故现在绝大多数临床机构对术前无气道梗阻的患者均主张采用气管插管全身麻醉。对于大多数的颈椎纵隔镜检查,单腔气管插管就足以提供足够的气道保护,当纵隔镜手术涉及气管和一侧支气管时,可以用双腔气管导管保证气道开放。此外,也有许多门诊开展纵隔镜手术的报道,但是由于其存在潜在的出血风险,此类手术非同一般的门诊手术,应谨慎。

二、麻醉管理要点

纵隔镜检查麻醉时间短,但此类患者未确诊,并发症多且重(如气管和上腔静脉受压迫,呼吸困难,限制性肺功能损害,心包积液等),对手术和麻醉的承受能力及各种麻醉药的耐受力低。详细了解病情,术前尽可能处理并发症,缓解症状尤为必要。如引流心包积液及胸腔积液,纠正水电解质紊乱,有瘤体严重压迫上腔静脉和气管隆嵴者,可用静注氮芥 0.1～0.2mg/kg,减轻症状。存在静脉充血,宜将通气压降至最低限,以免进一步减少静脉回流。

纵隔镜手术麻醉的难点在于对呼吸困难患者气道受压状况的评估与处理。呼吸系统并发症的发生率与术前纵隔肿块的大小、肿瘤在纵隔内扩展的范围及与胸腔的关系等直接相关。若术前检查提示病情恶化出现呼吸道受压情况,麻醉管理则更具争议并有赖于是否有病理诊断。如已有病理诊断,则建议术前进行化疗或放疗,以缩小肿瘤,从而降低气道阻塞的风险。如纵隔肿块没有组织学诊断而患者又有明显的呼吸道恶化症状和体征,最谨慎的做法是在局部麻醉下行经皮穿刺活检,在放疗之后再行全麻下纵隔镜手术。当存在气道梗阻时,急性气道塌陷、通气不畅及继发性死亡在纵隔肿块患者均有报道,麻醉风险巨大。术前不允许放疗缩小肿块减轻气道梗阻时,必须强化预防,麻醉诱导时,采取的措施包括:①详细了解气道梗阻的部位;②备好不同尺寸的硬质气管镜、加强气管导管、纤维支气管镜;③如果巨大纵隔肿块压迫远端气管和主支气管,快速建立体外循环可能是上策。

1. 当头面部高度水肿和有呼吸困难,存在胸腔外不同程度气道梗阻时,应在清醒状态局麻下行纤维支气管镜插管,麻醉科医师可通过纤维支气管镜,确认气管导管通过梗阻部位。如果因气道梗阻,纤维支气管镜不能进入,则需要气管切开或环甲膜切开插管后行全身麻醉给药,肌肉松弛并正压机械通气,在绝大多数患者可保证安全。

2. 当肿块导致胸腔内气道阻塞时,麻醉管理的难点包括以下三个方面:①术前确定梗阻的范围困难;②肿瘤可能压迫气管远端和双侧主支气管,气管导管的远端不能通过受压部位;③正压通气和肌肉松弛药可使胸腔内负压消失,气道扩张的支撑作用消失,胸腔内气道梗阻进一步加重。对于胸腔内气道梗阻的患者应在保留自主呼吸下行气管内插管。麻醉维持也应保持自主呼吸防止呼吸道塌陷产生通气困难。涉及气管和一侧支气管时,可以用双腔气管导管保证气道开放。纵隔镜检查并不能解除肿物对气道的压迫,加之静脉回流受阻和术中头低位,气道黏膜水肿,手术结束早期呼吸困难症状会更加突出,可给予适量的类固醇激素,待患者意识完全清醒,自主呼吸良好时,再缓慢拔出气管导管。

术中患者处于头低位,头面部被敷料覆盖,普通导管易被压折、脱落且不易及时发现,注意采用加强气管导管,妥善固定,以避免潜在的气道梗阻危险。

有创动脉压监测在纵隔镜检查中具有重要意义,应作为常规监测。一般选用右侧桡动脉置管与监测压力,可以连续动态监测动脉血压数值与波形,实时评估头臂干在手术操作过程中有无受压,以利于及时发现因受压导致的右颈内动脉血供减少,避免潜在的脑缺血的风险。同时左上肢监测脉搏血氧饱和度和无创血压,用于监测全身情况。术中进行麻醉深度监测和脑氧饱和度的监测可对麻醉深度和脑血供提供良好的指导意义。术中可因刺激交感神经链出现高血压和心动过速,而在压迫气管和支气管树的过程中,亦可因刺激迷走神经而发生低血压和心动过缓。在维持足够的麻醉深度的同时,维持血流动力学稳定,必要时使用血管活性药物。

对于肌无力患者,非去极化肌松药的使用剂量应减少,并进行肌松监测。七氟烷起效快、恢复快,可考虑选用。术后应拮抗肌松药残余作用,继续给予纯氧吸入,适时拔去气管导管,继续常规监测。

纵隔是出入心脏大血管的门户,在此操作,可发生周围器官损伤。临床中出现喉返神经损伤可引起憋气、声嘶;出现纵隔胸膜破裂引起气胸,应予引流;还有大血管牵拉可引起血压下降,气道、食管损伤等;若有大出血应立即开胸止血。麻醉科医师应了解和熟悉可能出现的并发症,发现异常立即处理,方能保证该检查的安全。

第五节 术前和术中并发症的预防及处理

一、气栓

纵隔镜手术中空气栓塞的发生率为 0.01%。行纵隔镜检查时,如患者存在自主呼吸,吸气时胸腔内为负压,一旦静脉出血容易发生静脉空气栓塞,采用全身麻醉下的正压通气可以降低空气栓塞的风险。一旦发生,患者应置头低左侧卧位,并根据情况加以处理。

二、气胸

纵隔镜手术中气胸的发生率为 0.04%~0.23%。可采取的预防措施有:①应用双腔支气管插管便于在发生气胸时能及时隔离肺;②避免使用氧化亚氮,以防引起张力性气胸;③当术中发现吸入气峰压过高、气管移位、循环不稳、氧饱和度下降,应怀疑气胸并立刻行胸腔引流减压。

三、脑供血不足

虽然与纵隔镜相关的围手术期卒中发生率较低(<1%),但有报道提示其为主要发病和死亡原因之一。纵隔镜可能压迫无名动脉使锁骨下动脉和右颈总动脉血流减少,如不能及时发现,长时间压迫可致脑供血不足造成偏瘫,后果严重。为此,术中右侧桡动脉置管持续监测桡动脉压波形,一旦桡动脉波形改变(往往呈现较低的血压伪读数,而左侧脉搏血氧饱和度波形及血压无改变则提示无名动脉受压),需提醒术者重新调整纵隔镜的位置,对脑供血不足的患者尤为重要。同时要注意避免颈部过度伸展,防止颈部血管受到挤压。

四、喉返神经和膈神经损伤

颈纵隔镜检查后最常见的并发症是喉返神经损伤,发生率为 0.14%~0.55%。且纵隔镜所致的喉返神经损伤约 50% 为永久性损伤。纵隔镜检查中喉返神经损伤的机制包括直接或间接的神经牵拉和与灼烧相关的损伤。如果损伤了喉返神经,应在患者自主呼吸恢复后拔管直接观察声带,可见声带固定,患者出现新发的持续性声音嘶哑、发声困难或声音疲劳,术后可能发生喘鸣,甚至喉梗阻。另外,神经损伤可致膈肌肌力减弱或麻痹,造成呼吸肌无力。

五、血管损伤

在所有与纵隔镜相关的主要并发症中，术中突发血管损伤大出血的发生率为 0.32%～1%，其死亡率高达 15%～50%。大出血是纵隔镜手术最严重的并发症，常见的易损伤的血管有：头臂干、头臂静脉、上腔静脉、奇静脉弓、右锁骨下静脉和右颈总静脉、左颈总静脉、主动脉弓、胸廓内动静脉、左肺动脉干、甲状腺下动脉或甲状腺下静脉。经纵隔镜下完成甲状腺下静脉丛的止血较为困难，可出现严重的血肿。此外约有 10% 的患者右支气管动脉跨越气管下行至右支气管的前方，纵隔镜操作中易发生支气管动脉的损伤。另外，左肺动脉撕裂出血在纵隔镜操作中也有发生，如果出血进入纵隔可因心脏压塞造成循环崩溃。因此，此类手术患者术前应常规备血。手术开始前至少开放两路粗大静脉通路，部分上腔静脉受阻的患者应该开放一路下肢静脉，以确保静脉通路在阻塞段以下水平。在实际操作过程中显露出血部位和准确判断出血点较为困难，而且纵隔镜的孔洞较小，同时放入两种器械进行操作较为困难，一次止血操作较难实现。来自美国的 Park 等一组有关纵隔镜检查术并发症的报道显示，自 1990—2002 年期间共 3 391 例接受纵隔镜检查术的患者，其中有 14 例患者发生了较严重的出血，发生率为 0.4%，最常见的出血原因是活检时引起的出血，最常见的出血部位是 4R 区，最易损伤的血管为奇静脉、肺动脉及无名动脉。最主要的止血措施为纱布压迫止血，其中 6 例经过反复压迫止血后得到控制，而另外 8 例患者在压迫止血后未能有效控制出血，最终选择胸骨正中劈开暴露出血部位后进行止血。国内关于纵隔镜检查术中出血的报道较少。在主肺动脉窗及右主支气管附近，静脉与淋巴结往往呈灰黑色或灰蓝色，纵隔镜下不易辨别，容易导致误用活检钳咬取组织发生大出血，且出血时速度快，血泊中往往辨别出血点较困难，此时应尽快用纱布填塞压迫半小时以上，如仍无法控制出血，应选择胸骨正中劈开，寻找出血点后进行有效止血。而动脉损伤时由于血流速度快、压力大，出血量较多，鲜红色血液自颈部涌出，压迫止血往往难以有效控制出血，应尽早用纱布填塞压迫，基本控制出血后紧急胸骨劈开止血，必要时需建立体外循环，在基本保障患者的生命体征平稳的前提下，尽量减少失血和尽可能地回收血液，积极寻找出血部位，修补损伤的血管。活检时应充分分离病变组织，若无法分辨血管时，可用细针穿刺，确定不是血管后再取少量组织。当奇静脉损伤时，所出的血有时会流入胸腔而无法察觉，术中术后应仔细观察患者血压、心率、面色等有无变化，一旦出现异常必须及时处理，必要时开胸止血。

（赵　雷　马盼盼）

参·考·文·献

[1] DESAI N R, GILDEA T R, KESSLER E, et al. Advanced diagnostic and therapeutic bronchoscopy: technology and reimbursement[J]. Chest, 2021, 160（1）: 259-267.

[2] PICCIONI F, CODAZZI D, PALEARI MC, et al. Endosonographic evaluation of the mediastinum through the i-gel O_2 supraglottic airway device[J]. Tumori, 2021, 107（1）: 86-90.

[3] SHARMA M, PATHAK A, SHOUKAT A, et al. Imaging of spaces of neck and mediastinum by endoscopic ultrasound[J]. Lung India, 2016, 33（3）: 292-305.

[4] KAFROUNI H, SAROUFIM J, MASSIH M A. Intraoperative tracheal obstruction management among patients with anterior mediastinal masses[J]. Case Rep Med, 2018, 2018: 4895263.

[5] BERANIA I, KAZAKOV J, KHEREBA M, et al. Endoscopic mediastinal staging in lung cancer is superior to "gold standard" surgical staging[J]. Ann Thorac Surg, 2016, 101(2): 547-550.

[6] MINOWA M, CHIDA M, EBA S, et al. Pulmonary artery injury during mediastinoscopy controlled without gauze packing[J]. J Cardiothorac Surg, 2011, 6: 15.

[7] CATA J P, LASALA J, MENA G E, et al. Anesthetic considerations for mediastinal staging procedures for lung cancer[J]. J Cardiothorac Vasc Anesth, 2018, 32(2): 893-900.

[8] SHARIFIAN A A, JALAEIAN T R, BAGHERI R. Anesthetic management of patients with anterior mediastinal masses undergoing chamberlain procedure(anterior mediastinostomy)[J]. Iran Red Crescent Med J, 2013, 15(4): 373-374.

[9] SAGIROGLU G. Comparing early postoperative period analgesic effect of dexketoprofene trometamol and lornoxicam in mediastinoscopy cases[J]. Eurasian J Med, 2011, 43(1): 23-26.

[10] WEISS A J, SALTER B, EVANS A, et al. Esophageal perforation following cervical mediastinoscopy: a rare serious complication[J]. J Thorac Dis, 2015, 7(12): E678-E681.

[11] LIBERMAN M, SAMPALIS J, DURANCEAU A, et al. Endosonographic mediastinal lymph node staging of lung cancer[J]. Chest, 2014, 146(2): 389-397.

[12] GIL T, WARMUS J, WLODARCZYK J, et al. Iatrogenic injuries to the trachea and main bronchi[J]. Kardiochir Torakochirurgia Pol, 2016, 13(2): 113-116.

[13] 陈孝平, 汪建平. 外科学[M]. 8版. 北京: 人民卫生出版社, 2013.

[14] 邓小明, 姚尚龙, 于布为, 等. 现代麻醉学[M]. 4版. 北京: 人民卫生出版社, 2014.

第十二章

胸腔镜手术的麻醉

胸腔镜手术具有创伤小、对胸腔生理性破坏少、术后并发症少、术后疼痛轻、切口美观、恢复快等优点,因而临床应用日渐广泛。与传统开胸手术相比,胸腔镜手术操作空间小,对手术视野的暴露要求高,故而对手术侧肺萎陷的要求更高,因此单肺通气和肺隔离技术在胸腔镜手术中至关重要,亦不可忽视人工 CO_2 气胸对机体造成的影响。近年来保留自主呼吸的胸腔镜手术技术越来越成熟,胸腔镜下心脏手术也逐渐发展起来,舒适化医疗的推广使人们对术后镇痛重要性的认识不断提升。

第一节 CO_2 人工气胸与单肺通气及肺萎陷

一、CO_2 人工气胸的病理生理特点

胸腔镜手术时手术医师通过向手术侧的胸腔内注入 CO_2 建立人工气胸,结合单肺通气全身麻醉,使手术侧肺进一步萎陷或者完全萎陷,获得最佳手术视野和操作空间,有利于术者进行手术操作。对于无法进行双腔气管导管麻醉或单肺通气的患者(如婴幼儿胸腔手术),CO_2 人工气胸能够获得一定的操作视野和空间,使该类胸腔镜手术成为可能。然而 CO_2 人工气胸人为地使胸腔内变成正压,对患者的呼吸及循环功能造成影响;大量 CO_2 吸收入血造成高碳酸血症、呼吸性酸中毒,亦对患者凝血功能、神经系统等造成一系列影响,进而影响患者的治疗和预后。

（一）CO_2 人工气胸对呼吸系统的影响

1. CO_2 人工气胸使气道压力及胸腔压力增高,对呼吸系统产生抑制作用。CO_2 人工气胸期间患者气道压均值与胸腔压力值呈正相关,肺的动态顺应性与胸腔压力值呈负相关。而实施单肺通气的同时,CO_2 人工气胸对呼吸系统的影响更甚。有研究显示,在双肺通气下建立 CO_2 人工气胸,压力分别为 5mmHg、10mmHg、15mmHg,患者的氧合指数和基础水平无明显变化,而在实施单肺通气时,相同的气胸压力下,氧合指数较基础水平下降超过 40%。

2. CO_2 人工气胸时由于胸膜吸收 CO_2 增加、肺的通气和换气功能下降使得血液内 CO_2 含量增加,是引起高碳酸血症和呼吸性酸中毒的主要原因。有研究显示在动脉血 $PaCO_2$ 高至 67mmHg、pH 值低至 7.2 时,组织仍可以维持正常的血流灌注和氧供。新生儿的相关研究提示,在给予 5mmHg 压力的 CO_2 气胸时,SpO_2 下降至 94%,$PaCO_2$ 可升至 50mmHg,pH 值降至 6.05,通过调节呼吸机参数,各项指标可恢复正常。由此可见高碳酸血症在大部分

情况下可以通过调节呼吸参数而维持在正常范围。

目前关于 CO_2 人工气胸对呼吸系统影响的研究多处于短期观察研究,更进一步的探讨有待于多中心的前瞻性研究。

(二) CO_2 人工气胸对循环系统的影响

CO_2 人工气胸期间,患者心血管系统的各种反射包括主动脉压力感受器介导的迷走反射、胸腔大血管的管壁感受器介导的心血管应激反应等。其影响程度取决于 CO_2 人工气胸的压力、充气速率、持续时间和患者循环系统的代偿能力。

1. 胸腔内正压压迫心脏,导致心脏每搏功下降、回心血流受阻、动脉压下降、心脏指数降低;压迫胸腔大血管导致中心静脉压力增加、肺动脉压增高。血流动力学的抑制状态与 CO_2 充气压力及充气流速呈正相关。

2. CO_2 人工气胸期间,大多数患者心率保持不变或者增加,这是由于高碳酸血症和酸中毒增加了心血管应激反应;胸腔内正压压迫心脏、纵隔移位等可激活左心室壁机械压力感受器引起心动过缓、心律失常甚至心搏骤停。

3. CO_2 人工气胸联合单肺通气,使得手术侧肺组织最大程度萎陷或者完全萎陷,引起肺血管受压闭塞、肺血管缺氧性收缩;胸腔内正压压迫心脏及大血管,使静脉回流受阻,心脏舒缩功能降低,这些因素都可以对患者血流动力学造成影响。

4. 急性心血管虚脱是 CO_2 人工气胸期间的严重并发症,是由于人工气胸压力过高,充气速度过快引起的。其表现为低血压、低氧血症、心率下降,甚至心搏骤停。

5. 目前认为当 CO_2 充气压力 <8mmHg、充气流速 <2L/min 时对循环系统影响较小,大多数患者可以耐受;对儿童患者的研究认为,维持 CO_2 充气压力 <5mmHg,对儿童循环功能造成的影响不明显,这同时取决于患者术前呼吸循环功能的基础情况。需要注意的是,短时间 CO_2 压力急剧升高或者充气速度过快可引起明显的纵隔移位、静脉回流极限受阻,严重者可出现心包压塞或心跳停搏等严重并发症。

(三) CO_2 人工气胸对神经系统的影响

CO_2 人工气胸对心脏及胸腔大血管的压迫导致心输出量减少,脑组织血液回流受阻,脑组织灌注下降;而 CO_2 吸收导致高碳酸血症和酸中毒使脑血管扩张则有利于脑组织灌注。两种影响在一定程度上有所抵消。有相关的动物实验结果显示 CO_2 人工气胸压力为 5mmHg 时,脑组织灌注及血流动力学保持稳定,当压力为 10mmHg 时,会导致脑组织灌注下降和血流动力学不稳定。目前,CO_2 人工气胸对远期神经功能的影响需要进一步的深入研究。

二、单肺通气的病理生理特点

单肺通气(one-lung ventilation,OLV)可以给胸腔镜手术提供良好的视野和操作空间,但 OLV 相对于双肺通气而言,更容易造成低氧血症和高碳酸血症。

从本质上讲,有效的气体交换很大程度上取决于肺灌注与通气比例。直立状态时,自主呼吸的健康个体通气血流比值(ventilation/perfusion,$\dot{V}/\dot{Q}$)匹配取决于多种因素,包括重力、低氧性肺血管收缩(hypoxic pulmonary vasoconstriction,HPV)、解剖上肺动脉与气道多分支状的一致性等。在胸腔镜手术期间,多种因素影响 $\dot{V}/\dot{Q}$ 的匹配,如侧卧位患侧肺的压迫引起健侧肺的膨胀不全;单肺通气导致术侧肺萎陷;吸入麻醉药和血管扩张药的影响。OLV 情况下氧合效率受损,在 OLV 期间吸入氧浓度(FiO_2)为 100% 时 PaO_2 亦可下降超过

50%，但存在个体差异。（图 12-1）显示了 OLV 及 OLV 时通气侧肺在不同 $\dot{V}/\dot{Q}$ 比值的不同功能单元的 $\dot{V}/\dot{Q}$，且在一定范围 $\dot{V}$、$\dot{Q}$ 相互匹配。

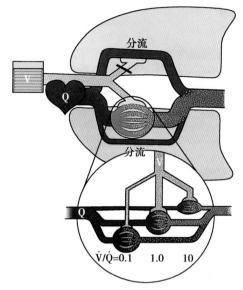

图 12-1　OLV 时的示意图及 $\dot{V}/\dot{Q}$ 的匹配

（一）非通气侧肺生理

1. 非通气　根据定义，非通气侧肺在 OLV 期间没有通气。非通气侧肺内已有的空气通过 DLT/BB 出口以及肺萎陷逐渐排出。非通气侧肺长时间处于缺氧状态会造成肺泡Ⅱ型细胞受损，肺表面活性物质减少，肺泡表面张力增高，容易导致肺水肿。当恢复通气时炎症因子、脂类介质、蛋白酶及氧自由基的大量释放导致肺缺血再灌注损伤。

2. 血流　OLV 期间肺内血流重新分布，流向非通气侧肺的血流为真性分流。非通气侧肺处于低灌注状态，血流一般占心排出量（cardiac output，CO）的 25%～50%。主要原因是 HPV 和重力因素，原有的相关疾病也会影响肺血流的灌注，炎性介质的释放使呼吸膜的通透性增加导致肺损伤。手术操作也可（通过前列腺素的释放）增加或（通过扭结、钳夹和压迫血管）减少非通气侧肺的血流量。抑制 HPV 的药物可能影响非通气侧肺分流比例，但是对氧合的净效应更为复杂。

（二）通气侧肺生理

1. 通气　OLV 期间侧卧位下垂肺（通气侧肺）的功能残气量（functional residual capacity，FRC）下降。向心性限制性力来于下垂半横膈向头侧移位、纵隔的摆动、前 / 后支撑器以及患者下面的手术台。因此，通气分布异常表现为通气侧肺的下垂部分呈现不张，而其他部分肺充气过度。高 FiO_2 可能加重通气侧肺（吸收性的）肺不张。这些因素可引起通气侧肺 $\dot{V}/\dot{Q}$ 失调，并常造成通气侧肺萎陷区域的分流增加。PEEP（内源性或外源性）、肺复张手法、肺部疾病以及通气模式可能影响这种病理生理变化。

2. 血流　OLV 期间通气侧肺呈过度灌注状态，肺血流灌注约占 CO 的 75%，这是通气侧肺的重力和 HPV 作用所致。高灌注会对毛细血管造成损伤，$\dot{V}/\dot{Q}$ 值降低，可能造成弥漫性肺泡损伤，甚至会影响术后气体交换。OLV 期间通气侧肺内血流分布情况尚不完全明了，研究显示肺血管床，但与通气的关系尚不明确。除非患者先前已存在显著的病理生理改变，否则 OLV 期间肺动脉压力一般不增加。

三、单肺通气期间的气体交换

（一）OLV 期间影响氧合的因素

OLV 期间如何维持通气侧肺组织正常氧合是围手术期呼吸管理的要点。OLV 期间影响氧合的因素有很多（表 12-1）。为了尽量减少术中低氧血症的发生，术前应对患者进行充分的评估，术中密切观察氧合情况，一旦有影响氧合的因素出现应及时调整呼吸参数或者药物干预，及早纠正维持氧合。

表 12-1　OLV 期间影响氧合的因素

呼吸机参数设置
体位（重力效应）
低氧性肺血管收缩（HPV）
支气管扩张剂
吸入一氧化氮（nitric oxide，NO）
麻醉药物的选择
胸段硬膜外麻醉的应用
血红蛋白浓度
心排出量（cardiac output，CO）的干预

1. 呼吸机参数设置

（1）潮气量：潮气量的选择应权衡通气侧肺补充通气、氧供和 CO_2 排出的优化与肺损伤。在这种利弊的权衡中，充分氧合最为关键；OLV 期间往往需要采用小潮气量、高频率通气，在保证通气的同时避免造成通气侧肺机械损伤。该通气方式不可避免发生局部肺组织萎陷、肺不张，肺顺应性降低导致肺表面活性物质减少，肺泡表面张力增加，影响肺的通气和换气功能。如果不能有效纠正低氧血症，就可能需要增大潮气量。需要注意的是大量增加潮气量会有高容量通气性肺损伤风险。通气侧肺高容量通气导致肺泡过度扩张，激活细胞内蛋白激酶 C、Ca^{2+}、肌动蛋白丝等基因转录，表达大量 IL-8、IL-2、单核粒细胞集落刺激因子和 TNF 等。这些细胞因子会募集单核巨噬细胞、中性粒细胞及淋巴细胞，造成肺部炎性反应，导致通气侧肺损伤。

（2）呼气末正压通气（positive end expiratory pressure，PEEP）：OLV 期间合理应用 PEEP 可以增加功能残气量，改善通气 / 血流比例，防止肺萎陷。小潮气量通气联合 PEEP 和肺复张策略在 OLV 中的使用已基本达成共识，具体实施有待进一步研究。PEEP 过大可增加通气肺气道压力，从而加大分流量。阻塞性肺疾病的患者 OLV 期间会不可避免地出现内源性 PEEP，但是该类患者加用外源性低水平 PEEP（即内源性 PEEP 的 70% 以下）并不增加气道压力或总 PEEP 值。

（3）呼吸频率和吸呼比（I∶E）：呼吸频率（respiratory rate，RR）和 I∶E 比率相互作用影响吸气与呼气时间。增加呼吸时间和通气量有利于排出 CO_2；高呼吸频率则使通气无效腔量增加，影响 CO_2 排出；缩短吸气时间，可能导致部分肺单位不能复张。OLV 期间阻塞性肺疾病患者更容易发生气体滞留（内源性 PEEP），高呼吸频率和短吸气时间可加重这种作用。

（4）吸入氧浓度（FiO_2）：初始采用高 FiO_2 可提供更大的安全范围。高 FiO_2 下 PaO_2 改善的重要性大于高 FiO_2 下导致吸收性肺不张的缺陷。OLV 期间吸入高浓度氧气引起或加重肺损伤的主要原因是活性氧类物质的产生。氧自由基会氧化细胞膜中的不饱和脂肪酸，干扰细胞的代谢，损伤细胞结构，导致内皮细胞和黏膜通透性增高。其次，高浓度氧可促进肺部趋化因子和其他促炎因子分泌，进而引起炎症改变。吸入氧浓度设定在 0.5～0.8 为宜，术中应尽量降低吸入氧浓度以维持血氧饱和度在 92%～96%。当肺萎陷一段时间后再复张时，使用较低的 FiO_2 在理论上可以减轻氧自由基介导的缺血再灌注损伤。

　　（5）呼吸机通气模式：容量控制通气（volume controlled ventilation，VC）是在恒定流速下给予设定的潮气量。压力控制通气（pressure controlled ventilation，PC）是初始流速高，以达到预先设定的上限峰压力值，接着迅速降低流速，维持整个吸气相的预设峰压力值。由压力控制通气模式输出的潮气量取决于呼吸系统的阻力和顺应性。

　　目前尚不明确 OLV 期间何种通气模式更优。一项研究表明，与 VC 通气相比，OLV 期间 PC 通气可改善氧合；其原因在于 PC 通气下通气分布更均匀，对限制性呼吸系统疾病患者更为有利。而另一项近期研究结果认为，肺功能正常患者 OLV 期间，在肺氧合方面 PC 并不优于 VC 通气。

　　呼吸机的通气模式对肺损伤是否存在影响尚有争议，PC 模式和 VC 模式难以进行对等比较。采用 PC 通气模式时，由于肺顺应性是不断变化的，术中应时刻观察通气情况，避免肺过度膨胀。即使 PC 模式下气道峰压（peak airway pressure，PIP）较低，但是 PIP 与肺损伤关系不大。气道平台压（plateau airway pressure，Ppla）对肺损伤的预测则更准确，也有研究显示 Ppla 对于预测肺损伤方面并无优势。有相关动物实验结果提示 PC 通气的高流速可能对肺部造成潜在性损害，但与人体实验结果并不一致。

　　到目前为止，对于气体交换或肺损伤，并无充足证据建议何种通气模式更具优势。不论在哪种通气模式下，防止容积伤的最好办法是注意潮气量和气体滞留。

　　2. 体位（重力效应）　OLV 期间，重力有助于肺血流从非通气侧肺再分布到通气侧肺。其他一些因素如通气侧肺气道压力高可能抵消这种效应。然而，如果其他条件相同，患者侧卧位时重力作用可改善氧合。仰卧位时 OLV，其上部的肺萎陷，因而氧合状态不如侧卧位时的 OLV。

　　3. 低氧性肺血管收缩（HPV）　HPV 是肺循环特有的一种适应性机制，可促使缺氧肺泡区的血液转流向通气好的肺泡区，从而改善 $\dot{V}/\dot{Q}$ 失调。当肺泡氧分压降低时可激发 HPV，使缺氧区的肺毛细血管前小动脉收缩，血管阻力增加，血流量减少，更多的血液流向通气好的肺泡区从而减少肺内的分流。HPV 是为了让 $\dot{V}/\dot{Q}$ 更好地匹配肺小动脉所作出的特定的局部细微变化。其主要触发因素是肺泡氧分压（P_AO_2），其次为混合静脉血氧分压（PvO_2）。大多数血管扩张药物（包括吸入麻醉药）、肾上腺素能激动剂、肾上腺素能阻滞剂、钙通道阻滞剂、碱中毒、低碳酸血症和前列腺素 E1 均可抑制 HPV。除了低 P_AO_2 和 PvO_2，大多数血管收缩药物、酸中毒、高碳酸血症和阿米三嗪可加重 HPV。

　　OLV 期间，HPV 可减少非通气侧肺的血流分流约 40%，这也是通气侧肺 $\dot{V}/\dot{Q}$ 匹配的基础。人们常常关注 HPV，这是因为它是影响单肺氧合的最重要变量；但实际上在肺隔离时 HPV 难以评估或处理。对 HPV 的直接影响可能被间接的继发性作用所抵消；而对单肺氧合的净效应通常难以预测。

　　（1）PvO_2：PvO_2 的影响较复杂。一般认为 PvO_2 值正常时，HPV 最大。而 PvO_2 值较高时，则提供给更多的氧气到非通气肺，可能抑制该部位的 HPV。PvO_2 值低时，通气肺 HPV 增强，从而引起该肺内竞争性血管收缩。总分流量越大，低 PvO_2 对动脉氧合的负影响越大。

　　（2）血管收缩药物：血管收缩药物可直接加重 HPV。然而，如果这些药物也引起心排出量增加，更多肺血流再分配到非通气侧肺，则非通气侧肺动脉内增高的血流和腔内压可能抵消该部位的 HPV。阿米三嗪对肺血管具有相对特异性的收缩作用，已被证实可改善 OLV 期间的氧合。氧合作用将取决于净效应对每侧肺内和两侧肺之间的肺血流分布的影响，并可能因药物对心排出量和混合静脉血氧饱和度的影响而变得复杂化。

（3）酸碱状态：酸中毒可直接加重 HPV，碱中毒可直接抑制 HPV。临床净效应取决于其他变量的幅度。过度通气可导致碱中毒，而二氧化碳蓄积可导致酸中毒。通气模式的变化可改变气道压力，并可能诱发 OLV 期间单侧肺内和两肺之间血流再分布。中度呼吸性碱中毒或者中度允许性高碳酸血症对 OLV 期间的氧合几乎无影响。

允许性高碳酸血症：所谓允许性高碳酸血症，是指某些患者（尤其是严重阻塞性肺疾病患者）因肺实质受破坏和呼气时间常数长而不可能通过 OLV 将 CO_2 控制在正常水平时所采取的精确性低通气。允许性高碳酸血症的相对禁忌证包括肺动脉高压、右心功能不全、严重冠状动脉疾病以及颅内压增高等。目前尚不明确允许性高碳酸血症的范围。OLV 期间 CO_2 残留过多可能需要一段时间来纠正，酸中毒可能导致认知功能障碍和膈肌功能不全，从而造成苏醒延迟以及推迟气管拔管。然而，一般情况下，OLV 期间肺保护性潮气量的允许性高碳酸血症可良好耐受一段时间。

（4）影响 HPV 的其他变量：病变肺可能损害 HPV 反应，原因可能是肺血管横截面积有一定的减少。OLV 期间给予慢性阻塞性肺疾病（COPD）患者硝酸酯类扩血管药，其分流量的增加少于肺部正常的患者。HPV 反应也取决于血管的基础张力，当 70% 以上的肺血管床低氧时，由于无处再分布血流，HPV 反应受损。

值得注意的是，处理 HPV 可以解决 OLV 期间低氧血症的观点是一种普遍的错误。然而，如果避免明显妨碍 HPV 的因素（如大剂量静脉滴注硝酸甘油），则单肺氧合可能得到改善。

4. 支气管扩张剂 麻醉深度足够时，OLV 期间支气管痉挛并不是低氧血症的常见原因，尤其是在应用吸入性麻醉药的情况下。当确实发生支气管痉挛时，它能扰乱通气侧肺的 V/Q 分配和氧气输送，并可能导致气体滞留、气道压升高以及血流再分布至非通气侧肺（分流增加）。虽然支气管扩张剂常为 HPV 抑制剂，但是在支气管痉挛的情况下此类药物的益处超过其副作用。

5. 吸入一氧化氮（nitric oxide，NO） 通气侧肺给予吸入 NO 可选择性扩张此侧肺的血管，有利于非通气侧肺分流灌注减少。但是 OLV 期间吸入 NO 的多项研究均未能证实其有利于改善氧合。最近，Sticher 等在能监测数据的猪模型实验中发现，OLV 期间吸入 NO 可使 PaO_2 中度上升。NO 的浓度在 4mg/L 时可观察到以上现象，但是在较高浓度下 PaO_2 无改善，与以往研究结果类似。其他研究证明，NO 联合选择性肺血管收缩药物阿米三嗪可改善氧合，且效果优于单独使用阿米三嗪。推测其原因是阿米三嗪可增强非通气侧肺的 HPV，而 NO 可增加通气侧肺的血管容积。

6. 麻醉药物的选择 吸入麻醉药可抑制 HPV，因此一些学者试图通过限制吸入性麻醉药物的剂量，或避免与这些药物的合用（单纯全凭静脉麻醉），以优化 OLV 期间的氧合。关于吸入麻醉药对 HPV 影响的诸多研究结果可归纳如下：

（1）体外实验研究认为所有的吸入麻醉药均呈剂量依赖方式抑制 HPV。

（2）OLV 期间，吸入麻醉药的剂量从 0.5MAC 增加到 1.5MAC，氧合状况并无任何差异。

（3）目前所用吸入性麻醉药（异氟烷、七氟烷和地氟烷）在临床相关剂量范围内对氧合状态的影响无任何差异。

（4）体外实验中，全凭静脉麻醉中的静脉麻醉药（丙泊酚和麻醉性镇痛药）并不抑制 HPV。

（5）目前研究证据表明，OLV 期间全凭静脉麻醉对氧合方面的影响并不优于以吸入麻醉效果为主的麻醉用药方案。至今，这个问题的研究结果不一，仍存有争议。

（6）很显然，尽管可以肯定吸入性麻醉药在离体可抑制 HPV，但是 OLV 期间该类药物对心排出量和 PvO_2 的继发性效应可抵消其对氧合的影响。

结论：选择不同的麻醉药或改变麻醉药剂量（在临床相关范围内）可能并不会改善 OLV 期间的氧合。

7. 胸段硬膜外麻醉的应用　OLV 期间使用胸段硬膜外麻醉对 HPV 没有直接的影响，一般应不影响 OLV 期间的氧合。HPV 反应独立于躯体与自主神经系统。在极端情况下，交感神经阻滞可能通过对心排出量和 PvO_2 的影响而改变单肺氧合的效果。

8. 血红蛋白浓度　正常患者 OLV 期间从患者体内抽取 500ml 血液实施的急性等容血液稀释对氧合没有任何不良影响，而 COPD 患者血液稀释后的 PaO_2 可明显下降。

9. 心排出量的干预　使用正性肌力药或升压药来提高 CO，偶尔可能改善 OLV 期间的氧合状态，这种情况最可能发生在 CO 极低的患者。各种药物直接与间接作用所带来的复杂的相互作用以及对 PvO_2、氧摄取、HPV、肺动脉压、分流率和血流分布的继发性作用，使 CO 对氧合的影响成为一个备受关注的复杂问题。从结合分流方程和 Fick 方程衍生出的数学模型支持临床结果，即 CO 升高几乎不影响氧合，除非 CO 已经极低或分流极大。在人体试验用于增加 CO 的药物中，多巴酚丁胺的效果最好，但目前为止的研究控制性差，研究结果并不一致。

（二）OLV 期间低氧血症的预测因素

OLV 期间与氧饱和度下降相关的因素众多（表 12-2）。OLV 期间氧饱和度下降的可能性以及下降的程度与非通气侧肺血流总量相关。人们可以利用该指标直观地预测非通气侧肺的分流总量。

客观地说，阻塞性肺疾病常可以缓解氧饱和度下降的趋势，这可能是由于通气侧肺的内源性（自主性）PEEP 和 / 或手术侧肺萎陷速度慢；这是与患者肺正常弹性回缩或限制性通气障碍的病理生理学改变相反。

表 12-2　OLV 期间与氧饱和度下降相关的因素

OLV 期间与氧饱和度下降相关的因素
术前手术侧肺高灌注
术前 PaO_2 低
右侧手术
肺活量测定呈限制性通气或正常
仰卧位
通气（非手术）侧肺显著病理改变：肺炎、支气管痉挛、胸腔积液、气胸、间质性肺水肿等

（三）OLV 期间低氧血症的治疗

改善单肺氧合的传统优先策略需要将相关技术与生理原因结合起来（表 12-3）。当然，技术问题是最常见的原因，应首先加以重视，并及时解决。以下讨论假设相关技术问题已得到解决（即确保双腔管完全准确定位，分泌物清理干净以及通气侧肺每次潮气量都能有效地输送 100% 氧气）。

表 12-3　OLV 期间低氧血症的治疗

OLV 期间低氧血症的治疗
确认 $FiO_2 = 1.0$
支气管镜检查，以排除双腔管异位、阻塞、分泌物等
非通气侧肺充气复张
非通气侧肺 CPAP
通气侧肺实施肺复张手法 /PEEP
联合 CPAP/PEEP
肺动脉钳夹
非通气侧肺充气或喷射通气

上述所列 OLV 期间低氧血症的治疗方法，需根据术中情况决定采取何种策略及处理顺序。

1. 非通气侧肺复张　患者出现 SpO_2 突然严重下降，或者患者不能耐受低氧时，双腔管移位、分泌物阻塞等情况是 SpO_2 迅速下降的最可能原因，手术侧肺充气复张是恢复 SpO_2 最迅速和可靠的方法。此时及时与外科医师沟通、协调暂停手术使手术侧肺充气复张是当务之急。

肺复张手法（recruitment maneuver, RM）是一种模糊定义，可以理解为在机械通气过程中，通过给予高于正常平均气道压的压力，并维持一定的时间，使得萎陷的肺泡重新开放。临床最常用的方法为 OLV 前后行手控通气，持续挤压气囊，使气道峰压缓慢上升到 $40cmH_2O$，并持续 $10\sim15s$。对于非通气侧肺实施肺 RM 时，需要持续较长时间或者多次肺复张才能使其萎陷的肺重新复张。对通气侧肺实施 RM 时，可使不张的肺泡复张通气，从而有效改善氧合、增加肺泡顺应性和降低肺泡无效腔量。为了维持肺复张效果，RM 后必须应用 PEEP。RM 时由于气道压力的增高使得胸腔压力升高不利于心排出量的稳定维持，因此密切观察血流动力学变化，适时作出调整。多次短时间 RM 比长时间 RM 更安全。RM 是否存在导致肺损伤的风险尚不明确。理论上，实施 RM 后采取适当的 PEEP 可降低肺不张的发生率。目前广泛采用并推荐间断性轻度肺复张手法，特别是采取小潮气量通气或当患者极易出现肺不张（存在限制性疾病）时。待患者病情稳定后通过支气管镜检查是排查原因及采取相应措施的最好方法。

2. 非通气侧肺 CPAP　非通气侧肺可给予持续气道正压（continuous positive airway pressure, CPAP），可有效地给非通气侧肺提供氧气，从而减少非通气侧肺的分流。当非通气侧肺预先复张或者部分复张，CPAP 为 $3\sim10cmH_2O$ 时即可提供有效氧供；如果非通气侧肺未预先复张，其效果则较差。然而，使用 CPAP 维持非通气侧肺呈一定程度的膨胀，可能不适合微创手术，影响手术视野和操作空间。以前 CPAP 被公认为是 OLV 的一线方案，但是因为微创手术的推广普及，目前已较少应用非通气侧肺 CPAP。

3. 通气侧肺 PEEP　通气侧肺给予 PEEP 可有效减轻通气侧肺的肺泡萎陷（分流），但

PEEP 存在收益递减点。过度的 PEEP 可增加气道压力，从而对通气侧肺泡的血管施加压力，使血液分流到非通气侧肺（增加非通气侧肺的分流）。OLV 期间患者的理想 PEEP 值取决于其呼吸系统的顺应性。一般情况下，一定程度的 PEEP（5～15cmH$_2$O）对于无其他基础肺部疾病、限制性肺疾病、肥胖症或机械因素所致通气侧肺不张的患者可能有益。相反，明显的阻塞性通气障碍的患者由于气道阻塞导致自主 PEEP 值超过最佳外源性 PEEP 值，因此给予外源性 PEEP 并不能有效改善氧合。

4. 联合应用 CPAP-PEEP　非通气侧肺 CPAP 不能有效纠正低氧血症时，非通气侧肺 CPAP 联合通气侧肺 PEEP 可能较单用通气侧肺 PEEP 更有效。这是因为 PEEP 可使肺血重新分布到非通气侧肺，该部分血液由于 CPAP 而更易摄取氧气。

5. 肺动脉钳夹　当术中游离肺门等重要组织而不能暂停手术去实施肺充气复张时，手术医师钳夹全部或部分肺动脉可有效地减少或消除非通气侧肺的分流，使患者短暂性耐受临界氧合状，有效改善氧合。

6. 非通气侧肺高频喷射通气　非通气侧肺高频喷射通气（high-frequency jet ventilation，HFJV）类似于非通气侧肺 CPAP，它可以给非通气侧肺提供氧气。低潮气量和高频率可使手术野相对稳定。与 CPAP 类似，HFJV 可使肺部分重新通气，有效改善氧合。潜在的气压伤以及该设备费用昂贵和医师对该设备不熟悉限制了 HFJV 的广泛应用。

7. 充气　通过双腔管内的导管向非通气侧肺充入 100% 氧气，已经在临床上广泛试用。临床经验提示，在手控通气下，只有所应用的氧流量足以有效地诱发 CPAP 时才能有效地改善氧合。

第二节　胸腔镜手术的围手术期麻醉管理

围手术期麻醉管理直接关系到患者围手术期生存及术后恢复的质量，以及患者远期生存质量。术前改善患者肺功能、治疗并存疾病以提高手术及麻醉的耐受性；术中应用肺保护策略以减轻肺损伤，精细化的管理以保证患者内环境稳定、降低应激及免疫抑制；术后满意的镇痛以促进患者术后早期下床活动，降低术后肺部并发症和深静脉血栓的发生率，这些都有助于加快患者的康复，缩短术后住院时间，提高患者术后生存质量。

一、麻醉前评估与准备

（一）体能评估

体能是指有氧代谢允许的活动能力，是机体对劳动强度和生活自理的耐受能力，评估体能状况可预测患者对麻醉的耐受能力。美国非心脏手术前心血管评估指南推荐的围手术期体能评估方法主要有两种：代谢当量（metablic equivalent，MET）水平表达法及 Duke 活动状况指数（duke activity status index，DASI）。DASI 与峰氧消耗相关性好，是当前评估体能的较好手段（表 12-4）。术前体能状况与术后死亡率和并发症发生率相关，术前不能进行平均强度运动（4～5MET）或 DASI 得分 <25 的患者围手术期发生并发症的风险增加。

（二）POSSUM 评分系统（physiological and operative severity score）

POSSUM 评分系统由 Copeland 等于 1991 年建立，用于预测患者 30d 内死亡率和并发症的发生率，还可用于不同地区、不同医院间医疗水平的比较，是近年来应用广泛的外科风险

表 12-4　Duke 活动状况指数

	日常活动	METs 加权均数
1	生活自理，如吃饭、穿衣、洗澡、上厕所	2.75
2	室内行走，如在自己房间内	1.75
3	在平地上走一两个街区	2.75
4	爬一层楼或爬小山坡	5.50
5	短跑	8.00
6	能做轻家务，如倒垃圾、洗盘子	2.70
7	能做中等家务，如用吸尘器、扫地、搬杂物	3.50
8	能做重体力活，如擦洗地板、抬挪重家具	8.00
9	能做田园活，如耙树叶、锄草、推电动割草机	4.50
10	能过性生活	5.25
11	能参加运动量适中的娱乐活动，如：高尔夫、滚木球、跳舞、双人网球、扔足球或棒球	6.00
12	能参加大强度的运动，如游泳、网球单打、踢足球、打篮球、滑冰	7.50

评估系统。Possum 评分评估并发症的计算公式为：$LnR/(1-R) = -5.91 + 0.16 \times$ 生理学评分（PS）$+ 0.19 \times$ 手术严重度评分（OS），死亡率的计算公式为 $LnR/(1-R) = -7.04 + (0.13 \times P) + (0.16 \times OS)$。而随着新的检查手段的出现和普及，围手术期诊疗水平提高，术后并发症和手术死亡减少，研究发现 Possum 评分系统对一些专业外科的术后并发症的预测较为准确，而对手术死亡存在过度预测的情况。为此，各专业外科根据各自特点，通过添加适合自己专业的评分项目或根据学科特点调整了原 Possum 评分系统的项目分值设置或调整了 Possum 方程，开发了适合各个专业外科的评分系统。有研究提出了将手术时间计入手术侵袭度评分的适用于胸外科的 T-Possum 评分系统，用于改善原 Possum 评分对于手术死亡过度预测的情况。

（三）术前肺功能的评估

不同于其他手术，胸科手术最常见的并发症是肺部并发症，而且，胸科手术患者经常会伴有呼吸功能损害和一些其他并发症，因此对于胸科手术患者更强调肺功能的术前评估。术前评估的三个基本要素包括呼吸力学、气体交换和心肺相互作用，三者之间互相影响，叠加在一起使患者风险增高。

呼吸力学的评价一般通过肺功能检测进行，虽然该检测方法在一定程度上依赖于患者的配合，但仍然是临床医师评估患者能否耐受手术的主要方法。通常最重视的指标是第一秒用力呼气容积（FEV_1），将实测值与按照患者身高和年龄计算出来的预计值进行对比得出 FEV_1 占预计值的百分比（$FEV_1\%$），然后再通过下面公式计算预测手术后的 $FEV_1\%$：术后 $FEV_1\% = $ 术前 $FEV_1\% \times (1 - $ 切除肺段百分比）。切除的肺段百分比是以术中需切除的最大范围肺段来计算。一般预测术后 $FEV_1\%$ 大于 40% 可以接受，若小于 30% 则术后肺部并发症的发生率高，需慎重考虑手术切除带来的风险。该公式假定肺脏每一部分的功能是一致的，而通常需要切除的肺组织功能较其余肺组织差，这导致术后肺功能被低估，这种情况下，放射性核素分割式肺功能测试（split-lung function testing）有助于判断不同肺段功能。

肺的气体交换功能通常用动脉血气分析进行评估。术前静止状态下的动脉血气分析对开胸患者很有参考价值，可反映气体交换障碍的严重程度，也可提示麻醉时应用单肺通气出现低氧血症的风险，也为术后缺氧处理提供参考指标。在慢性肺疾病患者，由于低氧常伴有高 CO_2 而能耐受，过去认为，外科患者 $PaO_2 < 60mmHg$ 或 $PaCO_2 > 45mmHg$ 即预示呼吸衰竭，患者不能耐受手术，随着时间和经验的积累，现在认为围手术期通过有效的疼痛控制、早期下床活动以及手术后促排痰及肺功能锻炼等措施可使这类患者情况好转。此外，一氧化碳弥散量（diffusing capacity for carbon monoxide，DLCO）能更好地评估肺泡表面功能，类似于预测术后 $FEV_1\%$ 的计算方法，术后 DLCO 也可通过计算进行预测，术后 DLCO 预测值小于 40% 与术后肺部并发症独立相关。

心肺的相互作用是患者评估中最有意义的指标，在已知的评估方法中，最能定量评价的指标是最大耗氧量（VO_2max）。$VO_2max > 15ml/(kg\cdot min)$ 的患者术后并发症发生率很低，$VO_2max > 20ml/(kg\cdot min)$ 的患者术后并发症发生率只有 10%，而 $VO_2max < 10ml/(kg\cdot min)$ 的患者如行肺切除术术后死亡率很高。由于测量 VO_2max 需要较高的技术条件和较大的运动量，因此并未被广泛应用。临床上经常用爬楼梯来进行粗略的心肺功能评估，但此种方法很难做到规范化。步行 6min 血氧测定是最简单且重复性高的方法。患者在持续监测血氧饱和度（SaO_2）的情况下尽可能快地步行 6min，步行距离小于 600m 与 VO_2max 低于 $15ml/(kg\cdot min)$ 相关，也与 SaO_2 下降相关，运动过程中 SaO_2 下降 > 4% 预示术后较高的并发症发生率和死亡率，但也有研究得出阴性结论。

术前肺功能评估的目的不仅是为了制订合理的麻醉方案，更重要的是要降低围手术期肺部并发症的发生率和死亡率。许多肺功能不全的患者在妥善准备及治疗后可以在术前恢复肺功能，未经准备的患者术后肺部并发症的发生率高出经准备的患者 2 倍以上，合并有慢性肺疾病的患者术前必须进行充分准备，通常在术前 48～72h 开始治疗准备，并持续到术后。

1. 停止吸烟 是否在术前立即停止吸烟还存在争议。停止吸烟可以减少气道分泌物、降低气道敏感性、改善黏膜纤毛运动，但一般 2～4 周才开始见效，6～8 周才达到最佳效果。在停止吸烟后的前几周患者痰量反而增加，在临床中应予以注意。停止吸烟可增加碳氧血红蛋白含量，有利于组织的氧利用。总体来说，吸烟者术后肺部并发症的发生率约为非吸烟者的 6 倍。因此，如果可能的话，建议患者至少在术前 8 周停止吸烟。

2. 治疗支气管痉挛 气道刺激常常是胸外科反复出现气流受阻的原因，在围手术期建立通畅的气道尤为重要。可选用 β_2 拟交感性气雾剂治疗反复发作的支气管痉挛，存在心动过速的患者可选用异丙托溴铵（ipratropium），如加用茶碱，应考虑与作用于 β 肾上腺能受体的药物及麻醉药物并用时，特别是单次静脉注射时的相互作用及毒性反应。

3. 排痰、止痰处理 痰液可增加感染的机会及对气道的刺激，术前应用抗生素有助于预防院内感染及治疗支气管炎。择期手术术前如有急性呼吸道感染应推迟手术 7～10d。促进排痰的最佳方法为适当的湿化，包括全身输液及雾化吸入。有研究认为应用痰液稀释剂及口服祛痰剂的效果是可疑的，且可增加气道的应激性及其他副作用，如胃肠道刺激等。对于咳嗽无力的患者，可采用机械方法帮助排痰，如叩背及体位排痰等。

4. 锻炼呼吸功能 术前应增强患者信心、说服患者主动锻炼呼吸功能，教会患者如何锻炼呼吸功能,解释止痛、咳嗽、咳痰方法,也可用一次性吹气装置协助患者锻炼呼吸肌力及耐力。

(四)合并因素的评估

合并因素增加了手术的风险程度,有些合并因素如年龄是不可改变的,有些因素如心血管系统疾病可在术前施以最优治疗,对于这些可改善的因素,必须权衡最大限度地改善患者术前合并症所需时间与手术紧迫性的关系。

1. 年龄　大量研究证明高龄对围手术期风险有重要影响,高龄患者的脏器储备功能不同程度减退,手术对机体的创伤作用凸显,引起机体应激反应。Kheterpal 等的研究表明,年龄≥68 岁是围手术期心血管事件的独立危险因素,而美国心脏病学会和美国心脏协会(ACC/AHA)指南中将年龄 >70 岁作为次要心血管疾病预测因素。在 Goldman、Detsky 和 Pederson 建立的危险指数表中,年龄也均被列为危险因素。

2. 肥胖　尽管病态肥胖明显增加糖尿病、高血压、冠状动脉疾病的发病率,但无证据显示肥胖患者行胸科手术后出现更差的预后。肥胖可能导致气道管理困难、硬膜外穿刺置管困难、术中通气受限、麻醉药物残留以及术后早期活动困难等。肥胖是一个潜在的可以在术前改善的因素,但术前是否需减轻体重还缺乏足够的证据。

3. 心脏因素　冠状动脉疾病、心脏瓣膜病、充血性心力衰竭、心律失常等均为常见的影响手术风险的疾病,应对此类患者进行细致的评估及处理。

心功能评估:目前常用的围手术期心脏风险评估的指数主要包括 ASA 分级、Goldman 心脏风险指数和 Lee TH 推导并验证的改良心脏风险指数(RCRI),这些方法对于围手术期心血管风险均具有一定的预测价值,但由于各研究人群代表性不一致,各评估指南的适用范围存在一定的局限性。

Lee TH 提出的改良心脏风险指数(revised cardiac risk index,RCRI)相对简单、操作性强,是目前最为广泛使用的术前临床心脏评估指数,被 ACC/AHA 纳入作为评估指南部分。RCRI 指数分级标准如下:缺血性心脏病存在以下任意一项:既往心肌梗死病史、既往运动试验阳性、目前有心源性胸痛发作、目前使用硝酸酯类药物、心电图可见病理性 Q 波得 1 分;充血性心力衰竭存在以下任何一项:既往心力衰竭病史、肺水肿、夜间阵发性呼吸困难、双肺湿啰音、可闻及 S3 奔马律、胸片可见肺血管重新分布得 1 分;手术类型为高危手术(胸腹腔内、腹股沟以上血管)得 1 分;脑血管疾病史(一过性脑缺血发作或卒中)得 1 分;糖尿病术前需要胰岛素治疗得 1 分;肾功能不全血肌酐水平 >2.0mg/dl(177μmol/L)得 1 分。Ⅰ级:0 分;Ⅱ级:1 分;Ⅲ级:2 分;Ⅳ级:≥3 分。如果达到或超过 3 分,围手术期重大心脏并发症发生率将显著增加。

4. 内分泌因素　合并糖尿病或甲状腺疾病的患者术前应评估其相应的风险。

(1)糖尿病:糖尿病患者有患多器官疾病的风险,最常见的有肾功能不全、卒中、心血管疾病、外周神经病变等。术前评估应注重评估器官损伤程度和血糖控制水平,特别是心血管、肾和神经系统需严格评估。控制不良的血糖和较长的病程都与心脏风险相关,是围手术期心脏并发症的中危因素。无冠脉狭窄或心绞痛的糖尿病患者与曾有心肌梗死的非糖尿病患者有相同的风险患心肌缺血或心源性猝死。血糖控制不佳也增加心力衰竭的发生风险。合并高血压、糖尿病、年龄大于 55 岁的人群几乎占肾功能不全患者的 90% 以上,因此糖尿病患者应评估肾功能情况。糖化血红蛋白(HbA1c)水平不受空腹影响,美国糖尿病学会(aDA)推荐 HbA1c 目标值低于 7%。糖尿病患者术中血糖控制在 8.3～11.1mmol/L 是比较合理的。目前还没有证据支持术前将血糖控制最佳可以改善患者预后,因而单纯糖尿病不宜作为延迟手术的原因。

(2)甲状腺疾病:甲状腺激素对代谢及其调节很重要,严重的甲状腺功能亢进症或甲状腺功能减退症可能会增加围手术期风险。甲状腺功能亢进症患者可能有心律失常、震颤、消瘦;甲状腺功能减退症患者可能有低血压、心动过缓、心功能下降、心包积液和对缺氧及高碳酸血症的通气反应受损。另外需注意的是,应用胺碘酮的患者有患甲状腺功能减退症的风险。

5. 吸烟 吸烟是术后并发症的独立危险因素。吸烟可损害巨噬细胞功能,损害血管内皮功能,可导致冠状动脉血流储备下降、心动过速。全身麻醉时,吸烟者可能出现严重的喉痉挛、剧烈咳嗽和血氧饱和度下降,而且吸烟患者伤口感染率明显增加。由于戒烟后短期内患者气道分泌物和应激性增加,是否在术前停止吸烟还存在争议。术前未戒烟的患者,术后继续吸烟显著增加术后肺部并发症的发生。术后可以考虑尼古丁替代疗法,它较吸烟安全,且可能使患者完全戒烟。

6. 营养状态 营养不良的患者术后肺部并发症的发生率增高。术前应积极补充营养,但一般需几个月的时间才能见效,很多胸科手术患者已确诊或可能为恶性肿瘤,不宜推迟手术。术前存在低蛋白血症的患者,术后需要积极的营养支持。

二、肺隔离技术

(一)肺隔离技术的适应证

肺隔离技术是胸腔镜麻醉的基础,为胸心外科提供良好的手术条件,目的是使手术视野充分暴露。实施肺隔离主要有三种方法:①单腔支气管导管(single-lumen endobronchial tube,SLT);②双腔支气管导管(double-lumen endobronchial tube,DLT);③支气管封堵器(bronchial blocker,BB)。关于肺隔离技术,操作人员应熟悉气管-支气管以及肺叶的解剖知识。

根据手术操作,肺隔离技术的适应证有:肺动脉的操作、肺切除术、肺叶切除术、袖套状切除、肺段切除或次全切除、肺移植、单侧的支气管-肺泡灌洗、手术要求更大地暴露手术术野、胸腔镜检查、手术需要暴露纵隔、食管手术、前入路胸椎手术、胸主动脉瘤修复术。

根据患者的相关因素,肺隔离技术适应证有:保护对侧肺免受污染、单侧肺咯血、单侧肺部感染、控制通气、气管支气管断裂、支气管胸膜瘘、支气管胸膜皮肤瘘、单侧肺疾病、巨大囊肿、巨大肺大疱、单侧肺疾病导致的严重低氧血症。

(二)单腔支气管导管(SLT)

肺隔离可以通过将 SLT 推入主支气管而实现。支气管内插管实现肺隔离有其优点和缺点(表 12-5)。该技术主要用于紧急情况下(如大量咯血)。盲插 SLT 可进入右主支气管,但是通常右上肺叶会被导管套囊堵塞。置入左主支气管,可用两种技术:①支气管镜起到管芯的作用,引导 SLT 进入左主支气管;②头偏向右侧,SLT 旋转 180°(斜面向左侧),盲插 SLT 常可进入左主支气管。如果导管长度不够,就需要延长的导管或经口置入经鼻导管。特殊设计的支气管内导管已经在欧洲上市,而目前美国 FDA 还未批准。

(三)双腔气管导管(DLT)

DLT 是肺隔离最常用的设备,与支气管封堵器相比,DLT 的优点和缺点见表 12-6。

表 12-5　支气管内插管的优点与缺点

优点	紧急情况下能简便、快速地操作（尤其是右支气管内插管） 可用于较小儿童　可应用在气管切除手术 不要更换导管 管径大，机械通气单侧吸引阻力小
缺点	主支气管插管困难（尤其是大量血液脓液时） 不能实施 CPAP 在肺隔离的情况下不能通过支气管镜进入对侧肺或不能吸引对侧肺难以知道导管置入隆突下的深度 依赖非通气肺被动萎陷 对于经鼻插气管支气管导管，ETT 太短 右支气管内插管通常会堵塞右上肺叶

表 12-6　与支气管封堵器相比较，DLT 的优、缺点

DLT 的优点	可以实现更好的肺隔离（可控的） 更易实现单肺通气和双肺通气间的转换 较大的内腔便于非依赖的通气 / 吸引 "实现"或"达到"： 任意一侧肺选择性通气 / 萎陷 方便 CPAP（持续正压通气）的应用 可视化支气管镜检查行切除术时夹闭支气管
DLT 的缺点	型号大和固定的结构设计 增加气管插管的难度 不能应用于异常的解剖结构 造成潜在的气道损伤 没有小的适合儿科患者的型号 插管时患者牙齿可致气管导管套囊破裂的危险 较难预测正确的导管型号 不能实现选择性肺叶封闭 术后机械通气需更换气管导管

1. DLT 的设计　最常用的 DLT 是由 Robert Shaw 设计的。双腔支气管导管分为左侧 DLT 和右侧 DLT，适应证见表 12-7，DLT 的产品特征见图 12-2。

2. DLT 的型号　按照惯例，DLT 的型号是依据法式导管分号。导管外径由法国型号 /3 得到。

正常的成人导管型号是 32，35，37，39 和 41F。某些生产厂商提供小至 26F 的导管。DLT 的型号的增加反映以下方面的增加：①导管整体管径；②支气管导管管径；③气管开口至支气管尖端长度。尽管导管长，但是现代 DLT 的气流阻力分布较好。一般来说，37F 号 DLT 较 OD7.5mm 的单腔气管导管产生的气道阻力小。值得注意的是，Mallinkrodt 双腔气管导管的四个型号的气道阻力都大于 OD7.5mm 的单腔气管导管。气道阻力增加归因于 Mallinkrodt 双腔气管导管的 Y 形设计，而不是导管本身。

表12-7　左侧DLT和右侧DLT的适应证

左侧DLT	不需左侧支气管切除的左侧或右侧胸腔内操作
	无放置右侧DLT的指征（见下）
	不能放置右侧DLT
	右侧主支气管短（<10mm）
	气管支气管（又称"猪"支气管）
右侧DLT	切除或分离左侧主支气管
	左肺移植
	左肺切除术
	左肺袖套状切除
	患者因素
	外生性肿瘤或狭窄累及左侧主支气管
	左主支气管断裂
	外力所致的左支气管扭曲变形（如胸降主动脉瘤）
	无法放置左侧DLT
	左主支气管锐角
	隆突移位
其他	左侧支气管支架植入

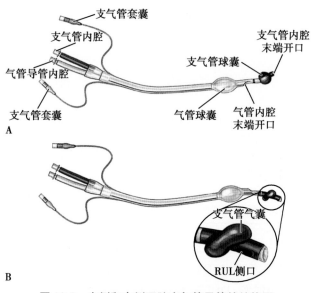

图12-2　左侧和右侧双腔支气管导管的结构图

3. 型号的选择　选择合适的DLT的型号是基于：①无创伤地通过声门、气管和支气管；②机械通气管腔可到达合适的支气管位置；③合适的套囊容积膨胀可实现充分的密封。

很多研究探讨了如何选择患者最合适的DLT型号，这些研究关注DLT的型号与以下的关系：①性别和身高的相关性；②胸片上左主支气管的大小；③胸片上气管内径的大小；④CT上测得的左主支气管的内径。每一个预测因素都不理想，也缺少理想预测因素的专家共识。

表12-8显示的是简明评价体系，基于患者身高和性别去选择DLT的型号。对正常成人

来说,通常首先选择的是 37F 或 39F(依据不同性别患者的身高调整导管型号)。虽然我们发现这种方法存在缺陷,尤其对于相对矮小的个体或亚洲人,但其提供了方便判断的初始选择。重要是识别不合适的 DLT 的型号,包括:①通过声门或气管段时紧;②需要插入的深度极度异常:插入太深或太浅;③需要更多或更少的套囊容量达到密闭性。

表 12-8　根据身高和性别的简化 DLT 的型号选择

(A)女性	身高(m)	<1.59	1.59～1.8	>1.8
	型号(F)	35	37	39
(B)男性	身高(m)	<1.68	1.68～1.8	>1.8
	型号(F)	37	39	41

如果发现导管型号不合适,就应该及时更换。DLT 的型号过小会导致肺隔离不充分或套囊过度膨胀而导致黏膜缺血。若 DLT 的型号过大,容易导致气道损伤或堵塞肺叶。

4. DLT 的置入　放置 DLT 的推荐操作步骤见表 12-9。

表 12-9　DLT 置入推荐步骤及注意点

DLT 置入推荐步骤	1. 准备:检查并确定导管套囊完好 　　使用润滑剂润滑导管头端 　　确保导丝不超过支气管头端 2. 使用 Macintosh 喉镜片的喉镜 3. 按原来的角度使支气管导管套囊通过声门 4. 拔除管芯 5. 逆时针旋转 90°(右侧 DLT 顺时针旋转) 6. DLT 继续推进直至出现轻微阻力 7. 充盈气管套囊 8. 连接 Y 形接头和呼吸回路,机械通气 9. 检查 $ETCO_2$,胸廓起伏和呼吸音 10. 注意置入 DLT 的深度 11. 支气管镜直视下进入主支气管腔 　(1)确认方向和 DLT 深度 　(2)直视下充盈支气管套囊 　(3)隆突位置可看到支气管套囊边缘 12. 支气管镜直视下进入支气管 　(1)左侧 DLT——确保不堵塞第二肺叶 　(2)右侧 DLT——确保右上肺叶正对着导管开口端及中、下肺叶不堵塞
临床注意点	1. 使用直接喉镜的 Macintosh 喉镜片可为放置 DLT 通过声门时在咽腔提供更多的空间 2. 在旋转之前拔出管芯后,继续推进 DLT 可减少管芯对气管支气管的损伤 3. 成人身高170cm,平均插管深度29cm;身高每增加10cm,DLT 置入的深度增加1cm
放置 DLT 的另一种方法	DLT 气管插管 拔出管芯 支气管镜引导下置入导管经过气管腔,到达预设的支气管 在支气管镜引导下放置 DLT 进入支气管 支气管镜确认气管导管在支气管的位置正确

5. 确认 DLT 的位置 观察胸廓起伏、听诊和支气管镜检查是常见的确认 DLT 位置的方法。其中，支气管镜检查具有明显的优势，它被认为是"金标准"。观察胸廓起伏和听诊作为主要的辅助手段，有着各自的局限性：①目测胸廓起伏细微，而且易被肺部病理因素干扰；②在序贯夹闭 DLT 管腔时，需要听诊器在每侧胸壁听诊，根据听诊结果来判断 DLT 的置入位置是否准确。图 12-3 及表 12-10 展示了左侧 DLT 置入时几种位置不佳情况下的听诊结果。但肺部病理性因素可能会影响听诊结果，研究显示仅依靠听诊去判断导管位置是否合适，可出现高达 80% 的误差。

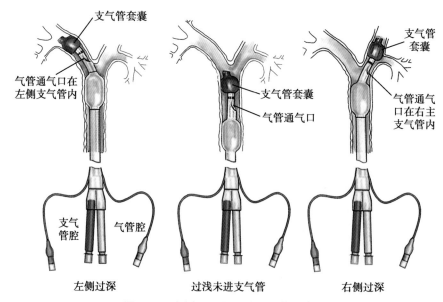

图 12-3　左侧 DLT 置入位置不佳示意图

表 12-10　左侧 DLT 置入位置不佳时的相应听诊结果

操作	呼吸音		
	左侧过深	过浅未进支气管	右侧过深
夹闭气管腔，双侧气囊充气	左肺	左、右肺均有	右肺
夹闭支气管腔，双侧气囊充气	双侧全无或非常弱		
夹闭支气管腔，支气管气囊不充气	左肺	左、右均有	右

任何确认患者气管导管位置的操作都需要使用支气管镜重新确认。

以下描述了支气管镜下气管或者支气管的图像：

左侧 DLT 显示①气管腔图 12-4A：在隆突上方，可看到膨胀的蓝色左支气管套囊边缘；患者右侧支气管。②支气管腔：左侧第二隆嵴的视野。

右侧 DLT 显示①气管腔：在隆突上方，可看到膨胀的蓝色右侧主支气管套囊边缘；患者左侧主支气管。②支气管腔图 12-4B：可见右肺上叶开口，与通气侧孔一致，同时从支气管腔可清晰地看到右侧中叶和下叶支气管开口。

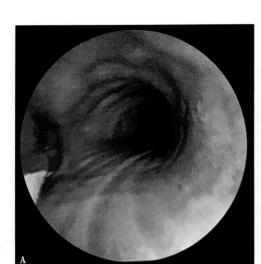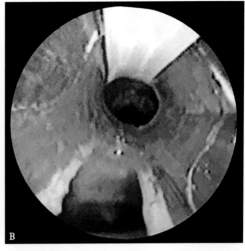

图 12-4　气管及支气管腔

支气管镜显示左侧及右侧 DLT 位置正确。A. 左侧 DLT（经气管视角）只看到少量蓝色支气管套囊在左侧主支气管内；B. 右侧 DLT（经支气管内视角）可见 6 点钟方向右上肺叶开口及中央的右侧主支气管口。

6. 左侧 DLT 常见问题处理　一般来说，主要有三种位置不当。包括导管位置太深、太浅和进入另外一侧支气管。在此主要讨论如何识别位置不当，如何纠正，如果不能确认导管位置时该怎么做，以及 DLT 插管困难时的处理。

注意：操作之前，抽吸 DLT 套囊内空气，减少套囊压力，以利于插管并减少创伤。

（1）导管置入太深

确认图 12-5：①黏膜壁紧邻气管出口（左主支气管中间）；②右侧气管出口可通过导管看到右主支气管的阴影；③左侧支气管腔可见第二隆嵴。

纠正：①把纤维支气管镜放置在气管导管顶端，退出 DLT 直至能够看到隆突；②调整导管的深度和套囊气量，充盈支气管套囊。

（2）导管位置过浅

确认图 12-6：①黏膜壁紧邻气管末端（气管壁）；②右侧气管导管上不能看见右主支气管的投影；③根据气管壁和 DLT 末端的距离，不能看见蓝色套囊；④使用支气管镜通过蓝色套囊，即可见隆突；⑤支气管腔图像可见左主支气管第二隆嵴与主支气管的距离（若 DLT 过浅，可能看到隆突）。

纠正：支气管镜进入气管导管出口，推进 DLT 看到隆突，旋转 DLT 使支气管腔进入左侧主支气管调整正确的深度和套囊气量，充盈支气管套囊。

（3）导管置入错误的支气管（左侧 DLT 误入右侧主支气管）

确认图 12-7：①气管导管开口处贴近气管黏膜壁（右主支气管侧壁）；②右侧导管开口处看不见右主支气管。③从支气管内腔可看到支气管解剖结构。

纠正：

方法 1：①支气管镜在气管腔内，DLT 退回约 5cm；②左侧主支气管方向旋转 DLT；③继续向前推进 DLT，在左侧主支气管通过支气管腔可见隆嵴；④充盈支气管套囊，确认导管深度和套囊充气量。

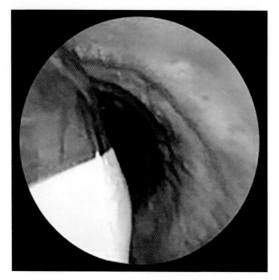

图 12-5　气管腔图像

支气管镜显示经气管腔可见左侧 DLT 插入过深。气管通气口已紧贴黏膜，右侧可见阴影。可见的黏膜是左侧主支气管内的，阴影是右主支气管口。

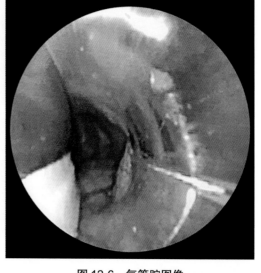

图 12-6　气管腔图像

支气管镜显示经气管腔可见 DLT 过浅。黏膜紧贴 DLT 的气管通气口，蓝色套囊可见，不见隆突。黏膜是气管壁黏膜。如果支气管镜继续深入，经过蓝色套囊，可能看到隆突。将 DLT 和支气管镜一同深入，即可纠正位置并看到隆突。

方法 2：①支气管镜在支气管腔内，退回 DLT 直至看到隆突；②支气管镜继续进入左主支气管；③沿着支气管镜推进 DLT 进入左主支气管；④将支气管镜退回气管腔，在左主支气管腔内可见隆突；⑤充盈支气管套囊，确认导管深度和套囊充气量。

注意在上述导管位置不适当中，通过气管腔最先看到的是黏膜壁。最常出现的是 DLT 置入过深。在任何情况下，使用支气管镜引导，推进 / 退回 DLT 直至见到隆突。如果仍不能确定 DLT 位置，见以下"不确定导管位置"。

（4）不确定导管位置：①将支气管镜放置在导管出口处；②退回支气管镜和 DLT 直至见到隆突；③通过辨别右侧主支气管确认隆嵴是隆突；④向前推进支气管镜进入左主支气管；⑤在支气管镜引导下推进 DLT；⑥支气管镜置入气管腔内确认导管位置；⑦充盈支气管套囊，确认导管深度和套囊充气量。

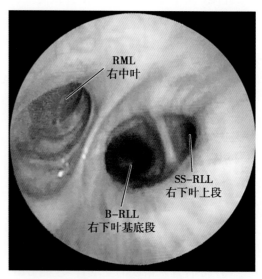

图 12-7　气管腔图像

支气管镜显示经左侧 DLT 的支气管腔可见已进入右主支气管内。需要早期识别管腔进入了右侧支气管。典型的有三个开口，排列大致呈一条线：右中叶、右下叶基底段和右下叶上段。

（5）DLT通过声门困难（困难气道）

1）选择处理困难气道的工具插入SLT确保气道通畅。

2）使用交换导管交换DLT（更小的型号）或使用支气管封堵器。

（6）过声门后置入DLT困难

原因：①DLT的型号偏大；②DLT难以通过气管软骨环（最常见）。

解决方法：①使用较小的导管；②旋转DLT 90°～180°，支气管末端与后部膜性气管相平行，以利于顺利推进导管；③如果DLT可以推进，避免过度的旋转，可使DLT进入左主支气管；④在旋转和推进之前轻柔地拔出管芯。

（7）进入左主支气管困难

原因：①DLT不能通过过窄或过宽隆突；②左主支气管角度突然变化；③隆突左倾；④DLT的型号过大不能进入主支气管。

解决方法：①选择型号较小的导管；②在推进DLT的同时让导管头端向右；③支气管镜引导下将DLT推进左主支气管（通过支气管口）；④使用右侧DLT（依据病因）或使用支气管封堵器。

7. 右侧DLT常见问题处理

注意：①右主支气管需要约大于10mm的长度，DLT才可达到足够的密封性；②右上肺叶开口部分对准支气管套囊，套囊疝出可导致漏气和肺隔离不充分。

（1）右肺上叶开口对准困难

原因：①常见，DLT置入过深（图12-8）和/或旋转过度；②少见，DLT置入对侧。

解决方法：①将支气管镜放入支气管腔，可见机械通气管侧孔，退回和/或旋转DLT；②通过气管腔再次确认隆突视野，并确定支气管套囊位置良好。

（2）右主支气管短导致的困难：右上肺叶开口较高，对准开口时DLT的支气管套囊疝在主隆突上，使肺隔离失效（即支气管套囊漏气）。有两个解决方案：①制成SLT和支气管封堵器；②将支气管封堵器置入左总支气管，封堵器使套囊不漏气。

8. 置入DLT的并发症　置入DLT的操作过程中可能出现以下并发症：①声嘶；②声带或上呼吸道损伤；③气管或支气管的损伤或穿孔（通常是部分黏膜）；④低氧血症；⑤高碳酸血症；⑥气道阻塞，动态肺过度充气（导致血流动力学改变）；⑦套囊过度膨胀导致的黏膜缺血（缩窄）。

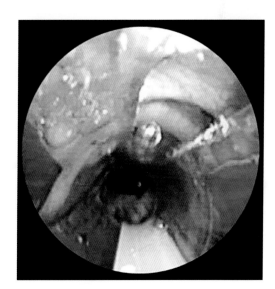

图12-8　DLT置入过深

支气管镜显示经支气管腔可见右侧DLT置入过深。通气侧孔紧贴右侧支气管黏膜，并未对准右上支气管开口。纠正时需要后退DLT直至右上支气管口进入视线。通过气管导管腔鉴定主隆突即可确认DLT在正确一侧。

（四）支气管封堵器

掌握支气管封堵器（bronchial blockers tube，BB）可以避免DLT相关的缺点。对于合并困难气道解剖而又需要行肺隔离的患者具有优势。支气管封堵器的优、缺点见表 12-11。

表 12-11   支气管封堵器的优点和缺点

优点	可通过已有的 SLT 或气管造口处置入
	较 DLT 插管简单
	如果术后需要机械通气, 手术结束时不必更换 ETT
	可用于选择性肺叶堵塞
	可用于儿科患者
	能弥补不适合 DLT 的情况
	多数导管具有中央腔, 气体可进出, 并行 CPAP 或喷射通气
缺点	肺萎陷需要较长时间(临床往往并不重要)
	定位需要较长时间(取决于操作者)
	患者摆放体位和手术操作期间可能移位, 导致气管堵塞
	用于右侧手术操作不理想(右主支气管解剖阻碍 BB 深入右支气管, 导致易于移位)
	BB 被缝线缝住
	用于吸引 /CPAP 的腔隙小

SLT: 单腔导管; ETT: 气管导管; CPAP: 持续气道正压; DLT: 双腔气管导管。

1. 设计   所有的支气管封堵器具有共同的一般特征, 但每一种在堵塞放置机制上有所不同。表 12-12 为各种封堵器 / 堵塞系统的具体设计特点。

表 12-12   各种支气管封堵器类型与特点

特点	Arndt WEB 封堵器	Cohen 封堵器	TCB 单封堵器	TCB Univent 管
型号	5F, 7F, 9F	9F	9F	成人 6.0～9.0mm 儿童 3.5mm、4.5mm
气囊形状	球形	梨形	球形	球形
气囊充气容量 /ml	5F(0.5～2) 7F(2.0～6.0) 9F(4.0～8.0)	5～8	5～8	成人 4～8
套囊类型	高容量 / 低压	高容量 / 低压	高容量 / 低压	高容量 / 低压
导入机制	尼龙导丝环	轮式设备屈曲顶端	无, 预成形顶端	无, 预成形顶端
推荐同轴使用最小 ETT	5F(4.5ETT)* 7F(7.5ETT)* 9F(8.0ETT)*	9F(8.0ETT)	9F(8.0ETT)	—
Murphy 眼	9F 有	有	无	有
中心管道内径	1.4mm	1.6mm	2.0mm	2.0mm

WEB: 线导向气管内封堵器; TCB: 扭力控制封堵器; ETT: 气管导管; * 应用较细的小儿支气管镜能减少 ETT 内径 0.5mm。

2. 一般特征

（1）空心导管，长度 50～78cm（内径 1.4～2.0mm）。

（2）导管远端末支气管套囊为相对的导向气球。

当封堵器导管一旦置入支气管、套囊充盈时，该封堵器能够阻止该支气管通气。空心导管可使肺萎陷，应用 CPAP 及吸引（尽管导管内腔小而作用有限）。

市场上可供的封堵器除转矩控制性封堵器（TCB）Univent 导管外均需要独立的 SLT。TCB Univent 导管是一种气管导管内嵌有支气管封堵器的特殊导管。

3. 支气管封堵器的并发症

（1）封堵器错位 / 移位；

（2）移位至气管；

（3）低氧血症 / 高碳酸血症；

（4）套囊压力过高所致的支气管黏膜缺血。

三、肺萎陷及评估方法

胸腔镜手术因其操作空间小，对肺萎陷的要求更高，开胸手术如果肺萎陷效果不好，术者可以人为用手压迫肺脏从而使肺萎陷，而胸腔镜手术却很难做到这一点。如果因为肺膨胀而妨碍术野暴露，术者需用器械压迫肺脏来暴露视野扩大操作范围，这种机械牵张肺泡可导致肺泡Ⅱ型上皮细胞凋亡，肺泡表面活性物质的合成与分泌减少，破坏肺泡呼吸膜的完整性，导致肺水肿以及氧合障碍的发生，从而会造成肺部挫压伤。因此，肺萎陷对于胸腔镜手术非常重要。研究表明无论是人还是动物实验，麻醉时间的延长会伴随着进行性的肺顺应性下降发生，同时动脉血氧分压下降，这种现象被解释为渐进性的肺萎陷，其原因是麻醉因素引起的肺泡塌陷而造成的。

（一）肺萎陷的发生原因与机制

1. 功能残气量下降   功能残气量平均值在 2.8～3.1L，并随着体位及麻醉通气参数的变化而变化。即使在清醒状态下，当体位由站立位变成仰卧位时，由于重力因素，腹部脏器及膈肌往胸腔方向挤压导致胸膜腔所受压力增加，呼吸做功增加，功能残气量可减少 0.7～0.8L。正常生理情况下，功能残气量能有效地防止肺萎缩，当功能残气量下降时，由于改变了肺内通气分布，肺弹性回缩力和胸壁外向力之间的平衡被打破，肺内气道闭合引起肺部塌陷。无论吸入还是静脉麻醉药均会使肌张力降低，从而引起功能残气量下降，导致肺萎陷。麻醉后膈肌张力下降，导致腹腔内压力传递到胸腔引起胸腔压力增加从而压迫肺脏，造成肺萎陷。

2. 肺表面活性物质功能下降   肺表面活性物质的作用是降低肺泡表面张力，增加肺顺应性，从而防止呼气末期肺泡萎陷；使呼吸做功减少，有助于维持正常呼吸活动。因此肺表面活性物质在维持肺泡稳定性方面发挥着重要的作用。肺表面活性物质的减少能够导致肺萎陷，而肺萎陷后亦可进一步加重肺表面活性物质的减少。其原因可能是肺组织萎陷导致肺泡上皮细胞因缺血 / 缺氧受损，肺泡Ⅱ型细胞受损后减少表面活性蛋白分泌；其次肺毛细血管通透性增加，导致肺泡表面活性蛋白渗出，最终使肺泡表面活性蛋白减少。研究显示，OLV 期间，萎陷肺组织的肺表面活性蛋白随 OLV 时间的延长而明显减少。

3. 高浓度的氧气导致吸收性肺萎陷   当手术开始时，由于打开胸膜，胸腔内变成正压，采用单肺通气模式加之 CO_2 人工气胸，使得术侧肺发生萎陷。当术侧肺回缩时使小气道关闭，使得小气道内残留的气体无法排除。肺泡内残留气体的多少与再吸收决定了肺萎陷的程度。吸入氧浓度直接影响肺泡内残余气体的吸收。由于氧气的溶解度比空气大，气体再吸收速度更快，更容易使肺萎陷，所以吸收率是随着吸入氧浓度的增加而增加的。研究表明，当吸入 100% 氧气时，从肺中排出 95%～98% 的氮气仅需 2min。氧气因其溶解度大，且能与血红蛋白结合的特性，能够在肺泡内被快速吸收，肺部毛细血管床吸收氧气后，没有软骨支撑的肺泡塌陷，从而导致肺萎陷。而空气中的氮气因其本身吸收较慢的特性从而能够延迟肺萎陷，除其本身性质外，其原因还有胸科手术单肺通气早期术侧肺血流灌注的减少，进一步导致气体的吸收减慢，从而使肺萎陷延迟；其次，气体中氮气能够降低氧分压，可引起缺氧性肺血管收缩反应，也可导致肺萎陷延迟。目前国际提倡的肺保护性通气策略建议单肺通气之前吸入 100% 氧气，以利肺部快速充分萎陷。

4. 其他影响因素

（1）术前基础疾病：慢性阻塞性肺疾病患者的肺脏长时间处于过度膨胀的状态，功能残气量增加，呼气相延长，可以耐受全身麻醉所致的肺容量下降以及肺泡塌陷，这类患者气体所致的吸收性肺萎陷仍存在，只是需要的时间稍长。

（2）年龄因素：有研究报道，年龄在 20～70 岁的成人肺萎陷的形成并不随年龄的增加而增长，但是气道闭合是随着年龄增长而明显增加。老年人更容易发生肺萎陷，原因是肺组织的弹性下降；婴幼儿发生肺萎陷的百分比大于其他年龄段；而肺不张的发生与年龄无相关性。

（3）体型因素：肥胖患者胸廓和膈肌运动受限，胸肺顺应性降低从而容易造成肺萎陷。另外，肥胖患者的功能残气量下降也易发生肺萎陷。

（二）肺萎陷的评定方法

1. X 线、CT 和磁共振成像（MRI）　传统的胸部 X 线片在诊断肺萎陷方面的敏感性及特异性都低于 CT。CT 是诊断肺萎陷的金标准。肺萎陷 CT 表现为肺组织容积缩小，形成密度增高的致密影，肋间隙变窄，心脏纵隔向患侧移位，叶间裂亦移位。但是由于其在术中实施比较困难，故不适合应用于术中肺萎陷的评定。与 CT 相比，MRI 能够获得三维立体影像且不会对研究对象造成放射性损伤。MRI 诊断肺萎陷的原理主要是依据空气中的氧原子无磁性，萎陷的肺区域不含氧原子，信号的强度不同于其他区域。然而 MRI 价格昂贵，术中检查肺萎陷难以实施。

2. 肺超声（lung ultrasound，LUS）　在全身麻醉手术过程中肺不张等肺损伤的检测只能在床旁进行，肺超声是一种快速、简便、无创、无辐射的技术，肺超声检查对麻醉性肺不张的诊断具有可靠的敏感性和特异性。

（1）肺超声检查 ALP 方法：对患者进行仰卧位扫描，左、右两侧肺部被分为六个区域，使用三条纵线（胸骨旁、腋前线和腋后线）将每侧肺分为三个部分：即前部 Anterior（A）、侧部 Lateral（L）和后部 Posterior（P）和两条轴线（隔膜和乳头），分为上下两区，即每侧肺各有六个检测区域，共 12 个检测区域。在呼气末对各个区域进行全面肺超声检查，分三个步骤：第一步为仰卧位扫查前胸壁 4 个区；第二步仍为仰卧位，扫查范围从前胸壁扩展到侧胸壁，从侧胸壁扫查中层肺野；第三步，抬高患者的同侧身体，扫查背部肺野。

（2）LUS 评分方法：A 线和 B 线可以有效的评估肺通气和肺复张的状态，因此两者的结合会有四种简单的肺超声征象：①正常 A 线，表明该区域的肺通气正常，为 0 分；②独立存在单条或多条 B 线，表明该区域的肺通气有所减少，可能存在有肺间质水肿的情况，为 1 分；③B 线融合，肺支气管充气征，表明该区域的肺通气严重减少，可能有肺水肿或支气管炎症的情况，为 2 分；④肺泡融合、肺实变、肺不张，表明该区域肺通气基本丧失，为 3 分。其分值越大提示肺的通气状态越差。评分时取严重程度最大的征象作为该检查区域的分值，两侧肺共有 12 个检查区域，故 LUS 评分的分值在 0～36 分之间。

（3）LUS 的局限性：LUS 的局限性在于它的"患者依赖性"，特别是对皮脂厚的肥胖患者，肺部超声对操作人员也有依赖性，对于缺乏经验的操作人员，难以保证诊断的正确率。虽然近年来肺部超声在诊断肺不张方面有较高的准确性，但是难以应用于胸科手术，因为胸科手术时胸部有大的敷料覆盖，会阻碍超声波的传播，从而影响检查的准确性。

3. 胸科手术术中评价方法　虽然 CT 是检测肺萎陷的金标准，但是在常规麻醉中应用困难。其他检测方法因其局限性或操作困难，也不适用于术中监测。在胸科手术中，可以通过主观判断来评定肺萎陷。肺萎陷评分（lung collapse scale, LCS）具体评分方法：0 分（相当于无肺萎陷）～10 分（相当于肺完全萎陷）。Campos 肺萎陷分级：①优：术侧肺完全萎陷，手术野暴露满意，不需要术者干预；②良：术侧肺基本萎陷，肺内仍残存有部分气体，但肺无通气，手术野暴露比较满意；③差：术侧肺未萎陷或部分萎陷，影响手术操作，需术者干预。LCS 和 Campos 肺萎陷分级评价方法是国内外常用的主观评价肺萎陷程度的方法，而且在临床研究中应用越来越普遍，这两个评价方法简单易行，便于临床应用，对于术中评价肺萎陷程度有很大的实用价值。

四、麻醉方式选择及管理要点

（一）麻醉方法的选择

一般情况下，胸腔镜手术均选择全身麻醉，但也有一些应用神经阻滞复合全身麻醉来完成手术的，这种方法能减少术中全身麻醉药的用量（包括肌松药），减少围手术期阿片类药物的使用量，降低副作用，对于胸部手术的术后镇痛也最确切，有利于患者加速康复。

（二）麻醉药物的选择

研究表明临床上常用的很多麻醉药物具有肺保护作用。胸腔镜手术麻醉的用药配伍有多种方式，根据具体情况选择合适的麻醉药和辅助性用药。

1. 七氟烷　作为临床上常用的吸入性麻醉药物，七氟烷无刺激性气味，吸入后对呼吸道刺激微弱，不会促进呼吸道分泌物增加，不会诱发咳嗽、屏气，且七氟烷具有应用方便、起效快、可控性强、术后苏醒时间短等特点。七氟烷不仅作用于氧化应激反应过程，同时可以抑制炎症细胞浸润，抑制体内炎症因子的产生，发挥抗炎作用，缓解单肺通气引起的肺组织水肿。

实验研究表明在 OLV 前 30min 给予七氟烷预处理可上调肺组织血红素加氧酶 -1 的表达，减轻肺组织氧化应激，还可以通过抑制肥大细胞活化和氧化应激减轻肠缺血 / 再灌注所诱发的肺损伤，并可抑制两者之间的协同效应。

2. 丙泊酚　丙泊酚为目前最常用静脉麻醉药之一，主要用于麻醉诱导和维持，具有快速、强效、短效、不污染环境等优点。丙泊酚可通过调节机体表达通道蛋白，减少体内炎症因子合成、分泌，且能改善单肺通气过程中的氧合作用缓解氧化应激反应。丙泊酚同样可以抑制脂质过氧化和再灌注损伤。

3. 舒芬太尼　舒芬太尼是一种特异性 μ- 阿片受体激动剂，对患者具有较好的镇痛及镇静作用，且对患者心血管系统的影响甚微，已在临床上被广泛应用于围手术期麻醉诱导及麻醉镇痛。据相关研究表明，等效的舒芬太尼与芬太尼在进行诱导时相比，舒芬太尼能更好地维持血流动力学的稳定；舒芬太尼具有较短的起效时间，并且镇痛强而持久；舒芬太尼能更有效地减轻气管插管时患者的心血管反应。

4. 瑞芬太尼　属于新型超短效阿片类药物，其分布容积小，用药后起效快、代谢快，长时间大量输注不会出现药物蓄积，且不会受患者肝、肾功能，性别、年龄、体重及血浆胆碱酯酶和抗胆碱酯酶的影响。

5. 氯胺酮　也有相应的肺保护效果，在 OLV 前雾化吸入或静脉输注氯胺酮 1mg/kg 均能有效降低血清中 IL-6、IL-8 和细胞黏附因子 -1 水平，减轻肺损伤，雾化吸入可降低气道压力，减轻氯胺酮静脉输注对循环系统的不良影响。

（三）麻醉辅助药物

近年来，很多药物作为麻醉辅助药物应用于胸科手术以发挥肺保护作用，其中以右美托咪定和乌司他丁的研究最多。

右美托咪定（dexmedetomidine）为高选择性 α$_2$ 肾上腺素受体激动剂，主要对中枢和外周神经系统产生作用。具有抑制交感神经活动、稳定血流动力学、抗炎和器官保护等诸多优点；同时也具有抑制交感神经活性、减少麻醉药物及其他镇静药物用量的作用；可诱导肺血管收缩，减轻 OLV 引起的肺内分流。有研究表明，右美托咪定可通过磷脂酰肌醇 3- 激酶信号转导途径调节细胞的存活、增殖及分化过程，进而减轻肺缺血 / 再灌注损伤，可明显减少患者 TNF-α 和丙二醛含量，改善肺功能。

乌司他丁（ulinastatin，UTI）是人尿液中分离纯化的广谱蛋白酶抑制剂，具有两个活性功能区，且不完全重叠，有很强的抑酶谱，能够同时竞争性和非竞争性抑制多种水解酶活性和炎症递质释放。研究发现乌司他丁可抑制炎症级联反应的多个环节，尤其可抑制黏附因子及中性粒细胞弹性蛋白酶等的释放，能稳定溶酶体膜，抑制溶酶体酶的释放，增强超氧化物歧化酶的活性。有效清除氧自由基，有效地抑制 IL-8 合成，阻断 IL-8 与炎症反应和氧自由基之间的恶性循环及连锁反应，从而减轻肺损伤。除此之外，乌司他丁的药理作用提示其可以抑制由水解酶、过度炎症反应、缺血和缺氧等造成的组织细胞损害，从而发挥肺保护作用。

（四）液体管理

由于肺组织没有第三间隙，导致人们普遍认为胸科手术过程中应该限制液体输入量，以免引起肺切除术后肺水肿（postpneumonectomy pulmonary edema，PPE）。现今还没有直接证据表明液体输注量和 PPE 的发生率呈正相关，目前研究只能证明过量的液体输注可能加重已经发生的 PPE。在没有活动性出血的情况下，血压降低大部分是麻醉药物的舒张血管作用引起的，可通过小剂量血管收缩药物维持，减少 PPE 的发生率。OLV 期间最佳的液体管理，应该在客观的监控策略下进行目标导向的液体管理，如依据每搏量变异（stroke volume variation，SVV）、脉搏压变异（pulse pressure variation，PPV）等相关循环监测指标进行精准的容量管理。

五、术中和术后并发症的预防及处理

（一）肺部并发症

1. 常见并发症 在胸腔镜手术中，肺部并发症位于围手术期并发症发生率及死亡率的首位。最常见的肺部并发症是肺水肿、肺不张、呼吸衰竭、肺炎及急性肺损伤，这些并发症通常是相互关联和影响的，出现任何一项肺部并发症都可能导致严重的肺部损害并进入恶性循环乃至死亡。

复张性肺水肿可能的发病机制有：①萎陷肺急速复张：术前或术中快速大量排气排液或插入双腔支气管导管后萎陷肺因大潮气量而扩张，使肺组织间隙静水压迅速下降，影响淋巴液回流，同时使肺血管内与组织间隙静水压力梯度升高，致液体外漏造成肺水肿；②胸腔内吸引负压过大：当胸腔吸引负压 >-20cmH₂O 时，可损伤肺毛细血管，使液体漏至肺泡和组织间隙，另外胸腔负压升高，回心血量增加使右心舒张末期容积增加，造成肺血量增加；③肺泡毛细血管通透性增加：肺复张时血管过度伸展，造成机械损伤，可使内皮细胞连接部裂隙增大，萎陷的肺存在缺血缺氧使肺泡上皮毛细血管内皮结构改变，大分子物质渗入肺间质及肺泡；④肺泡表面活性物质下降：缺氧可损伤肺泡Ⅱ型细胞，使肺泡表面活性物质生成减少，活性降低；肺泡表面活性物质通过降低表面张力，减少肺间质和肺泡内的组织液生成量，防止肺水肿或肺泡积液；⑤缺血后再灌注损伤：萎陷肺缺血缺氧，无氧代谢产物积聚，当肺复张时缺血缺氧改善，产生大量氧自由基，可加重内皮和上皮细胞的损伤，使肺毛细血管通透性进一步增加。肺萎陷的时间越长，压迫程度越严重，复张性肺水肿的发病率越高，当肺萎陷 >72h 时应高度重视。从萎陷肺复张到出现复张性肺水肿的时间成人为 25.6±38.8min，小儿为 33.3±66.1min。最快可在数秒钟内出现，最慢可在肺复张后 4h 才发生。

2. 肺部并发症的预防 术后肺部并发症的有效预防措施主要有以下几点，也是促进患者术后快速康复方案的主要组成部分。①早期活动：有助于减少肌无力、谵妄和肺不张的发生，是一种简单安全的措施。②充分镇痛：胸外科手术后切口疼痛可致呼吸受限并导致随后的肺不张，完善的镇痛可改善潮气量，降低术后肺部并发症的发生率。③限制补液：支持围手术期限制补液及使用利尿剂的研究非常有限，且仍颇具争议。有研究显示，对非胸科手术中合并有急性肺损伤的患者限制补液及使用利尿剂可改善患者氧合；也有报道显示，在术后急性肺损伤发生率最低的医疗中心，限制补液为其标准诊疗规范，以上两方面的证据均支持围手术期限制补液。但临床上如存在显著的低血压和休克征象时不应采用限制补液，应利用超声心动图或有创血流动力学监测指标明确血流动力学障碍的病因并进行针对性处理，以避免发生严重的医源性低血容量和休克。④膨肺措施：诱导性肺计量法、间歇性正压呼吸、胸部物理疗法及深呼吸运动对于降低术后肺部并发症的发生均有效，需注意的是，这些措施在术后需要每天重复多次进行。⑤支气管扩张剂的应用：对于合并有 COPD 及呼气流速受限的患者，依病情需要联合给予 β 受体激动剂及抗胆碱药物，可降低内源性 PEEP 以及由于 PEEP 所致呼吸做功的增加，有利于减少此类患者术后肺部并发症的发生。

3. 肺部并发症的处理 当以上预防措施无效时，对肺部并发症的有效治疗能够阻止病情进展产生严重的肺部损害并进入恶性循环。①肺不张：如出现典型的肺不张临床表现，建议应用面罩行持续正压通气，如此种方法无效，需考虑患者存在阻塞性肺不张，应行纤维支气管镜检查以去除造成肺组织阻塞的痰栓或黏液栓。②肺炎：一旦怀疑肺炎，需要立即应用足量合适的抗生素，抗生素的选择应基于患者有耐药菌定植的可能性及临床病情的严重程度，理想情况下在进行抗生素治疗前，应通过支气管肺泡灌洗术获得样本进行细菌培养，根据细菌培养结果和药敏结果制订治疗方案。③呼吸衰竭：鼻罩无创正压通气（NPPV）可作为急性呼吸衰竭患者的优先治疗措施，有研究证实 NPPV 降低了气管插管的需要，提高了肺切除术后低氧性呼吸功能不全患者的生存率。在某些情况下，如气道梗阻、血流动力学不稳定时，若行 NPPV 几小时后症状未见明显好转，则应行气管内插管。如果 NPPV 可以明显改善患者的通气状况，可以持续应用若干天，但无创通气只是一个暂时的治疗措施，积极的病因诊断和治疗更为重要。对于接受气管插管的患者，进行镇静和机械通气能够改善其预后。④镇静：镇静的目标是达到平静、舒适、易被唤醒的状态，既要避免患者因为躁动而出现危险行为（如自行拔除气管导管、引流管、监护仪导线等），又要避免过度的镇静导致的机械通气时间延长及 ICU 停留时间延长。⑤机械通气：机械通气的目标是纠正呼吸衰竭和满足机体适当的氧合，通气参数的设置应个体化，例如合并 COPD 及存在支气管残端的患者选择压力控制模式或压力支持模式优于容量控制模式。此外，一些干预措施被证实可促进患者的康复，减少机械通气的治疗周期，如轻度的镇静来培养患者的自主呼吸、物理疗法等。对于预计接受机械通气超过 14d 或接受机械通气最初几天病情没有明显好转者，行气管造口术可以改善预后，这可能与行气管造口术的患者对镇静水平要求较低并能够接受更好的物理治疗有关。

（二）循环系统并发症

胸腔镜手术后最常见的循环系统并发症是房颤和低血压。

1. 房颤 房颤可导致低血压及脑卒中的发生，需高度重视其发生风险。术前心脏彩超提示心室舒张功能降低的患者、容量限制的患者、接受硬膜外神经阻滞镇痛的患者发生低血压的风险增加；既往有短暂性脑缺血发作、合并高血压、糖尿病或年龄超过 75 岁的患者发生脑卒中的风险增加；对于这些高危人群，给予地尔硫草或 β 受体阻滞剂进行预防性治疗是合理的，这些药物已被证实对降低房颤的发生率有效。ⅠC 类抗心律失常药（如氟卡胺、普罗帕酮）和Ⅲ类抗心律失常药（如胺碘酮、索他洛尔）可用于非手术患者和心脏手术术后患者维持正常窦性心律，在胸科手术患者也可应用，但是否有同样的功效还没有足够的临床证据，而且对于胸科手术后应用胺碘酮是否可引起呼吸系统毒性还存在争议。此外，对于出现术后房颤的患者，需要注意以下几点：① 98% 的患者房颤出现在术后 4~8 周；②重要脏器的栓塞最易发生在房颤出现后的 48h 内；③在房颤发生的最初 48h 内，应根据患者情况，通过地尔硫草或 β 受体阻滞剂控制心室率；④对于低血压及有抗凝治疗风险的患者，心脏节律的治疗是禁忌的。

2. 低血压 胸科手术后低血压很常见，由于术后大多数患者都需要限制液体，但这并不是发生低血压的唯一因素，治疗应针对病因，尽可能保留那些对患者有益的干预措施。肺切除术后发生低血压的原因如表 12-13。

（三）术后谵妄与术后认知功能障碍

术后谵妄（postoperative delirium，POD）和术后认知功能障碍（postoperative cognitive dysfunction，POCD）是临床常见的急性脑功能障碍综合征。患者可表现为以记忆力和集中力损害为主要特征的认知功能损害，常持续数周至数月。在老年患者中，手术后 POD 和 POCD 的发病率分别可达 15% 和 10%~15%。现在多数研究表明 POCD 与 POD 的发病机

表 12-13 肺切除术后发生低血压的原因

心脏泵血功能受损	心肌缺血或者心肌梗死
	右心衰竭
	胸段硬膜外阻滞导致心肌收缩力下降
心律失常	房颤
	其他房性或者室性心律失常
前负荷降低	低血容量（限制性液体管理）
	大出血
	心房运动失节律
	心脏压塞
	张力性气胸
	大量胸腔积液 / 血胸
	全肺切除术后心脏疝（大血管扭转）
	全肺切除术后纵隔摆动致心脏疝形成
	心包内全肺切除术后心包补片张力过高
	肺移植后肺静脉吻合处狭窄 / 扭转
外周血管张力下降	脓毒血症
	胸段硬膜外交感神经阻滞
	手术阻断交感神经
	伴癌综合征（如类癌综合征）
右室后负荷增加	肺叶大部切除术后肺的容量血管减少
	肺栓塞

制有许多重合之处，而且术后早期谵妄是术后长期认知功能障碍的独立危险因素，炎性反应等没有得到及时控制导致持久的神经递质失调是 POD 发展为长期认知功能障碍的重要因素。

POCD 的发病原因目前还不是很清楚，临床研究的结果也是千差万别，综合起来分为麻醉因素、手术因素和患者因素。临床研究结果一致认为，POCD 的发病与年龄直接相关，大于 65 岁的人群发病率高；手术因素对 POCD 的发生有着重要的影响；麻醉方式、麻醉深度及麻醉药物也对 POD 和 POCD 的发生有着不同的影响。

到目前为止，还没有一种方法被证明可以有效地预防或治疗 POCD。对于麻醉科医师来说，一些基本原则需要遵循。提倡微创手术；预防睡眠剥夺；麻醉深度不宜过深、也不宜过浅；保持围手术期血压平稳，不要出现长时间的低血压和高血压；围手术期避免缺氧、避免 $PetCO_2$ 过低；围手术期应用多模式镇痛以减少疼痛诱发的 POD；对于 POCD 高危患者尽量选用全凭静脉麻醉或静吸复合麻醉，麻醉过程中应常规监测麻醉深度。对于发生 POCD 的患者可以尝试应用治疗阿尔茨海默病的药物进行治疗，但是临床效果并不确切。

六、恢复期的麻醉管理

麻醉恢复期的目标是让患者安全、无痛、舒适地从麻醉状态中快速恢复到正常的生理状态，且无严重不良反应。

（一）呼吸道的管理

麻醉恢复期呼吸管理的重点是保证气道通畅、避免缺氧、减少术后呼吸系统并发症。

气管插管拔除前需谨慎评估：①确保拔管后气道通畅。拔管前应在一定麻醉深度下清理气道分泌物，包括气管、支气管和口腔，双腔气管插管在不需要肺隔离后，可将小套囊放气后再次清理支气管内分泌物，备好面罩、口咽通气道、喉罩等。②确保患者能够维持足够的通气和氧合。确定患者保护性反射恢复，神经肌肉接头功能恢复，麻醉药物对呼吸的抑制作用消退；自主呼吸恢复，频率 <25 次 /min，潮气量 >8ml/kg，$FiO_2$40% 时 PaO_2>100mmHg，$PaCO_2$<45mmHg（COPD 患者 <50mmHg），SpO_2 为 99%～100%，TOF>0.9。③拔管前吸氧、适当膨肺，在吸痰拔管过程中始终供氧。④保证血流动力学稳定。无明显活动性出血，胸腔引流量 <100ml/h。⑤拔管后注意观察是否有潜在气道并发症。需常规准备气管插管器具，对存在困难气道的患者，拔管应慎重。⑥对于气管或支气管重建患者，由于术后需保持特殊体位（头低前倾位），应待患者自主呼吸完全恢复并能良好配合后拔管。⑦选择清醒后拔管还是麻醉状态下拔管应综合考虑患者开放气道的难易程度、心肺功能等因素。

（二）苏醒延迟与躁动

苏醒延迟偶见于老年肝功能不良者，应用氟马西尼能够促进恢复。不合理的麻醉用药或低体温也可致苏醒时间延长。躁动多与未完全清醒有关，重在预防，良好的术前准备、完善的麻醉计划、合适的麻醉用药，术中良好的呼吸、循环功能维护，这些对于防止术后躁动均有益处。有研究报道小剂量右美托咪定（1μg/kg）在麻醉早期应用，有助于预防术后躁动、谵妄和寒战等不适。

（三）术后镇痛

见本章第五节。

第三节　非气管插管（自主呼吸）的胸腔镜手术麻醉

一、胸腔镜手术麻醉的进展

微创手术已经成为现代外科学发展的主流方向。电视胸腔镜手术（video-assisted thoracoscopicsurgery，VATS）比传统开胸手术创伤小、恢复快、有效减少术后并发症、提高患者生活质量等优点，逐渐广泛应用于肺、纵隔、食管等胸科手术。传统胸外科手术包括胸腔镜手术麻醉大多采用气管插管单肺通气全身麻醉。为了避免呼吸运动影响手术操作，为了便于术中呼吸管理，气管插管麻醉均需要使用肌松药控制呼吸。但随着围手术期快速康复外科的发展、患者对舒适化医疗的需求，气管插管机械通气术后肌松药残留、机械通气相关的呼吸系统并发症等延缓患者术后快速康复的因素不容忽视。外科医师和麻醉科医师理应互相配合，不仅仅追求手术的微创，更应该追求围手术期各方面的微创。

传统胸外科手术的麻醉方式多采取全身麻醉下行双腔气管导管或支气管封堵器单肺通气方式，单肺通气可提供良好的术野有利于术者的操作，但同时也存在许多并发症，包括气管插管引起的术后咽喉痛、气道损伤、气道痉挛、心律失常，单肺通气导致的急性肺损伤，肌松药残留引起的神经肌肉功能恢复不全、肺部感染及术后恶心呕吐等，这些都影响了术后患者的快速康复。2004 年 Pompeo 首次报道了在非气管插管保留自主呼吸、胸段硬膜外阻滞下行 VATS 肺楔形切除术取得成功。目前,已经有各种保留自主呼吸麻醉下胸腔镜手术的报道,从较简单的低风险胸科手术,如肺组织或胸膜活检术、气胸和肺大疱切除术、手汗症双侧胸交感神经切除术、肺楔形切除术、肺减容术,到复杂的肺叶、肺段切除术、漏斗胸微创矫正手术、肺癌根治术、纵隔肿瘤切除术等,甚至极高难度的气管肿物切除与气道重建术、隆突重建术,国内外很多学者论证了自主呼吸麻醉在 VATS 手术中应用的可行性与效果。

非气管插管的电视胸腔镜手术(non-intubated video-assisted thoracoscopic surgery, NI-VATS)是患者在清醒状态或静脉药物镇静状态下,采用神经阻滞镇痛等麻醉方式开展 VATS。自主呼吸胸腔镜手术是利用人工 CO_2 气胸获得足够的手术操作空间,患者保留自主呼吸,在静脉麻醉镇静下,联合局部浸润麻醉、肋间神经阻滞、椎旁神经阻滞或硬膜外阻滞等镇痛方式,为了有效避免患者术中呛咳、喉痉挛等,可以辅助迷走神经阻滞。这样可以避免气管插管机械通气带来的不良反应和术后肌松残留作用,减少术后呼吸系统并发症、缩短术后监护室停留时间和留院时间,促进术后快速康复。

非插管麻醉也有其不足之处,其最大的风险是术中呼吸管理。Gonzalez-Rivas 等的研究指出当出现难以纠正的低氧血症和 CO_2 潴留、胸腔广泛粘连、术中大出血、肿瘤较大,特别是位于中央型的肿瘤时,需要中转为气管插管全身麻醉。

二、安全性和可行性

随着麻醉技术与对手术风险管理的不断进步,不仅使非气管插管自主呼吸麻醉应用于 VATS 成为可能,而且适用范围越来越广。

2004 年,Pompeo 等完成的清醒状态下通过胸腔镜行孤立肺结节切除术安全性的随机对照研究表明,同传统的方式比较,清醒状态下行胸腔镜手术不仅安全可靠,而且减少患者术后护理需求,缩短住院时间。Pompeo 等之后的一项清醒状态下行 VATS 肺大疱切除合并胸膜摩擦术治疗自发性气胸的研究表明,清醒状态下的非气管插管自主呼吸麻醉不仅可以顺利完成手术,还可加快术后患者的恢复速度,减少患者住院天数和住院费用。Noda 等进行的一项清醒状态下行胸腔镜手术治疗复发性气胸的研究发现,与传统的全身麻醉比较,清醒状态下的非气管插管麻醉可以有效减少术后肺炎、急性呼吸窘迫综合征等肺部并发症。随后,Tseng 等报道的 46 例连续硬膜外麻醉下行 VATS 肺楔形切除术,Chen 等报道的共 285 例肺肿瘤患者于自主呼吸非气管插管麻醉下胸腔镜肺切除术,包括肺叶切除术 137 例、肺楔形切除术 132 例、肺段切除术 16 例,进一步证实胸腔镜下行肺切除术安全可行。

Wu 等完成的一项针对 65 岁以上老年患者实施非气管插管自主呼吸麻醉行胸腔镜手术安全性的研究证实这种麻醉方法对老年患者同样可行,而且可以避免全身麻醉引起的气道、神经相关并发症。Katlic 的研究提示非气管插管自主呼吸麻醉对于 80 岁及以上的老年患者也可以良好耐受。非气管插管自主呼吸麻醉在其他胸科手术如纵隔肿瘤、手汗症等的应用也有报道。

Matsumoto 等报道了硬膜外麻醉清醒状态下行胸腺切除术的成功案例,Elia 等进行了在门诊开展区域麻醉下行胸腔镜双侧胸交感神经链切除术治疗手汗症的研究,结果显示该方法安全可行,可以在门诊进行,患者术后即可下床行走、进食,提高了术后恢复的速度,减少患者的医疗费用。也有非气管插管自主呼吸麻醉在胸腔镜下处理胸腔积液的胸膜剥脱术、胸膜活组织检查及胸腔积液细菌检查、VAST 下处理心包积液等术式中的病例报道,其至有用于间质性肺炎患者活组织病理学检查术的报道,提示此种方法可安全应用于高危患者行简单短小的胸科手术。

2015 年,Pompeo 等发表的一项在欧洲胸外科医师协会(ESTS)进行的关于非气管插管胸腔镜手术(NITS)的调查显示:105 位受访者中有 62 位表示有 NITS 经验,麻醉方法包括肋间神经阻滞、胸段硬膜外神经阻滞、椎旁神经阻滞复合或不复合镇静,或者镇静加喉罩置入等。手术术式有胸腔镜下复发性胸腔积液治疗、脓胸胸膜活检、间质性肺炎肺活检、心包开窗、纵隔活检、肺叶切除、肺减容、胸腺切除术等。大多数受访者认为由于多种并存疾病导致的高风险患者更适合采用此种方法,此方法的主要优势是加快了术后康复、降低了并发症的发生率、缩短了住院时间、减少了住院费用。存在的问题主要有咳嗽反射、膈肌运动和肺运动对手术操作的影响等。总之,调查显示 NITS 在 ESTS 成员中已广泛应用,绝大多数受访者认为 NITS 的应用将会进一步增加,未来多学科的合作将会促进这一技术的发展。

三、麻醉前评估与准备

(一)患者选择

非气管插管麻醉的气道管理是此类患者麻醉管理中的重点和难点,并非所有 VATS 患者适合行 NIVATS。行 NIVATS 的前提是取得患者和家属的同意与配合,麻醉科医师与手术医师充分沟通评估,剔除高危患者,包括:①ASA 分级Ⅳ级及以上;②循环系统衰竭、心脏功能失代偿;③困难气道、气道解剖异常;④中、重度肺功能障碍;⑤呼吸系统疾病包括支气管扩张、慢性阻塞性肺疾病等病史;⑥感冒、咳嗽等气道高反应状态;⑦预计手术操作难度大、风险大、时间长;⑧饱胃、腹内压及颅内压增高等高危反流误吸患者;⑨凝血功能异常及其他出血性疾病;⑩肥胖,BMI≥28kg/m²;⑪妊娠等其他不适合入选情况。然而,对于一些心肺功能差、术中不能耐受单肺通气或者气管插管困难患者,保留自主呼吸的非气管插管麻醉反而是更好的选择。对于如何选择麻醉方式和通气方式,还需结合具体情况,目前尚无统一规范和标准,麻醉科医师对该方法掌握的程度也是成败的关键。

(二)麻醉前评估

1. 一般情况评估 询问患者病史及既往史,依据体格检查、实验室检查和特殊检查评估患者耐受手术和麻醉的能力。

2. 气道及呼吸系统评估 评估患者困难气道分级,存在潜在困难气道患者在术中需更改麻醉方式时,可能因无法快速建立气道或实施肺隔离而危及患者安全,如 Mallampati 分级≥3 级,需慎用此种麻醉方法;呼吸道分泌物较多时不适宜应用此种麻醉方法,应采取双腔气管插管实施肺隔离。

3. 心血管系统评估 手术造成气胸后,纵隔移位、纵隔摆动、胸膜及肺门组织的牵拉均可引起循环波动或诱发心律失常,术前应根据患者病史有无相应症状、体征,结合心电图、超声心动图等辅助检查结果,综合评估心血管功能。

4. 其他 询问患者有无其他合并疾病,有无服用抗凝药物或其他特殊用药;检查拟穿刺动脉情况,行 Allen 试验;如行中心静脉穿刺,建议超声评估后或超声引导下进行。

(三)麻醉前准备

按常规胸腔镜手术麻醉备相应型号的支气管导管或支气管封堵器,准备麻醉机、可视喉镜、能通过支气管导管（或可引导支气管封堵器放置）的纤维支气管镜，单腔气管导管、喉罩或鼻咽通气道、吸痰管、面罩等全麻用品，静脉输液泵包括 TCI 泵。监测 IBP、ECG、HR、SpO_2、潮气量、呼吸频率、$PetCO_2$、BIS、体温、血气分析等。准备局部麻醉药（罗哌卡因、利多卡因）、静脉麻醉药及镇痛药物（右美托咪定、丙泊酚、瑞芬太尼、术后镇痛药等）、心血管活性药物、抗心律失常药、麻醉辅助药、人工胶体等。术前常规应用抗胆碱药物。

四、围手术期麻醉管理

胸腔镜手术的麻醉，除了在术中维持适当的麻醉深度，还需解决术中手术的术野问题，即患侧肺的肺萎陷，术中医源性人工气胸的形成机制，是自主呼吸麻醉胸腔镜手术的理论基础。

（一）麻醉选择

非气管插管胸腔镜麻醉方式大多采用的是静脉全麻复合区域神经阻滞。常见的区域神经阻滞包括肋间神经阻滞、迷走神经阻滞、膈神经阻滞、前锯肌平面阻滞、胸椎旁神经阻滞和硬膜外麻醉。

1. 胸腔镜直视下的肋间神经阻滞　操作简单、成功率高、镇痛效果确切，满足手术的同时有助于术后镇痛。

2. 硬膜外麻醉　穿刺选择 $T_{4\sim5}$ 节段，麻醉平面维持在 $T_{1\sim8}$，但胸段硬膜外麻醉操作技术要求高，注意防范硬脊膜穿破、全脊髓麻醉等风险。

3. 胸椎旁神经阻滞　胸椎旁神经阻滞对机体的影响较小，血流动力学更加平稳。得益于超声引导在区域神经阻滞的应用，超声引导胸椎旁阻滞大大提高了成功率，减少了并发症，镇痛效果更加确切，能有效地规避胸段硬膜外麻醉的相关风险。

4. 辅助用药　为了便于术中麻醉管理，降低患者方面术中不配合带来的风险，常常需要配合应用镇静、镇痛药物，如丙泊酚、瑞芬太尼等。必须严密观察患者生命体征，注意静脉镇静镇痛药物所带来的对循环及呼吸的抑制作用。

（二）麻醉方案

1. 静脉用药　右美托咪定持续泵注维持，丙泊酚、瑞芬太尼 TCI 模式输注，置入喉罩时可短时增大丙泊酚及瑞芬太尼输注浓度；维持 BIS 值在 30～60；待手术结束，关胸膨肺后停药。

2. 局部用药　①切口周围局部浸润：切皮前行切口周围局部浸润麻醉，用药为 0.5% 罗哌卡因；②肺表面麻醉：进胸后 0.5% 罗哌卡因喷洒肺门及肺表面；③椎旁神经阻滞（或椎旁肋间神经阻滞）：胸腔镜直视下行椎旁神经阻滞或椎旁肋间神经阻滞，阻滞范围为第 3～7 肋间，用药为 0.5% 罗哌卡因；④迷走神经阻滞及膈神经阻滞：右侧阻滞部位为奇静脉弓上迷走神经 + 右侧膈神经，左侧为主动脉弓前迷走神经 + 左侧膈神经，用药为 2% 利多卡因。

手术时间超过 3h 酌情追加椎旁神经阻滞（或椎旁肋间神经阻滞）、迷走神经及膈神经阻滞；手术较简单，如简单肺大疱切除无胸腔粘连等，可仅行手术切口区域肋间神经阻滞 + 肺表面局部麻醉药喷洒。

（三）术中呼吸管理

1. 气道管理　行肺癌根治术、肺叶 / 肺段 / 肺部分切除术的患者可采用鼻咽通气道或喉罩维持气道通畅，接麻醉机（自主呼吸模式，限压调至零）及 CO_2 采样管，如需辅助通气或膨肺使用经面罩或喉罩给氧方式进行；行纵隔肿瘤切除术或手汗症交感神经链切除术者建议置入喉罩，接麻醉机（自主呼吸模式，限压调至零）及 CO_2 采样管；避免吸入纯氧。

2. 呼吸频率及潮气量调节 手术开胸后患者潮气量下降，呼吸频率出现不同程度的加快，通过调节镇痛与镇静药物使呼吸频率维持在 15～18 次 /min，潮气量在 300ml 左右（根据 $PetCO_2$ 评估是否存在明显通气不足）。

3. 纵隔摆动和反常呼吸 人工 CO_2 气胸后手术侧胸腔压力增加，导致肺发生萎陷。自主呼吸下因双侧胸腔压力不等，加之手术牵拉、疼痛刺激及呼吸道不畅等情况可出现纵隔摆动及反常呼吸。术中保持气道通畅，提高 FiO_2，完善迷走神经阻滞，适当加深麻醉深度，可有效改善情况。

4. 咳嗽反射 VATS 对肺组织频繁的牵拉、拖拽，在自主呼吸情况下常可引起咳嗽反射。胸腔镜直视下同侧迷走神经阻滞，或术前雾化吸入利多卡因可改善这种操作引起的咳嗽反射；另有学者研究发现颈胸段星状神经节阻滞也可减弱咳嗽反射。

5. 低氧血症 通气量明显减少时发生低氧血症，可通过适当辅助通气解决（小潮气量、避免造成术野动度过大影响手术操作）；行纵隔肿瘤切除术的患者出现低氧血症应首先考虑有无对侧胸膜损伤所致双侧气胸，如有对侧胸膜损伤，与外科医师配合膨肺后修补破损胸膜即可解决；严重低氧血症应考虑更改麻醉方式。

6. 高碳酸血症 开胸后多数患者 $PaCO_2$ 出现不同程度的升高，$PaCO_2$ 值可达 45～60mmHg，pH 下降至 7.25～7.35，一般手术结束膨肺后 5～10min 时血气结果均可恢复正常；这种允许性高碳酸血症的持续时间及程度应考虑患者心、脑血管情况结合血流动力学状态来评估其耐受程度，必要时进行干预。

7. 肺复张 手术结束同常规胸腔镜手术一样进行肺复张，采用面罩 + 鼻咽通气道或喉罩进行辅助通气膨肺，确保手术侧肺充分复张。

（四）术中循环管理

开胸后纵隔移位及纵隔摆动可造成中心静脉压升高、回心血量减少、心排量降低、血压降低、心肌灌注减少；手术牵拉及对肺门、胸膜的刺激可能引起迷走神经反射；高碳酸血症可诱发心律失常。麻醉中应实施持续 5 导联 ECG 监测和 IBP 监测，保持适当的输液速度及输液量（应考虑胸科手术液体管理特点，避免液体负荷过重），必要时应用血管活性药物（麻黄碱、多巴胺、去甲肾上腺素等）。

行手汗症交感神经链切除术的患者术中循环波动经常较大，主要原因有：①应用镇静镇痛药物后血管扩张容量相对不足；②椎旁神经阻滞对胸交感神经的影响导致血压下降；③术中体位为沙滩椅位，下腔回流明显减少；④手术应用 5mm 或 3mm 腔镜，进胸后由于切口较小，肺萎陷缓慢，经常采用胸腔内正压加速肺萎陷，纵隔受压及移位明显；⑤手术为双侧，一侧膨肺关胸后另一侧开胸又重复之前过程，纵隔向非手术侧移位；⑥膨肺时由于切口较小常使用负压吸引辅助，如此时另一侧开胸则进一步增加纵隔移位；⑦部分患者禁食禁饮时间较长，术前容量不足等。

处理方案：①接台手术患者术晨口服含糖清饮料（术前 2h 饮用含糖清饮料 200ml）；②术中沙滩椅位时适当抬高双下肢以增加下腔静脉回流；③一侧膨肺关胸后再开始另一侧手术；④多巴胺 2～8μg/（kg•min）泵注。

五、麻醉方式更改预案及风险管理

当患者出现持续性的低氧血症和高碳酸血症、纵隔摆动和反常呼吸、频繁的呛咳、阻滞效果欠佳和镇静控制不佳、血流动力学难以维持稳定等情况；或者术中出现不可预测的情况，如胸腔广泛粘连、改变手术术式、术中渗血多、大出血等危及生命的情况，必须果断更改麻醉方式，以保证患者呼吸和循环的稳定。上述紧急情况下更改麻醉方式可先快速诱导单腔气管插管保证通气，待患者呼吸循环稳定后再更换双腔气管导管或置入支气管封堵器进行单肺通气；若非紧急情况且麻醉科医师评估当时体位下行双腔气管插管难度不大也可直接行双腔气管插管。

小结：非气管插管 VATS 在合适的病例和团队协作中，是可以使患者从中获益的。这需要手术团队、麻醉团队、护理团队之间相互配合。麻醉科医师和手术医师均应根据自身情况建立自主呼吸下胸腔镜手术的麻醉管理或手术操作的学习曲线，平衡好质量、安全与效率。我们充分肯定非气管插管麻醉 VATS 的前途和给患者带来的益处，但仍然需要更多的临床研究与经验的积累和技术方面的改进，这样才能促进胸外科整体微创和快速康复理念的发展。

第四节　胸腔镜下心脏手术的麻醉管理

电视胸腔镜心脏手术自 20 世纪 90 年代初开展以来，受到越来越多患者和医师的青睐，手术量逐年上升，迅速成为心血管外科及相关专业领域的研究热点。胸腔镜心脏手术较传统胸骨正中直切口心脏手术而言，其手术入路为胸壁侧切口且切口小，操作术野小，手术操作对机体干扰相对少，术后疼痛程度轻、术后恢复时间短。许多种类的心脏手术均能在胸腔镜辅助或全胸腔镜下完成，而国外更是应用机器人辅助系统完成了大量的心脏微创手术。由于胸腔镜在心脏外科应用时间较短而操作技术相对欠熟练，适宜行胸腔镜手术的患者具有一定的年龄、体重、疾病类型和病情分级的限制。

一、胸腔镜心脏手术的适应证和禁忌证

心脏外科领域里的大部分手术现已能在全胸腔镜或胸腔镜辅助下开展，适应证包括：房间隔缺损修补术、部分房室间隔缺损修补术、二尖瓣置换或成形术、三尖瓣成形术、心房黏液瘤摘除术、非体外循环下心房纤颤射频消融、冠状动脉旁路移植等。根据技术水平不同，不同医院对胸腔镜心脏手术的适应证掌握有所差异。

以下情况是胸腔镜心脏手术的禁忌证：①胸腔病变手术史，胸膜、心包粘连严重者；②气管、支气管严重畸形，无法行双腔气管插管或支气管插管者；③心肺功能差，不能耐受单肺通气者、重度肺动脉高压；④外周体外循环危险者，如股动脉钙化或狭窄、深静脉血栓形成；⑤肝肾衰竭；⑥出血倾向；⑦30d 内发生过心绞痛；⑧30d 内发生过脑卒中。

二、围手术期麻醉管理

（一）快通道麻醉
目前大多数胸腔镜下心脏手术的体外循环时间及主动脉阻断时间还是较传统胸骨正

中直切口心脏手术要长。但由于此类手术均为微创手术，机体应激反应及心肌损害较小，尽管较长时间的体外循环和主动脉阻断会引起机体炎症因子水平增高，但术后重症监护室（ICU）停留时间、机械通气时间、住院时间均短于传统心脏手术，术后胸腔引流量较少。

适宜行胸腔镜心脏手术的患者多数病情偏轻，结合胸腔镜手术微创的特点，此类患者尤其是单纯的房间隔缺损修补术、室间隔缺损修补术较适合行快通道麻醉。快通道麻醉模式有助于早期拔管，缩短术后机械通气时间、ICU 停留时间、住院时间，减少术后肺部感染等并发症。以短效、速效阿片类药物为主要镇痛药物，同时复合吸入麻醉气体的静吸复合麻醉是大多数心脏快通道麻醉的首选方案。快通道麻醉的实施原则是既要维持足够的麻醉深度，保证血流动力学的稳定，又要术后早期拔管、快速恢复。为确保快通道麻醉的安全，必须加强术中麻醉深度监测。

（二）术中监测

术中监测与其他心脏手术要求类似，但应重视脑灌注的监测和食管超声（transesophageal echocardiography，TEE）的应用。

胸腔镜心脏手术体外循环的建立通常为颈内静脉、股静脉和股动脉插管，导管管腔偏小及逆行插管灌注可能引起引流不畅及大脑灌注不足而导致脑血管意外。放置 TEE 引导静脉插管至上腔静脉入口处，可确保静脉引流通畅并及时发现缺损修补残漏、瓣膜置换后瓣周漏和瓣膜工作异常等情况。经颅超声多普勒（transcranial doppler，TCD）应作为常规监测以确保体外循环期间大脑有足够的灌注。此外，近红外光谱脑氧饱和度仪（near Infrared spectrum instrument，NIRS）、颈静脉球部氧饱和度（jugularvenous bulb saturation，$SjvO_2$）、质子磁共振波谱（magnetic resonance spectroscop，MRS）和脑电图（electroencephalogram，EEG）等监测项目亦能及时发现脑组织供血不足。

TEE 监测在胸腔镜心脏手术中的应用至关重要，其用途包括：①指导体外循环插管；②判断有无主动脉瓣反流，是否需要处理以及是否需要逆行灌注停跳液；③判断二尖瓣病变情况，指导选择手术方式；④判断三尖瓣病变是否需要处理；⑤观察房间隔缺损大小、位置；⑥观察左心房肿瘤大小、位置及形态；⑦估测肺动脉压力；⑧评估心脏功能及节段性室壁运动异常；⑨指导排气；⑩评估手术效果，如瓣膜成形效果，人工瓣膜位置、功能，有无瓣周漏，有无残余分流；⑪评估心脏功能、容量状态，指导脱离体外循环。

（三）循环管理

胸腔镜下体外循环心脏手术的循环管理与其他心脏手术的管理原则相同，而其特殊之处在于直观判断心脏收缩及容量状态较为困难，需结合术中监测指标以达到准确判断的目的。因手术切口较小，置入体内除颤电极困难，入手术室后应贴体外除颤电极，以备体外除颤时使用。

（四）呼吸管理及肺保护

胸腔镜心脏手术中通气大多采用双腔气管插管，非体外循环及体外循环并行期间胸腔内操作时，行左侧单肺通气，使右肺相对萎陷，以利于手术进行。小儿无双腔气管插管，可采用单腔气管插管，必要时将单腔气管插管插入左主支气管单肺通气或采用双肺低潮气量高频率通气。

单肺通气易造成低氧血症，术中肺保护不佳可能引起肺气体交换功能下降，体外循环后尤为明显。钙离子通道阻滞剂、硝酸盐类、硝普钠、β_2 肾上腺素受体激动剂、一氧化氮与吸入麻醉药均可抑制缺氧性肺血管收缩，术中应尽量避免使用。

随着外科、麻醉和体外循环技术的提高，心脏手术后病死率明显下降，但是术后肺功能不全仍然是心脏手术病死率的主要原因之一。心脏手术患者术后几乎都存在不同程度的肺损伤，表现为从肺功能改变的亚临床症状（约98%）到严重的急性呼吸窘迫综合征。胸腔镜下体外循环心脏手术操作复杂、术野小，术中需要较长时间单肺通气。术中操作可能伤及右肺，所以理论上胸腔镜心脏手术患者肺损伤概率更大、程度更严重。因此，在胸腔镜心脏手术中应积极采取肺保护策略，包括：①避免缺血、缺氧；②减少机械挤压或牵拉；③减少体外循环肺损伤；④控制输液、输血，术中左心引流减压，避免心源性肺水肿；⑤应用糖皮质激素、氨茶碱，防治支气管痉挛；⑥及时清理呼吸道分泌物及血液；⑦控制气道峰压 $<30cmH_2O$，减少机械通气性肺损伤；⑧关胸前充分膨肺，防治肺不张。

三、体外循环管理

尽管胸腔镜心脏手术患者术后 ICU 停留时间、机械通气时间、住院时间均短于传统胸骨正中直切口心脏手术，但在手术死亡、二次手术及心源性死亡等不良预后事件上两者并无明显差别，甚至胸腔镜心脏手术由于转流时间较长导致转流相关的并发症如卒中、血管损害、肢体缺血等不良事件发生率高于开胸心脏手术。

胸腔镜下体外循环心脏手术动脉灌注管不能直接经升主动脉插入，股动脉是最常用的动脉插管位置。若采用一根二级股静脉插管，不经右心房手术的患者可插入右心房；经右心房手术的患者一级引流口应该位于上腔静脉内，二级引流口应该位于下腔静脉内。术前应对患者进行增强 CT 扫描以排除血管病变及解剖变异。术中使用多普勒心血管超声引导股静脉插管至上腔静脉入口，避免穿破腔静脉和右房，引导股动脉逆行插管避免损伤血管造成腹膜后血肿等并发症。有报道证实，逆行灌注有可能增加神经系统并发症发生率，老年患者由于常合并外周动脉粥样硬化，逆行插管可引起股动脉夹层、斑块脱落堵塞主动脉分支而使相应器官发生缺氧缺血和神经系统并发症的发生率增高。股静脉插管由于管腔较小或放置不妥当可导致静脉引流不畅而不能满足体外循环的需求，除应用多普勒超声引导股静脉插管至上腔静脉入口外，颈内静脉插管加强上腔引流及使用离心泵进行负压辅助引流可明显改善引流不佳的情况。负压辅助引流的负压值以不超过 50mmHg 为宜，过高的负压值可增加转流过程中红细胞破坏而造成血红蛋白尿甚至导致急性肾衰竭。

目前大多数胸腔镜心脏手术主动脉阻断均采取传统的阻断钳阻断法，虽有报道可采用主动脉内球囊阻断法，但球囊位置容易发生位移而阻断无名动脉影响大脑灌注导致神经系统损伤。平衡超滤技术可有效滤除体外循环过程中由于血液同循环管道和氧合器等非生理性物质表面接触、器官缺血再灌注、手术损伤等多种因素产生的大量炎症介质。

四、常见风险及并发症的防治

胸腔镜下心脏手术对手术和围手术期麻醉管理都是全新的挑战。心脏手术本身就是高风险的手术，再加上全新的胸腔镜操作技术，难度大大增加，手术时长、体外循环时间有所延长。随着每个环节的时间延长，各种风险都要重新评估，包括患者心功能状况、术中出血、体外循环对患者机体的影响、体外循环后停机困难、术后患者心功能恢复情况、麻醉方式及用药配伍的调整等一系列潜在风险。

胸腔镜心脏手术较开胸直视下心脏手术而言，其操作空间大大减少、操作幅度小、精细度要求高、要求手术医师过硬的心理素质和技术基础。术中的操作稍有偏差容易造成大出血而紧急中转开胸；术后吻合口瘘、残余瘘、瓣周漏、瓣膜反流等并发症的发生概率也增加，不容小觑；胸腔镜心脏手术的麻醉均采用单肺通气，术中容易且经常出现低氧血症；手术对肺组织的牵拉及机械压迫，容易导致术后气胸、肺不张等并发症；股动、静脉插管时如果插管不顺利，则需反复插管，会对血管内皮造成损伤，增加了出现血管夹层的风险。国内外的一些文献报道认为胸腔镜心脏手术的心肺转流时间比直视下转流时间长 25%，因此术后也比较容易出现血红蛋白尿。胸腔镜心脏手术的麻醉均采用单肺通气，容易发生低氧血症，对本身就有心脏疾病的患者心肺功能造成进一步的影响。

胸腔镜心脏手术的顺利进行与成功与否，一方面有赖于手术医师的技术水平，另一方面也依赖于先进的手术器械。此外，胸腔镜心脏手术的手术时间长，甚至有中转开胸手术的风险，所需的医疗费用也较高，这些因素也限制了此项技术的发展和推广。但是，随着科学技术的发展，医学上对微创技术的不断追求，在加速康复外科、舒适化医疗的大背景下，胸腔镜微创心脏手术也必然是未来发展的趋势。目前，西方医学发达国家的胸腔镜心脏手术发展已领先国内，有的甚至开展了机器人辅助下的心脏外科手术，并取得良好的效果。国内对于该手术的开展还处于探索阶段。随着我国科技的发展、社会的进步，医疗水平也必然逐渐提高，胸腔镜心脏手术也会更适用于中国社会发展的现状，将来成为我国微创心脏外科发展的主流方向。

第五节　胸腔镜手术围手术期疼痛管理

世界卫生组织把血压、呼吸、脉搏、体温和疼痛列为"五大生命体征"。可以看出人们对疼痛的重视，这也促使对疼痛的研究越来越多。胸腔镜的使用使得胸科手术对胸壁皮肤、筋膜和肌肉等组织损伤减少，对机体的创伤大大降低，术后患者痛感明显减轻。然而，胸腔镜手术患者术后 24h 内仍然普遍反映有较强烈的痛感。传统开胸手术术后疼痛属于重度和剧烈疼痛，其 VAS 评分可达 8～10 分；微创的胸腔镜手术虽有所减轻，但也属于中重度疼痛，其术后评分仍可达 5～7 分。

与传统开胸手术的直接创伤所产生疼痛的原因有所不同，胸腔镜手术疼痛与手术操作导致的器械压迫及牵拉有关。胸腔镜操作时器械对切口周围组织及肋骨产生压迫，胸腔镜套管的固定，反复支点杠杆作用，对其周围神经造成损伤甚至造成肋间神经瘤、神经炎，进而加重术后疼痛。术后放置的胸腔闭式引流管也可对胸膜产生刺激，有时可成为患者术后主要的疼痛来源。

随着术后快速康复和舒适化医疗深入人心，更多的医疗从业者和患者都意识到术后镇痛的必要性。术后镇痛可以减轻甚至消除手术后各种创伤导致的疼痛和不适；提高患者术后的舒适感；减少不良反应的发生，特别是术后呼吸系统并发症的发生；减少各个系统受疼痛的影响，有利于系统功能的恢复；有利于术后的康复；同时也增强了临床的治疗效果。

胸腔镜手术术后镇痛可采取多种药物联合、多种给药途径、个性化用药等提高镇痛效果，降低术后镇痛并发症的发生率。

一、常用的镇痛技术

（一）切口周围局部浸润

该镇痛方法操作简便、安全、有效，适用于各类的小型和中型胸科手术术后镇痛。该法由外科医师术后直接沿着手术切口给予长效局麻药罗哌卡因，或者在切口皮下埋置导管进行后续的泵注给药。局部浸润阻滞的镇痛效果可延伸至术后 1d。罗哌卡因是局部浸润的首选药物，它是一种新型长效酰胺类局麻药，其作用时间较长，并且在心脏和神经毒性上，罗哌卡因要低于布比卡因。

（二）神经阻滞

胸腔镜手术术后镇痛采用神经阻滞可以达到良好的效果，常用方法包括：肋间神经阻滞（intercostal nerve block，INB）、胸椎旁神经阻滞（thoracic paraver tebral block，TPVB）和胸段硬膜外阻滞（thoracic epidural block，TEB）。随着神经刺激仪和可视化技术在麻醉领域的应用，在超声引导定位技术和神经刺激仪指导下行神经阻滞操作，其成功率大大提高，并发症的发生率降低。常用的局麻药为布比卡因、左布比卡因、罗哌卡因等酰胺类局麻药，其对感觉神经阻滞要优于运动神经。

1. 肋间神经阻滞（INB）

（1）INB 的解剖特点：肋间神经由胸脊神经从椎间孔穿出，沿肋间分布，走形于胸膜和肋间筋膜之间。肋间神经分为前、后两支，后支较细，向后方走行，进一步发出分支支配小关节突和背部肌肉、皮肤，前支较粗向侧方走行，通过相应肋骨内侧缘的肋沟，与肋间动脉、静脉伴行，移行为肋间神经。肋间神经沿途分支支配肋间肌、胸横肌等。胸腔镜手术操作钳套管固定、压迫、操作时的杠杆支点作用可使肋间神经受损、水肿等造成术后肋间神经痛，影响患者术后呼吸运动，增加呼吸系统并发症的发生，若形成慢性疼痛则严重影响患者生活质量。

（2）INB 的优缺点：与 TEB、TPVB 相比，在超声引导下 INB 具有位置表浅、容易识别、安全系数高、阻滞成功率高、并发症少等优点。但单根肋间神经阻滞范围小，通常需要根据手术切口进行多节段或者双侧阻滞才能达到满意的镇痛效果。镇痛持续时间较短，即使是长效局麻药，镇痛效果一般也只能维持 10h 左右。

（3）INB 的临床应用：肋间神经阻滞是胸壁麻醉中基本神经阻滞技术之一，单一或者多水平肋间神经阻滞适用于几乎所有胸廓手术或者上腹壁手术。目前已有多项临床研究表明，INB 可安全、有效地用于胸腔镜手术的术后镇痛。INB 的主要并发症包括阻滞失败、气胸、肋间动脉损伤出血、局麻药中毒等；肥胖、胸廓畸形等可以增加并发症发生的风险，在超声引导下加上良好的操作技术可以有效地降低并发症的发生率，而在胸腔镜手术中，亦可在胸腔镜直视下操作，安全性高、不良反应少。

2. 胸椎旁神经阻滞（TPVB）

（1）TPVB 的解剖特点：胸椎旁神经从相应的椎间孔穿出后发出折返支，从椎间孔折返支配脊柱韧带、硬脊膜及相应椎骨；通过白交通支的有髓鞘节后纤维，发出纤维至交感神经系统和前侧初级分支，后侧的分支走向靠后，发出分支支配小关节、背部肌肉和皮肤；较大的前侧分支移行为肋间神经。胸椎旁神经包含感觉和运动神经纤维，故向椎旁间隙注入局麻药可以影响相应区域的感觉、运动和交感神经纤维。

（2）TPVB 的优缺点：与 INB、TEB 相比，TPVB 镇痛效果确切。单侧胸脊神经阻滞可以在头侧至尾侧多个椎体水平扩散，可进行单次阻滞或置管，对呼吸循环影响较小。传统的椎旁神经阻滞依靠体表定位及阻力变化确定椎旁间隙，技术要求较高，阻滞成功率偏低，超声引导下行 TPVB 可准确定位、安全系数高、并发症少。但操作不当可引起气胸，用药过量可引起广泛的交感神经阻滞导致体位性低血压；胸椎椎旁间隙并非是一个密闭的腔隙，局麻药容量足够大时可以扩散至邻近的椎旁神经及硬膜外腔。

（3）TPVB 的临床应用：近些年来 TPVB 安全、有效地用于胸腔镜手术的术后镇痛。其出现硬膜外血肿的风险低，对于有硬膜外镇痛禁忌证的患者可以考虑使用该方法。这项技术的难点是阻力消失的感觉远比硬膜外穿刺小，且置管很困难，另外针很容易刺破胸膜，这些都会使药物无法扩散到椎旁间隙。因此，很多麻醉科医师放弃使用该方法。近些年随着超声引导神经阻滞在麻醉中的应用，这项技术又重新回到麻醉科医师的视野。

3. 胸段硬膜外阻滞（TEB）

（1）TEB 的解剖特点：脊髓硬膜外腔在头侧借骨膜和硬脊膜与枕骨大孔相连，延伸至骶裂孔，环绕硬膜于前后纵韧带，侧方被椎间孔和椎弓根围绕，后方为椎板和黄韧带所固定，胸段硬膜外腔内含脂肪、静脉丛、动脉、淋巴管和一些相连的组织。硬膜阻滞是将局麻药注入硬膜外腔内，阻滞相应节段椎间孔穿出的神经根从而调节麻醉平面。胸段硬膜外属于高位神经阻滞，通常控制麻醉平面在 $T_{4\sim12}$ 之间。在超声视野下 T_1、T_2 与 $T_{10\sim12}$ 硬膜外间隙并无差别，$T_{3\sim9}$ 硬膜外间隙无论是在形态上还是在功能上都有其独特性，$T_{3\sim9}$ 椎体的棘突向下倾斜形成锐角，超声引导下 $T_{3\sim9}$ 节段硬膜外阻滞穿刺入路需要采用旁正中斜行穿刺或经椎间孔穿刺进行硬膜外腔阻滞，同时由于相邻棘突紧密相贴，限制了超声的声窗，从而对超声引导的使用造成一定的影响。

（2）TEB 的优缺点：与 INB、TVB 相比，TEB 有以下优点：能有效降低心脏后负荷、改善肺功能、降低深静脉血栓发生率和抑制应激反应。其缺点包括：技术要求精细、穿刺风险大、起效时间长、影响循环稳定，以及与操作相关的并发症如硬膜外血肿、全脊麻等，而高位的硬膜外阻滞对循环、呼吸影响更为明显。超声引导下能大大降低并发症的发生率，提高成功率，同时需要熟练的超声使用技巧。

（3）TEB 的临床应用：硬膜外阻滞是胸腹部手术中传统、安全、有效的镇痛方法，也适用于胸腔镜手术的术后镇痛。鉴于 TEB 的优缺点，胸段硬膜外穿刺对操作者技术要求较高，对患者的自身条件要求较多（有椎管内麻醉禁忌证者不能实施），对循环系统影响较大。另外，患者术后变换体位可能导致硬膜外导管打折、移位、脱出，甚至刺破血管，引发局麻药入血等并发症。

二、全身用药途径

胸腔镜手术术后镇痛的全身用药途径有：口服、肌内或静脉注射镇痛剂；自控静脉镇痛法（PCIA）。

（一）非甾体抗炎药（nonsteroidal anti-inflammatory drugs，NSAIDs）

NSAIDs 非甾体抗炎药通过抑制环氧化酶（COX），使前列腺素的合成减少，发挥其解热、镇痛、消炎作用。NSAIDs 通过抑制前列腺素的合成，抑制机体痛觉感受器对致痛物质的敏感性，产生中等程度的镇痛作用。对慢性疼痛如头痛、关节肌肉疼痛、牙痛等效果较好。传统开胸手术术后疼痛剧烈，但胸腔镜手术切口小，术后疼痛降低，NSAIDs 的中度镇痛作用无疑是合适的。NSAIDs 的镇痛机制是：①抑制前列腺素的合成；②抑制淋巴细胞活性和活化的 T 淋巴细胞的分化，减少对传入神经末梢的刺激；③直接作用于伤害性感受器，阻止致痛物质的形成和释放。NSAIDs 镇痛作用部位主要在外周，对各种创伤引起的剧烈疼痛和内脏平滑肌绞痛无效。

在我国临床上用于术后镇痛的 NSAIDs 有口服和注射两种剂型，口服的主要有布洛芬（ibuprofen）、双氯芬酸（diclofenac）、美洛昔康（meloxicam）、塞来昔布（celecoxib）和氯诺昔康（lornoxicam）；注射药物有氟比洛芬（flurbiprofen）、帕瑞昔布（parecoxib）、酮咯酸（ketorolac）、氯诺昔康（lornoxicam）等。

NSAIDs 抑制前列腺素的合成，发挥解热、镇痛、抗炎效应的同时也抑制了前列腺素对生理功能的重要保护作用，由此可导致血液（血小板）、消化道、肾脏和心血管副作用，其他副作用还包括过敏反应及肝脏损害等。长期大量使用 NSAIDs 所产生的不良反应与药物特性、使用剂量、使用时间有关。原则上，对具有危险因素的患者应慎重考虑选择此类药物。NSAIDs 的血浆蛋白结合率高，不能同时使用两种药物；但同类药物中，一种药物效果不佳，可能另外一种药物仍有较好的作用。

（二）N- 甲基 -D- 天冬氨酸（N-methy-D-aspartic acid，NMDA）受体拮抗药

NMDA 受体拮抗剂可产生抗痛敏、减轻异常疼痛的作用，也被广泛用于临床镇痛中。最常用的是氯胺酮和镁剂。

氯胺酮主要通过拮抗 NMDA 受体，抑制中枢敏化产生镇痛作用。2018 年发布的急性疼痛管理专家共识指出，低剂量氯胺酮通过静脉注射、静脉输注或者患者自控镇痛（patient controlled analgesia，PCA）应用，可减少阿片类药物剂量，不良反应少。推荐氯胺酮与阿片类药物联合使用的剂量为静脉注射 <0.35mg/kg，静脉输注 <1mg/（kg•h）。

镁剂是一种电压依赖性 NMDA 受体的通道阻滞剂，目前主要是通过鞘内给药方式与吗啡进行联合镇痛，其效果及安全性有待进一步探讨。

（三）阿片类镇痛药

阿片类镇痛药为临床常用的麻醉性镇痛药，通过与外周中枢神经系统（脊髓及脑）阿片受体结合发挥镇痛作用。目前已证实的阿片类受体包括 μ、κ、δ 和 σ 四型，其中 μ、κ、δ 三种类型的受体参与镇痛作用。①μ 受体激动药的镇痛作用最强：其中 μ1 受体与中枢镇痛、欣快感和依赖性有关；激动 μ2 受体可抑制呼吸、抑制胃肠道运动，引起心动过缓和恶心呕吐；②κ 受体则与内脏化学刺激痛有关，激动该受体可产生镇痛、镇静作用，同时轻度抑制呼吸，并参与吗啡依赖的形成；③δ 受体参与吗啡的镇痛作用，激动该受体可产生镇痛作用，引起血压下降、缩瞳、欣快感和调控 μ 受体活性；④σ 受体被激动则引起幻觉和烦躁；⑤另外还有一种与阿片受体结构类似但功能特性不同的阿片受体样受体称为孤儿阿片受体，其内源性配体称为孤啡肽。孤啡肽对痛觉调制具有双重作用，在脑内引起痛觉过敏及异常疼痛，在脊髓具有镇痛作用，并参与了吗啡耐受的形成。

阿片药物种类多样，根据镇痛强度的不同可分为强阿片药和弱阿片药：①弱阿片药有可待因（codeine）、双氢可待因（dihydrocodeine）等，主要用于轻、中度急性疼痛镇痛；②强阿片药物包括吗啡（morphine）、芬太尼（fentanyl）、哌替啶（pethidine）、舒芬太尼（sufentanyl）、羟考酮（oxycodone）和氢吗啡酮（hydromorphone）等，主要用于术后中、重度疼痛治疗；③激

动-拮抗药布托啡诺（butorphanol）、地佐辛（dezocine）、喷他佐辛（pentazocine）等及部分激动药丁丙诺酮（buprenorphine），主要用于术后中度痛的治疗，也可作为多模式镇痛的组成部分用于重度疼痛治疗。

1. 阿片类药物的应用　阿片类药物是一类最经典、镇痛作用最强的麻醉性镇痛药，是治疗中重度急、慢性疼痛的最常用药物，通过激动外周和中枢神经系统阿片受体发挥镇痛作用。阿片类药物使用的基本原则是：准确的疼痛评估；个体化治疗方案；按时给药；尽可能减轻疼痛，镇痛不足时可调整剂量；对于疼痛剧烈的患者合用其他类镇痛药，但不应联合使用作用机制类似的两种药；使用辅助药物以减少阿片类药物的不良反应，如止吐药；对治疗效果定期评估，以随时调整止痛药物的用量。

2. 阿片类药物常见副作用及处理　阿片类药的大多数副作用为剂量依赖性，除便秘外多数副作用在短期（1～2周）可耐受，但就术后短期痛而言，必须防治副作用。副作用处理原则是：①停药或减少阿片类药物用量；②治疗副作用；③改用其他阿片类药物；④改变给药途径。

（1）恶心呕吐：由于直接刺激化学感受器而发生，是术后最常见的不良反应，当患者移动时更容易恶心。临床中多以预防为主，由于恶心呕吐的原因是多方面的，因此采取联合应用不同镇吐机制的药物可取得更好的治疗效果。对于怀疑恶心呕吐高风险的患者，建议减少阿片类镇痛药的应用，术中采用三联镇吐药物，预防恶心呕吐的发生。

（2）呼吸系统的抑制：阿片类药物产生剂量依赖性呼吸抑制。先是呼吸频率的减少，增大剂量时潮气量也明显减少。术后较大剂量持续给药、单次给药后疼痛明显减轻又未及时调整剂量、老年、慢性阻塞性肺疾病、合并使用镇静剂的患者，极易发生呼吸抑制。呼吸频率≤8次/min或SpO_2<90%或出现浅呼吸，应视为呼吸抑制，立即给予治疗。治疗方法包括：立即停止给予阿片类药物，吸氧，强疼痛刺激，必要时建立人工气道或机械通气，静脉注射纳洛酮（根据呼吸抑制的程度，每次0.1～0.2mg，直至呼吸频率>8次/min或SpO_2>90%）。另外，阿片类药物有剂量依赖性咳嗽反射减弱作用，大剂量可以抑制气管和支气管对异物的反射，这一点可以使患者很好地耐受气管导管和机械通气，但同时可能对胸科患者术后排痰造成阻碍，不利于患者恢复。

（3）瘙痒：由变态反应引起，一般比较少见。赛庚啶（cyproheptadine）的镇静作用较轻，是首选的抗组胺药。第二代抗组胺药氯雷他定作用时间长，也较常应用。小剂量丙泊酚（40～80mg）、小剂量纳洛酮或μ受体激动拮抗药布托啡诺等以及昂丹司琼常用于治疗瘙痒。

（4）肌僵、肌阵挛和惊厥：肌僵直主要是胸壁和腹壁肌肉僵直，见于阿片类药物注射过快及长期使用吗啡治疗，尤其是长时间大剂量应用于术后镇痛时。镇静剂量的苯二氮䓬类药物或丙泊酚预处理可以减少肌僵的发生率。肌阵挛通常是轻度的和自限性的，在困倦和轻度睡眠状态下更容易发生，偶有持续全身发作呈惊厥状态。阿片受体拮抗药对阿片类药物引起的惊厥有拮抗作用，哌替啶的代谢产物去甲哌替啶本身有致痉作用，故阿片受体拮抗药对哌替啶所引起惊厥的拮抗作用较弱。治疗方法包括使用苯二氮䓬类药物及巴氯芬（baclofen）等。

（5）镇静和认知功能障碍：阿片类镇痛药可产生剂量依赖性镇静作用，大剂量时可能产生遗忘和意识消失，但其本身没有可靠的催眠作用。如出现不能唤醒或昏迷应视为过度镇静并警惕呼吸道梗阻或呼吸抑制的发生。长时间大剂量使用阿片类药物有可能导致认知功能减退,偶可出现谵妄,可给予氟哌利多1~1.25mg治疗。

(6)缩瞳:μ受体和κ受体激动剂兴奋动眼神经副交感核而使瞳孔缩小,长期使用阿片类药物的患者可能发生耐受,但若增加剂量仍可表现为瞳孔缩小。应注意与高碳酸血症和低氧血症引起的瞳孔大小改变相鉴别。

(7)尿潴留:阿片类镇痛药可刺激膀胱括约肌和降低排尿意识,很多患者术后出现排尿困难,严重者需行导尿处理。

(8)体温下降:阿片类药物可诱致血管扩张,改变下丘脑体温调节机制而引起降温作用。哌替啶、曲马多或布托啡诺可抑制或减轻全身麻醉后寒战。

(9)免疫功能抑制:强阿片类药物可造成免疫功能抑制,严重疼痛也导致免疫抑制,但曲马多、阿片受体部分激动药和激动拮抗药对免疫功能影响较小。

(10)耐受、身体依赖和精神依赖:耐受是指在恒量给药时药物效能减低,常以镇痛药作用时间缩短为首先表现。除便秘几乎为终身不耐受的副作用和瞳孔缩小为较长时间(6个月以上)不耐受的副作用以外,阿片类药物的其他不良反应如恶心、呕吐、瘙痒等都为短时间(3~14d)可耐受的副作用。身体依赖是指规律性给药的患者,停药或骤然减量导致停药反应,表现为焦虑、易激惹、震颤、皮肤潮红、全身关节痛、出汗、卡他症状、发热、恶心呕吐、腹痛腹泻等。镇静和作用于α_2肾上腺素能受体的可乐定是主要对症治疗药物。精神依赖为强制性觅药意愿和行为,将使用药物视为第一需要,可伴有或不伴有躯体症状。

(四)曲马多(tramadol)

曲马多为中枢镇痛药,用于术后镇痛,等剂量曲马多和哌替啶作用几乎相当,与对乙酰氨基酚、COX抑制剂合用效应相加或协同。曲马多的推荐剂量是手术结束前30min静脉注射1.5~3mg/kg,术后患者自控镇痛每24h剂量30~400mg,冲击剂量不低于20~30mg,锁定时间5~6min。术中给予负荷量的目的是使血药浓度在手术结束时已下降,从而减轻术后恶心、呕吐等并发症。主要副作用为恶心、呕吐、眩晕、嗜睡、出汗和口干,便秘和躯体依赖的发生率低于阿片类药物。另外,镇痛剂量的曲马多亦有防治术后寒战的作用。

(五)α_2肾上腺素能受体激动药

α_2肾上腺素能受体激动药可乐定、右美托咪定有镇痛和镇静作用,被广泛用于围手术期的疼痛治疗。和可乐定相比,右美托咪定是高选择性α_2肾上腺素能受体激动药,其镇痛机制主要是通过激动脊髓后角的α_2肾上腺素能受体,抑制伤害性刺激向大脑传导;激动脑干蓝斑核α_2肾上腺素能受体,降低神经兴奋性,减轻疼痛的不良情绪反应。不引起呼吸抑制,但易引起心动过缓和血压下降。右美托咪定本身的镇痛作用不强,在围手术期作为一种安全有效的镇痛辅助用药,可以大大减少阿片类镇痛药的用量和增强镇痛效应。

三、超前镇痛和个体化镇痛

超前镇痛(preemptive analgesia)是指在脊髓发生痛觉敏感化之前给予镇痛措施阻止外周损伤冲动向中枢传导,使之降到产生中枢敏感化的程度以下,而不局限于给药时间的限制,旨在手术创伤前阻断疼痛传导通路,减轻术中痛,解除患者术后疼痛,改善患者的生活质量。超前镇痛覆盖术前、术中和术后的每个阶段,以达到更好的镇痛效果。

联合镇痛措施是比较合适的超前镇痛模式:①在外周应用局麻药、NSAIDs、阿片类药物或其他镇痛药;②在脊髓水平应用局麻药、阿片类药物、肾上腺受体激动药等;③上述技术的联合使用；④术前、术中和术后镇痛药物的使用。在疼痛的不同时点采用不同的镇痛药物以及不同的镇痛方法来阻断各个时点的外周敏化和中枢敏化，以达到良好的镇痛效果，而不同镇痛药物及镇痛方法的使用不仅能实现良好的镇痛效应，降低药物的副作用，还能减轻患者的经济负担。但在实行联合镇痛时应注意不同药物之间的相加和协同作用引起的不良反应。

虽然有些研究证明超前镇痛是有效的，但其效果的确切性仍受到很大的争议。这可能与手术的方式、范围、时间、组织损伤程度有密切关系。因此超前镇痛的方式、给药时机和剂量的选择等方面仍需进一步的探讨。

个体化镇痛是根据手术类型、患者情况、麻醉科医师对各种镇痛技术的熟悉程度来选择最适当的镇痛方案。

四、多模式镇痛

多模式镇痛（multimodal analgesia）又称平衡镇痛，是指联合应用两种或两种以上镇痛药物或镇痛方法以达到良好的镇痛效果。多模式镇痛的目标是：①良好的术后镇痛；②术后镇痛的不良反应发生率低；③加速患者术后早期快速康复。手术后疼痛是多因素的，主要有内脏痛、切口痛以及炎症性疼痛，术后镇痛是加速康复外科的重要环节之一，临床上越来越重视多模式镇痛的应用。

多模式镇痛的方法有：①联合应用几种不同作用机制的镇痛药，不仅可以增强镇痛效果，同时减少各种药物剂量，降低不良反应的发生。临床上常将阿片类药物与非阿片类药物联合应用镇痛，如对乙酰氨基酚、NSAIDs、局麻药等。非阿片类镇痛药物在多模式镇痛中有重要作用。②选择不同的给药时间。完善的手术后疼痛治疗包括术前充分的准备、超前镇痛，术中完善、平稳的麻醉，以及术后及时安全有效的疼痛处理。因此，手术后的疼痛处理应该是贯穿整个围手术期，根据药物的药理学特点，在不同时间点间断或者连续给药，使血药浓度保持在一定的水平，达到有效的镇痛。③联合应用不同的给药途径，如静脉或肌内注射静脉镇痛药联合硬膜外麻醉，神经阻滞联合全身静脉给药等方法，可明显减少全身给药剂量，降低不良反应的发生率。④外周与中枢神经系统联合镇痛，通过不同的作用点阻断疼痛信息的传递。多模式镇痛要求做到 5 个 P：预测性（predictive）、预防性（preventive）、个体化（personalized）、参与性（participatory）和早干预（preinterventional）。镇痛管理上要求做到 4 个结合：①切口镇痛-炎性镇痛-内脏镇痛结合；②局麻药-阿片类药-非阿片类镇痛药结合；③神经阻滞（PCEA）-静脉镇痛（PCIA）-口服镇痛结合；④预防性镇痛-术中镇痛-术后镇痛结合。

（陈　芳　肖萍萍）

参·考·文·献

[1] KANITKAR A，LEE S J. Novel one lung ventilation strategy（OLV）for a patient with complete unilateral endobronchial obstruction causing hypoxic respiratory failure[J]. Am J Case Rep，2017，27（18）：96-99.

[2] KAWAGOE I，HAYASHIDA M，SUZUKI K，et al. Anesthetic management of patients undergoing right lung surgery after left upper lobectomy：selection of Tubes for One-lung ventilation（OLV）and oxygenation during OLV[J]. J Cardiothorac Vasc Anesth，2016，30（4）：961-966.

[3] FALZON D, ALSTON R P, COLEY E, et al. Lung isolation for thoracic surgery: from inception to evidence-based[J]. J Cardiothorac Vasc Anesth, 2017, 31(2): 678-693.

[4] CHEN Z, ALI J M, XU H, et al. Anesthesia and enhanced recovery in subxiphoid video-assisted thoracoscopic surgery [J]. J Thorac Di, 2018, 10(12): 6987-6992.

[5] KATLIC M R. Five hundred seventy-six cases of video-assisted thoracic surgery using local anesthesia and sedation: lessons learned[J]. J Am Coll Surg, 2018, 226(1): 58-63.

[6] LI S, LIU J, HE J, et al. Video-assisted transthoracic surgery resection of a tracheal mass and reconstruction of trachea under non-intubated anesthesia with spontaneous breathing[J]. J Thorac Dis, 2016, 8(3): 575-585.

[7] PENG G, CUI F, ANG K L, et al. Non-intubated combined with video-assisted thoracscopic in cainal reconstruction[J]. J Thorac Dis, 2016, 8(3): 586-593.

[8] POMPEO E, SORGE R, AKOPOV A, et al. Non-intubated thoracic surgery-A survey from the European Society of Thoracic Surgeons[J]. Ann Transl Med, 2015, 3(3): 37.

[9] MARIO N, LORENZO R, DAVIDE T, et al. Preventive analgesia in thoracic surgery: controlled, randomized, double-blinded study[J]. Cardio- Thoracic Surgery, 2015, 48(3): 428-434.

[10] DREVIN G, ANDERSSON B, SVENSSON J F. Thoracoscopy or thoracotomy for esophageal atresia: a systematic review and meta-analysis[J]. Ann Surg, 2021, 274(6): 945-953.

[11] AGARWAL R, AGGARWAL A N, GUPTA D. Diagnostic accuracy and safety of semirigid thoracoscopy in exudative pleural effusions: a meta-analysis[J]. Chest, 2013, 144(6): 1857-1867.

[12] KOSTROGLOU A, KAPETANAKIS E I, ROUGERIS L, et al. Review of the physiology and anesthetic considerations for pleuroscopy/medical thoracoscopy[J]. Respiration, 2022, 101(2): 195-209.

[13] SHAIKH F, LENTZ R J, FELLER-KOPMAN D, et al. Medical thoracoscopy in the diagnosis of pleural disease: a guide for the clinician[J]. Expert Rev Respir Med, 2020, 14(10): 987-1000.

[14] MORAITES E, VAUGHN O A, HILL S. Endoscopic thoracic sympathectomy[J]. Dermatol Clin, 2014, 32(4): 541-548.

[15] CORCORAN J P, PSALLIDAS I, HALLIFAX R J, et al. Ultrasound-guided pneumothorax induction prior to local anaesthetic thoracoscopy[J]. Thorax. 2015, 70(9): 906-908.

[16] ROZMAN A, CAMLEK L, MARC-MALOVRH M, et al Rigid versus semi-rigid thoracoscopy for the diagnosis of pleural disease: a randomized pilot study[J]. Respirology, 2013, 18(4): 704-710.

[17] CHEN N, QIAO Q, CHEN R, et al. The effect of ultrasound-guided intercostal nerve block, single-injection erector spinae plane block and multiple-injection paravertebral block on postoperative analgesia in thoracoscopic surgery: A randomized, double-blinded, clinical trial[J]. J Clin Anesth, 2020, 59: 106-111.

[18] FERAY S, LUBACH J, JOSHI G P, et al. PROSPECT guidelines for video-assisted thoracoscopic surgery: a systematic review and procedure-specific postoperative pain management recommendations[J]. Anaesthesia, 2022, 77(3): 311-325.

[19] CATA J P, LASALA J, MENA G E, et al. Anesthetic considerations for mediastinal staging procedures for lung cancer[J]. J Cardiothorac Vasc Anesth, 2018, 32(2): 893-900.

[20] HUNG M H, CHEN J S, CHENG Y J. Precise anesthesia in thoracoscopic operations[J]. Curr Opin Anaesthesiol, 2019, 32(1): 39-43.

[21] AVASARALA S K, LENTZ RJ, MALDONADO F. Medical thoracoscopy[J]. Clin Chest Med, 2021, 42(4): 751-766.

[22] ROCCO G. Non-intubated uniportal lung surgery[J]. Eur J Cardiothorac Surg, 2016, 49 Suppl 1: i3-i5.

[23] CHEN J S, CHENG Y J, HUNG M H, et al. Nonintubated thoracoscopic lobectomy for lung cancer[J]. Ann Surg, 2011, 254（6）: 1038-1043.

[24] AN G, ZHANG Y, CHEN N, et al. Opioid-free anesthesia compared to opioid anesthesia for lung cancer patients undergoing video-assisted thoracoscopic surgery: A randomized controlled study[J]. PLoS One, 2021, 16（9）: e0257279.

[25] HELLER J A, BHORA F Y, HELLER B J, et al. Robotic-assisted thoracoscopic lung surgery: anesthetic impact and perioperative experience[J]. Minerva Anestesiol, 2018, 84（1）: 108-114.

[26] NAVARRO-MARTÍNEZ J, GALIANA-IVARS M, RIVERA-COGOLLOS M J, et al. Management of intraoperative crisis during nonintubated thoracic surgery[J]. Thorac Surg Clin, 2020, 30（1）: 101-110.

[27] ELSAYED H H, MOHARRAM A A. Tailored anaesthesia for thoracoscopic surgery promoting enhanced recovery: The state of the art[J]. Anaesth Crit Care Pain Med, 2021, 40（2）: 100846.

[28] HUNG W T, LIAO H C, CHENG Y J, et al. Nonintubated thoracoscopic pneumonectomy for bullous emphysema[J]. Ann Thorac Surg, 2016, 102（4）: e353-e355.

[29] SUNGUR Z, SENTÜRK M. Anaesthesia for thymectomy in adult and juvenile myasthenic patients[J]. Curr Opin Anaesthesiol, 2016, 29（1）: 14-19.

[30] SHI Y, YU H, HUANG L, et al. Postoperative pulmonary complications and hospital stay after lung resection surgery: A meta-analysis comparing nonintubated and intubated anesthesia[J]. Medicine（Baltimore）, 2018, 97（21）: e10596.

第十三章

腹腔镜手术的麻醉

第一节　腹腔镜发展历史

1911 年腹腔镜技术首次应用于患者,之后的若干年里腹腔镜一直被作为腹腔疾病的诊断手段,直至 1985 年德国医师 Erich muhe 成功完成了第一例腹腔镜下胆囊切除术,腹腔镜才真正进入以干预性治疗为主的诊断和治疗相结合的现代外科腹腔镜时代。

我国腹腔镜技术起步较晚,但发展迅速。1991 年,云南曲靖的苟祖武成功完成了我国第 1 例腹腔镜胆囊切除术,开创了我国微创外科手术的先河,之后的 20 多年里,腹腔镜技术在国内得到迅速发展,覆盖了肝胆胰外科、胃肠外科、疝外科、泌尿外科以及妇科等各个领域,高难度腔镜手术包括:腹腔镜胃癌 D3 根治术和残胃根治术,腹腔镜保留盆腔自主神经直肠癌根治术,保功能淋巴结清扫胃癌手术,腹腔镜胰十二指肠手术以及腹腔镜巨脾切除术等。除常规腹腔镜技术外,无气腹悬吊法腹腔镜手术、手辅助法腹腔镜手术、内镜联合手术、经脐单孔、经自然腔道无瘢痕手术也在临床广泛开展。

近年来,3D 腹腔镜的应用使手术视野的三维立体纵深感更好,能够提高手术操作的精准性;达芬奇手术系统的应用让外科医师手的运动转变成为更精确的机器臂 Endowrist 设备的运动,使外科手术操作的精确性、稳定性和灵活性大幅提高。可以看出,高科技手术设备、虚拟现实腹腔镜显示系统、人工智能辅助机器人手术操作系统的应用,使腹腔镜技术又进入了一个全新的时代,并将进一步推动微创外科技术蓬勃发展。

腹腔镜被广泛应用于各个专科领域,全国的腹腔镜年手术量超过了 200 万例。相对于开腹手术,腹腔镜手术总体死亡率更低,约 0.3%～1.5%。随着腔镜设备和技术的不断成熟,腹腔镜越来越频繁地被应用于高风险人群,比如:老年、肥胖或者术前合并心肺疾病患者。

第二节　腹腔镜手术对机体的影响

腹腔镜手术中,气腹对患者循环系统、呼吸系统和泌尿系统等会产生不同程度的影响,其主要原因包括腹内压升高和高碳酸血症两方面。增高的腹内压会导致:①下腔静脉受压;②腹主动脉受压;③内脏血流减少;④膈肌向头侧上移。

一、循环系统

腹腔镜手术的不同阶段,麻醉药物和气腹对循环的影响是不同的,见图 13-1。气腹时下腔静脉受压会影响静脉血液回流及血管阻力。在动物实验中,下腔静脉压力与腹腔内压力几乎平行升高,当腹内压(intra-abdominal pressure,IAP)上升至 5mmHg 时,由于气腹对内脏血管的挤压,静脉回流加快,心输出量出现一过性增加,当 IAP 上升至 15mmHg 时,右房压开始增高,随着腹内压继续增高,血液淤积于下肢,同时肝动脉及门静脉血流减少,当 IAP>20~30mmHg 时,回心血量和心输出量则进一步减少。通过经食管超声观测到气腹建立早期左室前后负荷明显上升,随后逐渐下降。

健康患者在气腹建立后的最初 5min 会出现平均动脉压和外周血管阻力的突然上升。主要原因可能为气腹压力对腹主动脉产生的机械压迫以及机体神经内分泌因素。已经被证实参与其中的神经内分泌因素包括血浆肾上腺素、去甲肾上腺素、皮质醇、抗利尿激素、心房钠尿肽、肾素和醛固酮。气腹对肾动脉的机械性压迫致使肾血流减少,同时腹内压升高致心输出量下降,刺激肾素和醛固酮的释放,而血浆肾素、醛固酮水平的升高均会引起平均动脉压的升高。

气腹致腹膜张力增加,刺激迷走神经,有引发缓慢型心律失常甚至心搏骤停的风险。在健康年轻患者中,心动过缓的发生率约为 14%～27%。部分伴有心脏疾病的患者由于术前长期服用 β 受体阻滞剂,术中发生心动过缓的概率更高。控制进气速度、维持低气腹压以及术前使用阿托品可预防其发生。如果术中发生心动过缓,应立即放气降低腹内压同时补充液体容量,一般能自行缓解。如果气腹后患者心动过缓无法纠正,麻醉科医师应谨慎对待,因为这可能是心搏骤停的前兆。对于反复尝试建立气腹均出现心动过缓的患者,应转为开腹手术。

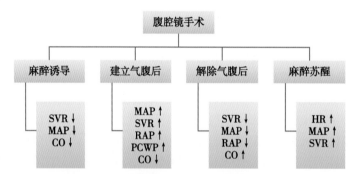

图 13-1 腹腔镜手术各阶段对循环的影响

SVR:总外周血管阻力;MAP:平均动脉压;CO:心输出量;RAP:右心房压;
PCWP:肺毛细血管楔压;HR:心率。

二、呼吸系统

腹腔镜手术对呼吸系统的影响主要包括 4 个方面:①高碳酸血症;②低氧血症;③肺顺应性下降;④皮下气肿。以上变化在患者头低足高位(trendelenburg position)时尤其明显。随着腹内压的升高,膈肌向头侧移位,胸腔容积减小,则肺顺应性下降,功能残气量(FRC)下降,气道峰压及平台压升高,易致通气血流比值失常,进而出现低氧血症。当功能残气量下降 20% 以上时,易致气道闭合及肺组织塌陷。因此,腹腔镜手术时肺不张多发。气腹时,由于 CO_2 弥散入血,$PaCO_2$ 快速上升,健康患者于气腹 5min 后便可在血液中检测出 $PaCO_2$ 的增高。术中持续高碳酸血症易出现外周阻力血管扩张、心律失常、心肌抑制以及严重的肺动脉高压。

三、其他系统

CO_2 潴留可使脑血管扩张、脑血流量增大、毛细血管通透性增加，从而引起脑水肿和颅内压升高。

气腹对肾脏的生理功能也会产生明显影响。肾血管、输尿管和肾实质受压会导致肾血流和肾小球滤过率下降，造成少尿。因此对于术前伴发慢性肾脏疾病的患者，腹腔镜手术围手术期应警惕急性肾衰竭的发生。

在 CO_2 气腹时，促肾上腺皮质激素（ACTH）、皮质醇大量合成进而影响糖脂代谢，致血糖水平升高，胰岛素分泌，免疫功能下降，并出现一系列创伤应激反应。CO_2 气腹提高胃残留率，降低小肠推进比，降低程度随着气腹时间延长而加重。CO_2 还可增加老年人术后认知功能障碍（POCD）的发生。

腹腔镜手术结束后，气腹的撤离是最后环节，虽然术中麻醉科医师会增加患者通气量，但仍然存在 CO_2 潴留的可能性，如果手术结束时患者仍存在明显的高碳酸血症，可推迟拔管时间，以确保拔管后患者体内增加的 CO_2 尽可能排出，如果 CO_2 排出不完全，术后患者可能会出现类似心绞痛的疼痛，可放射至左肩。撤离气腹对健康患者通常不会产生明显影响，血流动力学指标可迅速恢复至气腹前水平，但对于合并心血管疾病的患者，其恢复时间可能会延长至 65min 以上，特别是伴有心脏疾病的年长患者，气腹撤离可能会引起心率增快、心脏指数、射血分数增加以及血管外周阻力下降。这类患者在术后 3h 内均存在心力衰竭的风险。因此，术后早期加强监护，判断是否存在心肌缺血或心力衰竭症状尤为重要。

第三节　腹腔镜手术相关疾病的病理生理特点

一、肝脏疾病

1991 年美国 Reich 等人首次报道腹腔镜下肝脏良性肿瘤楔形切除术，成为肝切除技术发展新的里程碑。此后的 28 年里，腹腔镜肝切除技术发展迅猛，从手助腹腔镜肝切除到全腹腔镜肝切除，从楔形肝切除到中肝切除，从非解剖性肝切除到解剖性肝切除，从良性疾病切除到恶性肿瘤切除再到供肝切除。此类手术操作精细、复杂，气腹时间长，对麻醉科医师亦是巨大的挑战。

2013 年，中华医学会外科学分会肝脏外科学组制订的《腹腔镜肝切除术专家共识和手术操作指南》提出腹腔镜下肝脏切除术适应证为：良性疾病包括有症状或最大径超过 10cm 的海绵状血管瘤、有症状的局灶性结节增生或腺瘤，有症状或最大径超过 10cm 的肝囊肿、肝内胆管结石等；肝脏恶性肿瘤包括原发性肝癌、继发性肝癌及其他少见肝脏恶性肿瘤。禁忌证包括：不能耐受气腹；腹腔内粘连难以分离暴露病灶；病灶紧贴或直接侵犯大血管；病变紧贴第一、第二或第三肝门影响暴露和分离；肝门被侵犯或病变本身需要大范围肝门淋巴结清扫。

（一）病理生理特点

此类手术多精细、复杂，气腹时间久，大量 CO_2 经腹膜吸收，加之膈肌上抬，气道压增加，肺容量减少，肺通气/血流比值失调，易致高碳酸血症及酸中毒。

为了手术视野更佳,腹腔镜下肝切除多采用头高足低位(reverse trendelenburg position),此种体位利于通气,但不利于血流动力学稳定。伴随着腹内压的增高,静脉回心血量减少,而头高足低位加重这一过程,从而使心输出量进一步减少。

肝脏为肝动脉及门静脉双系统供血,血流极为丰富,难以控制的出血是术中转开腹的主要原因。术中出血增多会加剧循环血容量不足。

术中如有较大肝静脉破裂,则存在空气栓塞的风险。文献报道术中空气栓塞发生率可达 0.1%～1.43%。

(二)麻醉管理

1. 术前患者评估　详细全面地了解病史,特别是肝脏疾病类型及并发症。通过血常规、肝肾功能、电解质、凝血功能等初步评估肝功能情况。术前肝功能评估应用最早最广泛的评分系统为 Child-Pugh 肝功能分级(表 13-1)。

表 13-1　Child-Pugh 肝功能分级标准

项目	1分	2分	3分
血清胆红素 /(μmol·L^{-1})	<34	34～50	>50
白蛋白 /(g·L^{-1})	>35	28～35	<28
凝血酶原时间延长 /s	<4	4～6	>6
腹水	无	轻度	中重度
肝性脑病(级)	无	1～2	3～4

A级:5～6分,手术危险性小;B级:7～9分,手术危险性中等;C级:≥10分,手术危险性大。

2. 术前肿瘤评估　术前需了解切除肝脏的部位及体积大小。巨大肿瘤、联合脏器手术或再次腹腔手术通常术中出血较多。

3. 麻醉药物选择　麻醉药物应选择清除半衰期短、无蓄积、对肝毒性低的药物,如:丙泊酚、苯磺顺阿曲库铵、瑞芬太尼等。由于分布体积和神经肌肉受体增加,肝功能损害的患者可能显示对非去极化肌松剂抵抗效应,但清除时间仍延长,因此针对此类患者,诱导量可适当加大,维持量减少。

4. 术中监测　除常规监测项目以外,还应监测体温、血糖、电解质和凝血功能状态。如果存在肺通气血流比例失调,患者可能存在 $PaCO_2$ 与 $PetCO_2$ 的不匹配,因此对于气腹时间较长手术,应行动脉置管,连续监测有创动脉血压及血气分析。中心静脉置管可用于监测中心静脉压和快速给药补液。术前合并心脏疾病的患者,术中可采用食管超声进行监测。

5. 术中补液　保证足够的静脉通路以备快速输液和输血。过量的输血输液会导致中心静脉压增高、失血增加,因此,肝实质切除前可控制补液,在控制性低中心静脉压(≤5cmH$_2$O)行肝叶切除,可明显减少出血量。但控制性低中心静脉压存在空气栓塞和重要脏器(特别是肾脏)低灌注的风险,因此在降低中心静脉压的同时可使用心血管活性药,使收缩压大于 90mmHg 及平均动脉压大于 60mmHg;待肝脏断面止血完成后立即液体复苏恢复 CVP 至正常值;术中维持高氧分压;注意术中保温。

6. 由于气腹时间偏长,患者存在高碳酸血症的可能,当 $PaCO_2$ 增加时可通过上调呼吸频率以增加分钟通气量,加快 CO_2 的排出。

7. 连续硬膜外镇痛可提供最充分的术后镇痛,但凝血功能异常时硬膜外穿刺置管和拔管有硬膜外血肿的风险。因此,目前多采用静脉自控镇痛。

(三)术中并发症

当有肝静脉大的破损时,患者有空气栓塞的风险。CO_2 气栓的临床症状和体征与进气的速度和栓塞的部位有关系。中枢神经系统可表现为意识障碍甚至深度昏迷,双侧瞳孔散大或偏瘫。呼吸系统多表现为呼吸困难、发绀、$PetCO_2$ 突然下降,血氧饱和度降低,$PetCO_2$ 突然下降往往是最早出现的临床征象。循环系统常常出现低血压、心律失常甚至心搏骤停,心脏听诊可闻及“磨坊样杂音”。如气栓发生在冠脉系统,心电图 $V_1 \sim V_5$ 可出现缺血损伤的表现。如术中出现气体栓塞症状及体征,应立即降低气腹压力,调整体位至头低足高位,吸入高浓度氧气,通气模式调整为呼气末正压(PEEP)模式,增加胸腔段下腔静脉压力避免气体吸入,外科医师迅速压迫创面并快速修补破损口,必要时转开放手术。术中保持良好肌松,避免自主呼吸导致下腔静脉压力下降形成负压,低流速低压力气腹可预防。

二、胆总管囊肿

先天性胆总管囊肿(congenital choledochal cyst)是一种先天性胆管发育异常的外科疾病,多见于儿童,在婴儿及童年时期发现者约占 2/3,成人相对少见。腹腔镜手术创伤小,术后恢复期短,在临床得到了广泛开展。

(一)病理生理特点

腹腔镜下肝门空肠吻合术,术中过程为气腹-非气腹-气腹,气腹时间较长。随着腹内压上升,胸内压增高,心脏回心血量减少,婴幼儿心肌顺应性差,维持心输出量不变的途径仅能靠心率增加,因此气腹后患儿心率多明显增加。相对于成年人,婴幼儿更易出现高碳酸血症,这是因为婴幼儿呼吸运动主要依靠膈肌升降完成,气腹使膈肌上抬,潮气量减少,肺顺应性下降,肺通气/血流比值失调,另一方面,CO_2 通过腹膜吸收,婴幼儿腹膜面积较大,CO_2 吸收更为迅速。

(二)麻醉管理

儿童腹腔镜手术尤其是长时间气腹,麻醉管理有一定难度,多由于 CO_2 气腹建立后腹内压增高对呼吸循环的影响,同时还与患儿体位、手术时间、注气速度、注气容量、年龄和心血管的状态有关,长时间气腹也增加了术后恶心呕吐及肺不张等并发症的可能。术中选择合适通气方式可减轻腹内正压的负面影响。国内有研究组选择小潮气量($VT = 6ml/kg$)加呼气末正压($PEEP = 4cmH_2O$)肺保护性通气模式,可有效降低气道压,改善血气结果,避免高碳酸血症。长时间手术、液体输入及大量 CO_2 气体注入,可能引起患儿体温下降,低体温会加重呼吸抑制,导致苏醒延迟,术中应采取保温措施。

三、肥胖

随着人民物质生活水平提高,肥胖甚至病态肥胖患者越来越多见。肥胖不是一个独立的问题,往往伴有多个系统疾病,大大降低了患者的生活质量。减轻体质量可以使肥胖患者原有疾病或并发症缓解并长期有效,因此,行腹腔镜减肥术的重度肥胖患者的麻醉是对麻醉科医师一项新的挑战。

（一）病理生理

重度肥胖患者咽周脂肪丰富，会导致咽腔狭窄，睡眠时上呼吸道肌肉张力下降，特别是维持气道通畅的腭张肌、舌骨肌，难以维持气道开放，因此易导致上呼吸道梗阻。

胸腹部大量脂肪堆积，胸壁活动受限，膈肌上移，胸-肺顺应性下降，引起肺活量、补吸气量、功能残气量的降低。如果补呼气量低于闭合气量，就会在正常呼吸时出现气道闭合，产生通气/血流比例失衡，出现低氧血症。病态肥胖患者通常无法耐受平卧位。腹腔镜手术下腹内压增加，再则全身麻醉下肌肉松弛，膈肌张力进一步降低，氧合受限更加明显。

肥胖会增加心脏前后负荷。由于长期前负荷增加，会导致左心室室壁顺应性降低、心肌肥厚、左室收缩功能减弱，舒张末期压力上升。肥胖通常伴有通气不足所致的慢性低氧血症，长期低血氧引起肺动脉高压、右心室肥厚或右心衰竭，增加围手术期死亡率。

肥胖患者胃容积大，排空减慢，气腹腹内压增加，发生误吸、胃食管反流、吸入性肺炎的概率均增加。

（二）麻醉相关问题

1. 完善各项术前检查 其中重点为气道的评估，判断是否存在困难气道。困难气道的独立危险因素有：年龄 > 55 岁，鼾症，络腮胡，无牙，肥胖（BMI > 28kg/m²），Mallampati 分级 Ⅱ～Ⅲ级，下颌前伸能力受限，甲颏距离过短（< 6cm），当具备两项以上危险因素时，困难气道的可能性较大。

2. 详细询问病史 应重点询问有无鼾症，睡眠期间有无呼吸中断，睡眠中觉醒次数，有无晨起头痛以及日间困倦。如有以上症状则高度怀疑发生睡眠呼吸暂停综合征（OSAS）。OSAS 患者对镇静催眠药物和阿片类药物非常敏感，因此多避免使用镇静镇痛类术前药。

3. 气道准备 全麻诱导前应做好困难气道准备，如口咽通气道，喉罩，可视喉镜，纤维支气管镜，环甲膜穿刺置管和通气装置等。病态肥胖患者通常无法耐受仰卧位，因此可垫高上胸部、肩颈部和头部，使患者胸骨切迹和外耳道在同一水平位。大部分重度肥胖患者面罩通气较为困难，麻醉诱导前置入口咽通气道或鼻咽通气道，助手协助托下颌，扣面罩行加压辅助通气。是否行清醒插管可在表面麻醉后置入喉镜对气道进行评估后再行决定，如会厌可见，可采用快速诱导清醒插管，反之则清醒插管。

4. 药物剂量 肥胖患者药物使用量计算与药物本身的分布代谢有关，一般来讲，大部分的麻醉药物依照去脂体重（lean body weight）计算即可，目前认为：按去脂体重计算的药物有：芬太尼、瑞芬太尼；按理想体重（ideal body weight）计算的药物有：阿曲库铵、苯磺顺阿曲库铵、罗库溴铵、维库溴铵；按实际重计算的药物有：氯琥珀胆碱；丙泊酚用于麻醉诱导时按去脂体重，用于麻醉维持时按实际体重计算。

5. 通气模式 对于肥胖患者选择合适的通气模式很重要，术中使用肺保护性通气策略可有效减少肺部并发症。早期使用呼气末正压通气（PEEP）即全麻诱导开始使用 PEEP 能增加功能残气量，提高肺泡-动脉血氧分压差，可预防肺不张和低氧血症，PEEP 一般设定在 5～20cmH₂O，从最低数值设定开始，随后根据血氧饱和度适当增加。使用小潮气量（4～6ml/kg）联合 PEEP 加肺复张，可降低胸腔内压改善术中肺功能。

6. 拔管指征 肥胖患者术后易发生呼吸系统意外，因此拔管时机至关重要，应严格掌握拔管指征：①呼吸频率 < 30 次 /min；②最大吸气压 < -20cmH₂O；③潮气量 > 6ml/kg；④循环功能稳定（未使用心血管活性药）；⑤充足的气体交换（$SpO_2 > 93\%$）；⑥肌松药物作用已完全消除。

7. 镇痛方式 肥胖患者对阿片类药物异常敏感，因此椎管内镇痛不失为最合适的选择。

四、新生儿腹部疾病

随着医疗技术的进步，越来越多伴有先天性畸形的新生儿，包括早产儿、低体重儿均得到救治。腹腔镜手术已应用于新生儿先天性幽门梗阻、先天性肠闭锁、梅克尔憩室、先天性巨结肠等疾病的纠治。腹腔镜手术因其创伤小、出血少、恢复快、安全性高等优势成为新生儿腹腔手术的发展方向。但新生儿又因其特有的病理生理特点决定了其麻醉难度大、风险高。

（一）病理生理

新生儿呼吸储备差，易发生通气不足，螺纹管无效腔量大，气腹时大量 CO_2 吸收入血，可造成急性高碳酸血症；气腹使膈肌向头侧移位，肺顺应性降低，气道阻力增加，部分手术需要头低足高位，例如：巨结肠根治术盆腔操作时，更加剧了气腹对呼吸的影响。

新生儿例如先天性幽门梗阻患儿，多伴有营养不良，发育迟缓、低体重、低蛋白血症，对麻醉和手术耐受力差。早产儿常合并贫血，术中少量出血均可能引起内环境的不稳定。

新生儿各个器官发育尚未成熟，功能亦不完善，特别是出生两周以内的新生儿和早产儿肝脏酶系统发育不成熟，药物代谢过程中氧化、还原、水解以及结合所需要酶的活性明显低于成人，肾脏血流量及肾小管滤过率仅为成人的 20%～40%，如合并缺氧、呼吸功能不全、心功能不全、黄疸等疾病，药物的转化清除会更加缓慢，即使常规用量也存在药物蓄积的风险。

新生儿体温调节机制不全，体表面积较大，皮下脂肪较少，易受环境温度、麻醉药物、输血输液等因素影响。气腹手术中如气腹未能达到良好的密闭性，且未使用加温气体，则随着 CO_2 不断漏出，会带走大量的热量，造成术中低体温。长时间低体温常可导致新生儿代谢紊乱及循环、呼吸、神经及泌尿系统损伤，继发多种严重并发症，如低血糖、缺氧、脓毒血症、酸中毒、凝血功能障碍、脑室出血等。

新生儿血糖调节功能不成熟，对葡萄糖利用增加，但生成和储备减少，易致低血糖发生。腹腔 CO_2 充气期间可能还存在脑组织摄氧不足，并影响脑组织对葡萄糖的摄取及利用。

（二）麻醉相关

1. 术前准备 对于术前情况不佳的新生儿，除常规术前准备外，应积极治疗并发症，补充血容量，纠正电解质紊乱。

2. 呼吸参数设定 术中精确调控呼吸参数，控制气腹压力在 6～8mmHg，合理使用肌肉松弛药，因新生儿肌肉薄弱，当肌松充分时，较低的气腹压即可达到扩张腹腔的目的，使术野暴露良好。

3. 术中精确补液 新生儿全身血容量少，术中补液宜使用输注泵精确计算，保证循环稳定。

4. 麻醉药物选择 因药物代谢能力差，新生儿手术麻醉用药应选择半衰期短、不依赖肝肾功能的药物，例如：瑞芬太尼、苯磺顺阿曲库铵、七氟烷等。

5. 围手术期保温 新生儿易低体温，术中应尤其重视低体温的预防，调高室温，还可使用吹气温毯、输液输血加温器。

五、小儿膈肌疾病

先天性膈疝（congenital diaphragmatic heria，CDH）是因胚胎时期膈肌发育停顿所致膈肌缺损，在胸腹腔压力差的作用下，腹腔内游动度较大脏器疝入胸腔引起的一种先天性疾病。CDH 发生率约为 1/5 000～1/3 000，其中 90% 都发生在膈肌后外侧。临床上根据疝环的部位分为胸腹裂孔疝、胸骨旁疝和食管裂孔疝。CDH 出现缺氧、发绀和呼吸困难症状越早，则病情越重，预后越差。腹腔镜手术治疗先天性膈疝具有创伤小、恢复快、疗效安全可靠的特点，可以清晰显示术野，在临床上使用日益广泛。

食管裂孔疝特指胃通过膈肌的食管裂孔进入胸腔，亦属于膈疝大范畴，可以是先天原因也可是后天形成，由于胸腔为负压，造成胃液反流入食管，引发一系列表现：食管炎、胸部烧灼感、饱胀、嗳气、反酸、疼痛、呛咳等。食管裂孔疝发生率较高，约 4.5%～15%，随着腹腔镜外科技术的发展成熟，腹腔镜治疗该病得到迅速推广。

（一）病理生理

膈疝多发生在肺发育的关键期，此时支气管和肺动脉形成分支，所以突入的肠道引起的肺部压迫会导致肺发育不全，随着肺压迫严重程度的增加，支气管分支形成也随之减少。肺发育不全在同侧最为严重，但如果发生纵隔移位和对侧肺组织受压，也会出现对侧肺发育不全。动脉分支减少会发生肺动脉树的肌性增生，严重者产生持续性肺动脉高压，同时疝入脏器，尤其是肝脏，会造成大血管扭曲，因此先天性膈疝患儿多表现为低氧和低血压，而腹腔内正压则可加重这一病理生理过程。

食管裂孔疝的患儿出现临床症状稍晚，但一般术前多存在呕吐、反复呼吸道感染、贫血，反流严重容易引起误吸，造成严重的肺部感染，由于无法很好进食，容易伴营养不良。

（二）麻醉管理事项

1. 术前评估 应详细评估，需要一定的营养支持、抗感染治疗及输血以纠正贫血，并充分了解肺功能情况。所有患儿术前吸氧、胃肠减压、纠正水电解质紊乱。

2. 围手术期保温 先天性膈疝多在新生儿期发现，部分严重患儿出生后即行气管插管，小年龄患儿应注重保温。

3. 术中麻醉管理 疝入的空腔脏器和实质脏器既压迫肺又压迫大血管，引起患儿缺氧和低血压，因此麻醉诱导时应尽可能保证呼吸循环稳定。麻醉诱导前再次抽吸胃管行胃肠减压。由于扩张的胃会加重对肺的压迫进一步影响通气或造成胃液反流，麻醉诱导时应避免面罩加压通气，可面罩紧扣患儿面部，七氟烷浓度从 1% 起逐渐增高以加深麻醉，并视患儿反应和呼吸在 1%～3% 范围内调整。待患儿安静后，缓慢静脉注射咪达唑仑 0.05mg/kg，芬太尼 0.5～1μg/kg、丙泊酚 0.5～1mg/kg。待患儿疼痛刺激反应消失后，喉镜明视下使用 1% 利多卡因喷雾对声门周围及声门下行表面麻醉，继续吸入 1%～3% 七氟烷 2～3min，待局部麻醉发挥作用，在保留自主呼吸下行气管插管，插管成功后给予肌松药。麻醉维持采用 2% 七氟烷持续吸入，瑞芬太尼 0.1～0.2μg/（kg·min）泵入。

4. 术中监测 因气腹可能会加重患儿血流动力学的不稳定，术中有创动脉监测是十分必要的。气腹后适度降低潮气量、增加呼吸频率并给予 $5cmH_2O$ 的 PEEP，可对抗来自腹腔的压力，增加肺通气容积、减少无效腔量、减少微小肺不张、改善通气 / 血流比。长时间气腹，$PetCO_2$ 无法真实反映 $PaCO_2$，动脉血气分析可以帮助获得真实的内环境情况。

5. 拔管考量　手术结束后对于术前一般情况好，手术时间短，无明显酸碱失衡、电解质紊乱的患儿可尝试手术室内拔除气管导管。

（三）术中突发情况

食管裂孔疝术中应用电刀或者超声刀等器械分离疝囊及膈肌脚容易引起膈肌破裂，腹腔内压力骤降，胸腔内压力骤升，导致患者血流动力学不稳定，表现为术中突发性严重低血压。发现时应立即终止手术操作，开放戳卡，降低腹内压，同时给予心血管活性药，根据血压情况决定是否持续泵注并调整用量。及时变换体位至平卧位，快速补液。经以上措施，严重低血压在短时间内可有效纠治。

六、妇科类疾病

妇科腹腔镜手术因创伤小、恢复快、美观等优点已广泛应用于妇科疾病的诊断与治疗。手术涵盖子宫附件良性肿瘤，癌前期病变，恶性肿瘤，子宫内膜病变及女性生殖器官损伤性病变等多个方面。然而 CO_2 气腹和头低足高特殊体位，以及随着中国社会的老龄化，患者中老年妇女日益增多，这些均是对麻醉科医师的巨大挑战，如何进行有效麻醉监测，提高麻醉安全性，减少不良反应值得麻醉科医师不断探索。

（一）病理生理特点

腹内压增加和体位的改变是引起患者心血管变化的主要因素。当腹内压超过 15mmHg 时，下腔静脉受压，静脉回流减少，引起心输出量减少和低血压。头低足高位是腹腔镜妇科手术最常使用的体位，可帮助手术医师获得更佳的视野，长时间头低足高位，患者回心血量增加，心脏负荷加重，对老年人和心功能不全患者具有较大风险。

腹内压增加可降低机械通气肺顺应性，增高气道压力，影响通气功能，特别是并存广泛肺部疾病的患者，头低足高位会进一步加重气腹对呼吸的影响。

头低足高位会引起颅内压增高，减少脑血流灌注，这种变化超过了麻醉药物对颅内压，大脑灌注压的影响，因此存在颅内病变的患者不适宜进行腹腔镜下妇科手术。

增高的腹内压机械性压迫内脏血管床，会造成内脏血流减少，其中以肾脏最为明显，表现为肾小管滤过率下降，尿量减少。

人工气腹腹内压上升，加之头低足高位，上腔静脉回流受阻，可导致眼静脉扩张回流受阻，从而引起房水通过小梁网流出的阻力增大和上巩膜静脉压升高，最终致眼内压升高。眼内压升高降低眼灌注压，可引起结膜水肿，角膜上皮脱落。合并糖尿病、动脉粥样硬化、青光眼的老年患者，围手术期眼损害概率上升。

随着妇科腹腔镜手术的广泛开展，其与术后静脉血栓栓塞的关系日益受到关注。气腹压迫使下肢静脉回流受阻，头高足低位，这些因素均能增加术后静脉血栓的风险。国内有中心报道，妇科腹腔镜手术后静脉血栓的发生率为 10%，有高危因素的患者发生率可达 12%。

（二）麻醉相关事宜

完善的术前检查非常必要，特别是针对老年患者。老年患者大多伴有内外科疾病，术前往往需要相关科室会诊及特殊的术前准备，如：糖尿病、高血压患者需调整血糖和血压，慢性肺部疾病患者需改善肺功能，心脏疾病患者需安放心脏临时起搏器或调整抗凝药物，肾衰竭患者需血液透析，血液疾病患者需输血制品等。这需要妇科、内外科、麻醉科医师通力合作，方能将患者手术风险降至最低。

合适的麻醉技术和完善的监测可预防和减少腹腔镜手术并发症的发生。对血流动力学不稳定、并存心肺疾病的患者，或者行长时间腹腔镜手术的患者，最好行动脉穿刺置管。

喉罩操作简单，气道损伤小，气道心血管反应小，对有心血管病史的患者尤其适用。术中机械通气时，选择能减少 CO_2 吸收，改善低氧血症，降低气道峰压和预防反流误吸的通气策略为佳。降低吸氧浓度，减少术中肺不张，氧浓度为 50% 时对减少肺内分流最有利。

老年患者多并存呼吸、心血管系统疾病，因此术中尽可能维持较低气腹压，10～12mmHg，防止血流动力学大幅改变，维持心肌供氧平衡，对于高血压患者，收缩压调至 180mmHg 以下，舒张压 110mmHg 以下。此类患者全身麻醉复合硬膜外阻滞麻醉是一种安全有效的麻醉管理模式。

对于合并严重系统疾病的患者，深度肌肉松弛有利于术中低气腹压的维持。这便需要术中进行精确的肌肉松弛监测。气腹压力增高可减少肝脏血流，从而影响肝脏对肌肉松弛药的消除。因此仅凭麻醉科医师经验可能会出现判断错误。

国内目前尚无预防妇科手术后静脉血栓的相关指南。参照美国胸科医师学院（ACCP）《抗栓治疗和血栓预防指南》基于抗凝安全性考虑，给出了临床预防术后静脉血栓优先选择低分子肝素的建议，推荐术前 12h 及以前或术后 12h 及以后开始进行预防。目前不同中心使用低分子肝素的剂量不尽相同，预防应用时间长短不一，对于存在高危因素的腹腔镜手术患者术后预防可用至术后 35d。

术后镇痛方面多推荐多模式镇痛方式。多模式镇痛是联合使用作用机制不同的镇痛药物或镇痛方法，由于镇痛机制不同而互补，镇痛作用相加或协同，同时每种药物的剂量减少，不良反应也相应减少，从而达到最大的效应 / 不良反应比。常用的多模式镇痛方式是阿片类药物、局部麻醉药、NSAIDs 的结合。有中心提出罗哌卡因局部切口浸润复合患者静脉自控镇痛（PCIA）可取得硬膜外镇痛复合 PCIA 的良好镇痛效果。超声下神经阻滞技术日趋成熟，术毕超声引导下双侧腹横机平面阻滞，可增强术后镇痛效果，对血流动力学、胃肠和泌尿功能均无明显影响。

七、嗜铬细胞瘤

（一）腹膜后腹腔镜

随着泌尿外科微创技术的发展，腹膜后入路成为泌尿外科腹腔镜手术的常用方式。腹膜后间隙与腹腔不同，其不存在自然腔隙且与外界不连通，需要经过穿刺建立通道，并以注气的方式创造人工腔隙。与常规腹腔入路的腹腔镜手术相比，腹膜后腹腔镜手术符合术者手术操作习惯，便于处理肾蒂，对腹腔脏器干扰小，腹腔脏器损伤的概率也大为减少，缺点在于操作空间小，解剖标志不容易定位。

腹膜后腹腔镜技术近年来不断发展成熟，已基本涉及所有泌尿外科及其他腹膜后脏器手术。手术包括：肾囊肿去顶术，单纯性肾切除术，包膜下肾切除术，根治性肾切除术，根治性肾输尿管全长切除术，保留肾单位手术，肾蒂周围淋巴管结扎术、嗜铬细胞瘤切除术等。

不同于常规腹腔入路，后腹膜气腹系人为制造手术腔隙，虽采用相同气体 CO_2，但对机体各个系统的影响却不尽相同。且手术中多采用侧卧位，甚至折刀位，特殊的体位亦会对患者各个系统产生影响。

目前普遍认为后腹腔对 CO_2 的吸收大于腹腔，可能原因为后腹膜腔是一个潜在间隙，这个腔隙没有腹膜的限制并且手术时腹膜后脂肪完全暴露于 CO_2 气体中，创面大，毛细血管开放，如果给予一个高的气腹压，则导致气腹腔内 CO_2 与血管内 CO_2 压力差增大及疏松结缔组织对 CO_2 吸收量增多。

CO_2 对呼吸系统的影响主要表现在 $PaCO_2$、血 PH 值和肺通气等方面。早期动物实验发现，$PaCO_2$ 升高与充入气体的压力呈正相关，腹膜后充气对呼吸的影响与腹腔内相似，但腹膜后充气的 $PaCO_2$ 恢复至基线的时间比腹腔内充气稍快。后续临床研究发现经腹腔镜手术的气道峰压明显高于经腹膜后腹腔镜手术，可能与经腹气腹致膈肌抬高有关。同样对于长时间腹膜后气腹 $PaCO_2$ 与 $PetCO_2$ 无良好相关性，术中仅靠 $PetCO_2$ 推测 $PaCO_2$ 并不可靠。

腹膜后气腹对循环系统同样会产生影响，气腹后平均动脉压、平均肺动脉压、中心静脉压、肺毛细血管楔压均有不同程度的增加，心输出量减少，但对血流动力学的影响要小于经腹气腹。但随着气腹时间延长，腹膜后气腹更易吸收 CO_2 致高碳酸血症，高碳酸血症可直接抑制心肌，并刺激中枢神经系统，增加交感活性，间接增加儿茶酚胺的释放。

腹膜后气腹 CO_2 可增加脑血流量，致脑动－静脉氧含量差明显减少，间接反映了后腹腔镜 CO_2 充气期间脑组织可能存在摄氧不足。糖尿病患者的脑血管反应性较正常人差，有研究发现 2 型糖尿病患者气腹后 10min 脑血管的弹性开始降低，脑血管储备能力下降，当气腹持续时间超过 30min，脑血流量继续增加，有颅内压增高的危险。

腹膜后气腹同样可对肾脏产生机械性压迫，减少肾脏皮质血流灌注，减少尿量，单侧充气 2h 后还可能影响到对侧肾皮质的灌注，但这些改变均是短暂可逆的。在肾移植供体取肾手术中，国内多选择腹膜后途径，与常规入路腹腔镜供体取肾手术对比，手术时间、出血量、术后尿量、术后血清肌酐等方面两种方式无明显差异。腹膜后气腹虽不直接作用于腹腔脏器，但同样会致心输出量减少，肾动脉灌注压降低，从而刺激肾素释放，激活肾素－血管紧张素－醛固酮系统，当撤离 CO_2 气腹后，肾素－血管紧张素－醛固酮系统可快速恢复至气腹前水平。

（二）嗜铬细胞瘤

嗜铬细胞瘤是来源于肾上腺髓质和肾上腺外嗜铬组织的肿瘤，临床表现错综复杂，多数患者表现为阵发性难治性高血压，常合并心、脑、肾血管系统的严重并发症，手术治疗被认为是唯一有可能治愈嗜铬细胞瘤的方法。

1992 年 Gagner 等首次报道了腹腔镜下肾上腺切除术，历经 20 多年的发展，腹腔镜肾上腺肿瘤切除已成为如今主流术式，国内多采用腹膜后入路，由于术中可能出现患者血流动力学剧烈波动，危险性大，因此嗜铬细胞瘤切除术被认为是泌尿外科风险最高的手术之一。

1. 病理生理 嗜铬细胞瘤基本病理生理变化为体内儿茶酚胺分泌异常增加，促使交感神经长期处于过度兴奋状态，患者主要临床征象有血压升高、脉压宏大、心动过速、心律失常及血糖升高。长期大量儿茶酚胺释放引起的持续性高血压，可导致全身组织器官受累，以心肌受累最为重要，早期出现心肌纤维性退变，后期心肌细胞相继被组织细胞及疏松结缔组织替代。

由于大量儿茶酚胺间歇进入血液循环，血管收缩，外周血管阻力增加，心率增快，心排出量导致血压阵发性急剧增高，收缩压可达 200mmHg 以上，发作时常伴有心悸、气短、胸闷、头痛、面色苍白、大量出汗、视力模糊等，严重者可出现脑出血或肺水肿等高血压危象。

儿茶酚胺刺激胰岛 α 受体，使胰岛素分泌下降，作用于肝脏 α、β 受体及肌肉的 β 受体，使糖异生及糖原分解增加,周围组织利用糖减少,因而血糖升高或糖耐量下降。儿茶酚胺还能促进垂体促甲状腺激素和促肾上腺皮质激素分泌增加,使甲状腺激素和肾上腺皮质激素分泌增多,导致基础代谢增高,脂肪分解加速,患者多消瘦。

2. 麻醉相关事宜

（1）术前准备

1）药物准备:嗜铬细胞瘤释放的儿茶酚胺使体内微循环处于收缩状态,肿瘤切除后儿茶酚胺骤减,微循环迅速扩张造成有效循环血量减少引起低血容量性休克。因此术前使用α受体阻滞剂,可使围手术期死亡率大幅下降。酚苄明是最常用的非选择性α受体阻滞剂,通常先从小剂量开始,逐渐增大用量至血压控制满意,一般持续服用 10～14d。选择性和非选择性α受体阻滞剂在使用中各有优劣势,各医院可根据患者情况和用药习惯进行选择。

当患者心率偏快时,可加用β受体阻滞剂,但必须在使用α受体阻滞剂之后使用。否则β受体阻滞剂阻断了 $β_2$ 受体舒血管效应,会造成反常性高血压。β受体阻滞剂应使用至手术当天清晨。

钙通道阻滞剂多用于低危嗜铬细胞瘤患者,其主要优势在于不会引起术后低血压。

2）容量治疗:患者在服用α受体阻滞剂后即可开始服用电解质液,入院前建议正常饮食或高盐饮食,多喝水,入院后可静脉补充晶体液或人工胶体液,手术当天入手术室前可给予大于 1L 的平衡液,通过以上措施可补充有效循环血量,减少术中严重循环衰竭的发生率。

3）术前准备目标值

根据《成人嗜铬细胞瘤手术麻醉管理专家共识（2017 版）》:①血压和心率达标,有体位性低血压。一般认为,坐位血压应低于 120/80mmHg,立位收缩压高于 90mmHg;坐位心率为 60～70 次 /min,立位心率为 70～80 次 /min。可根据患者的年龄及合并的基础疾病做出适当调整;②术前 1 周心电图无 ST-T 段改变,室性期前收缩 <1 次 /5min;③血管扩张,血容量恢复:血细胞比容降低,体重增加,肢端皮肤温暖,出汗减少,有鼻塞症状,微循环改善;④高代谢症群及糖代谢异常得到改善。

（2）麻醉前评估:完善的心功能评估是麻醉前评估重点。除外常规心电图检查,病程长,活动耐量低,缺血性心脏病的患者还应行超声心动图检查。术前合并心律失常的患者应服药控制。怀疑冠心病的患者围手术期发生心肌梗死概率高,术前应积极调整心功能至最佳状态。

嗜铬细胞瘤患者术前会对体内儿茶酚胺水平进行检测,并根据结果指导术中术后升压药的选择。术前检测仪若以去甲肾上腺素为主,术中术后首选去甲肾上腺素为升压药,若以肾上腺素为主,则首选肾上腺素。

由于患者长期处于代谢紊乱状态,术前应监测电解质及血糖水平,避免低钾血症、高血糖。

影响儿茶酚胺释放,摄取,代谢的药物,围手术期应谨慎使用,例如:三环类抗抑郁药、止吐药甲氧氯普胺,含麻黄碱的喷鼻剂、减肥药物甲基苯丙胺、苯二甲吗啉等。

（3）麻醉注意事项:手术中搬动患者、气管插管、气腹、术者操作挤压肿瘤均可引起血流动力学急剧改变,因此诱导前应行动脉穿刺监测有创动脉血压,同时中心静脉置管,以监测中心静脉压,麻醉科医师需常规备好酚妥拉明、艾司洛尔、去甲肾上腺素或肾上腺素等心血管活性药物。

大部分麻醉药物可安全用于嗜铬细胞瘤的麻醉诱导与维持，但应避免使用具有交感兴奋的药物，例如氯胺酮、地氟烷、去极化肌松药氯琥珀胆碱、泮库溴铵。

术中应和外科医师保持良好沟通，后腹膜气腹建立时需预先使用水囊或气囊扩张后腹膜腔隙，如这一操作挤压肿瘤致血流动力学急剧波动，应提醒外科医师改变建立后腹膜气腹方式，术中在不影响手术操作前提下尽量保持较低气腹压。

术中操作往往会挤压肿瘤引起血压急剧升高，因此肿瘤切除时需采用及时有效的降压措施，降压药物需选择乌拉地尔、尼卡地平、酚妥拉明等快速起效的药物。绝大多数嗜铬细胞瘤围手术期的危险其实主要来源于肿瘤切除后的低血压及休克，肿瘤切除后，血儿茶酚胺迅速减少，外周血管阻力降低，当补液治疗效果不明显时，应使用心血管活性药，并根据血压情况调整药物使用剂量。

如术中患者出现顽固性低血压，应及时补充肾上腺皮质激素，因不排除肾上腺切除或手术应激造成的肾上腺皮质功能不全。对于儿茶酚胺抵抗的患者，血管加压素往往可以起到有效作用。

术后仍需严密监测患者血流动力学变化，予以相应的心血管活性药物。因儿茶酚胺撤离可能引起胰岛素的大量释放，因此术后应防止低血糖的发生。

3. 腹膜后腹腔镜术中并发症　由于腹膜后间隙较疏松，当腹压过高或术者操作不当时，后腹膜腹腔镜手术中可能会出现皮下气肿。若术中出现难以解释的 $PetCO_2$ 升高，或者伴有气道压增高，SpO_2 下降，应高度怀疑是否发生广泛皮下气肿，若观察到患者皮肤膨胀或皮下捻发感即可确诊。

高弥散性的 CO_2 经皮下组织吸收入血液循环，可导致严重高碳酸血症，严重的皮下气肿还可能引起气体栓塞。因此一旦发现广泛皮下气肿应立即暂停手术操作，放气消除气腹，适当过度通气，使 $PetCO_2$ 缓慢下降，及时行血气分析，同时可向戳卡处挤压气肿，减轻气肿的不良作用并延缓气肿的蔓延。

八、心脏类疾病

随着人口老龄化进程加快和心血管疾病发生率上升，心功能不全患者逐年增多，腹腔镜手术创伤小、恢复快、疗效确切，是部分外科疾病的首选治疗方式，因此麻醉科医师将面临越来越多的心血管疾病患者行腹腔镜手术。

心功能正常的患者由于心脏具有潜在功能可发挥作用，一般少有出现心血管方面的并发症，但对于心功能不全患者，心脏代偿能力有限，气腹对呼吸、循环等系统的影响将更为明显。

（一）病理生理特点

1. 气腹压力的影响　气腹压力增高早期，腹腔脏器和下腔静脉血液因压迫流出腹腔，回心血量增加，但随着气腹压力进一步增加，下腔静脉压力增高，下肢血液回流受阻，回心血量转而减少。气腹压迫主动脉，使动脉压增高，外周阻力增加，后负荷增加。气腹引起的血流动力学变化往往会使心脏产生"变时""变力"的调节，以此来满足机体的需要量，这种自身调节能力在心功能不全患者身上多有限制。有研究采用经食管超声心动图监测气腹状态下，心功能正常患者和伴有高血压/心肌供血不足患者的左室容积变化。结果发现，心功能正常患者随着气腹建立，心室容积相应增大，而伴有心脏病的心室容积下降>30%，而心率没有明显变化。当心排量不能满足机体需要时，交感神经兴奋可使心脏收缩力加强，心率加快,但气腹下,腹膜扩展致迷走神经功能亢进,减弱了此种交感效应,Portera 等人对 10 例心功能不全患者行腹腔镜手术,术中发现,气腹 15mmHg 时,心脏射血量下降 42%,心室收缩力下降 64%,每搏量下降 51%。可见心功能不全的患者更易受到气腹的影响。

2. 高碳酸血症的影响 当 $PaCO_2 < 90mmHg$ 时,心输出量增加、心率增快、心肌收缩力增强、血压升高、肺血管收缩,外周血管阻力下降。当 $PaCO_2 > 90mmHg$ 并持续增高,则会引起反应性显著下降。术中是否出现高碳酸血症与气腹压力、气腹时间、是否皮下气肿和患者心肺功能有关,心功能不全的患者更易发生高碳酸血症。

（二）麻醉前评估与管理

1. 麻醉前评估 术前对患者的全面评估是降低围手术期心血管事件发生率和死亡率的重要步骤。全面询问患者的现病史、既往史,进行相关体格检查核查各项临床检验和器官功能检查结果,评估其意义,对患者已有的心脏疾病的危险程度进行分级,对心脏功能进行评估,对手术的危险程度进行分级,以及是否合并其他疾病,对患者做出总体评价,确定患者能否进行手术治疗（表 13-2,表 13-3）。

表 13-2　Goldman 制订的心脏危险指数

指标	项目	CRI 评分
心肌梗死	<6 个月	10
年龄	>70 岁	5
体查	可闻及第三心音奔马律,颈静脉充盈	11
	主动脉瓣明显狭窄	3
心电图	非窦性心律或房性期前收缩	7
	持续室性期前收缩 5 次 /min 以上	7
一般情况	卧床,差（肝肾肺功能不全）	3
手术	胸部手术、腹部手术、主动脉手术等大手术	3
	急诊手术	4

如危险因素总分≥26 分,只应行紧急手术;总分在 13～25 分之间,术前请心脏科医师会诊;总分 <13 分,手术危险小,与一般人无明显差别,多可接受各种手术。

常规术前检查包括:血常规、尿常规、凝血功能、胸部 X 线摄影、心电图、心脏彩色多普勒超声检查等。特殊检查包括:运动试验心电图、动态心电图、超声心动图、血气分析、肺功能测定、冠状动脉造影、核素等。

2. 术中监测 常规监测项目包括:心电图、无创血压、心率、呼吸、血氧饱和度等。

有创动脉和中心静脉置管也是必要的操作,动脉置管可实时监测动脉血压,方便抽取动脉血行血气分析,中心静脉置管可正确测量中心静脉,评估血容量,还能建立快速液体通路。

经食管超声心动图（TEE）在心血管手术中诊断的可靠性和作为一种监测手段辅助血流动力学的管理已得到广泛认可。TEE 可作为伴有心血管疾病患者手术中常规的监测方法。禁忌证包括食管狭窄、食管憩室、食管肿瘤、食管静脉曲张、主动脉瘤、近期胃和食管手术、严重凝血功能障碍者。

表 13-3　增加围手术期心脏并发症的临床危险因素分级

高危因素	不稳定冠脉综合征
	急性（<1周）或近期（>1个月）心肌梗死
	失代偿性心力衰竭
	有临床意义的心律失常
	严重瓣膜病
中危因素	稳定型心绞痛
	超过1个月的心肌梗死
	充血性心力衰竭病史
	糖尿病（尤其需要胰岛素治疗者）
	慢性肾功能不全（血肌酐 >200μmol/L）
低危因素	高龄、原发性高血压、卒中史
	左束支传导阻滞
	非特异性S-T段改变
	有冠状动脉心脏病倾向者

对于低危病例可以进行一般的检查和简单手术；中危病例需要进一步检查和评估再决定手术时机，尽量避免急诊手术；高危病例建议避免行腹腔镜手术。

3. 麻醉管理

（1）缺血性心肌病：稳定性冠心病患者多不考虑术前进行冠状动脉血运重建，除外高危冠心病患者行高风险手术。高风险冠心病可定义为：无创影像学检查缺血面积 >10%，或 CT 血管成像显示重要供血部位的冠状动脉高度狭窄（三支血管近端狭窄，尤其是前降支近端狭窄，左主干病变）。此类患者多长期服用阿司匹林等抑制血小板凝集及血栓形成的药物，因此不主张使用硬膜外麻醉，全身麻醉是最合适的选择。一般阿司匹林术前建议停用 7～10d，替格瑞洛、氯吡格雷建议停用 5d，术后根据患者出血的风险，尽快在术后 24～48h 恢复使用抗血小板药物。术中 CO_2 气腹可明显降低血浆心房钠尿肽水平。心房钠尿肽降低和高碳酸血症易引起术中血压的改变。对血压升高患者（舒张压 >12kPa）即可滴注硝酸甘油，将舒张压维持于 10kPa 左右。如果术中血压下降，可能原因为腹内压引起回心血量减少，适当补液或使用麻黄碱多可解决。手术中选择适当的气腹压力和流量，在手术操作可行的情况下采用低流量、低压力气腹，如气腹时间较长可采用间断气腹法。手术结束后继续监测心电图和血流动力学，可常规使用硝酸甘油静脉滴注，防止术后心肌梗死。高危冠心病患者术前、术后 48～72h 推荐复查肌钙蛋白。

（2）心脏瓣膜病：气腹后周围血管阻力上升，加之儿茶酚胺、肾素－血管紧张素－醛固酮系统分泌增加，患者多表现为心率、血压升高，对于严重心脏瓣膜疾病患者，这些变化可能致命。对于症状性主动脉瓣重度狭窄、二尖瓣重度狭窄合并肺动脉高压，对于择期手术，建议先处理瓣膜再行外科手术治疗，对于无症状的主动脉瓣重度狭窄、二尖瓣重度狭窄，需术前评估手术风险和获益，以此判断是否先行瓣膜手术。对于二尖瓣重度反流、主动脉瓣重度反流，心功能尚且稳定，可行外科手术治疗，术中麻醉科医师必须把保证术中血流动力学平稳放在首位。气管插管和苏醒拔管是血流动力学容易波动的时期，使用对血流动力学影响小的药物,如依托咪酯、芬太尼等,麻醉深度充足。术中以心电图 ST 段为指导,结合 CVP,维持合适的心脏前后负荷和心率,避免高碳酸血症。术中尽可能使用低流量、低压力气腹,体位的调整尽量小于 10°。CO_2 经腹膜吸收可引起脑血管扩张,致脑过度灌注,因此术中应注意中枢神经系统的保护。苏醒期掌握深度适时拔管,避免强烈的应激反应发生。

(3)心律失常:合并心律失常的患者对手术麻醉耐受能力差,这类患者行腹腔镜手术的风险大大高于无心脏并发症的患者。

频发房性期前收缩、室性期前收缩及心房纤颤的患者,术前请心内科医师协同会诊,调整至最佳状态,术中可联合心内科医师协同监护。

对于严重缓慢型心律失常的患者,若术前已安置永久性心脏起搏器,麻醉科医师应事先掌握心脏起搏器的管理要点,尽量使用对起搏器发放电冲动无干扰的药物。术前备好麻黄碱、阿托品、异丙肾上腺素、肾上腺素、除颤仪等抢救药物及设备。若术前未安置永久心脏起搏器,可在腹腔镜手术开始前植入临时心脏起搏器,能有效增加心率,保护心脏功能,预防心脏停搏。

建议术前安置心脏起搏器的心脏疾病包括:①明确的病态窦房结综合征;②Ⅲ度房室传导阻滞,间歇性发作Ⅱ度Ⅱ型房室传导阻滞,完全性右束支传导阻滞合并左前分支传导阻滞;③心动过缓合并心肌梗死、晕厥;④窦性心动过缓,心率 <50 次 /min,阿托品试验阳性;⑤Holter 提示窦性停搏 >3 次,24h 总心搏数 <8 万次;⑥心房颤动伴缓慢心室率,或合并长间歇。对安置临时心脏起搏器的患者,术中需小心搬动,防止电极脱开或刺破右心室。

(4)先天性心脏病:先天性心脏病(congenital heart disease,CHD)患儿的出生率在美国高达 10/1 000,为了延长这类患儿的生存时间、提高生活质量,其中大约接近一半的患儿在 5 岁前需要接受非心脏手术。在腹腔镜手术与开放手术的对比中,CHD 患儿行腹腔镜手术的输血概率及住院天数均小于开放手术,并且低危风险 CHD 患儿腹腔镜手术的住院死亡率也较低,因此腹腔镜手术不失为 CHD 患儿的一种理想手术方式。但 CHD 患儿与健康患儿相比较,术后死亡率和并发症发生率却成倍提高,因此对于此类患儿术前往往需要完善的术前检查,了解其解剖异常以及相应的病理生理改变,患儿的围手术期诊疗计划需要包括心脏外科、麻醉科、心血管内科在内的多学科参与,才能制订出完善的手术、麻醉计划。临床上相继有关于为法洛四联症、Fontan 术后,左心发育不良、重度肺动脉高压、完全性房室间隔缺损、主动脉缩窄等复杂 CHD 患儿或高危风险 CHD 患儿成功进行腹腔镜手术的报道。对于具体麻醉方法,每个中心具体操作虽不尽相同,但始终遵循低流量低压力气腹,尽量缩短气腹时间,术中尽可能保证血流动力学平稳的原则。

九、急腹症

急腹症系指由于腹腔内脏器破裂或炎症,或空腔脏器梗阻引起的腹膜刺激。由于大多起病急、病程短,急腹症的初步诊断常常会受到多种因素的干扰。目前对于病因不明确的急腹症患者,临床实践中多采用两种方案:①临床观察,密切关注患者病情发展、转归,复查实验室检查结果,综合判断;②诊断性腹腔镜探查。虽然腹腔镜手术不是急腹症的常规手术方式,但其能将诊断性探查和治疗同时进行,更具有创伤小、出血少、恢复快等优点,因此越来越多的急腹症患者已从中获益。

目前普遍认为急腹症腹腔镜探查的适应证为:①急性阑尾炎;②急性胆囊炎;③消化道

溃疡穿孔。有时还可用于肠系膜动脉缺血，梅克尔憩室并发症，腹腔脓肿经皮无法引流，结肠镜术中穿孔，坏死性胰腺炎以及术后腹膜炎。急腹症腹腔镜探查的禁忌证为不可逆的感染性休克，肠梗阻所致严重腹胀以及疑似肿瘤穿孔。高危患者能否实施腹腔镜手术还有一个重要因素，即患者对于建立气腹的反应程度，因此伴发严重心肺系统疾病无法耐受气腹者，也不适合进行此类手术。

麻醉管理

患者多为急诊入院，饱胃，常伴有水电解质、酸碱失衡，术前评估与准备时间有限，部分患者无充足时间进行超声心动图及肺功能检查，在详细询问患者病史，进行细致体格检查，查看实验室检查结果的同时，仅能通过简易方法对患者的心肺功能进行评价。临床上常用的简易评价方法包括：①屏气试验：先让患者做数次深呼吸，然后在深吸气后屏住呼吸，记录其能屏住呼吸的时间。心肺功能正常者，屏气时间可大于30s，如屏气时间小于20s，可认为心肺功能较差，如屏气时间小于10s，则认为心肺功能极差，手术麻醉风险很高。②6分钟步行试验：平直走廊划出一段30m的距离，记录患者6min内在此之间往返步行的距离，<150m：重度心功能不全；150～450m：中度心功能不全；450～550m：轻度心功能不全。对于心肺功能不全的急腹症患者，建议术前仔细权衡患者能否耐受气腹。

老年患者并发症多，在手术允许的情况下尽量进行必要的术前准备，可多学科协作处理并发症，将患者的血压、血糖、电解质、乳酸、凝血功能等指标尽可能纠正。

术前准备时间的限制，对麻醉科医师术中麻醉管理提出了更高的要求。麻醉方法可采用全身麻醉或硬膜外与全身麻醉联合麻醉。术中基本监测包括心电图、血压、SpO_2、$PetCO_2$、体温、吸入氧浓度。若患者术前合并心血管疾病或术中存在血流动力学波动可能，应行有创动脉监测和中心静脉压监测，经食管超声心动图也越来越多地被麻醉科医师选择。术中管理可实施肺保护性通气策略及目标导向的个体化循环管理策略，减少正压通气对肺组织的损伤和对静脉回流及心排量的影响，并维持循环稳定。

第四节　腹腔镜手术并发症肺不张研究进展

全身麻醉机械通气期间常常造成肺气体交换障碍，引起血氧含量的降低。主要的原因是肺组织的塌陷（肺不张）以及气道闭合。无论是自主呼吸还是在呼吸肌麻痹后，无论是静脉全身麻醉还是吸入全身麻醉，90%的患者存在肺泡塌陷。肺不张是全身麻醉中常见的并发症，可以发生在任何年龄的患者。小儿的呼吸系统发育还不完善，全身麻醉中肺不张的发生比例更高。关于小儿全身麻醉中肺不张的发生率情况，文献报道非气管插管患儿是12%～42%，行气管插管或者喉罩辅助通气的患儿是68%～100%。肺不张发生的根本原因是功能残气量下降20%以上引起的。功能残气量的下降是由于呼吸肌张力的消失、仰卧体位的压迫，以及吸入纯氧去氮等原因造成的。因此小儿全身麻醉中的通气管理和肺不张的及时发现处理是麻醉科医师关心的焦点问题。

在全身麻醉手术过程中肺不张的检测只能在床旁进行，传统的方法只有X线，但是X线并不能发现小的肺不张。肺不张等肺部损伤的诊断金标准是计算机断层扫描技术（computer tomography，CT），但是CT的射线辐射量大且费用高，不易被患者接受，而且CT检查需要到放射科进行，不能术中床旁得到即时结果。传统观点认为超声波无法穿透充满气体的组织，加之骨性胸廓对声波的反射使胸膜下正常肺实质无法显像，故肺部一直被认为是超声禁区。不过在病理状态下，受损的肺泡和肺间质、肺外水的改变以及胸膜腔积气积液所产生的一些超声征象，有可能通过肺部超声（lung ultrasoun，LUS）检查识别。随着可视化技术在麻醉学领域的广泛开展，近几年来 LUS 的应用也受到关注。相对于胸部平片和 CT 技术，LUS 具有快速简便、无射线辐射、无创直观且成本低廉的优点，尤其是在床旁评估和快速诊断上独具优势，且已发现对部分疾病的诊断及疗效评价和传统影像学检查相关性良好。

气腹的建立会对机体的呼吸循环系统造成一系列的影响。CO_2 用于气腹的建立将会导致动脉压力增高，CO_2 吸收增加，心输出量降低，体温波动以及神经激素的应激反应，这些都将会使得麻醉管理复杂化。若手术过程中通气不足，过度的 CO_2 吸收入血将会导致高碳酸血症以及酸中毒。

调节机械通气可一定程度避免高碳酸血症和低氧血症发生，但仍有气压伤、容积伤和生物伤等导致肺损伤发生，因此探索合适的通气模式非常重要。较为常用的控制性通气模式主要是定压机械通气和定容机械通气。在实际应用中定容通气较定压通气使用更为广泛，然而气道压的增高会导致需要改变潮气量以及呼吸频率从而保证患者的有效通气，同时定容通气相关性肺损伤一直备受国内外学者的关注。

与定容通气模式相比，近几年定压通气模式的使用越来越多，关于两者对腔镜手术患者的气道压、动脉氧合以及血流动力学的影响的临床试验研究也不少见。研究结果各不相同，Tyagi A 等在腹腔镜胆囊切除术（LC）中对定容通气和定压通气两种通气模式进行了对比研究，结果显示，在手术开始后 10min 以及 30min，PCV 组的平均峰值气道压明显低于 CVC 组，而平均气道压则高于 CVC 组，气体交换与血流动力学改变两组没有明显不同。因此认为在非肥胖患者腹腔镜手术中，定压通气模式是一种安全的通气模式且更优于定容通气模式。而在 Adm V 等的研究中则有不同发现，70 例行腹腔镜胆囊切除术患者随机分为 VCV 组（n=35）和 PCV 组（n=35），结果显示，气腹建立后，两组的肺顺应性均下降，且 PCV 组下降更明显（$P > 0.05$）。VCV 组患者潮气量在气腹建立后 10min 及 20min 时增高（$P < 0.05$）。与 VCV 组相比，气腹前后，PCV 组患者的肺泡无效腔通气/潮气量明显较高（$P < 0.05$），而两组动态肺顺应性变化相似。表明气腹建立后，定容通气模式能提供较高的潮气量及较低的肺泡－动脉氧分压差，与定压通气模式相比，定容通气模式能提供较好的肺泡通气。

大部分的临床试验结果表明两种通气模式对患者的呼吸循环系统的影响并无太大差异，但与定容通气模式相比，采用定压通气模式的患者其峰值气道压较低，另外对于肥胖患者，定压通气模式较定容通气模式能更好地改善患者动脉氧合。峰值气道压并不能反映峰值肺泡压：峰值气道压更高，同时其与气管插管的阻力、吸入气流流速及肺的呼吸机制有关。峰值气道压与气压伤之间的关联十分微弱，与之相反的是，当气道平台压力大于 35cmH_2O 时，气道平台压力与机械通气所导致的气压伤之间有很大的关联。

近年来提出的各种保护性肺通气策略，主要包括低潮气量、限压通气策略，高呼气末正压通气、肺复张手法和高频振荡通气等被证实可以在一定程度减少肺损伤的发生。肺复张的基本原理是短时间借助较高的吸气压力和较高 PEEP，使萎陷的肺泡复张并保持开放，是肺损伤患者机械通气治疗的常用肺保护策略。

第五节　腹腔镜手术肌松拮抗药及进展

罗库溴铵因起效快、作用效果确切、可控性好、不良反应少等优点广泛应用于全身麻醉,特别是小儿全身麻醉中。与成人相比,小儿麻醉中应用肌松药更易出现术后肌松残余。小儿有独特的生理和药代动力学特点,可能与以下原因有关:①小儿肝肾功能发育尚不完全,可影响罗库溴铵在体内的代谢;②快速成长期儿童因其体表面积及体液分布等不断变化,会改变药物在体内的分布情况;③而婴儿神经肌肉发育不完全、肌肉成分少、肌纤维分布不同于成人。一旦出现术后肌松残余,可减弱颈动脉体化学感受器的敏感性,损害机体对缺氧的反应及调节;使食管括约肌张力降低,增加术后反流误吸的可能性;增加呼吸道相关并发症的风险,如上呼吸道梗阻、低氧血症、损伤性咳嗽甚至窒息等。研究表明,即使经验丰富的麻醉科医师依据经验判断患者已满足拔管条件时,仍有 45% 的患者四个成串刺激(train of four stimulation,TOF)< 90%。为减少术后肌松残余的发生率,术后合理应用肌松拮抗显得尤为重要。

传统的非去极化肌松药拮抗本质是抑制乙酰胆碱酯酶,通过提高神经肌肉接头处乙酰胆碱浓度,使得乙酰胆碱与突触后膜 N 型胆碱受体的竞争性结合增加,阈电位和肌细胞去极化的可能性增大,以达到神经肌肉功能恢复的目的。

新斯的明是目前临床应用最广泛的肌松拮抗剂,其应用于小儿全身麻醉拮抗效果确切,可减少术后呼吸道梗阻等相关肌松残余带来的并发症风险、缩短患儿麻醉恢复时间、加速患儿术后康复,满足快速康复外科的要求,提高围手术期安全性。因此,周加倩等人提出,轻度的术后肌松残余亦有必要应用肌松拮抗剂。小儿麻醉中,新斯的明推荐剂量为 30μg/kg,有研究称,新斯的明应用于小儿麻醉中拮抗罗库溴铵对不同年龄组的拮抗作用效果无明显差异,但是在新生儿麻醉中恢复时间稍有延长。

新斯的明虽然可有效拮抗罗库溴铵,改善患儿预后情况,但会增加患儿体内乙酰胆碱的浓度。而乙酰胆碱浓度升高后,激动 M 型乙酰胆碱受体,影响自主神经系统功能,引起 M 样作用,如心动过缓,支气管痉挛、肠蠕动增加、肠痉挛、唾液分泌增强等。所以,当新斯的明用于拮抗罗库溴铵时,常与阿托品合用,从而减少不良反应的发生,但同时又会带来心动过速等阿托品副作用。

依酚氯铵作为乙酰胆碱酯酶抑制剂的一种,可用于肌肉松弛药中毒的解救和肌肉松弛药的拮抗。该药与新斯的明相比,作用相对较弱,但起效快,消失迅速。与新斯的明相比,依酚氯铵较少应用于拮抗罗库溴铵,更多应用于重症肌无力患者的辅助诊断即依酚氯铵试验。该药不良反应与新斯的明相似,如腺体分泌增加、窦性心动过缓、心律失常、支气管痉挛等,亦需与阿托品配合应用。

嗅吡斯的明同为乙酰胆碱酯酶抑制剂,作用机制与新斯的明相似,强度弱于新斯的明,起效时间较慢,但维持的时间较长,故亦可用于肌松拮抗。嗅吡斯的明的不良反应主要表现在胃肠道系统,常见恶心呕吐,腹痛腹泻,腺体分泌增多等,但发生概率较低。

传统肌松拮抗即乙酰胆碱酯酶抑制剂介导的肌松拮抗,虽可有效拮抗罗库溴铵的肌松残余作用,但其副作用尤其是 M 样作用较为常见。其应用时常需配合 M 样受体拮抗剂,而且在应用剂量、应用时机、应用次数都有相对的局限性。

新型肌松拮抗剂——舒更葡糖钠的作用机制与传统肌松拮抗剂完全不同,可更加安全有效快速地拮抗肌松状态且其不良反应相对较少,具有广泛的临床应用前景。

舒更葡糖钠为一种 γ- 环糊精修饰物,由 8 个相邻的葡萄糖分子构成环状分子结构。舒更葡糖钠有亲脂性内腔,即具有最佳的内部结构用于结合氨基甾体分子如罗库溴铵。8 个带负电荷亲水性的羧基侧链从环糊精分子外缘向周边放射,侧链上的酸性基团(COO⁻)使得舒更葡糖钠内腔的亲脂性增强的同时与罗库溴铵带正电荷的氮原子构成静电键。而基团间的相互排斥,使得环糊精分子内腔保持开放状态。当罗库溴铵的甾体核进入舒更葡糖钠的内腔,带负电荷的羧基键与罗库溴铵带正电荷季铵分子形成紧密的化学键。舒更葡糖钠与罗库溴铵结合成 1:1 紧密复合体以达到拮抗肌松作用的目的。舒更葡糖钠分子在机体内较少代谢,而是以舒更葡糖钠-罗库溴铵复合体的形式通过肾脏消除。

罗库溴铵上市后监测期间皮疹瘙痒等过敏反应较为常见,但也有严重的过敏反应相关的病例报告。荷兰有病例报道称患者静脉注射罗库溴铵后发生心搏骤停,应用舒更葡糖钠拮抗成功逆转。亦有应用舒更葡糖钠处理其他类型罗库溴铵过敏反应的案例,血压心率及血氧饱和度均有明显改善。故专家推荐发生罗库溴铵过敏反应时早期应用舒更葡糖钠进行急救。神经阻滞时间不可预知的延长可能引起患儿在麻醉复苏室停留时间过长且引起术后残余肌松作用的发生,因此术后适量适时静脉注射舒更葡糖钠,结合肌松监测值,可以明显减少术后残余肌松作用的发生率,降低相应风险。

有研究表明,传统肌松拮抗剂即乙酰胆碱酯酶抑制剂无法可靠地逆转深度肌松,而舒更葡糖钠可逆转罗库溴铵引起的深度肌松。Jones 等人研究表明,静脉注射罗库溴铵作为肌肉松弛剂,当强直刺激后单刺激计数为 1~2 时随机分组,分别静脉注射舒更葡糖钠 4mg/kg、新斯的明 0.07mg/kg,其 TOF 达到 90% 的时间分别为 2.9min、50.4min。可见,舒更葡糖钠使得神经肌肉的功能由深度肌松状态逆转至正常状态的时间明显低于新斯的明。有临床病例研究报告称用舒更葡糖钠拮抗罗库溴铵,可以使肌肉功能迅速恢复至术前水平。不仅可以有效安全地应用于一般的患者,也被证实对于某些特殊患者如婴幼儿、孕妇、老年人、患有神经系统疾病及肝肾功能受损的患者亦适用。

舒更葡糖钠作为一种新型肌松拮抗剂有其广泛的应用前景,舒更葡糖钠显而易见的优势使得神经肌肉阻滞的效果更加精确。其应用于小儿麻醉,可减少肌松残余作用带来的相关风险,如减少术后的呼吸系统的损伤、反流误吸及其他术后相关并发症。

仍处于开发阶段的罗库溴铵特异性肌松拮抗剂主要包括 Amo0498 系列,本质为人工合成的改良型 γ- 环糊精衍生物,其安全性更好、不良反应少,具有广阔的应用前景,但仍需临床试验证据支持。

奥美克松作为改良型 γ- 环糊精衍生物,可以特异性地拮抗甾体类肌肉松弛剂如罗库溴铵,且光谱法研究证明其包含罗库溴铵的能力较舒更葡糖钠更强。有研究表明奥美克松可达到明显逆转罗库溴铵的作用,逆转效果与舒更葡糖钠相近。利用斑马鱼做致敏实验提示低剂量应用奥美克松与舒更葡糖均无明显致敏作用,但当应用剂量较高时,舒更葡糖钠存在明显致敏作用,而相应剂量的奥美克松无明显致敏作用;心率模型中也提示应用奥美克松组心率更稳定,表明奥美克松对心率及心脏功能影响较小;其出血风险也明显低于舒更葡糖钠。与舒更葡糖钠相比,奥美克松安全性更高。但其研究仍处于动物实验阶段,尚缺乏临床试验证据支持。

　　Amo0498-1 和 Amo0498-3 同为人工合成的新型 γ- 环糊精衍生物，其逆转罗库溴铵的作用较强，该类型的药物可能用于针对罗库溴铵特异性肌松拮抗剂的新药开发，具有广阔的应用前景。有报道称其逆转罗库溴铵的肌松作用可靠，且较舒更葡糖钠不良反应更少更为安全。但该系列药物仍处于新药开发阶段，理论上可操作性强，但仍需动物实验及临床试验证据支持。

　　新型的 γ- 环糊精衍生物作为罗库溴铵特异性拮抗剂与舒更葡糖钠相比更为安全，保障拮抗效果的同时不良反应减少，如能广泛应用于临床，可能会使得患者更安全且带来肌松拮抗剂的全新变革。

（胡　一　李　朔）

参·考·文·献

[1] HAO Y, YU P, QIAN F, et al. Comparison of laparoscopy assisted and open radical gastrectomy for advanced gastric cancer. A retrospective study in a single minimally invasive surgery center[J]. Medicine（Bahimore），2016，95（25）：e3936.

[2] MERCOLI H, TZEDAKIS S, D URSO A, et al. Postoperative complications as an independent risk factor for recurrence after laparoscopic ventral hernia repair: a prospective study of 417 patients with long-term follow-up[J]. Surg Endosc，2017，31（3）：1469-1477.

[3] HERLING S F, DREIJER B, WRIST L G, et al. Total intravenous anaesthesia versus inhalational anaesthesia for adults undergoing transabdominal robotic assisted laparoscopic surgery[J]. Cochrane Database Syst Rev，2017，4（4）：CD011387.

[4] EGGER M E, GOTTUMUKKALA V, WILKS J A, et al. Anesthetic and operative considerations for laparoscopic liver resection[J]. Surgery，2017，161（5）：1191-1202.

[5] MUÑOZ C J, NGUYEN H T, HOUCK C S. Robotic surgery and anesthesia for pediatric urologic procedures[J]. Curr Opin Anaesthesiol，2016，29（3）：337-344.

[6] ÖTERKUŞ M, DÖNMEZ İ, NADIR A H, et al. The effect of low flow anesthesia on hemodynamic and peripheral oxygenation parameters in obesity surgery[J]. Saudi Med J，2021，42（3）：264-269.

[7] OTI C, MAHENDRAN M, SABIR N. Anaesthesia for laparoscopic surgery[J]. Br J Hosp Med（Lond），2016，77（1）：24-28.

[8] NUNES R R, NORA F S, DUMARESQ D M, et al. Influence of total intravenous anesthesia, entropy and laparoscopy on oxidative stress[J]. Rev Bras Anestesiol，2012，62（4）：484-501.

[9] HOFFMAN C, BUDDHA M, MAI M, et al. Opioid-free anesthesia and same-day surgery laparoscopic hiatal hernia repair[J]. J Am Coll Surg，2022，235（1）：86-98.

[10] TANG T, LANG F, GAO S, et al. Effect of Combined Thoracic Paravertebral Block and General Anesthesia vs General Anesthesia Alone on Postoperative Stress and Pain in Patients Undergoing Laparoscopic Radical Nephrectomy[J]. Med Sci Monit，2022，28：e933623.

[11] DELLA C L, MERCORIO A, MORRA I, et al. Spinal anesthesia versus general anesthesia in gynecological laparoscopic surgery: a systematic review and meta-analysis[J]. Gynecol Obstet Invest，2022，87（1）：1-11.

[12] WANG E, WANG L, YE C, et al. Effect of electroencephalography spectral edge frequency（SEF）and patient state index（PSI）-guided propofol-remifentanil anesthesia on delirium after laparoscopic surgery: the eMODIPOD randomized controlled trial[J]. J Neurosurg Anesthesiol，2022，34（2）：183-192.

[13] VRETZAKIS G, BAREKA M, ARETHA D, et al. Regional anesthesia for laparoscopic surgery: a narrative review[J]. J Anesth, 2014, 28(3): 429-446.

[14] MACÍAS A A, FINNERAN J J. Regional anesthesia techniques for pain management for laparoscopic surgery: a review of the current literature[J]. Curr Pain Headache Rep, 2022, 26(1): 33-42.

[15] BALOYIANNIS I, PERIVOLIOTIS K, SARAKATSIANOU C, et al. Laparoscopic total extraperitoneal hernia repair under regional anesthesia: a systematic review of the literature[J]. Surg Endosc, 2018, 32(5): 2184-2192.

[16] SHOMAN H, SANDLER S, PETERS A, et al. Safety and efficiency of gasless laparoscopy: a systematic review protocol. Syst Rev, 2020, 9(1): 98.

[17] HUPPELSCHOTEN A G, BIJLEVELD K, BRAAMS L, et al. Laparoscopic sterilization under local anesthesia with conscious sedation versus general anesthesia: systematic review of the literature[J]. J Minim Invasive Gynecol, 2018, 25(3): 393-401.

[18] TAGAYA N, KUBOTA K. Reevaluation of needlescopic surgery[J]. Surg Endosc, 2012, 26(1): 137-143.

[19] VAUGHAN J, NAGENDRAN M, COOPER J, et al. Anaesthetic regimens for day-procedure laparoscopic cholecystectomy[J]. Cochrane Database Syst Rev, 2014, (1): CD009784.

[20] SHU A H, WANG Q, CHEN X B. Effect of different depths of anesthesia on postoperative cognitive function in laparoscopic patients: a randomized clinical trial[J]. Curr Med Res Opin, 2015, 31(10): 1883-1887.

[21] KOPMAN A F, NAGUIB M. Laparoscopic surgery and muscle relaxants: is deep block helpful?[J]. Anesth Analg, 2015, 120(1): 51-58.

[22] TAGAYA N, ABE A, KUBOTA K. Needlescopic surgery for liver, gallbladder and spleen diseases[J]. J Hepatobiliary Pancreat Sci, 2011, 18(4): 516-524.

[23] RANDLE R W, BALENTINE C J, PITT S C, et al. Selective versus non-selective α-blockade prior to laparoscopic adrenalectomy for pheochromocytoma[J]. Ann Surg Oncol, 2017, 24(1): 244-250.

[24] ISAACS M, LEE P. Preoperative alpha-blockade in phaeochromocytoma and paraganglioma: is it always necessary?[J]. Clin Endocrinol(Oxf), 2017, 86(3): 309-314.

[25] LONERGAN P E, FARRELLY C, GEOGHEGAN T, et al. Asymptomatic renal pseudoaneurysm following laparoscopic parti nephrectomy[J]. Urology, 2016, 94(4): e5-e6.

[26] SAMPAT A, PARAKATI I, KUNNAVAKKAM R, et al. Corneal abrasion in hysterectomy and prostatectomy: role of laparoscopic and robotic assistance[J]. Anesthesiology, 2015, 122(5): 994-1001.

[27] TRANCHART H, GAILLARD M, LAINAS P, et al. Selective control of the left hepatic vein during laparoscopic liver resection: arentius ligament approach[J]. J Am Coll Surg, 2015, 21(4): e75-e79.

第十四章

椎间孔镜手术的麻醉

腰椎间盘突出症是临床工作中较为常见的骨科疾病，它的发生与高强度劳动或外伤具有密切关系。20岁之后人类椎间盘开始发生退变，椎间盘弹性以及抗负荷能力逐渐降低，此种情况下椎间盘如若再承受巨大压力将极易造成损伤。腰椎间盘突出症的发生会严重影响患者的正常工作和生活，降低患者的生活质量。目前临床医师对腰椎间盘突出症的治疗以保守治疗措施为主，保守治疗效果不佳者方考虑手术治疗。射频消融术以及胶原酶溶解术等微创手术创伤小、恢复快，是目前应用较为广泛的手术治疗方法，但此类微创手术对于特殊类型的腰椎间盘突出症往往无能为力。经皮椎间孔镜疗法的出现有效解决了特殊类型腰椎间盘突出症的治疗问题，该技术也被国内外脊柱专家称为椎间盘突出症的终极疗法。

第一节　椎间孔镜发展历史

脊柱内镜技术的发展始于1975年，Hijikata等率先使用经皮穿刺"安全三角区"切除椎间盘内髓核手术，在非直视下进行了椎间盘内间接神经根减压治疗。1983年，Kambin和Gellman完成第1例经孔内镜腰椎间盘切除术，至此，显微镜外科技术引入本领域。20世纪90年代，全内镜后外侧入路手术得以发展，1997年，Smith等首次提出椎间盘突出症的椎板间入路，创新使用微型内镜椎间盘切除（micro-endoscopic discectomy，MED）替代显微镜下椎间盘切除，该技术被广泛应用于远侧椎间盘突出、腰椎管狭窄以及颈椎后路微创椎间孔切开术，甚至用于椎间融合术以及需使用椎间融合器等情况，此项技术令微创手术更加精确，应用范围更加广泛。至此，医学技术的进步，由最早的"安全三角"入路发展为经椎间孔入路。20世纪末使用的微创经皮内镜椎间盘切除术（percutaneous endoscopic discectomy，PED），在局部麻醉下经孔入路，手术只需要8mm的皮肤切口，是目前侵入性最小的椎间盘手术。1999年，Yeung等研制了脊柱内镜系统—间接减压的杨氏（Yeung endoscopic spine system，YESS）技术，即经"安全三角"进入椎间盘，再由内向外切除椎间盘组织。这种"inside-out"技术入路安全，但不能对受压神经根直接减压。2003年Hoogland等将椎间孔镜技术发展为通过靶向穿刺、椎间孔扩大成形、直接摘除突出髓核的椎间盘减压技术，即脊柱全内镜微创系统（transforaminal endoscopic spinesystem，TESSYS），此项技术为由外到内的减压技术"outside-in"，皮肤切口仅1cm左右。目前，微创直接减压手术包括椎间盘镜技术（microendoscopic discectomy，MED）和经皮腰椎间孔镜髓核摘除技术（percutaneous endoscopic lumbar discectomy，PELD），PELD已成为最具发展潜力和最微创的脊柱手术方式。

椎间孔镜技术是目前创伤性最小的脊柱外科手术技术。近年来，由于设备仪器的改良和光学技术的进步，椎间孔镜技术迅速发展，应用椎间孔镜技术的外科医师也逐年增加。经皮椎间孔镜技术采用脊柱侧后方入路，基于内镜的辅助作用经椎间孔摘除椎间盘髓核组织，对椎管实施减压（图 14-1，图 14-2）。经皮椎间孔镜技术优势主要体现在四个方面：①该技术利用双极射频电凝对纤维环进行处理，可以有效保障纤维环的完整性和椎间隙的高度，对于保障脊柱的稳定性以及避免术后神经根粘连的发生具有重要意义；②该技术通过后纵韧带射频消融去神经化能够有效治愈术后顽固性腰痛，减少术中出血量，利于患者术后早日下床活动；③手术切口仅 8mm 左右，患者术后当天便可以下床活动，有助于患者早日康

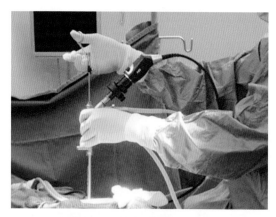

图 14-1　俯卧位椎间孔入路

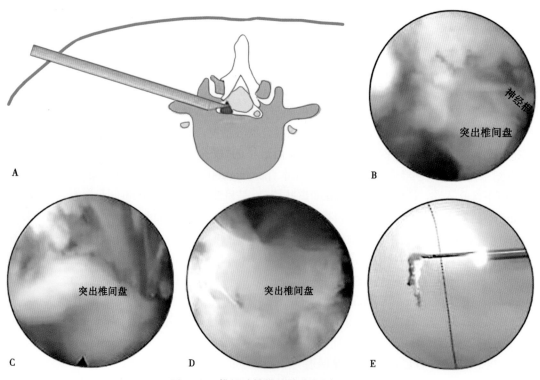

图 14-2　椎间孔镜操作路径与镜下结构

复；④该技术仅需局部麻醉，术中手术医师可与患者直接沟通，可及时了解患者术中状况，降低手术操作风险，同时大大降低了手术费用，减少患者经济负担。

第二节　适应证及相关疾病的病理生理特点

适合经皮椎间孔镜技术的腰椎间盘突出症患者包括：身体状况无法耐受开放手术者；保守治疗效果欠佳者；腰椎间盘突出范围超过上关节突连线者；病情复发者。术前影像学检查确认突出椎间盘位置非常关键。经保守治疗无效的青少年患者采用PELD，可减少传统手术带来的脊柱不稳定、组织粘连等并发症。尤其在高位椎间盘突出症患者中，PELD可明显减少术后神经功能障碍和因广泛减压导致的脊柱不稳定情况发生。

一、腰椎间盘突出症

腰椎间盘突出症是临床上较为常见的腰部疾患，主要发病原因在于腰椎间盘出现不同程度的退行性变化，作为椎间盘主要支架的纤维环变得薄弱，甚至破裂；薄弱或破裂多发于椎间盘后方或侧后方。在外力作用下，髓核组织极易向后方的椎管内突出甚至脱出，导致相邻组织如脊神经根、脊髓等受压，从而出现腰部疼痛、单侧或双侧下肢麻木、单侧或双侧下肢疼痛等临床症状。有研究发现，与影像学符合的相应节段神经功能障碍、伴或不伴腰痛、患肢直腿抬高试验阳性、非钙化型椎间盘突出的患者采用经皮椎间孔镜下髓核摘除术可获得满意效果。

二、腰椎管狭窄症

腰椎管狭窄症为骨科常见疾病，发病多因黄韧带增生肥厚、小关节增生内聚、椎间盘膨隆突出或骨性退变引起腰椎中央管、神经根管或侧隐窝发生狭窄，狭窄导致其内容物如脊髓、脊神经根受压，从而出现相应的神经功能障碍。针对腰椎管狭窄症的患者，临床医师可通过经皮椎间孔镜技术扩大其神经根管、解除神经根压迫，从而缓解症状。

三、椎体转移瘤

部分椎体转移瘤的体弱患者可因单节段脊神经根受压而出现神经根性疼痛。针对这类患者，在单通道经皮椎间孔镜技术下切除椎体转移性肿瘤可能是一种安全有效的方法。

四、椎间盘囊肿

椎间盘囊肿在临床上极少见，其临床症状与腰椎间盘突出症很难区分。椎间盘囊肿的临床特点和病理特征尚不完全清楚。

第三节　麻醉方式选择及管理要点

一、麻醉方式的选择

PELD主要分为经皮椎间孔入路腰椎间盘切除术和经皮椎板间入路腰椎间盘摘除术（percutaneous endoscopic interlaminar discectomy，PEID），手术入路主要包括侧路、侧后路和后路，入路角度可分为水平、垂直、外斜等。

经皮椎间孔入路内镜下手术建议首选局部麻醉 + 监测，其理由包括：①经皮椎间孔路入路内镜下手术对神经根刺激轻，局部麻醉 + 监测足以满足手术要求；②椎间孔内神经根解剖变异或分叉神经的存在可能会导致置管过程中医源性神经损伤，而置管过程中患者的疼痛反馈可以确保置管的安全，而全身麻醉下即使采用术中神经电生理监测，也无法对变异神经的功能状态进行精准的监控；③在椎间孔部位进行椎间孔成形时，手术操作可能影响周围神经组织，这更需要患者的疼痛反馈以保证其安全。与传统开放融合手术相比较，可在局部麻醉下进行是经皮椎间孔镜技术最大的特点之一，局部麻醉基础上复合镇静镇痛基础麻醉，可使绝大多数患者很好地耐受椎间孔镜手术刺激，这也为很多不能耐受全身麻醉的患者提供了手术治疗机会。

经皮椎板间入路内镜下腰椎手术则建议首选全身麻醉，其理由包括：①经椎板间入路置管至黄韧带背侧过程中多无神经变异，无需患者的疼痛反馈；②经椎板间隙入路手术中，椎管内操作对周围神经组织影响较大，局部麻醉下患者疼痛反应较重，可能会引起椎管内压力升高、出血增多，进而影响手术视野及手术的完成；③脊柱外科医师多对经椎板间隙入路手术技术熟练掌握，内镜下视野清晰，规范手术操作鲜有神经损伤发生，无需患者疼痛反馈来确保手术安全。当然也可根据术者个人经验选择其他麻醉方式。

二、局部麻醉

如前所述，椎间孔镜手术的实施主要选择局部浸润麻醉。局部麻醉是指在患者意识清醒状态下，将局麻药应用于身体局部，使机体某一部分的感觉神经传导功能暂时被阻断，而运动神经传导功能保持完好或仅伴有一定程度的阻滞，这种阻滞完全可逆，不产生任何损害。局部麻醉的优点在于简便易行、安全性高、并发症少以及对患者生理功能影响小。局部麻醉下手术也需对患者进行与全身麻醉相同的监测，如心电图（electrocardiogram. ECG）、无创血压及经皮脉搏血氧饱和度等，更重要的是需警惕局麻药中毒症状。局部浸润麻醉常用局麻药物种类与剂量（表 14-1）。

表 14-1 局部浸润麻醉常用局麻药

局部麻醉药	普通溶液			含肾上腺素溶液	
	浓度 /%	最大剂量 /mg	作用时效 /min	最大剂量 /mg	作用时效 /min
短时效：					
普鲁卡因	1.0～2.0	500	20～30	600	30～45
氯普鲁卡因	1.0～2.0	800	15～30	1 000	30
中时效：					
利多卡因	0.5～1.0	300	30～60	500	120
甲哌卡因	0.5～1.0	300	45～90	500	120
丙胺卡因	0.5～1.0	500	30～90	300	120
长时效：					
布比卡因	0.25～0.5	175	120～240	200	180～240
罗哌卡因	0.2～0.5	200	120～240	250	180～240

　　充分的局部浸润麻醉效果所需药物剂量取决于阻滞区域面积和手术操作时间,临床中目前建议采用较大溶剂稀释后的局麻药溶液。进行椎间孔镜手术时,局麻药物作用于神经周围从而产生神经阻滞作用,其起效时间取决于药物的剂量与浓度,例如:0.75% 布比卡因起效时间较 0.25% 布比卡因明显缩短。不同局麻药物作用持续时间不同,其持续时间亦受局麻药外周血管效应影响:低浓度血管收缩,高浓度血管扩张;肾上腺素的加入也可对其作用持续时间产生一定的影响。

　　布比卡因和罗哌卡因不会引起运动神经元活性的过度抑制,因此具有较好的抗伤害作用,此种感觉 / 运动的差异阻滞即所谓的感觉运动分离。浓度不高于 0.125% 的布比卡因即可产生良好的镇痛效果,而仅有轻度肌力下降。罗哌卡因与布比卡因具有相似的阻滞效能(1:1.3～1:1.5),但布比卡因更易出现心脏毒性,因此术中使用罗哌卡因进行局部浸润麻醉更具优势。目前认为浓度为 0.2% 的罗哌卡因对感觉神经阻滞良好,且几乎无运动神经阻滞作用;0.75% 的罗哌卡因可产生较好的运动神经阻滞作用。

　　局部浸润麻醉的注意事项:

　　1. 注入局麻药需深入至下层组织,逐层浸润。

　　2. 进针应缓慢,改变穿刺针方向时,应先退针至皮下,避免针干弯曲或折断。

　　3. 每次注药前应抽吸,防止局麻药液注入血管内。

　　4. 局麻药液注射完毕后须等待 4～5min,使局麻药作用完善,如注射后立即切开组织可因药液外溢而影响浸润效果。

　　5. 用药量不能超过极量,以防局麻药毒性反应。

　　6. 感染及癌肿部位不宜用局部浸润麻醉。

三、局麻辅助镇静镇痛

(一)麻醉前评估

　　大部分椎间孔镜的手术需俯卧位进行,为减少镇静相关并发症,患者术前评估应包括但不限于以下内容:患者既往病史(如重要器官功能状态、肥胖、睡眠呼吸暂停、气道解剖相关问题、呼吸系统并发症、麻醉和手术相关的先天性疾病、过敏及肠道炎症等);既往镇静镇痛、全麻及手术史;患者配合程度;对疼痛的耐受程度;对麻醉药物及镇静药的敏感度;目前服用药物种类;是否与实际年龄相仿;精神类药物使用史;保健品使用史;家族史;系统性体检及实验室检查。

(二)术中监测

　　术中对患者进行严密监测并及时处理药物不良反应,可有效避免大部分因适度镇静镇痛引起的并发症。在没有监测设备的手术单元,镇静镇痛药相关并发症风险明显增加。术中监测应包括以下几个方面:通过监测患者的意识水平评估适度镇静镇痛的患者反应,包括口头指令反应或其他形式的双向交流(表 14-2,表 14-3);通过监测生命体征、呼气末二氧化碳分压、经皮脉搏血氧饱和度来评估患者通气和氧合状态;通过监测血压、脉搏、心电图来判断血流动力学状态;麻醉科医师要实时监测并记录患者生命体征。适度镇静镇痛过程中使用连续呼气末二氧化碳分压监测可明显降低围手术期低血氧事件发生频率;使用脉搏监测仪可以有效监测氧饱和度水平;使用心电图监测可以有效发现心律失常。

表 14-2　OAA/S 评分

分级	表现
1 级	完全清醒,对正常呼名的应答反应正常
2 级	对正常呼名的应答反应迟钝
3 级	对正常呼名无应答反应,对反复大声呼名有应答反应
4 级	对反复大声呼名无应答反应,对轻拍身体才有应答反应
5 级	对拍身体无应答反应,但对伤害性刺激有应答反应。对伤害性刺激无反应为麻醉

表 14-3　Ramsay 评分

分级	表现
Ⅰ级	患者焦虑和 / 或烦躁不安
Ⅱ级	安静合作,定向准确
Ⅲ级	仅对指令有反应
Ⅳ级	入睡,轻叩眉间或大声呼唤反应敏捷
Ⅴ级	入睡,轻叩眉间或大声呼唤反应迟钝
Ⅵ级	入睡,对刺激无反应

注:Ⅱ～Ⅴ级为理想镇静状态。

（三）使用药物

为达到充分的镇静镇痛效果,临床多采用以下几种药物:静脉麻醉药(丙泊酚、咪达唑仑、右美托咪定、氟哌利多)和镇痛药(芬太尼、瑞芬大尼)等。2018 年 *Anesthesiology* 发表的美国麻醉医师协会(American Society of Anesthesiologists, ASA)适度镇静和镇痛指南中提出,非全身麻醉时推荐的镇静药包括苯二氮䓬类和右美托咪定,目前较常用的苯二氮䓬类药物为咪达唑仑;镇痛药主要是阿片类药物如芬太尼、阿芬太尼、瑞芬太尼、哌替啶、吗啡和纳布啡。也有文献提示局麻下复合阿片类药物,氟比洛芬酯,布托啡诺等也可取得良好的效果。

丙泊酚在椎间孔手术中亦体现出良好的作用特点:丙泊酚作用于 γ- 氨基丁酸(GABA)受体,强化抑制神经传导,它能产生显著的剂量依赖性抗焦虑、镇静和遗忘作用,其代谢产物没有活性,恢复迅速,药物相关半衰期在连续静脉输注小于 3h 时约为 10min,连续输注达 8h 时小于 40min。治疗剂量的丙泊酚对通气有中度抑制作用,并呈现剂量依赖性低血压。丙泊酚具有独特的止吐作用,该作用在较低的镇静浓度下依然存在。目前,临床工作中以 25～75μg/(kg·min)的速度静脉输注丙泊酚即可达到满意的清醒镇静效果。但是,我们仍希望通过仔细滴定,并依托麻醉深度监测找到可达到期望作用的最小给药剂量,将因过量给药产生的副作用降至最低,但同时也应考虑到患者对丙泊酚的敏感性不同。

咪达唑仑是最常见的可静脉使用的苯二氮䓬类镇静药物,其起效快、无代谢产物。咪达唑仑可引起血压轻度降低,呼吸轻、中度抑制,推荐静脉注射剂量为 0.03～0.04mg/kg,必要时可在 30～60min 后重复给药。

右美托咪定是一种高选择性的 α₂ 受体激动剂,具有镇静、镇痛及去交感神经作用,镇静可控性强,且患者具备可唤醒能力,是一种安全性高,效果极佳的镇静药物,现已广泛应用于监测麻醉过程中的镇静。右美托咪定主要作用于蓝斑的 α_2 受体,对呼吸影响小;其对血压有双向作用:血药浓度低时,平均动脉压(mean arterial pressure,MAP)降低;血药浓度高时,MAP 升高。镇静时先给予负荷剂量 0.25~1.0μg/kg(给药时间 > 10min),随后以 0.1~0.5μg/(kg•h)速度泵注。有研究显示,椎间孔镜手术使用局麻下复合小剂量右美托咪定镇静,该方法镇静效果显著,兼备止痛作用,安全有效,值得推广。

氟哌利多为丁酰苯类镇静药物,最初用于神经安定麻醉,但由于可引起 QT 间期延长而被禁用,目前常用于治疗术后恶心呕吐。

芬太尼的使用目的为提高患者痛阈,以期减轻手术带来的疼痛刺激。芬太尼镇痛所需的血浆血药浓度约为 15ng/ml,但此剂量易引起患者明显的自主呼吸抑制。因此,在药代动力学原理的指导下,根据预计手术刺激强度滴定给药可维持血流动力学稳定,且苏醒迅速,呼吸抑制较小。

瑞芬太尼是椎间孔入路手术首选的阿片类镇痛药物,该药是芬太尼家族新成员,作用时效超短(3~5min),其快速起效、快速代谢的作用特点更易达到理想麻醉深度。瑞芬太尼持续输注必须谨慎滴定,避免出现呼吸抑制,呼吸抑制在联合使用中枢作用药物如丙泊酚时更易发生。瑞芬太尼血药浓度较高时,亦具有镇静效果并可强化丙泊酚的作用。仔细管理两种药物的用量可有效避免围手术期呼吸抑制、气道阻塞或窒息等严重并发症发生。以(0.1±0.05)μg/(kg•min)的速率输注瑞芬太尼,一般可在满足镇痛要求的前提下保留自主呼吸以及患者反应性。

四、椎管内麻醉

椎间孔入路手术目前选择椎管内麻醉技术较少。如选择椎管内麻醉方式:①术前需常规评估患者的心肺功能;②控制高血压糖尿病等基础疾病;③术前停用抗凝药物;④通过凝血指标评估凝血功能;⑤评估有无椎管内麻醉禁忌证。需行椎间孔镜治疗的患者临床表现多为腰腿疼痛和下肢运动功能障碍,如马尾神经受到损害,会表现为大小便障碍,严重可致截瘫。术前应了解患者目前能否胜任日常体力活动,是否长期卧床。如术前已有下肢运动功能障碍,以及大小便障碍,术前须向患者解释,尽量避免使用椎管内麻醉,以免加重病情。

五、全身麻醉

全身麻醉技术主要指通过静脉、呼吸道或两者结合的途径实施的,使患者处于意识消失、镇痛完全、肌肉松弛以及自主神经反射抑制状态的麻醉方法。然而椎间孔镜手术大多数经椎间孔入路,选择全身麻醉的情况较少,如若选择则依据全身麻醉关注点进行麻醉即可。术中注意呼吸、循环系统的管理,维持呼吸循环的稳定。需要注意椎间孔镜手术患者术中体位多为俯卧位,应妥善固定气管导管,防止气管导管脱出。

第四节　经皮内镜下腰椎手术的体位要求

目前,经皮内镜下腰椎手术患者体位主要包括俯卧位和侧卧位两种体位。笔者推荐首选俯卧位,原因如下:①俯卧位手术时,患者全身放松,体位不容易发生移动,易于保持标准体位,便于术中 X 线正侧位透视监测;②患者舒适度高,即使在局部麻醉下也能耐受相对长时间的手术;③俯卧位时内镜下手术视野方位与实际患者方位一致,易于判断内镜下解剖结构及指导手术操作,缩短学习曲线;④可以在该体位下完成多种入路或各种经皮内镜下腰椎手术,包括一期双侧经椎间孔入路手术;⑤采用拱形体位垫可以使腰椎前凸减小,增加椎板间隙高度,有利于经椎板间隙入路手术的实施(图 14-3)。但部分高龄患者因心、肺功能不全,无法耐受俯卧位,可考虑侧卧位下手术。但侧卧位下行经皮内镜下手术有部分缺点需注意和克服:①保持标准侧卧位较难,患者如出现疼痛躲避反应,可使体位出现偏差,导致术中无效 X 线透视次数增加,从而致医患 X 线暴露量增加;②内镜下视野方位与患者实际体位存在偏差,初学者容易出现空间方位感错乱,不利于尽快度过陡峭的学习曲线;③无法行经皮椎板间隙入路内镜下手术,也无法行同一体位下双侧经椎间孔入路手术。

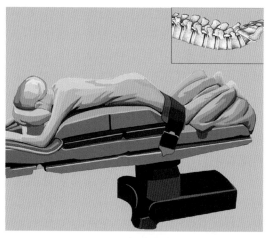

图 14-3　俯卧位,采用拱形体位垫或调整手术床的腰桥,削减腰椎前凸

第五节　术中和术后并发症的预防及处理

一、呼吸系统并发症

咪达唑仑常见的不良反应为麻醉恢复期嗜睡、镇静过度和共济失调。静脉注射咪达唑仑可引起呼吸抑制,在合用阿片类药物时,呼吸遗忘更易出现,主要表现为呼吸减慢,潮气量降低和血氧饱和度下降。在苯二氮䓬类药物与阿片类药物合用时更易出现。右美托咪定与阿片类药物合用亦可发生。因此,镇静以及镇静恢复期间需密切监测患者的呼吸频率与呼吸幅度。术中可使用脉搏检测仪监测经皮脉搏血氧饱和度,使用连续呼气末二氧化碳监测呼吸频率。如怀疑舌后坠致气道梗阻,应采取下颌推举法,必要时放置口咽或鼻咽通气管,同时提高吸氧流量或经麻醉面罩给予高浓度氧气。必要时嘱外科医师停止操作。如患者经皮血氧饱和度低于 85%,应立即处理,可通过压眶刺激患者加深呼吸。如采取上述措施后无效,则应辅助或控制呼吸,必要时放置喉罩或行气管内插管。

二、心动过缓

主要为右美托咪定的相关并发症,表现为低血压、心动过缓及口干。需注意右美托咪定静脉给药可引起严重心动过缓(<40 次 /min),少数患者偶可发生窦性停搏。迷走神经张力高、糖尿病、高血压、高龄、肝功能或肾功能有损伤的患者更易发生心动过缓,甚至窦性停搏。重度心脏传导阻滞和重度心室功能不全患者禁用右美托咪定。如出现低血压或心动过缓应减量或停止注射右美托咪定,加快输液,抬高下肢,静脉注射阿托品或麻黄碱。

三、低血压

镇静药物亦可导致外周循环阻力降低、心率减慢和血压下降。部分患者由于年高体弱或禁食禁水等原因易出现血容量不足和血压降低。患者一旦出现血压下降应立即补液（平衡液为主）或加快输液速度，必要时可给予血管活性药物。窦性心动过缓合并低血压时，可酌情静脉注射麻黄碱。

四、体位并发症

经皮内镜下腰椎手术如采用俯卧位全麻下手术时，易产生一系列与俯卧位直接相关的并发症，如气管导管打折、脱落，眼部受压等。详见表 14-4。胸腹部受压应使用特殊设计床垫以避免胸腹活动受限，并减少以下并发症：

1. 腹部受压影响膈肌运动，使胸内压力增加，从而导致肺顺应性降低。因此，需要更高的肺充盈压，尤其是肥胖患者，否则可能导致肺不张。

2. 腹内压增加压迫静脉，影响静脉血液回流，从而导致低血压，或引起手术部位静脉失血增加。

3. 俯卧位时外周受压区域易受损伤，最好使用枕头和硅胶垫加以保护。避免乳腺和外生殖器受压。长时间手术需要每小时移动头和肢体，以避免外周循环瘀滞导致的压力性坏死。特别注意保护鼻、下颌、肘、膝和踝。

4. 双臂通常被置于高于头顶位置，可能导致臂丛受到牵拉或压迫，体位摆放应确保腋窝无张力。

患者进行体位转换应由经过正式训练的团队合作完成，体位转换时应整体旋转以防止轴线方向受到扭力。

表 14-4　全麻下俯卧位手术常见并发症

部位	常见并发症
气道	气管内导管扭结、脱落，上呼吸道水肿
颈部	过伸或过屈，颈部转动 - 脑血流量下降
眼	眼窝受压 - 视网膜中央动脉闭塞，眶上神经受压，角膜擦伤
腹部	压力传递至硬膜外静脉，增加硬膜外出血
上肢	臂丛神经牵拉，尺神经受压
下肢	股静脉血栓，深静脉血栓形成，腓总神经麻痹，股外侧皮神经受压

五、椎管内麻醉相关并发症

椎管内麻醉并发症是指椎管内注射麻醉药及相关药物引起的生理反应和毒性作用，以及麻醉技术操作给机体带来的不良影响。总体而言，椎管内麻醉并发症可分为椎管内麻醉相关并发症、药物毒性相关并发症和穿刺与置管相关并发症三类。常见的并发症包括低血压、心动过缓、恶心呕吐和尿潴留等；局麻药入血后的毒性反应包括中枢神经系统毒性和心血管毒性等。详见椎管内麻醉章节。麻醉科医师应注意预防，尽量避免发生椎管内麻醉相关并发症。

1. 麻醉科医师应严格遵守临床操作规范，力争将局麻药全身毒性反应风险降至最低。

2. 麻醉前给予苯二氮䓬类或苯巴比妥药物以降低惊厥发生率。

3. 严密监护利于早期发现局麻药中毒症状及体征。

4. 注射局麻药前应回抽注射器。小剂量分次给药，先注入试验剂量，采用局麻药的最低有效浓度及最低有效剂量。

5. 如怀疑硬膜外导管误入硬膜外腔血管，可经硬膜外导管注入含少量肾上腺素的局麻药予以鉴别。传统方法为：取含肾上腺素（5μg/ml）的 2% 利多卡因溶液 3ml，经硬膜外导管缓慢注入，观察注药后 2min 内患者心率和血压的变化。出现以下三项中的一项或以上时即为阳性反应，应撤出硬膜外导管：心率升高≥15～20 次 /min；收缩压升高≥15mmHg；心电图 T 波增高≥25% 或 0.1mV。

（赵　雷　马盼盼）

参·考·文·献

[1] HIRANO Y，MIZUNO J，TAKEDA M，et al. Percutaneous endoscopic lumbar discectomy-early clinical experience[J]. Neurol Med Chir（Tokyo），2012，52（9）：625-630.

[2] WAGNER R，HAEFNER M. Indications and contraindications of full-endoscopic interlaminar lumbar decompression[J]. World Neurosurg. 2021，145：657-662.

[3] YAMASHITA K，HIGASHINO K，SAKAI T，et al. Percutaneous full endoscopic lumbar foraminoplasty for adjacent level foraminal stenosis following vertebral intersegmental fusion in an awake and aware patient under local anesthesia: A case report[J]. J Med Invest，2017，64（3.4）：291-295.

[4] J SOUSA G，LOPES A，REIS P，et al. Major cardiac events after non-cardiac surgery[J]. World J Surg，2016，40（8）：1802-1808.

[5] DAS S，GHOSH S. Monitored anesthesia care: an overview[J]. J Anaesthesiol Clin Pharmac，2015，31（1）：27-29.

[6] DA SILVA P S，REIS M E，DE AGUIAR V E，et al. Use of fentanyl and midazolam in mechanically ventilated children-Does the method of infusion matter?[J]. J Crit Care，2016，32：108-113.

[7] MARHOFER P，BRUMMETT C M. Safety and efficiency of dexmedetomidine as adjuvant to local anesthetics[J]. Ciur Opin Anaesthesiology，2016，29（5）：632-637.

[8] KUKANICH B，CLARK T P. The history and pharmacology of fentanyl: relevance to a novel，long-acting transdermal fentanyl solution newly approved for use in dogs[J]. J Vet Pharmacol Ther，2012，35（Suppl 2）：3-19.

[9] PAN M，LI Q，LI S，et al. Percutaneous endoscopic lumbar discectomy: indications and complications[J]. pain physician，2020，23（1）：49-56.

[10] YUAN S G，WEN Y L，ZHANG P，et al. Ligament，nerve，and blood vessel anatomy of the lateral zone of the lumbar intervertebral foramina[J]. Int Orthop，2015，39（11）：2135-2141.

[11] AHN Y. Endoscopic spine discectomy: indications and outcomes[J]. Int Orthop，2019，43（4）：909-916.

[12] AHN Y，Youn M S，Heo D H. Endoscopic transforaminal lumbar interbody fusion: a comprehensive review[J]. Expert Rev Med Devices，2019，16（5）：373-380.

[13] GADJRADJ P S, HARHANGI B S, AMELINK J, et al. Percutaneous transforaminal endoscopic discectomy versus open microdiscectomy for lumbar disc herniation: a systematic review and meta-analysis[J]. Spine (Phila Pa 1976), 2021, 46(8): 538-549.

[14] ZHOU C, ZHANG G, PANCHAL R R, et al. Unique complications of percutaneous endoscopic lumbar discectomy and percutaneous endoscopic interlaminar discectomy[J]. Pain Physician, 2018, 21(2): E105-E112.

[15] KRZOK G. Transforaminal endoscopic surgery: outside-in technique[J]. Neurospine. 2020, 17(Suppl 1): S44-S57.

[16] HUSSAIN I, HOFSTETTER C P, WANG M Y. Innovations in spinal endoscopy[J]. World Neurosurg, 2022, 160: 138-148.

[17] ZHU Y, ZHAO Y, FAN G, et al. Comparison of the effects of local anesthesia and epidural anesthesia for percutaneous transforaminal endoscopic discectomy in elderly patients over 65 years old[J]. Int J Surg, 2017, 48: 260-263.

[18] KOLCUN J P G, BRUSKO G D, BASIL G W, et al. Endoscopic transforaminal lumbar interbody fusion without general anesthesia: operative and clinical outcomes in 100 consecutive patients with a minimum 1-year follow-up[J]. Neurosurg Focus, 2019, 46(4): E14.

[19] WU K, ZHAO Y, FENG Z, et al. Stepwise local anesthesia for percutaneous endoscopic interlaminar discectomy: technique strategy and clinical outcomes[J]. World Neurosurg, 2020, 134: e346-e352.

[20] ASANO L Y J, BERGAMASCHI J P M, DOWLING Á, et al. Transforaminal endoscopic lumbar discectomy: clinical outcomes and complications[J]. Rev Bras Ortop(Sao Paulo), 2020, 55(1): 48-53.

[21] SHIN S H, BAE J S, LEE S H, et al. Transforaminal endoscopic decompression for lumbar spinal stenosis: a novel surgical technique and clinical outcomes[J]. World Neurosurg, 2018, 114: e873-e882.

[22] XU T, TIAN R, QIAO P, et al. Application of continuous epidural anesthesia in transforaminal lumbar endoscopic surgery: a prospective randomized controlled trial[J]. J Int Med Res, 2019, 47(3): 1146-1153.

[23] ZHU Y, ZHAO Y, FAN G, et al. Comparison of 3 anesthetic methods for percutaneous transforaminal endoscopic discectomy: a prospective study[J]. Pain Physician, 2018, 21(4): E347-E353.

[24] GADJRADJ P S, ARJUN SHARMA J R J, HARHANGI B S. Quality of conscious sedation using dexmedetomidine during full-endoscopic transforaminal discectomy for sciatica: a prospective case series[J]. Acta Neurochir(Wien), 2022, 164(5): 1209-1216.

[25] BAE J, CHACHAN S, SHIN S H, et al. Percutaneous endoscopic thoracic discectomy in the upper and midthoracic spine: a technical note[J]. Neurospine, 2019, 16(1): 148-153.

[26] MORGENSTERN C, RAMÍREZ-PAESANO C, JUANOLA G A, et al. Thoracolumbar interfascial plane block results in opioid-free postoperative recovery after percutaneous/endoscopic transforaminal lumbar interbody fusion surgery[J]. World Neurosurg, 2021, 153: e473-e480.

[27] AHN Y, LEE S G, SON S, et al. Transforaminal endoscopic lumbar discectomy versus open lumbar microdiscectomy: a comparative cohort study with a 5-year follow-up[J]. Pain Physician, 2019, 22(3): 295-304.

关节镜手术的麻醉

关节镜技术 20 世纪初起源于日本，20 世纪 70 年代后在美国等国家得到发展。在过去的数十年中，关节镜对关节内疾病的诊断和治疗产生了革命性的影响。通过关节镜可以对关节内结构进行全面观察，较切开手术更加细微，许多关节内的结构和病变可以得到直接观察和治疗。关节镜下入路允许外科医师在不进行关节切开的情况下观察和操作，关节镜手术比开放切开术恢复得更快，减少了与切开手术相关的并发症和住院时间。从早期的膝关节手术扩展到肩关节、肘关节、腕关节、髋关节、踝关节的手术，关节镜技术已被广泛接受，现在已经成为标准的诊断方法和治疗技术。随着关节内镜技术在我国逐渐普及，对关节镜手术麻醉的要求也越来越高。任何关节部位的手术，必须给予麻醉，麻醉是保证手术顺利完成的重要环节，而麻醉的选择应遵循简便、安全、有效的原则：根据关节镜不同的用途、手术时间长短以及患者的身体状况等综合考虑，通常关节镜诊断性检查可以在局部麻醉、区域阻滞麻醉下进行，有时也需要全身麻醉，而进行治疗性操作时，则可采用全身麻醉、椎管内脊神经阻滞、神经丛阻滞。无论选择何种麻醉方法，均应实施生命体征监测，以保障麻醉术中患者安全。肘关节、腕关节和踝关节都属于远端关节，与近端的肩关节、髋关节及膝关节的麻醉方式相似，本文不深入探讨。下面将针对近端关节的麻醉内容分别进行阐述。

第一节 肩关节镜手术的麻醉

1931 年，Burman 通过关节镜在尸体观察的基础上首次提出肩关节镜技术。经过 70 多年的发展，肩关节镜技术已逐渐成为诊断和治疗肩关节疾病的重要方法。肩关节镜技术可以直视下观察肩关节内部及肩峰下的一些病变，以明确诊断，弥补了传统 X 线、CT、MRI 的不足，并可直接在镜下进行手术或指导切开手术方法的选择。在肩关节镜下进行手术，保持关节原有的解剖生理结构，创伤小，准确率高，且术后恢复快。本节就肩关节镜麻醉相关问题进行阐述。

一、肩关节镜手术的适应证

（一）肩部撞击征（subacromial impingement）

包括肩峰下撞击征、喙突下撞击征和内撞击征。肩峰撞击征发生于肱骨头和喙肩穹之间，常造成冈上肌腱的损伤。以往切开肩峰成形术创伤大、术后常出现三角肌无力、而关节镜下肩峰成形术则具有创伤小、不侵犯三角肌的止点、恢复快、术中可以准确评估肩峰下间隙和肩袖损伤程度并进行治疗等优点。喙突下撞击征发生于喙突和肱骨小结节之间，通常当两者之间间隙小于 6mm 时即可认为存在撞击征，常造成肩胛下肌、喙肱韧带、肱二头肌长头腱的损伤。喙突下撞击征可在关节镜下行喙突成形术进行治疗，术中清除喙突尖时应注意防止臂丛神经损伤。内撞击征指冈上肌腱、冈下肌腱与关节盂的后上方之间的撞击，常造成上述肌腱及盂唇的损伤，关节镜的动态评估是目前诊断该疾病的金标准。

（二）肩关节不稳

关节镜下治疗肩关节不稳的疗效已得到了肯定，对于关节囊松弛的治疗，特别是慢性肩关节不稳非常重要。关节镜下肩关节稳定术包括下述三种技术：关节镜下 Bankart 修复术、关节镜下关节囊紧缩术和肩袖间隙闭合技术。

（三）肩袖损伤

肩袖是维持肩关节稳定和肩关节功能的重要结构。肩袖损伤按其损伤的程度通常分为部分撕裂和全程撕裂。又将部分撕裂分为三类，即滑囊侧部分撕裂、肌腱间部分撕裂和关节侧部分撕裂。

（四）冻结肩

一般可分为急性期、慢性期和恢复（缓解）期三个阶段。冻结肩起病急，疼痛剧烈，肩部肌肉保护性痉挛，致肩关节活动受限。急性期一般持续 2～3 周之后进入慢性期。但多数患者无明显急性期，而是起病缓慢。慢性期疼痛比急性期轻，但挛缩加重，肩关节呈冻结状态，致使穿衣、梳头甚至便后擦纸等动作均感困难，经过数月至 1 年后，逐渐进入恢复期，炎症、粘连等病变逐渐吸收，疼痛逐渐减退，活动功能逐渐恢复，病程一般要持续 1～2 年。

（五）肩关节上唇前后位病变

肩关节上唇前后位病变是由 Snyder 等于 1990 年在关节镜下首先分型和命名的，指肩胛盂缘上唇自前向后的撕脱，撕脱止于肩胛盂切迹的中部，累及肱二头肌长头腱附着处。尽管肩关节影像学检查近期取得了一些进展，但肩关节镜检查仍是确诊肩关节上唇前后位病变的最主要方法。

（六）其他

肩关节镜也适用于游离体清除、骨关节炎及化脓性关节炎。肩关节镜技术日趋成熟，已成为治疗肩关节疾病的重要手段，但仍然有很多麻醉相关问题需要解决，随着理论研究的深入、临床实践的积累，肩关节镜外科技术和麻醉管理必将会进一步提高。

二、麻醉前评估

麻醉科医师进行麻醉前评估，制订具有针对性的麻醉方案，对肩关节镜手术的顺利实施至关重要。必须评估患者是否合并其他疾病、存在潜在的困难气道、术中体位的考虑以及了解外科医师的需求。如高血压是老年肩部手术患者常见的问题，与正常患者相比，高血压患者在术中血压波动幅度会更大，尤其是在沙滩椅位时。有害的刺激会导致过度的高血压反应，同时高血压患者在麻醉诱导时，也可能发生低血压。一般来说，高血压患者应在围手术期继续进行降压治疗。一些接受肩关节镜检查的患者患有类风湿关节炎，这种疾病可能累及肺、心脏和肌肉骨骼系统。类风湿累及颈椎可导致颈部活动范围受限，影响气道管理。因此，综合评估、制订麻醉计划，对成功实施肩关节麻醉以及术中管理是十分重要的。

三、体位要求

沙滩椅位和侧卧位是肩关节镜手术中最常用的体位(图 15-1,图 15-2)。沙滩椅位时患者接近人体正常解剖体位,术者在术中操作时具有比侧卧位更好的解剖学视角及操作体验,而侧卧位时因患肢持续牵引增加了肩关节和肩峰下的操作空间,扩大了手术视野。虽然侧卧位拥有更宽广的器械操作空间,但取沙滩椅位时患者肩关节内的结构与取侧卧位时基本相同,在此种体位下进行局部神经阻滞比较容易,更可以在不改变体位的情况下随时可转为开放手术。肩关节镜检查时的体位可能影响麻醉方案的选择,因此术前应了解术式以及外科医师的需求,根据体位合理选择麻醉方式。

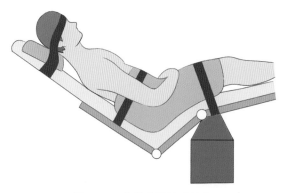

图 15-1　肩关节镜沙滩椅位
上身倾斜 70°～80°,髋屈曲 90°,膝关节屈曲 50°,头部及上身固定。

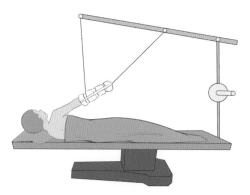

图 15-2　肩关节镜侧卧位
上身后倾约 30°,肩外展 40°～70°,上肢需牵引。

四、麻醉方式选择及管理要点

肩关节镜手术的麻醉方法包括区域神经阻滞、全身麻醉或两种技术的结合。应根据手术方式、术中体位、外科医师的要求等综合考虑,选择合适的麻醉方式。

(一)区域阻滞

区域麻醉对于肩关节镜手术患者有几个优势:麻醉效果好,减少术中及术后阿片类药物的剂量,缓解术后疼痛,缩短住院时间,改善预后,提高患者满意度。臂丛阻滞是关节镜下肩关节手术的一种经济有效的方法。与传统穿刺术相比,超声引导下神经阻滞已成为一种广泛应用于区域麻醉的技术,操作简单、安全、麻醉起效快、并发症少。可以直接观察针头位置和解剖结构,同时大大降低血管内注射、全身局部麻醉毒性、阻滞失败、气胸和永久性神经损伤等并发的发生率。此外,还可以缩短手术时间,减少穿刺次数,减少局麻药量和缓解术后疼痛。超声引导下臂丛阻滞入路方式一般为肌间沟入路和锁骨上入路,可以选择单次注射,也可以选择置管连续臂丛阻滞。由于肩关节神经主要来源于 C_5、C_6,选择传统入路臂丛阻滞不可避免会造成臂丛其他分支神经的阻滞,从而增加了患者的不适感和并发症。近年来,也有研究表明,采用 C_5 高位的肌间沟臂丛阻滞入路,能够更多地阻滞 C_5、C_6 神经,降低对臂丛下干神经的阻滞,患者术后前臂麻木无力感优于传统肌间沟臂丛阻滞入路。

（二）全身麻醉

对于行肩关节镜手术的患者，若手术体位为侧卧位或者手术时间长，则其对区域麻醉的耐受性较差，推荐区域阻滞和全身麻醉相结合。区域阻滞采用长效局部麻醉药（罗哌卡因、左旋布比卡因），既保证了术中镇痛，又在术后疼痛控制方面体现了优势；使用全麻药物（瑞芬太尼、丙泊酚）对不舒服的体位进行深度镇静。然而，就像沙滩椅位一样，全身麻醉引起的意识丧失可能会因为患者长时间保持一个姿势而导致神经和血管损伤。特别是在坐立位下，在全身麻醉下进行肩部手术时保持头部的安全位置是很有挑战性的。据报道，由于手术中头部位置不正确而导致的并发症，其严重程度从神经损伤到颈部以下四肢瘫痪均有发生。侧卧位脑灌注不足事件并不常见，全身麻醉引起的低血压也不像坐立位那么令人担忧。全麻下沙滩位肩部手术与大脑氧合显著降低有关，会增加神经损伤的风险，如视力丧失、缺血性脑病和／或脊髓损伤。

总之，无论选择何种麻醉方法，都需特别注意麻醉方法的优缺点，预防及减少并发症以及围手术期不良事件的发生并及时处理。

五、肩关节镜手术的围手术期镇痛

影响肩关节镜手术术后疼痛的因素是多方面的：①医患沟通：医师和患者之间的良好沟通是取得肩关节镜手术成功镇痛的关键，告知患者术前、术中和术后的期望值可减少患者的焦虑和疼痛；②性别：肩关节镜术后24h内男性比女性的疼痛程度要高；③肩关节损伤的类型：肩袖损伤、肩关节不稳、肩峰下撞击综合征三种损伤类型相比，行关节镜下肩袖修复手术的患者术后24h疼痛程度最高；④其他：与工作相关的事故和职业性疾病也是肩关节镜术后疼痛的主要危险因素。肩关节镜手术镇痛的目标为：充分保证患者的安全；持续有效的镇痛，如：迅速和持续镇痛以及制止突发痛，清醒镇痛，制止运动痛，不良反应少，患者满意度高。

（一）合理选择镇痛药物

非甾体抗炎药（NSAIDs）不仅对环氧化酶（COX-1和COX-2）的两种异构体有抑制作用，还可以选择性阻断COX-2的生成和前列腺素的合成。它能有效减少伤害性感受器的敏化，减少炎性疼痛反应，防止中枢致敏。非特异形式的非甾体抗炎药有潜在的不利影响，不适合一些患者使用，如存在凝血缺陷，原发性心肾功能不全，终末期肝脏疾病的患者。COX-2特异性抑制剂具有相似止痛的功效，其优势在于不影响血小板的功能和改善胃肠道耐受。然而，COX-2抑制剂引发的心血管事件使其不适合长期使用，应采用短期低剂量治疗方法，并对患者心血管方面的生命体征进行定期监测。阿片类药物经常用于治疗中度至重度疼痛，通过模仿内源性阿片肽在中枢神经系统的作用产生镇痛效应。因阿片类镇痛药易产生药物依赖性及成瘾性，在临床应用中应严格控制使用剂量及使用时间，必要时联合应用非阿片类药物或其他镇痛方法，如曲马多经常与对乙酰氨基酚合用，可有效控制疼痛。

（二）超前镇痛

超前镇痛是指在疼痛开始之前努力防止疼痛症状出现，其目的在于抑制术前炎性反应和制止外周或中枢敏化，同时也期望超前给药可更有效地降低术后止痛药的用量。术前最常使用的超前镇痛技术为外周神经阻滞术，包括肌间沟和肩胛上神经阻滞。在肩关节镜手术中经常使用全身麻醉结合外周神经阻滞的方法，其优点包括：通过控制性降压减少术中出血；减少术中麻醉药的使用剂量，患者能缩短麻醉后监护病房停留时间；降低术后患者因疼痛再次就诊率；缩短住院时间。无论是开放手术还是关节镜手术，肌间沟神经阻滞相对于全身麻醉有许多优势。它可以获得良好的术中麻醉、肌肉松弛及术后镇痛。Kim 等研究证实肌间沟臂丛神经阻滞可以降低肩关节镜术后的疼痛强度。肩胛上神经阻滞是另一种外周神经阻滞术。Ritchi 等发现肩关节镜手术时超声引导下肩胛上神经阻滞辅助全身麻醉，可以改善麻醉效果和术后 24h 患者的生活质量。虽然这种技术并不能完全阻止术后疼痛，但可以减少术中的疼痛，而且可使疼痛开始时间延迟几个小时。

（三）局部伤口浸润和关节内注射

关节镜手术的切口和镜子入路的局部浸润麻醉是常见的操作，最常用的药物是利多卡因和布比卡因。这些药物与肾上腺素联合应用既能提供足够的镇痛又能减少术中出血。切皮前局部麻醉剂阻断外周伤害性感受器的敏化，减少过度兴奋。手术结束后行关节内注射是一种常用的镇痛方法，其优点在于有明确的镇痛效果且全身不良反应少。最常使用的药物是吗啡，其镇痛时间较长，关节内注射可维持 8～12h。其他药物有 NSAIDs 药和局麻药（如利多卡因或布比卡因）。NSAIDs 药物在局部组织容易产生耐药性，而局麻药作用时间有限，故常与吗啡联合应用。杨拓等认为膝关节镜术后关节腔内注射布比卡因可以显著缓解疼痛而不增加并发症的发生率，这对肩关节镜手术镇痛亦有参考价值。

（四）患者自控镇痛（patient controlled analgesia，PCA）

PCA 是近年来围手术期镇痛的主要进展，其使用方法为：患者感觉疼痛时，主动通过计算机控制的微量泵按压按钮向体内注射医师事先设定的药物剂量进行镇痛。其优点包括：①镇痛药物的使用能真正做到及时、迅速；②基本消除不同患者对镇痛药物需求的个体差异，具有更大的疼痛缓解程度和更高的患者满意度，减少剂量相关性不良反应的发生；③减少医护人员工作量。应该注意的是 PCA 禁忌用于既往对镇痛药物过敏、年龄过大或过小、精神异常或无法控制按钮的患者。此外，医务人员应定时对 PCA 使用情况进行检查和回顾性分析，适时调整相关参数以获得更满意效果。

（五）低温疗法

肩关节镜术后低温疗法是一种较常用的方法且具有良好的主观效果。低温疗法的作用机制目前尚不完全清楚，低温疗法主要益处来自于早期应用，通过毛细血管反射性收缩而减少初期出血、肿胀和炎症反应；在低温下提高神经纤维的疼痛阈值，减少疼痛，减少肌肉痉挛，以及增加组织强度。Singh 等报道持续低温疗法治疗对于肩关节开放和关节镜手术都是有益的，并且证实低温疗法可显著减少患者术后疼痛，增加患者的舒适度和满意度，患者可获得更长和更舒适的睡眠，并能尽快重新开始正常的日常生活。

镇痛方式有很多种，但核心都是围绕着镇痛目标，应从多模式镇痛和个体化镇痛角度去选择合适的镇痛方式，努力减少术后疼痛。术前对患者进行健康宣教，进行良好的医患沟通，麻醉科医师有必要提供关于肩关节镜手术疼痛的性质、时间和处理措施的详细咨询。

六、术中和术后并发症的预防及处理

由于肩关节手术的特点可导致以下并发症的出现：①关节腔冲洗：肩关节镜手术不能应用止血带，为减少手术视野出血，经常使用压力控制泵进行关节腔内持续冲洗，由此可导致冲洗液在关节外软组织过量积聚，以及因冲洗液内含的肾上腺素异常吸收所致的室性心律失常；②手术体位：肩关节镜手术体位有侧卧位和沙滩椅位，不同的手术体位可以为手术医师提供相应的便利条件，但也会使患者手术期间发生不同的并发症，如侧卧位容易导致周围神经损伤，而沙滩椅位更易造成脑缺血性损伤等；③控制性降压：为减少术中出血及提高术野的清晰度，肩关节镜手术需要行控制性降压。在沙滩椅位（半坐位）时，脑部静水压低于心脏水平，此时再联合应用控制性降压，可能导致脑供血不足。麻醉科医师除了预防区域阻滞和全身麻醉本身引起的并发症外，还应掌握肩关节镜手术特点，警惕术中可能危及患者生命安全的并发症，确保围手术期的患者安全。

（一）关节冲洗液外渗导致气管受压

肩关节镜手术中，为使肩关节囊扩张，减少关节囊内出血，使镜内手术视野清晰，关节腔内需要持续正压冲洗，由此导致冲洗液外渗。目前，尚无关节腔内冲洗压力安全范围的研究报道。Morrison 等建议在持续冲洗时，动脉收缩压和关节镜手术野压力差应控制在 49mmHg 或以下，可达到关节腔内出血量少，术野清晰的目的。Smith 等研究表明，关节镜手术中液体冲洗量与体重增加密切相关，因此，应使用最小满足要求的冲洗压力。肩关节镜手术中，一些特定手术部位和操作与冲洗液在软组织的聚积有关。局部软组织内滞留的生理盐水通常在术后 12h 内完全吸收，一般不会导致明显的临床不良症状，但严重者可造成气管受压、上呼吸道梗阻。过量冲洗液流入气管旁间隙和颈动脉旁间隙，将会影响淋巴回流，造成咽喉、气管旁间隙水肿，颈动脉旁间隙水肿，严重者可影响上呼吸道通畅，危及患者生命安全。

预防和处理：①在单纯臂丛神经阻滞时，应该与患者密切沟通，以便及时发现上呼吸道异常，尽早通知手术医师，终止关节腔冲洗，调整手术体位，必要时改变麻醉方式，进行全身气管插管麻醉。②全身麻醉时，手术结束后应仔细评估患者上呼吸道情况，选择适当的拔管时机。评估气道梗阻风险的措施包括：拔管前将套囊放气，观察患者能否进行呼吸，如果能呼吸，可能提示气管黏膜水肿不至于造成上呼吸道梗阻，反之则需要警惕气管黏膜水肿影响上呼吸道通畅。纤维支气管镜或直接喉镜检查气管黏膜和咽喉；测量患者手术前后颈围变化值等。在不能确定患者安全的情况下，应适当延长带管时间。③喉罩用于此类患者的全麻时，上呼吸道压力和顺应性的变化可能影响喉罩的位置，威胁气道通畅程度。肩关节镜手术中，手术部位与头部距离近，术中调整喉罩位置可能污染手术野，因此，不建议此类手术中应用喉罩进行气道管理。

（二）脑缺血性损伤

肩关节镜手术中，脑缺血性病变的发生多与沙滩椅位和不适当的控制性降压有关。沙滩椅位目前被外科医师普遍采用，优点如下：气道易于控制；解剖位置接近直立位；利于检查上肢处于不同位置时对解剖的影响；关节腔内出血少；有利于借助肢体本身的重量进行关节牵引。在肩关节手术中，因为手术侧上肢不能用于测血压，非手术侧上肢经常开放静脉通路，麻醉科医师有时会将血压袖带绑在下肢小腿部位，测量下肢血压。

为避免肩关节镜手术中的脑缺血性损伤的发生，可以采取以下预防措施：①在沙滩椅位的肩关节镜手术中，应该特别注意血压测量的零点位置。为监测脑灌注，应该以外耳道高度作为血压监测的零点水平。②建议有创动脉监测，如果血压值下降超过基础值的20%，应积极进行升压治疗。③对于术前并存脑灌注下降的患者，控制性降压不能低于患者的安全值，这一安全值可以参考患者静息时的血压值而定。④有条件的情况下进行脑血流灌注监测、脑氧代谢监测或脑功能监测，包括脑血流监测、脑氧饱和度监测、经颅诱发电位监测、脑电监测等，及时发现脑部低灌注，尽早纠正病因。

（三）心律失常

Cho 等报道 2 例用含肾上腺素的生理盐水进行关节腔冲洗 5 min 后，发生快速型室性心律失常，不能维持正常血压，被迫心肺复苏，心律转为窦律后，需要多巴胺 10μg/（kg•min）维持，随后进行的超声心动图检查显示全心收缩力变弱，射血分数降低，有泡沫痰，超声未发现气栓，分析原因提示肾上腺素在关节冲洗液中没有充分混匀，可能会导致肾上腺素大剂量快速进入体内，诱发快速型室性心律失常。Jensen 等报道应用 1mg/3L 的含肾上腺素盐水是安全的，54 例患者血压和心率均没有明显的改变。根据上述文献资料，可以在临床应用 1mg/3L 的含肾上腺素生理盐水作为冲洗液，但为预防肾上腺素吸收导致的心律失常，在临床上应该注重细节，充分混匀关节冲洗液中的肾上腺素。

（四）皮下气肿、张力性气胸和气栓

肩关节镜手术中，手术器械进出关节腔时，还有可能随负压吸引将气体吸入关节腔，然后又在正压关节冲洗情况下，将气体压向关节外软组织，造成皮下气肿。手术器械经后路盲探操作可直接损伤胸膜和肺尖，造成张力性气胸。沙滩椅位情况下，肩关节位置的静脉压力要低于右心房，而关节腔内压力要远高于静脉压力。因此，注入关节腔内的气体容易经静脉形成气栓，如果手术选择气体充入关节腔，麻醉科医师应警惕发生气栓的风险。为预防静脉气栓发生，应避免应用气体扩张关节囊，应使用冲洗液进行持续冲洗。

（五）周围神经损伤

肩关节镜手术中器械操作直接损伤、手术体位、术中牵引、关节过伸、冲洗液外渗等因素都有可能造成周围神经损伤，正中神经、桡神经、尺神经、肌皮神经损伤等都有报道，这些神经损伤大多持续时间短暂，也偶有需要再次行肌腱转移减压的严重病例。麻醉科医师应该警惕，在麻醉选择臂丛神经阻滞或术后镇痛采用连续臂丛阻滞置管时，臂丛阻滞操作时也可能误伤臂丛神经，以及局部麻醉药物的神经毒性作用，容易与手术本身引起的周围神经损伤相混淆，或者使周围神经损伤临床表现加重，应用臂丛神经单次或连续阻滞镇痛，应该谨慎防范周围神经损伤。

尽管肩关节镜手术作为一种安全有效的治疗方法深受欢迎，但是围手术期仍有可能发生与手术本身有关的危及生命的并发症，麻醉科医师应该对此保持足够警惕，并注重针对这些并发症进行必要的预防处理，避免严重不良并发症的发生。

第二节 髋关节镜手术的麻醉

髋关节镜手术是一种微创手术，用于治疗特定的髋关节疾病，最初是在 1913 年被报道，由于手术适应证有限，髋关节镜检查直到 20 世纪 70 年代末才开始流行起来。在一项具有里程碑意义的研究中，Gross 描述了关节镜下对发育性髋关节发育不良、滑脱性股骨头骨骺和多发性骨髓瘤患儿髋关节病理学的评估。虽然是一项儿科研究，但其报告的结论与成人手术是相似的。从那时起，关节镜技术、成像能力和手术器械的改进促进了关节镜在治疗髋关节病变中的应用。

尽管髋关节镜的起源已有几十年之久，目前髋关节镜仍是一种较新的手术方法。因此，

许多麻醉科医师在他们的培训和临床实践中很少或根本没有接触过这类手术。髋关节镜现在越来越多地用于治疗关节内和关节外髋关节病变，包括股骨髋臼撞击（femoro acetabular impingemen，FAI）、髋臼唇裂、软骨缺损、局限性滑膜疾病、髋关节包膜不稳定以及腰肌肌腱松解。到目前为止，大部分髋关节镜检查是为了治疗 FAI 及同时伴有该疾病的软组织后遗症。髋关节的关节镜检查可能是一个具有挑战性的过程，部分原因是髋关节的深度、位置以及周围的骨和软组织的限制。通过仔细的诊断评估和适当的关节镜技术，髋关节镜可以作为一个很好的诊断和治疗的选择。在本节中，我们讨论髋关节镜的适应证、术前评估、麻醉技术、镇痛药使用以及潜在的并发症。

一、髋关节镜手术的适应证

目前，髋关节镜是诊断和治疗各种影响髋关节的疾病的首选方法，FAI 是目前最常见的适应证。表 15-1 概述了髋关节镜检查的常见适应证。大多数撞击病变适合关节镜治疗，包括唇瓣撕裂、髋臼边缘撞击、股骨凸轮型撞击以及各种软骨损伤。其他孤立的关节内异常也可以在关节镜下处理，如圆韧带撕裂或滑膜炎，尽管这些在孤立情况非常罕见。此外，髋关节镜可以很好地显示髋关节中央隔室软骨的情况，并可与髋臼周围截骨和股骨近端截骨等主要关节外矫治术联合使用。髋关节镜也被用于治疗关节内良性肿瘤，包括滑膜软骨瘤病和色素沉着的绒毛结节性滑膜炎。对于怀疑感染性髋关节的病例，关节镜检查可以通过直接取关节液样本和滑膜活检来确诊，同时，可以对关节进行彻底的冲洗和清创。髋关节

表 15-1　髋关节镜检查适应证

适应证	疾病
盂唇病变	股骨髋臼撞击（FAI） 盂唇损伤 髋臼发育不良
圆韧带撕裂	—
软骨病理	软骨损伤 游离体 / 异物检索 股骨头坏死 滑膜软骨瘤病 软骨钙质沉着病
莢膜病变	髋关节不稳定 粘连性关节囊炎 滑膜炎
诊断性髋关节镜检查	不明原因的髋关节疼痛，包括全髋关节置换术后疼痛
关节外病变	转子滑囊炎 臀部周围肌肉病变（臀中肌，臀肌，臀小肌，臀大肌，股直肌） 髂腰肌肌腱炎 弹响髋 髋关节周围神经松解

周围的许多软组织疾病也可以通过关节镜来治疗，但这些情况远没有撞击病变常见。髋脱位又称折断髋，可由髂腰肌或胫骨折断引起，可通过髂胫束或腰肌松解在关节镜下进行治疗。顽固性转子滑囊炎可在关节镜下滑囊切除术治疗。有报道，对于外展肌肌腱病变的患者可以在内镜下完成外展肌肌腱的修复，达到缓解疼痛和恢复力量的效果，这扩大了髋关节镜手术的适应证。对于有髋关节融合史、晚期骨关节炎、开放性伤口或蜂窝织炎、股骨颈应力性骨折、严重发育不良、塌陷性缺血性坏死、明显异位骨化和病态肥胖的患者，髋关节镜是禁忌使用的。

二、麻醉前评估

接受髋关节镜检查的患者一般比较年轻，很少有其他合并症。因此，麻醉科医师常规术前评估通常就足够了。与许多其他较新的手术方法一样，髋关节镜手术仍没有明确的、理想的麻醉药和特定麻醉方式，需要进一步的研究。

三、体位要求及手术并发症

髋关节镜检查可在仰卧位或侧位进行。这两种姿势都没有特定的适应证，选择主要取决于医师的偏好。然而，根据我们的经验，大约三分之二的关节镜检查是在仰卧位进行的，其余的在侧位。

关节内出血是关节镜检查术中常见的并发症，可导致视野受损。因此，建议将平均动脉压维持在 65mmHg 以下，为可视化提供最佳条件。在冲洗液中加入稀释的肾上腺素是另一种避免关节内出血的方法，在其他类型的关节镜手术中也有描述。

在髋关节镜手术中，关键是要达到肌肉松弛和消除患者的任何活动。采用纵向牵引将股骨头与髋臼分离约 12～15mm，从而为关节镜和器械提供空间（图 15-3）。暂时性股神经和坐骨神经麻痹症是最常见的与牵引本身相关的并发症，而阴部神经麻痹和阴囊或唇部软组织损伤则是由于会阴后施加的压力所致。肌肉松弛使对髋部牵引力的需要量减少，从而减少了牵引引起的相关损伤。

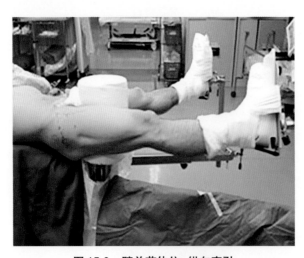

图 15-3 髋关节体位，纵向牵引

四、麻醉方式选择

椎管内麻醉是髋关节镜的首选麻醉方法。椎管内麻醉可以产生满意的肌松,满足髋关节牵引的要求,利于可视化下的手术操作,有些患者术中可能需要镇静。与全身麻醉相比,椎管内麻醉因交感神经阻滞导致静脉压力降低,可以减少术中的出血。同时椎管内麻醉还可以降低术中发生深静脉血栓的发生率。髋关节镜检查以椎管内麻醉为主要方法,避免了气管插管和机械通气的需要,可以减少与全身麻醉相关的术后并发症,包括全身麻醉后的短期认知功能障碍和肺不张等肺部并发症。

但是由于髋关节镜检查的时间长短不一,有些病例可能持续数小时,这可能会超过清醒或镇静状态下使用椎管内麻醉的患者所能忍受的极限。因此,在耗时长的手术建议选择全身麻醉,避免因选择椎管内麻醉而需要在手术过程中更改麻醉方式。全身麻醉具有灵活性和可靠性的优点。髋关节镜检查采用全身麻醉时需辅以肌松药,全身麻醉可采用快速诱导,根据手术方法、手术时间或其他不可预见情况的变化而调整和控制肌松药量和镇静深度。此外对于日间门诊接受髋关节镜检查的患者手术时间短,一般在手术当天出院,采用全身麻醉的患者活动恢复可能比椎管内麻醉者更快,利于尽早出院。比较全身麻醉和椎管内麻醉在膝关节镜和泌尿外科等门诊手术中应用的研究支持了这一观点。目前,直接比较单纯全身麻醉和椎管内麻醉在髋关节镜检查中应用的研究还很少,全身麻醉与各种区域阻滞技术相结合的研究正在进行中。

五、髋关节镜手术的围手术期镇痛

髋关节镜检查后的疼痛程度从轻微到严重不等,术后24h内疼痛程度最严重。股四头肌和腘绳肌水肿、牵引器引起的足部和阴部肿胀、渗出液引起的软组织水肿均可引起术后疼痛。髋关关节镜检查中灌洗液注入压力大于80mmHg和手术涉及股软骨切除和盂唇修复者疼痛程度会更高,但手术时间和输液总量与疼痛程度无关。多种药理学和非药理学干预措施已被应用于髋关节镜术后疼痛的管理。

(一)股神经阻滞

股神经阻滞通常用于大腿和膝关节手术后的术后镇痛,且术中对大腿前部、股骨和膝关节有较好的麻醉效果。在全髋关节和全膝关节置换术中,股神经阻滞被证明对疼痛控制和术后活动是有益的。有研究显示,在超声引导下应用0.25%布比卡因25ml(1:200 000肾上腺素)行股神经阻滞,可以降低髋关节镜术后早期疼痛的评分,缩短PACU的观察时间,减少恶心呕吐的发生,提高患者的满意度。然而,由于跌倒风险的增加,不建议在日间手术中常规使用此技术。如果麻醉科医师在手术后进行阻滞,应该注意髋关节镜检查后腹股沟区域的解剖变化。有学者比较了髋关节镜术后行股神经阻滞镇痛前手术侧和非手术侧腹股沟皱褶处的超声图像,超声对经典解剖标志的识别因灌洗液外渗而变得复杂化,造成股动脉和股神经的深度移位。髂筋膜与髂腰肌之间的组织平面扩张,股神经周围可见液体,深至髂筋膜的大量液体分层对神经刺激导向阻滞也有潜在的影响。

(二)髂筋膜阻滞

髂筋膜阻滞的一般适应证与股神经阻滞相似,包括大腿和膝关节手术的区域麻醉和术后镇痛。目前,关于髂筋膜阻滞在髋关节手术术后镇痛中应用的研究还很少,因此临床应用比较有限。有前瞻性病例研究显示,术前行髂筋膜阻滞可以降低阿片类药物的使用量,提高患者满意度。但值得注意的是,所有患者均接受了包括对乙酰氨基酚、塞来昔布、加巴喷丁、羟考酮在内的多模式口服镇痛药,难以从髂筋膜阻滞本身判断其直接镇痛效果。该研究缺乏非髂筋膜阻滞对照组则进一步限制了关于髂筋膜阻滞在髋关节镜术后疼痛管理方面有无镇痛效果的结论。

(三)腰椎旁阻滞,腰丛阻滞

腰椎旁阻滞作为髋关节镜术后镇痛辅助手段的潜力一直缺乏足够的证据支持,仅有少数病例报道。2008年,Lee等人描述了两例髋关节镜检查前行$L_{1\sim2}$椎旁阻滞的患者,均使用0.5%罗哌卡因5ml,术后镇痛效果满意,未加用其他镇痛方式或者镇痛药物,一例镇痛维持时间达36h,另一例为48h。

腰丛阻滞用于髋关节、大腿和膝关节手术的麻醉,包括髋关节镜检查。多项研究显示接受腰丛阻滞后静息痛评分明显降低,但在患者满意度、止吐剂使用及恢复质量评分方面没有显著差异,且接受腰丛阻滞的患者总住院时间更长。

(四)药物镇痛干预措施

目前用于髋关节镜手术后疼痛管理的药物与大多数其他类似骨科手术的药物相同。多模式镇痛仍然是术后疼痛治疗的基础,包括对乙酰氨基酚、NSAIDs和阿片类药物,且非甾体抗炎药在髋关节镜术后疼痛的治疗中起着重要的作用。NSAIDs和COX-2抑制剂的额外好处是有可能预防该患者群体的异位骨化。在最新的一项关节镜下治疗FAI的回顾性研究中,在未接受NSAIDs预防的患者中异位骨化发生率为33%,而接受NSAIDs预防的患者均没有发生异位骨化。接受NSAIDs预防的患者连续服用萘普生(500mg/次)3周,每天2次。

六、术中和术后并发症的预防及处理

据报道,髋关节镜术后并发症发生率为1%~1.6%,包括神经损伤、关节镜检查液体外渗、围手术期低体温、深静脉血栓形成等。

(一)神经损伤

髋关节镜下的神经麻痹多发生在与牵引相关的股神经和坐骨神经。虽然股外侧皮神经也容易发生麻痹,但由于解剖位置的原因,它更容易受到皮肤刀等器械的直接损伤。侧卧位与许多非手术部位肢体神经损伤有关,臂丛神经麻痹是最常见的损伤之一,通常是由于腋窝长期受压所致。桡神经麻痹是另一种常见的并发症,与侧卧位患者的体位固定方法有关。位置不佳,填充物缺乏,患者的身体长时间固定在同一位置,这些因素结合在一起,往往会造成肘关节弯曲处的桡神经压迫引起神经损伤。由于腓骨头与手术台的外侧位置直接接触引起的腓神经损伤也有报道。幸运的是,大多数神经损伤通常是暂时的,大多数患者将在大约5~6个月内完全康复。在整个手术期间,适当的填充物和密切的监测可以防止与体位有关的伤害。将牵引时间限制在2h,将牵引力限制在合适范围内,并使用配备张力计的专用牵引装置,可以降低牵引造成神经损伤的风险。

(二)液体外渗

关节镜检查时,灌洗液(通常为0.9%生理盐水)可进入手术部位附近的各种解剖间隙。大多数渗出液发生在囊外过程中,如腰肌肌腱松解。囊内关节镜下囊袋切口或髋臼骨折可增加渗出液量。灌洗液也可通过暴露的髂腰肌鞘外渗，导致液体在腹膜和腹膜后积聚。腹腔积液外渗及腹腔间隔室综合征是髋关节镜检查后最严重的并发症之一，与腹胀、大腿皮下水肿、体温过低有关。此外，腹腔间隔室综合征引起的心搏骤停多为关节镜下从髋关节取出游离体或异物后灌洗液外渗导致的结果。仰卧位可能比侧卧位渗出液体更少，这可能是由于侧卧位的重力作用导致腹腔和盆腔中积液。一定程度的灌洗液外渗进入关节周围组织是不可避免的，但通常不会造成严重的后果。虽然在关节镜检查过程中可能无法防止灌洗液外渗，但在检查过程中对患者进行持续监测和仔细评估是至关重要的。保持关节镜泵的压力在 30mmHg，尽量减少液体外渗。如果手术是在全身麻醉下进行的，术者和麻醉科医师应关注患者腹胀、水肿和生命体征的变化。根据患者的体征和症状来判断是否有过多的液体外渗，一旦发现则应尽可能停止手术，并尽快通过 CT 或超声对液体外渗情况进行评估。然后，应对患者的病情随访，并进行重复检查和评估。治疗方案包括静脉滴注呋塞米、导管引流，严重者可进行开腹手术探查。

（三）围手术期低体温

低体温是围手术期常见的并发症，可导致伤口愈合延迟、感染率增加和出血增加。髋关节镜检查往往需要较长的手术时间和大量的灌洗，这进一步导致患者体温过低。重要的是，髋关节镜检查中体温过低被认为是液体外渗的早期迹象，因为用于手术的灌洗液通常是不加热的。有研究发现手术时间延长、较低的 BMI、围手术期低血压、灌洗液温度过低是低体温的危险因素。因此，持续的体温监测及相关危险因素的处理对于避免围手术期体温过低至关重要。

（四）静脉血栓形成

髋关节镜围手术期深静脉血栓（deep venous thrombosis，DVT）和肺栓塞（pulmonary embolism，PE）的实际发生率相当低。目前仍缺乏相关预防与治疗的指南，但建议早期干预。对于有血栓栓塞事件风险的患者，如有高凝综合征和深静脉血栓形成的患者，应考虑预防性干预措施。

髋关节镜是一种较新的手术方法，在各种髋关节病变的治疗中得到越来越广泛的应用。尽管髋关节镜的理想麻醉方案尚未确定，但对个别患者的麻醉方案优化应从术前评估开始，一直持续到术后。全身麻醉和椎管内麻醉都非常适合髋关节镜手术，目前对两种麻醉方法在髋关节镜检查中应用效果孰优孰劣尚无定论。因此，采用哪种麻醉方法将取决于患者的自身疾病情况、手术时长、患者的体位、麻醉科医师和外科医师的偏好等。围手术期疼痛管理的药物主要包括静脉和口服阿片类药物以及对乙酰氨基酚、非甾体抗炎药等多种辅助镇痛药物。虽然药物治疗方案通常对大多数患者来说是足够的，但那些常规镇痛方案难以控制疼痛的患者（慢性疼痛、广泛的髋关节病变、阿片类药物耐受性者）可能会从围手术期的区域阻滞麻醉中受益。

第三节　膝关节镜手术的麻醉

1912 年 4 月，在德国柏林第 41 届外科医师学会上，丹麦外科医师 Severin Nordentoft 报道了第一篇关于用内镜观察膝关节的论文 *"Endoscopy of Closed Cavitiesby The Means of My Trokart-Endoscope"*，并展示了他自己制作的用于膝关节检查的"套管"。利用此套系统可观察膝关节前部结构，包括髌上囊、髌骨下表面、滑膜组织、滑膜皱襞、半月板前部结构，后来称为"ArthoscopiaGenu（膝关节镜）"。至此，迎来了关节镜微创手术时代，伴随着外科技术的发展，关节镜是一种创新性的骨科技术，具有侵入性小、并发症少、住院时间短、术后恢复快等优点。外科技术的进步必须与适当的麻醉技术相匹配，因此有必要优化麻醉技术，从而把风险降到最低。在本节中，我们将从膝关节镜的适应证、术前评估、麻醉技术、术后镇痛以及潜在的并发症阐述膝关节镜的麻醉管理。

一、膝关节镜手术的适应证

膝关节是人体最大最复杂的关节，也是伤病最多发的关节，目前绝大多数膝关节创伤和病变可在关节镜下治疗，包括：①膝关节骨性关节炎；②膝变形性膝关节病；③化脓性膝关节炎；④膝关节结核；⑤膝关节半月板损伤；⑥膝关节前、后十字韧带损伤；⑦膝关节关节游离体；⑧膝关节类风湿性滑膜炎；⑨风湿性关节炎；⑩色素绒毛膜样滑膜炎；⑪ 不明原因的膝关节炎；⑫ 其他：髌外侧关节囊的松解、胫骨平台及其髁间棘骨折的固定与复位髌骨脱位、内侧单髁关节置换、胫股关节与髌股关节的探查。因此，大部分传统切开手术操作均已能在膝关节镜下完成。

二、麻醉前评估

由于膝关节病变的种类繁多，接受膝关节镜检查的患者年龄范围广，个体差异很大，麻醉科医师除了常规术前评估之外，还要根据患者的年龄及其合并症情况来综合评估，尤其是高危患者，应考虑预防深静脉血栓形成。膝关节镜手术仍没有相关的麻醉指南，麻醉方式和用药都还需要进一步的研究。

三、麻醉方式选择及管理要点

膝关节镜理想的麻醉方法应该是无副作用，恢复快利于早期出院，在提供满意手术条件的同时，提高患者的满意度。麻醉方法从全身麻醉、区域阻滞麻醉到单纯的局部麻醉均可采用，至于选择哪种方式，应根据患者的年龄、身体状况和手术种类、手术时间等情况综合评估。

（一）全身麻醉

全身麻醉的优点是可以缩短手术时间，并确保手术期间外科医师和患者都感到舒适，即使在手术过程中使用止血带导致肢体缺血也不会增加患者的不适感。然而，它的缺点是患者可能发生相关全身麻醉的并发症（虽然概率低），导致住院时间比膝关节疾病本身需要的住院时间更长。

（二）椎管内麻醉

无论是蛛网膜下腔阻滞还是硬膜外腔阻滞，效果均可靠。椎管内麻醉是双侧膝关节镜手术的首选麻醉方法，可以保证止血带的耐受性。如果需要更长的手术时间，则需要通过硬膜外导管持续给药。椎管内麻醉的缺点主要是禁忌证，如凝血功能障碍、皮肤感染或脓毒症；以及其副作用，如尿潴留、腰痛和硬脊膜穿刺引起的头痛，所有这些都会延迟患者的出院时间。感染和出血是椎管内麻醉非常少见的并发症，一旦出现需要紧急治疗。

（三）区域神经阻滞

区域神经阻滞是一项很好的技术，在超声技术普及之前，区域神经阻滞在膝关节镜手术中应用的麻醉效果常不理想。过去常依赖局部解剖定位及穿刺异感来寻找神经,但神经在较深的组织结构中,且变异率高,而使得局麻药不能有效地浸润目标神经。之后神经刺激仪的应用提高了阻滞效果,但也有一些不足,如运动神经和感觉神经具有物理分离特性,当神经刺激针在目标神经周边时可能不会引起相应肌肉的收缩反应,而导致一定程度的假阴性率存在,增加了多次穿刺损伤血管、神经的风险。超声技术的推广为区域神经阻滞的应用打开了新的局面,提高了成功率。采用超声引导下神经阻滞,可将神经、血管等组织很好地区分开,对穿刺针走向等进行实时观察,使得穿刺针进入血管、神经的概率减少。与椎管内麻醉相比,超声引导下神经阻滞有着可以减少不必要的交感神经阻滞、没有过度的丧失感觉和运动、血流动力学更稳定等优点。神经阻滞的禁忌证有穿刺部位感染、局部麻醉过敏、精神障碍及拒绝合作等。凝血异常是一种相对禁忌证,神经阻滞操作时出血及血肿形成风险比椎管内麻醉要小。区域神经阻滞的主要局限性是:持续时间直接取决于所使用的麻醉剂的种类和容量。随着技术的发展,置入导管行连续区域神经阻滞可以克服时间的局限性。在膝关节镜手术时,超声引导下的神经阻滞包括单根(股神经)或多根神经的联合阻滞(股神经联合坐骨神经)、神经丛阻滞(腰丛−坐骨神经)等,必要时可以给予患者一定程度的镇静。值得注意的是无论是采用超声引导下神经阻滞,还是椎管内麻醉,其镇痛效果差异并不明显,都可以满足手术的需求。

（四）关节内局部麻醉

关节内的局部麻醉包括进入关节部位的局部浸润和持续灌注(以局麻药液冲洗关节)。目前已有的研究均表明局部麻醉下行膝关节镜手术效果良好,因为副作用小,感觉阻滞满意,临床正在逐步开展。Shpiro 等对局部麻醉、区域阻滞麻醉和全身麻醉在膝关节镜术中的效果及安全性进行了比较,发现局部麻醉结合静脉镇静效果良好,大部分的手术均能顺利地完成,患者满意度也很高。David 等也报道了类似结果,他们认为单纯局部麻醉有时不能完全提供良好的手术操作环境,局部麻醉结合静脉镇静麻醉在不影响患者康复的情况下能提供良好的麻醉效果。Takahashi 等人研究同时也指出在局部麻醉药注射时引起的疼痛比术中操作本身引起的疼痛还剧烈。Maldini 等研究认为将利多卡因加入肾上腺素在关节腔内注射,可以为膝关节镜手术提供满意的麻醉效果。Jacobsen 等人经统计发现 92% 的膝关节镜检查术可以在局部麻醉下进行。但也有报道显示关节内局麻可能镇痛不足,在长时间手术和困难的手术操作时,不能很好地耐受,约 15% 的局部麻醉病例于术中更改为全身麻醉。

总之,无论选择哪种麻醉方式,都需要根据麻醉科医师的经验、患者的选择以及外科医师的要求综合考虑,个体化选择合理合适的麻醉方式可以减少并发症,提高患者满意度,缩短住院时间,加快患者康复。

四、膝关节镜手术的围手术期镇痛

膝关节手术的术中及术后镇痛越来越引起骨科医师及麻醉科医师的关注。在面对伤病及面临手术抉择时,疼痛都会给广大患者及临床医师造成很大的困扰,患者术后因为无法耐受疼痛而导致手术疗效大打折扣的事例在临床上也屡见不鲜。同时,疼痛也能增加术后各种并发症的发生,延长患者的康复及住院时间。对疼痛的有效控制,不仅可以减轻患者痛苦的主观感受,也可以减少因疼痛造成的活动减少所带来的 DVT、PE 等重大并发症的发生,同时也是术后进行有效功能锻炼的前提。而术后功能锻炼(尤其是主动锻炼)的依从性对于术后膝关节功能的恢复至关重要。另外，有效的术后镇痛也可以减轻应激反应，稳定患者内环境，减轻焦虑情绪，利于睡眠与休息，提高患者生活质量。

（一）合理的镇痛药物

目前临床上常用的镇痛药物主要有阿片类、局部麻醉药和 NSAIDs。其中，阿片类镇痛药镇痛效果确切，一些新型的阿片类药物（如布托啡诺、盐酸羟考酮）及新型制剂（芬太尼贴剂、吗啡缓释胶囊等）正在越来越广泛地应用于临床；NSAIDs 是目前临床上最常用的口服镇痛药，其作用机制主要是通过抑制环氧化物酶，减少前列腺素类炎性分子的形成，从而降低机体对疼痛的敏感性。新型的选择性 COX-2 抑制剂（如塞来昔布、帕瑞昔布等）因不良反应较少而得到越来越多的青睐。

（二）合理的镇痛方法

1. 患者自控镇痛　目前用于临床的主要有静脉 PCA（patient-controlled intravenous analgesia，PCIA）和硬膜外 PCA（patient-controlled epidural analgesia，PCEA）。PCIA 具有操作简便、不影响肌力、适用范围广等优点，但不良反应较多。有研究比较了 PCIA 与股神经阻滞的镇痛效果，发现虽然两组镇痛效果相当，但 PCIA 在镇痛的同时，会产生头晕、恶心、呕吐等全身不良反应，且镇痛药物使用量较多，整体镇痛效果不如股神经阻滞。但两者的镇痛效果都是值得肯定的。此外，外周神经 PCA（patient-controlled nerval analgesia，PCNA）及皮下 PCA（patient-controlled subcutaneous analgesia，PCSA）近几年已逐渐用于临床。PCA 的新技术—将靶控输注（target controlled infusion，TCI）概念与之相结合进行术后镇痛的技术也正在积极研发中。

2. 椎管内镇痛　包括硬膜外腔和蛛网膜下腔给药。吗啡的脂溶性低，椎管内给药镇痛作用强，持续时间长，用药量少，是单次椎管内给药的最佳药物。在临床观察中，患者自控硬膜外布比卡因、芬太尼镇痛（PCEA）和硬膜外持续给药（continuous epidural analgesia，CEA）相比，用药剂量少，在手术后 1d 内不良反应少，在术后 2～5d 疼痛最剧烈的阶段，镇痛效果更好。Corbett 等认为，硬膜外置管的最大优点是其在满足术中麻醉的同时，通过连接泵实现术后镇痛，对于降低术后 DVT 的发生率有显著疗效。但有研究表明，持续硬膜外镇痛患者恶心、呕吐发生率较高，存在潜在感染可能。硬膜外镇痛虽然并发症较多，但是通过谨慎用药、实时监控可一定程度避免此类并发症的发生。

3. 区域神经阻滞　区域神经阻滞常用的包括单根或多根神经的联合阻滞、神经丛阻滞等，所选药物一般是局麻药。神经阻滞对患者的影响小，麻醉禁忌证及并发症较少，因此获得很多人的青睐，特别是在老年、心血管疾病或低血容量的患者中有其明显的优势。有学者通过 meta 分析显示，全膝关节置换过程中采用股神经阻滞镇痛，无论是镇痛效果还是并发症发生率都优于 PCIA，且股神经阻滞镇痛患者满意度较高。超声联合神经刺激仪引导下神经阻滞镇痛技术具有定位准确、阻滞效果好、用药量及不良反应少，且效果与硬膜外镇痛相似等优势，在临床围手术期镇痛中已逐渐被广泛应用。但其可出现神经血管及邻近组织的损伤，对操作要求高，单次给药持续时间难以令人满意，持续给药留置导管增加了感染的风险，且影响患者活动，不利于术后功能锻炼。

4. 关节局部注射或关节内置管浸润镇痛　关节局部注射操作简单，镇痛效果确切，全身不良反应少。目前研究较多的是：在膝关节内及周围组织注射以局部麻药为主要成分，联合吗啡、糖皮质激素、肾上腺素以及 NSAIDs 组成的"鸡尾酒配方"，效果明确。但是，由于关节局部注射存在镇痛时间短，疼痛"反弹"等缺点，越来越多的人开始应用关节内置管浸润镇痛。关节内置管连续向关节内给药能够有效缓解术后疼痛，目前此方法的主要争议是会不会增加感染的风险。

5. 多模式镇痛 也可称为"平衡镇痛"。多模式镇痛理念认为，由于围手术期疼痛是多种损害性因素通过多种机制及途径共同作用的结果，因此合理的术后镇痛应该联合使用不同作用机制的镇痛药物与措施，通过多种机制发挥镇痛作用，从而获得更好的镇痛效果，同时不良反应降到最低。多模式镇痛用于术后镇痛可获得更好的镇痛效果，患者满意率高，镇痛药物用量减少，缩短住院时间，增强手术效果，改善肢体功能，并可减少并发症的发生。

由于不同个体对疼痛的治疗反应及感受差异很大，因此镇痛方案的选择也要因人而异，并且在镇痛治疗过程中要及时对疼痛的程度进行评估，了解镇痛治疗的不良反应，以便及时调整镇痛方案，从而达到个体化镇痛的目的。此外，在进行镇痛治疗的过程中，还需加强对全身状况的监测，以免因镇痛而掩盖其他症状。

五、术中和术后并发症的预防及处理

膝关节镜手术一直被认为是低风险的手术。膝关节镜检查是治疗膝关节病变的有效手段，成功率高、并发症发生率低。膝关节镜手术的并发症发生率各研究结果不一。膝关节镜并发症可有多种表现形式，包括麻醉相关并发症以及外科相关的并发症。

（一）深静脉血栓与肺栓塞

由于关节镜手术创伤小，手术时间相对短，术后活动早，血栓性并发症较少发生，发生率约为 0.1%～0.2%。但在发生深静脉血栓的患者中约 23% 并发了肺栓塞，因此术前认真访视评估及术中加强监测对于预防深静脉血栓形成十分重要，一旦发生肺栓塞，如处理不及时，死亡率非常高。易诱发血栓形成的危险因素有：年龄大于 40 岁、手术时间过长及以往有血栓形成和栓塞的病史。对于止血带应用时间长是否能增加血栓性并发症的发生尚无定论，对于关节镜手术后是否常规防血栓治疗尚无明确的指征。但手术及止血带应用时间宜尽量缩短并鼓励患者术后尽早活动，若患者年龄较大、手术或止血带时间较长，尤其以往有血栓性疾患病史者术后要予以防血栓治疗。

（二）疼痛

疼痛时膝关节镜手术术后常见并发症，术后镇痛可以提高患者术后舒适度，尤其对于复杂的关节镜手术如半月板修补、滑膜切除或关节内韧带重建等，术后疼痛程度重，术后镇痛就更为重要。镇痛方法如前文所述，有效地镇痛可使患者早期从事康复锻炼和活动，以利于患者的早期康复。

（三）外科操作引起血管损伤

血管损伤在关节镜手术中非常少见，一旦损伤，后果则比较严重。血管损伤多为锐性切割伤，止血带或者驱血也可造成损伤，若发生在合并下肢动脉病变的患者则必须引起警惕。锐性血管损伤多发生于腘血管，常发生于切除内侧半月板后角时，因使用半月板切刀、剪刀或者电动刨刀不当引起。术中在操作关键部位时，注意留意外科医师的操作，及早发现血管损伤，及时监测 HCT 和血红蛋白，失血过快和过量失血时，应及时处理。

（四）外科操作引起的神经损伤

神经损伤可能涉及腓总神经、股神经、坐骨神经和隐神经，好发于隐神经的髌下支。外科医师经前内侧入路操作时可能将其切断，内侧半月板修补时也可能将其扎入线结之中。因为隐神经髌下支一般与静脉伴行，外科医师选择切口时避开静脉就可将其避开。经后内侧或者后外侧切开修补半月板后角时可能将邻近神经损伤。间接损伤一般为体位压迫或者止血带压迫引起，发生率较低。使用止血带时必须严格遵守使用时间，尽量避免这种损伤的发生。同时根据不同的术式入路及外科医师的选择，术前做麻醉计划选择麻醉方式时，应避免直接触及相关神经，术后发生神经损伤时，应与麻醉相关神经损伤相鉴别。

（五）灌洗液相关并发症

灌洗液引起的相关损伤，主要是由于长时间灌洗造成液体吸收而引起的相关并发症，主要包括腹胀、低体温、低血压和代谢性酸中毒等。术中及时监测患者的血气分析、尿量及血压，及早发现问题并及时处理。

膝关节镜手术虽然属于微创手术，但并非没有并发症，只是它的并发症较少。然而，即使这些较少的并发症有时也会酿成严重的临床后果，甚至造成患者的死亡。鉴于关节镜手术适应证越来越广，应用越来越普及，手术患者越来越多，如何预防和治疗其并发症应引起麻醉科医师足够的重视，与其他手术一样，大部分并发症是可以防患于未然的。

（吴立新　邓志梅）

参·考·文·献

[1] PAXTON E S, BACKUS J, KEENER J, et al. Shoulder arthroscopy: basic principles of positioning, anesthesia, and portal anatomy[J]. J Am Acad Orthop Surg, 2013, 21（6）: 332-342.

[2] CHO C H, BAE K C, KIM D H. Treatment strategy for frozen shoulder[J]. Clin Orthop Surg, 2019, 11（3）: 249-257.

[3] ZHAO J, XU N, LI J, et al. Efficacy and safety of suprascapular nerve block combined with axillary nerve block for arthroscopic shoulder surgery: a systematic review and meta-analysis of randomized controlled trials[J]. Int J Surg, 2021, 94: 106111.

[4] WARRENDER W J, SYED U A M, HAMMOUD S, et al. Pain management after outpatient shoulder arthroscopy: A systematic review of randomized controlled trials[J]. Am J Sports Med, 2017, 45（7）: 1676-1686.

[5] LEE M G, SHIN Y J, YOU H S, et al. A comparison of anesthetic quality between interscalene block and superior trunk block for arthroscopic shoulder surgery: A randomized controlled trial[J]. Pain Physician, 2021, 24（3）: 235-242.

[6] ALISTE J, BRAVO D, LAYERA S, et al. Randomized comparison between interscalene and costoclavicular blocks for arthroscopic shoulder surgery [J]. Reg Anesth Pain Med, 2019, rapm-2018-100055.

[7] LOONEY C G, RAYNOR B, LOWE R. Adhesive capsulitis of the hip: a review[J]. J Am Acad Orthop Surg, 2013, 21（12）: 749-755.

[8] DWYER T, DREXLER M, CHAN V W, et al. Neurological complications related to elective orthopedic surgery: part Ⅱ: common hip and knee procedures[J]. Reg Anesth Pain Med, 2015, 40（5）: 443-454.

[9] TAN C O, CHONG Y M, TRAN P, et al. Surgical predictors of acute postoperative pain after hip arthroscopy[J]. BMC Anesthesiol, 2015, 15: 96.

[10] YUAN L, ZHANG Y, XU C, et al. Postoperative analgesia and opioid use following hip arthroscopy with ultrasound-guided quadratus lumborum block: a randomized controlled double-blind trial[J]. J Int Med Res,

2020, 48（5）: 300060520920996.

[11] SCANALIATO J P, CHRISTENSEN D, POLMEAR M M, et al. Prospective single-blinded randomized controlled trial comparing pericapsular injection versus lumbar plexus peripheral nerve block for hip arthroscopy[J]. Am J Sports Med, 2020, 48（11）: 2740-2746.

[12] RODRÍGUEZ-MERCHÁN E C. The stiff total knee arthroplasty: causes, treatment modalities and results[J]. EFORT Open Rev, 2019, 4（10）: 602-610.

[13] ZHANG X, JING W, GAO W, et al. Nursing methods and experience of local anesthesia patients under arthroscope[J]. Scanning, 2022, 2022: 3689344.

[14] WESAM K, JRAISAT I, HARAHSHEH H, et al. Spinal, epidural, and general anesthesia for knee joint arthroscopy: diversity, equity, and inclusion-comparison study[J]. Anesth Essays Res, 2022, 16（2）: 181-186.

[15] SEHMBI H, BRULL R, SHAH U J, et al. Evidence basis for regional anesthesia in ambulatory arthroscopic knee surgery and anterior cruciate ligament reconstruction: part Ⅱ: Adductor canal nerve block-a systematic review and meta-analysis[J]. Anesth Analg, 2019, 128（2）: 223-238.

[16] PADWAL J A, BURTON B N, FIALLO A A, et al. The association of neuraxial versus general anesthesia with inpatient admission following arthroscopic knee surgery[J]. J Clin Anesth, 2019, 56: 145-150.

[17] TURHAN K S, AKMESE R, OZKAN F, et al. Comparison of low-dose spinal anesthesia and single-shot femoral block combination with conventional dose spinal anesthesia in outpatient arthroscopic meniscus repair[J]. Eur Rev Med Pharmacol Sci, 2015, 19（8）: 1489-1497.

[18] SALEM D A E, NABI S M A, ALAGAMY S A, et al. Comparative study between dexmedetomidine and fentanyl as an adjuvant to intraarticular bupivacaine for postoperative analgesia after knee arthroscopy[J]. Pain Physician, 2021, 24（7）: E989-E996.

[19] DEVI M M, GUPTA S, AMARAVATHI R, et al. Comparison of efficacy of intra-articular plain bupivacaine and bupivacaine with adjuvants（dexmedetomidine and magnesium sulfate）for postoperative analgesia in arthroscopic knee surgeries: A prospective, randomized controlled trial[J]. Anesth Essays Res, 2018, 12（4）: 848-854.

[20] MANNAVA S, HOWSE E A, STONE A V, et al. Basic hip arthroscopy: supine patient positioning and dynamic fluoroscopic evaluation[J]. Arthrosc Tech, 2015, 4（4）: e391-e396.

[21] DALURY D F, LIEBERMAN J R, MACDONALD S J. Current and innovative pain management techniques in total knee arthroplasty[J]. Instr Course Lect, 2011, 93（20）: 1938-1943.

[22] AUYONG D B, ALLEN C J, PAHANG J A, et al. Reduced length of hospitalization in primary total knee arthroplasty patients using an updated enhanced recovery after orthopedic surgery（ERAS）pathway[J]. J Arthroplasty, 2015, 30（10）: 1705-1709.

[23] VORA M U, NICHOLAS T A, KASSEL C A, et al. Adductor canal block for knee surgical procedures: review article[J]. J Clin Anesth, 2016, 35: 295-303.

[24] GROSU I, HOMME P, THIENPONT E. Pain after knee arthroplasty: an unresolved issue[J]. Knee Surg Sports Traumatol Arthrosc, 2014, 22（8）: 1744-1758.

[25] AGUIRRE J A, BRADA M, et al. Cerebral oxygenation in the beach chair position for shoulder surgery in regional anesthesia: impact on cerebral blood flow and neurobehavioral outcome[J]. J Clin Anesth, 2016, 35: 456-464.

[26] ROHRBAUGH M, KENTOR M L, OREBAUGH S L, et al. Outcomes of shoulder surgery in the Sitting

position with interscalene nerve block a single-center series[J]. Reg Anesth Pain Med, 2013, 38 (1): 28-33.

[27] HUGHES M S, MATAVA M J, WRIGHT R W, et al. Interscalene brachial plexus block for arthroscopic shoulder surgery: a systematic review[J]. J Bone Joint Surg Am, 2013, 95 (14): 1318-1324.

[28] CHANG K V, HUNG C Y, WANG T G, et al. Ultrasound-guided prximal suprascapular nerve block with radiofrequency lesioning for patients with malignancy-associated recalcitrant shoulder pain[J]. J Ultrasound Med, 2015, 34 (11): 2099-2105.

第十六章

膀胱镜和经尿道前列腺切除术的麻醉

第一节 膀胱尿道检查对机体的影响

膀胱尿道镜技术为有创操作技术,兼具诊断和治疗作用。其主要目的是对尿道、膀胱颈和膀胱黏膜面的大体病理进行直接观察,并且可获得活检标本或尿样进行组织学或细胞学检查,从而确诊下尿路疾病;此外通过膀胱尿道镜也可进行逆行造影诊断某些上尿路疾病,还可对某些疾病进行简单的治疗(图 16-1)。经尿道前列腺切除术(trans-urethral resection of prostate,TURP)是通过尿道放入前列腺切除器,用电切 - 电凝金属圈或激光气化能量切除前列腺组织(图 16-2,图 16-3)。可分为单级 TURP 和双级 TURP。激光 TURP 已在临床中使用多年。每种技术在尽可能切除前列腺组织的同时应尽量保留前列腺包膜。如包膜受损,大量灌洗液将通过前列腺周围间隙、腹膜及腹膜后间隙吸收入循环,

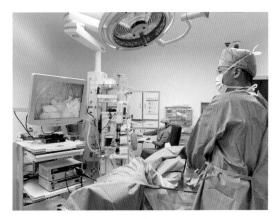

图 16-1 膀胱镜膀胱肿瘤切除

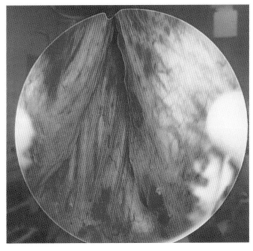

图 16-2 良性前列腺增生镜下图像

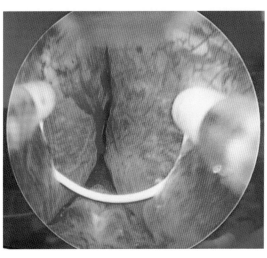

图 16-3 经尿道前列腺电切环

导致液体超负荷、低钠血症、血浆渗透压降低、溶血、电解质紊乱等一系列症状体征,治疗不及时可进一步发生脑水肿和肺水肿危及生命。

理想的 TURP 灌洗液应该是等渗、不导电、无毒、透明、容易灭菌且价格便宜,但是目前尚不存在这样的液体。蒸馏水不导电且价廉,具有良好的视觉特性,但张度极低,大量吸收入循环会导致溶血、休克甚至肾衰竭。目前已有多种接近等渗的灌洗液,常用的包括 1.2% 和 1.5% 甘氨酸、3%~5% 甘露醇、2.5%~4% 葡萄糖、3.5% 山梨醇、Cytal 液(2.7% 山梨醇和 0.54% 甘露醇的混合液)以及 1% 尿素。其中甘氨酸和 Cytal 液使用最为普遍。以上灌洗液多调成适度低渗,以保持其透明性(表 16-1)。虽然在 TURP 中使用以上灌洗液不易引起明显溶血,但灌洗液大量吸收仍将导致其他并发症,如肺水肿和低钠血症。此外,灌洗液中的溶质也可引发不良反应,如甘氨酸可导致心脏和视网膜毒性作用,甘露醇快速扩充血容量可导致心脏病患者肺水肿,葡萄糖可致糖尿病患者严重高血糖。

表 16-1　经尿道前列腺切除术使用灌洗液的渗透压

灌洗液	甘氨酸 1.5%	甘氨酸 1.2%	Cytal 液	甘露醇 5%	山梨醇 3.5%	尿素 1%	葡萄糖 2.5%
渗透压 /(mOsm·kg^{-1})	220	175	178	275	165	167	139

TURP 术中出血较常见,但较易控制,然而,当大静脉窦开放时则不易止血。如出血不能控制,应尽快停止手术,可通过尿道放置 Foley 尿管进入膀胱并牵拉,导尿管膨胀的球囊对前列腺床产生侧向的压力,以达到减少出血的目的。约 2.5% 的 TURP 手术出血需通过输血来纠正。

第二节　前列腺增生的病理生理特点

前列腺由四个紧密相连的完整区域组成,即前区、外周区、中央区和前列腺前区。每一区又由腺体平滑肌和纤维组织组成。四个区均被包裹在一个包膜内。前列腺血供丰富,动脉和静脉穿过前列腺包膜,在腺体内分支,静脉窦邻近包膜。从 40 岁开始,前列腺前区的前列腺组织开始出现结节增生,形成中叶、侧叶和后叶。中叶和后叶与尿道梗阻有密切关系。临床前列腺增生的患者,早期由于代偿作用,症状不典型,但随着下尿路梗阻加重,症状逐渐明显,由早期尿频、尿急、尿失禁,发展至排尿困难、排尿不尽,甚至血尿、泌尿系统感染至全身中毒症状。如因输尿管反流,肾积水导致肾功能破坏,患者可出现食欲减退、贫血、血压升高或嗜睡和意识迟钝。因此,男性老年患者出现不明原因肾功能不全症状,应首先进行前列腺功能检查。

支配膀胱和尿道的交感神经来源于 T_{11}~L_2 节段,随上腹下丛行走,向下通过左、右腹下丛神经支配膀胱。副交感神经自 $S_{2~4}$ 节段发出,组成副交感神经盆丛。该丛有下腹丛加入。膀胱分支延伸至膀胱底部,支配膀胱及邻近尿道。膀胱的运动神经支配主要来自副交感神经纤维(膀胱三角除外)。膀胱牵张和膨胀感的传入纤维为副交感神经,而疼痛和温度觉的传入纤维为交感神经。支配膀胱底部和尿道的交感神经纤维主要为 α 肾上腺素能神经,支配膀胱顶部和侧壁的交感神经主要为 β 肾上腺素能神经(表 16-2)。

表 16-2 膀胱、前列腺的疼痛传导途径和脊髓投射节段

器官	交感神经脊髓节段	副交感神经	疼痛传导的脊髓水平
膀胱	$T_{11}\sim L_2$	$S_{2\sim4}$	$T_{11}\sim L_2$（顶部） $S_{2\sim4}$（颈部）
前列腺	$T_{11}\sim L_2$	$S_{2\sim4}$	$T_{11}\sim L_2$, $S_{2\sim4}$

前列腺和前列腺尿道接受来自前列腺丛的交感神经和副交感神经支配。前列腺丛由副交感神经盆丛发出，部分下腹丛神经加入到副交感神经盆丛。支配神经的脊髓来源主要为脊髓腰骶段。

第三节 麻醉前评估及准备

膀胱肿瘤及前列腺疾病多发于中老年男性，高龄患者居多。老年人常并存多种基础疾病，且罹患此类疾病患者或伴随肾功能不全症状，麻醉前应仔细评估。

一、麻醉前评估

详细询问病史，患者一般状况，平素有无胸闷、气短或心绞痛等症状，是否存在高血压、糖尿病、冠心病、心肌缺血、心脏器质性病变等基础疾病；是否存在气管炎、支气管炎、肺气肿、支气管哮喘等严重影响呼吸功能的基础疾病；是否伴随肾功能不全的症状，实验室检查肌酐、尿素氮指标是否升高；既往有无脑梗死、脑出血等病史。必要时请相关科室会诊共同评估麻醉手术风险。询问患者服药史及过敏史。TURP 手术多在椎管内麻醉下进行，查看患者术前凝血功能等，评估有无椎管内麻醉禁忌证。若患者术前服用有抗凝药物，术前须停药。

二、麻醉前准备

麻醉前的准备重点是调整内环境，TURP 术中需进行大量灌洗，术前完善患者实验室检查，保持内环境稳定，尤其注意低钠血症、低钾血症等。术中应做血气分析，发现酸碱失衡或电解质紊乱应及时干预，维持酸碱平衡和电解质平衡。

第四节 麻醉方式选择及管理要点

一、麻醉方式的选择

（一）全身麻醉与椎管内麻醉的比较

膀胱镜检查时间短，刺激小，多数可在局部麻醉下完成，也可在静脉或吸入麻醉下进行。TURP 可在椎管内麻醉或全身麻醉下进行。在美国，椎管内麻醉曾是 TURP 最常用的麻醉方法。椎管内麻醉能为患者提供充分的镇痛，并为外科医师提供良好的盆腔底部和会阴部的肌肉松弛。由于患者术中清醒，能够早期发觉水中毒和液体超负荷的症状和体征。传导前列腺和膀胱颈痛觉的内脏神经纤维大部分来源于 S_2、S_3 神经根传入副交感神经纤维，而

S_2 和 S_3 神经根是伴随盆腔内脏神经走行的，膀胱的感觉是由 T_{11}～L_2 神经根的腹下丛交感神经支配。所以，这类手术的区域麻醉感觉阻滞平面要求达到 T_{10} 以消除膀胱膨胀和手术中其他原因造成的不适，也能早期发现膀胱意外穿孔，患者多表现为突发腹痛和肩痛。此外，椎管内麻醉亦避免了吸入麻醉药相关的心血管抑制。通常不推荐阻滞平面高于 T_9，因在发生包膜穿孔时不会出现包膜牵拉症状（如前列腺包膜穿孔时的疼痛等）。创伤较小时，稍低的感觉阻滞平面通常也能满足手术要求。在一项既往研究中，监测膀胱内压并保持其处于较低水平，麻醉阻滞平面达 T_{12} 或 L_1 即已足够，但阻滞平面达 L_3 的中段腰部阻滞则满足不了手术要求。椎管内麻醉的另一优点为阻滞交感神经后容量血管扩张，这有助于减轻术中容量超负荷。但需注意阻滞效果消失后，静脉血管容量急速下降，有发生容量超负荷的可能。且有研究显示，TURP 中应用硬膜外麻醉可减少患者术中血流动力学波动，降低术后谵妄的发生率。与全麻相比，TURP 手术应用区域麻醉还可降低手术后即刻镇痛要求。

与全身麻醉相比，椎管内麻醉能减少手术失血量。区域麻醉与全麻相比失血量减少的优势不仅表现在 TURP 手术，还表现在其他盆腔手术，如膀胱切除术和大创面阴道手术。研究证明，继发于区域麻醉交感神经阻滞所引起的收缩压下降并不是术中失血量减少的唯一因素。有证据表明，因区域麻醉下患者多保留自主呼吸，外周静脉压和中心静脉压均下降，外周静脉压下降可减少前列腺手术和其他手术的失血量。此外切除前列腺时，前列腺组织释放的尿激酶引起的纤溶酶活性增加也是影响术中失血量的原因之一。TURP 手术影响失血的其他因素还包括腺体的大小、手术时间长短、术中开放的静脉窦数目、是否存在感染，是否存在因反复或近期置入尿管引起的前列腺炎症。这些因素使 TURP 手术评估失血量的比较性研究变得十分困难，即使通过 meta 分析也难以得到一个具有决定性意义的结论。

与全身麻醉相比，椎管内麻醉亦能减少深静脉血栓的发生率。接受前列腺切除术的患者易发生深静脉血栓，易发因素包括高龄、合并恶性肿瘤、心脏疾病、静脉曲张和肥胖。在此情况下，区域阻滞麻醉时交感神经阻滞引起的血流增加对减少 DVT 形成起到了重要作用。最新的研究证明，区域阻滞麻醉能降低术后高凝状态，维持正常凝血和血小板功能。这些优点可能与组织损伤时神经内分泌反应调节有关。有证据表明，与全麻相比，区域阻滞麻醉能更好地维持神经内分泌系统和免疫系统的稳态。

（二）蛛网膜下腔阻滞与连续硬膜外阻滞的比较

与连续硬膜外阻滞麻醉相比，蛛网膜下腔阻滞麻醉更加适合 TURP 手术：① TURP 手术时间一般较短；②在老年患者中，蛛网膜下腔阻滞较硬膜外阻滞操作更容易；③蛛网膜下腔阻滞可避免硬膜外麻醉中偶尔出现的骶神经根阻滞不全情况。蛛网膜下腔麻醉选择 $L_{2～3}$ 或 $L_{3～4}$ 棘突间隙，此处的蛛网膜下腔较宽，脊髓于此也已形成终丝，故无伤及脊髓之虞。硬膜外阻滞与蛛网膜下腔阻滞麻醉药物种类与剂量详见表 16-3。应注意高龄患者蛛网膜下腔阻滞时血流动力学波动较大，临床应适当减少麻醉药量、缓慢注药、使用重比重药物等。必要时使用血管活性药物，如去甲肾上腺素、去氧肾上腺素、麻黄碱等。

（三）CSEA 阻滞与连续硬膜外阻滞的比较

CSEA 可应用于 TURP 手术中。CSEA 充分结合硬膜外阻滞和蛛网膜下腔阻滞麻醉的优势，起效迅速，麻醉用药量小，作用完善可靠，肌松充分，可控性强，且不受时间限制。当腰麻效果缺如时，可通过硬膜外导管补充麻醉药达到满意的麻醉效果。有研究显示，前列腺电切术中腰硬联合麻醉（CSEA）组的麻醉效果明显优于连续硬膜外麻醉（CEA）组。

表 16-3　硬膜外与蛛网膜下腔阻滞局麻药物种类与剂量

局部麻醉药	用法	浓度 /%	一次最大剂量 /mg	起效时间 /min	作用时效 /min
布比卡因	蛛网膜下腔阻滞	0.5	15～20		75～200
	硬膜外阻滞	0.25～0.75	37.5～225	10～20	180～300
罗哌卡因	蛛网膜下腔阻滞	0.5～1.0	10～15	2	180～210
	硬膜外阻滞	0.5～1.0	100～150	5～15	
丁卡因	蛛网膜下腔阻滞	0.33	7～10	15	90～120
	硬膜外阻滞	0.2～0.3	75～100	15～20	90～180

（四）骶管阻滞在 TURP 手术中的应用

骶管阻滞应用于 TURP 手术亦是有效的，此麻醉方式的最大优点是血流动力学稳定，对呼吸功能影响小。需注意因成人骶管变异性大，且骶管阻滞较椎管内麻醉镇痛效果欠完善、作用时间偏短，术中应注意镇痛不全的发生。研究发现采用改良后骶管阻滞可大大提高成功率，改善麻醉效果。动物实验表明，阿片类药物复合罗哌卡因在脊髓水平具有协同作用，其作用机制可能为阿片类药物经硬膜外腔注入后，与硬膜外腔的脂肪组织结合，释放速度较游离时慢，因此可延长镇痛时间。芬太尼、舒芬太尼脂溶性高，大部分与硬膜外腔内脂肪结合，渗透至灰质的药物浓度较低，因此，单次硬膜外腔需注入较大剂量才能产生理想的镇痛效果。王晓弟等的研究显示，采用骶管阻滞麻醉行 TURP 手术治疗老年患者前列腺增生（benign prostatic hyperplasia，BPH）时，使用罗哌卡因复合较高浓度舒芬太尼 0.8μg/ml，可提供良好镇痛效果，与单纯罗哌卡因对照组比较，起效时间更短，作用时间延长，围手术期不良反应发生率无显著差异，值得推广使用。

二、麻醉管理要点

TURP 手术可引起一系列麻醉相关特殊并发症。选择麻醉方式时，除常规考虑因素外，还应该考虑到以下问题，例如患者的一般身体状况、手术时间长短、患者和外科医师的习惯、TURP 手术采用区域阻滞麻醉使麻醉科医师术中可监测患者精神状态等。术中密切监测患者生命体征，出现特殊并发症立即妥善处理可帮助患者顺利度过手术麻醉期。

（一）TURP 综合征

TURP 综合征是指术中前列腺组织静脉窦开放，大量灌洗液吸收入血后，导致的液体超负荷、低钠血症、血浆渗透压降低、溶血、电解质紊乱等一系列症状和体征，治疗不及时可发生脑水肿和肺水肿，危及生命。液体吸收量主要取决于灌注压力、静脉压力以及手术持续时间和手术创面大小。术中灌洗液的过多吸收能引起一系列心血管系统和神经系统并发症。患者精神状态的改变可较早提示灌洗液吸收过多。麻醉过程中应密切观察患者生命体征、意识情况，监测血气和电解质，早期发现问题早期处理。治疗原则为通过袢利尿剂排出过多水分，限制液体入量，防止电解质紊乱、低氧血症和组织灌注不良。若患者低钠血症伴细胞外液正常，通常推荐使用呋塞米利尿，同时补充生理盐水。若术中患者出现急性低钠血症，伴明显症状，应补充高张盐水。补充目标为血清 Na^+ 至少需达到 125mEq/L，补充钠

盐时血清 Na^+ 升高的速度不应高于 0.5mEq/h，如患者症状严重，最初数小时内推荐补钠速度在 $1\sim2$mEq/（L·h）。

（二）体位对麻醉的影响

TURP 手术通常在轻度头低（trendelenburg 体位）截石位下完成。这种体位下膈肌向头侧移位，可引起肺容量改变，降低肺顺应性，肺容量参数如残气量、功能残气量、潮气量和肺活量下降。心脏前负荷可能增加。还可引起神经损伤。TURP 手术常见的神经损伤为腓总神经、坐骨神经和腹股沟神经损伤。

（三）膀胱穿孔

TURP 手术另一潜在并发症为继发于灌洗液过度膨胀或外科医师电切镜接触膀胱壁所造成的膀胱穿孔。在外科医师察觉前，清醒患者能感觉到与穿孔有关的症状，这可较早地提醒手术者。膀胱穿孔的症状和体征主要包括心动过缓、低血压、不安、恶心、腹痛、呼吸困难、肩痛以及打嗝。腹膜后穿孔表现为脐周、腹股沟或耻骨上疼痛。腹腔内膀胱穿孔发生率很低，可引起膈肌刺激相关症状（如上腹部、心前区、肩部或颈部疼痛）。

第五节　术中和术后并发症的预防及处理

一、经尿道前列腺电切术综合征

前列腺静脉窦较大，必然导致灌洗液吸收。灌洗液吸收量的影响因素包括：①灌洗液容器放置高度与手术台高度之差决定了促使灌洗液进入前列腺区域静脉和静脉窦的静水压；②手术时间与灌洗液吸收量成正比。术中平均每分钟可吸收灌洗液 $10\sim30$ml，部分持续时间大于 2h 的手术可吸收灌洗液 $6\sim8$L。较之蒸馏水，接近等张的灌洗液虽可消除术中溶血相关并发症并减少与过度低钠血症相关的中枢神经系统（惊厥、昏迷）并发症，但与大量灌洗液吸收有关的另一个主要问题即容量超负荷仍然存在。一般情况下，晶体溶液仅 $20\%\sim30\%$ 保留在血管内，其余均进入间质。当血管内压升高，液体更易进入间质而发展为肺水肿，甚至脑水肿，从而引起一系列症状和体征，即经尿道前列腺电切术综合征（transurethral resection of prostate syndrome，TURP 综合征）（表 16-4）。TURP 综合征的临床表现通常在手术接近完毕至术后数小时内出现。导致脑水肿的水中毒和稀释性低钠血症可引起神经系统症状，如烦躁、激动、精神错乱、听觉感官异常、惊厥和昏迷。甘氨酸和氨的神经毒性可进一步影响神经系统功能，容量超负荷和低钠血症可影响心血管功能，高血压和心动过缓多见于急性高血容量，如血清钠水平快速降至 120mEq/L 以下，负性肌力作用可表现为低血压和 ECG 改变，如 QRS 波增宽和室性异位节律。这些患者中有报道出现肺水肿、充血性心力衰竭甚至呼吸心搏骤停。

预防 TURP 综合征的关键在于防止术中冲洗液过量吸收。术中采用低压冲洗；高压冲洗时应排空膀胱，防治膀胱过度充盈；手术时间应限制在 90min 内。当前应用的钬激光技术可缩短手术时间、组织损伤小，可减少灌注液的吸收，从而减少此类并发症的发生。TURP 综合征的治疗包括限制液体量和使用利尿剂，必要时应给予心血管支持。高张盐水较少使用，仅用于严重低钠血症患者。高张盐水的中枢神经系统并发症包括脑水肿和脑桥髓鞘溶解症。

表 16-4　TURP 综合征的症状和体征

心血管系统和呼吸系统	中枢神经系统	代谢	其他
高血压	昏迷	低钠血症	溶血
心肌梗死	癫痫发作	高血氨症	低渗透压
充血性心力衰竭	兴奋/精神错乱	高甘氨酸血症	—
肺水肿和低氧血症	视力障碍（盲症）	—	—
心动过缓/心动过速	—	—	—

二、穿孔

TURP 手术另一常见并发症为膀胱穿孔。一般发生在切除困难时，多由切割圈或电刀引起，也可由灌洗液极度膨胀造成。大多数膀胱穿孔发生于腹膜后，清醒患者可感觉脐周、腹股沟或耻骨上区疼痛，此时可出现灌洗液的不正常回流。少数穿孔发生在腹膜内，或穿孔较大延伸至腹腔，患者可出现上腹部或肩部疼痛，同时伴有苍白、出汗、腹肌强直、恶心、呕吐和血压降低。对包膜临界性穿孔的患者，如尿外渗不多，出血不多，应尽早结束手术，仅用三腔导尿管引流即可。对穿孔明显，尿外渗多，出血多，有休克表现的患者，应尽早行开放手术，摘除残留的前列腺并修补穿孔。

三、低体温

TURP 通常使用储存于室温的灌洗液。灌洗和灌洗液吸收导致的热量丧失可引起患者体温下降。研究显示术中低体温发生率为 50%～70%，若输注大量低温液体，可诱发寒战。加温的灌洗液可有效减少热量丧失和寒战。虽理论上液体加温可能致血管扩张，从而导致术中出血量增加，但 Heathcote 和 Dyer 的研究否定了这一观点。阿片类药物的使用可减少低温引起的术后寒战。TURP 患者多为老年人，体温调节能力下降，更易发生低体温及寒战。寒战虽为人体保护性反应，但可使组织耗氧增加以及引发一系列血流动力学变化，这将增加心脏负担、增大手术风险甚至影响预后。目前国际上采用的 TURP 术中保温措施主要有两种：①物理保温：主要包括术中灌洗液加温、术中盖单、保证层流系统的正常运行、输血输液加温器及电热毯；②药物：使用曲马多等药物，一方面通过单胺神经递质的作用影响体温调节中枢（下丘脑），提高寒战阈值，从而抑制寒战反应；另一方面通过抑制脊髓 5-羟色胺（5-HT）和去甲肾上腺素（NE）的重摄取，使脊髓水平突触小体内 NE 和 5-HT 浓度增高，二者均有抑制寒战的作用。但单纯使用抗寒战药物仅能在短时间内抑制寒战发生，并不能提升核心温度从根本上预防低体温的发生。

四、甘氨酸中毒

研究发现，TURP 手术的某些中枢神经系统症状可能是一种非必需氨基酸——甘氨酸的吸收造成的。有报道显示，5 例患者由于甘氨酸中毒而导致了短暂视盲。甘氨酸的分布类似于氨基丁酸，而氨基丁酸是脑中的一种抑制性递质。正常的甘氨酸血浆浓度为 13～17mg/L，视盲出现时其血浆浓度可高达 1 029mg/L。12h 后，患者的甘氨酸水平降至 143mg/L 时视野恢复；但甘氨酸血浆浓度和中枢神经系统毒性之间的全面关系还未确定，有待进一步研究和探讨。甘氨酸还与TURP综合征的心肌抑制和血流动力学改变有关。

五、短暂的菌血症和脓毒血症

前列腺内隐藏多种细菌，这些细菌可通过前列腺静脉窦入血引起术中或术后菌血症。在放置尿管时此种危险进一步增加。菌血症通常无症状，治疗可联合使用抗革兰氏阳性和革兰氏阴性细菌的抗生素。然而，6%～7%的患者有发生脓毒血症可能，表现为寒战、发热和心动过速。严重病例可能出现心动过缓、低血压和心血管系统崩溃，治疗难度大大增加，死亡率高达25%～75%。需抗生素联合心血管支持等一系列紧急治疗措施。

六、出血和凝血病

术中及术后出血是TURP手术最常见并发症之一。有研究显示其发生率可高达10%。出血原因众多如高龄、高血压、动脉硬化等，还有可直接导致出血的诱因，如术中止血不彻底；术后患者躁动、不配合静养、下地活动时间过早或活动量过大；增生的前列腺高度血管化；前列腺腺窝感染等。术中止血不彻底可致明显出血，血被冲洗至引流桶中与大量灌洗液混合，因此术中对失血量的精确评估极其困难。已建立依赖于切除时间（2～5ml/min）和前列腺大小（20～50ml/g）的失血量评估方法；然而，这些方法只能粗略估计，还应监测患者生命体征和血细胞比容以更好地评估失血量，从而决定是否需要输血。因前列腺组织富含肾上腺素能受体，使用肾上腺素能受体激动剂可使前列腺血管床血管收缩，减少失血。1993年的一项研究提示，TURP手术术前使用甲氧明可减少50%的失血量。术前患者口服非那雄胺对减少围手术期出血有一定帮助。针对术中术后出血应采取预防措施并及时处理，术前仔细询问病史，抗凝血类药物需暂停使用，术中及时彻底止血尤为重要，同时密切监测血流动力学和血细胞比容，必要时输血。

TURP术后异常出血只发生在不到1%的病例中。一些观点认为出血与血纤溶酶引起的全身纤维蛋白溶解有关，前列腺释放纤溶酶原激活物，使血纤溶酶原转变成血纤溶酶。另有观点认为，纤维蛋白溶解继发于前列腺组织切除时，组织中富含的促凝血酶原激酶局部吸收后引发的弥散性血管内凝血。如果怀疑原发性纤维蛋白溶解，第1小时静脉给予氨基己酸4～5g，以后每小时1g是有效的。

七、术后下肢静脉血栓形成

TURP术后患者易发生下肢静脉血栓的原因有：术后患者均需卧床，下肢无法正常活动，因而血液流动速度相对较慢；术后通常使用止血药物；老年人血管弹性较差；盆腔手术后血液凝固速度较快等。制动后恢复活动易致形成的血栓脱落而造成肺栓塞。预防措施包括术后对患者双下肢按摩，麻醉作用完全消失后嘱患者在床上做踝膝关节屈伸运动、足部伸屈内外翻运动以及踝关节绕行锻炼，使下肢血运流畅促进静脉回流。对已形成的血栓可穿弹力袜，术后配合使用静脉血栓气压泵治疗也可减少下肢静脉血栓的形成。

八、急性肺栓塞

术后下肢制动会导致患者下肢泵血功能明显减弱，易致下肢、盆腔静脉血栓形成。制动后活动，容易导致形成的血栓脱落造成急性肺栓塞（APE）。TURP 手术术后 APE 与术后制动、制动后活动、原发疾病、年龄等均有密切关系，易误诊、漏诊，病死率高，在临床中需提高警惕，做好术前科学预防。如出现急性肺栓塞需迅速作出诊断并确定最佳治疗方案，方可有效减少患者不良事件发生率，缩短住院时间。常用的诊断方法有血 D- 二聚体、动脉血气分析、心电图（图 16-4）、胸部 X 线、肺动脉造影、螺旋 CT 及 CT 肺动脉造影、磁共振检查、肺通气 / 灌注核素扫描等。

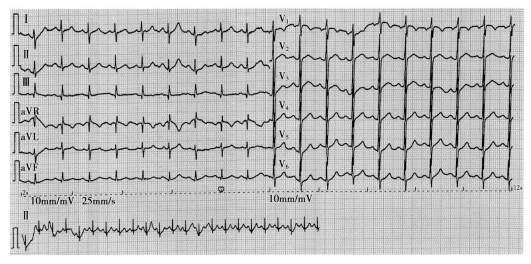

图 16-4　常见肺栓塞心电图表现

（一）处理措施

对于术前存在静脉血栓栓塞症（venous thromboembolism，VTE）风险的患者，在保证患者围手术期基本生命体征稳定的情况下，可根据术前危险因素评估结果给予相应处理（表 16-5）。

表 16-5　术前 VTE 危险因素评估与处理措施

程度	评估与处理措施
低度危险	检查：D- 二聚体如为阳性，进行下肢静脉 B 超；如 B 超提示有 DVT，明确其位置。 处置：低度危险无血栓者，采用基础预防措施：健康教育包括下肢肌肉按摩、足踝活动、抬高患肢；辅助措施包括弹力袜、足底泵等
中重度危险	检查：尽快进行下肢静脉 B 超检查，如无血栓，1 周后或术前 1 天复查；如 B 超提示有 DVT，明确其位置、状态 处置：①中、高度危险无血栓者，在采取基础预防措施的同时，进行药物预防，维持至术前 12h。措施：低分子肝素，12 500 或 25 000IU，每天 1 次；②中、高度危险有血栓者，尽量采用抗凝溶栓。如有抗凝禁忌或严重的髂股静脉血栓不能抗凝者，进行相关科室会诊，确定是否需要放置静脉滤网，或转血管外科手术治疗
极高度危险	检查：尽快进行下肢静脉 B 超，如无血栓，1 周后或术前 1 天复查；如 B 超提示有 DVT，明确其位置，评估其状态 处置：术前必须进行抗凝治疗，维持至术前 12h，低分子肝素，12 500IU，每天 2 次，根据患者凝血及血栓变化情况决定抗凝持续时间。如抗凝后有出血倾向，应记录出血的时间、部位、程度；查凝血指标和 D- 二聚体，根据病情变化请相关科室会诊，做出相应处理，与术者一起向患者或家属交代风险

（二）术后预防措施

包括基本预防、物理预防和药物预防。

1. 基本预防措施　①术后抬高患肢，防止深静脉回流障碍；②常规进行静脉血栓知识宣教，鼓励患者勤翻身，早期进行功能锻炼，下床活动，做深呼吸及咳嗽动作；③术后适度补液，多饮水，避免脱水；④建议患者改善生活方式，如戒烟、戒酒、控制血糖及血脂等。

2. 物理预防措施　利用机械原理促使下肢静脉血流加速，减少血液滞留，降低术后下肢深静脉血栓形成的发生率。包括：①足底静脉泵；②间歇充气加压装置；③梯度压力弹力袜等。

单独使用物理预防仅适用于合并凝血功能异常、有高危出血风险的患者。出血风险降低后，仍建议与药物预防措施联合应用。对患侧肢体无法或不宜采用物理预防措施的患者，可在对侧肢体实施预防。应用前宜常规筛查禁忌证，包括：①充血性心力衰竭，肺水肿或下肢严重水肿；②下肢深静脉血栓症、血栓性静脉炎或肺栓塞等；③间歇充气加压装置和梯度压力弹力袜不适用于下肢局部情况异常（如皮炎、坏疽、近期接受皮肤移植手术）；④下肢存在严重动脉硬化或其他缺血性血管病及下肢严重畸形等。

3. 药物预防措施　对有出血风险的患者应权衡预防深静脉血栓形成与增加出血风险的利弊。药物包括：

（1）低分子肝素：皮下注射，使用方便，可根据患者体重调整剂量。严重出血并发症较少，一般无须常规监测凝血功能变化。

（2）Xa 因子抑制剂：可用于肝素诱发的血小板减少症，其治疗剂量较稳定，不需要常规血液监测。与低分子量肝素相比能显著减少静脉血栓发生，且不增加出血风险。

1）间接 Xa 因子抑制剂：如磺达肝癸钠（皮下注射），较依诺肝素能更好地降低大手术后下肢深静脉血栓形成的发生率，安全性与依诺肝素相似。

2）直接 Xa 因子抑制剂：如利伐沙班，每天 1 次口服，与药物及食物相互作用少，应用方便。

（3）维生素 K 拮抗剂：目前临床最常使用的维生素 K 拮抗剂（如华法林）价格低廉，可用于下肢深静脉血栓形成的长期预防。其主要缺点：①治疗剂量个体差异大，需常规监测国际标准化比值（international normalized ratio，INR），调整剂量控制 INR 在 1.5～2.0 之间，若 INR > 2.5 会增加出血险。②易受药物及食物影响。

（4）药物预防注意事项：①由于每种药物作用机制、分子质量及抗 Xa 因子和抗 IIa 因子活性等存在差异，药物预防过程中只能使用一种药物，不能相互替换。②低分子肝素、磺达肝癸钠不适用于严重肾损害患者；③在进行椎管内置管操作（如手术、穿刺等）前后的短时间内，应避免使用抗凝药物，并注意抗凝药物停药及拔管时间。

（5）药物预防禁忌证：①绝对禁忌证：近期有活动性出血及凝血障碍；骨筋膜室综合征；严重颅脑外伤或急性脊髓损伤；血小板低于 $20 \times 10^9/L$；肝素诱发血小板减少症者；急性细菌性心内膜炎等禁用肝素和低分子肝素；孕妇禁用华法林；②相对禁忌证：既往颅内出血；既往胃肠道出血；急性颅内损害或肿物；血小板减少至 $(20～100) \times 10^9/L$；类风湿视网膜病患者。

（三）放置下腔静脉滤器（inferior vena cava filter，IVCF）

IVCF 不推荐作为术中预防 VTE 的初级预防措施。放置 IVCF 的指征是存在抗凝绝对禁忌证的 VTE 患者或抗凝过程中发生 VTE 的患者，以防栓子脱落引起肺栓塞等严重并发症。IVCF 长期放置可使下肢 DVT 发生率增高。因此，对于存在下肢远端多条静脉血栓或近端深静脉血栓无法进行抗凝溶栓治疗，且近期确实需要接受手术的患者，术前尽量使用临时性下腔静脉滤器（过滤网），以减少并发症发生。

（赵　雷　马盼盼）

参·考·文·献

[1] KIM E H, LARSON J A, ANDRIOLE G L. Management of benign prostatic hyperplasia[J]. Annu Rev Med, 2016, 67: 137-151.

[2] MATULEWICZ R S, DELANCEY J O, MEEKS J J. Cystoscopy[J]. JAMA, 2017, 317(11): 1187.

[3] SOKOL W N. Post cystoscopy anaphylaxis[J]. J Allergy Clin Immunol Pract, 2016, 4(1): 189.

[4] HUANG S W, TSAI C Y, TSENG C S, et al. Comparative efficacy and safety of new surgical treatments for benign prostatic hyperplasia: systematic review and network meta-analysis[J]. BMJ, 2019, 367: l5919.

[5] ZENG X T, JIN Y H, LIU T Z, et al. Clinical practice guideline for transurethral plasmakinetic resection of prostate for benign prostatic hyperplasia[J]. Mil Med Res, 2022, 9(1): 14.

[6] ABT D, MÜLLHAUPT G, HECHELHAMMER L, et al. Prostatic artery embolisation versus transurethral resection of the prostate for benign prostatic hyperplasia: 2-yr outcomes of a randomised, open-label, single-centre trial[J]. Eur Urol, 2021, 80(1): 34-42.

[7] MIERNIK A, GRATZKE C. Current treatment for benign prostatic hyperplasia[J]. Dtsch Arztebl Int, 2020, 117(49): 843-854.

[8] SAJAN A, MEHTA T, DESAI P, et al. Minimally invasive treatments for benign prostatic hyperplasia: systematic review and network meta-analysis[J]. J Vasc Interv Radiol, 2022, 33(4): 359-367.e8.

[9] HAHN R G. Fluid absorption in endoscopic surgery[J]. Br J Anaesth, 2006, 96(1): 8-20.

[10] RIEDINGER C B, FANTUS R J, MATULEWICZ R S, et al. The impact of surgical duration on complications after transurethral resection of the prostate: an analysis of NSQIP data[J]. Prostate Cancer Prostatic Dis, 2019, 22(2): 303-308.

[11] BECERRA Á, VALENCIA L, SAAVEDRA P, et al. Effect of prewarming on body temperature in short-term bladder or prostatic transurethral resection under general anesthesia: A randomized, double-blind, controlled trial[J]. Sci Rep, 2021, 11(1): 20762.

[12] LEE A, KIM S H, HONG J Y, et al. Effect of anesthetic methods on cerebral oxygen saturation in elderly surgical patients: prospective, randomized, observational study[J]. World J Surg, 2012, 36(10): 2328-2334.

[13] LUSTY A J, HOSIER G W, KOTI M, et al. Anesthetic technique and oncological outcomes in urology: A clinical practice review[J]. Urol Oncol, 2019, 37(12): 845-852.

[14] MCGOWAN-SMYTH S, VASDEV N, GOWRIE-MOHAN S. Spinal anesthesia facilitates the early recognition of TUR syndrome[J]. Curr Urol, 2016, 9(2): 57-61.

第十七章

宫腔镜手术的麻醉

第一节　宫腔镜检查对机体的影响

宫腔镜检查应用于临床已有半个世纪,宫腔镜手术也有近 20 余年的历史。经过多年的设备改进和技术发展,目前宫腔镜已与开腹、阴式、腹腔镜并列为妇科四大基本手术之一。作为目前妇科中较为常用的一种微创诊疗技术,宫腔镜手术具有创伤小、恢复快、时间短及无需肌松的特点,现已广泛应用于妇产科患者,主要适用于妇科可疑宫腔内病变的诊断和治疗(图 17-1~图 17-3)。宫腔镜检查对主刀医师的操作技术有较高的要求,而且手术中所涉及的扩宫问题可导致患者产生较为剧烈的疼痛感,患者可表现为恶心呕吐,严重者可能会由于受迷走神经亢奋而出现血压降低、心率减慢等不良反应,同时伴有臀部摆动、肢体扭动以及下肢肌张力增加等影响手术进程的行为,甚至增加子宫出血的风险。因此,宫腔镜手术需要在麻醉状态下进行。

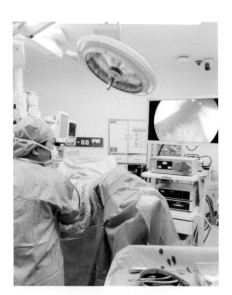

图 17-1　宫腔镜手术

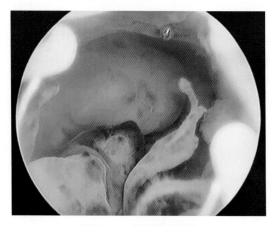

图 17-2　宫腔镜电切前

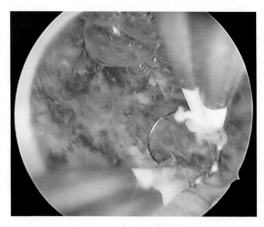

图 17-3　宫腔镜电切后

第二节　适应证、禁忌证及病理生理特点

宫腔镜是纤维内镜，放入宫腔内可直接观察宫腔内部结构和病变，因此宫腔镜用作子宫疾病的检查诊断时，具有直视、准确、不易漏诊的优点，并可取材活检，提高诊断准确性。

一、适应证

宫腔镜适用于异常子宫出血诊治、宫内异常节育器取出、宫腔粘连分离、子宫纵隔切开、黏膜下子宫肌瘤切除等。

宫腔镜还可以用于进一步评估超声检查发现的异常宫腔内回声及占位性病变、进一步评估异常子宫输卵管造影、不孕症行宫内检查等。

二、禁忌证

宫腔镜检查的禁忌证：①体温＞37.3℃；②中等量以上的子宫出血；③生殖道或盆腔急性和亚急性炎症；④近期有子宫穿孔或子宫修补史；⑤妊娠；⑥已确诊的宫颈癌或宫体癌；⑦严重内外科合并症不能耐受手术麻醉患者；⑧饱胃、肠道梗阻、胃潴留；⑨凝血功能障碍。

三、病理生理特点

对于进行子宫内膜去除术或子宫肌瘤切除术的病例，需要热效应装置（如激光或电外科系统）来控制出血。连续灌流系统膨胀宫腔并将手术碎屑冲出，这有利于获得良好的手术视野。由于切割过程中需要大量的灌流液，导致宫腔镜手术存在独特的并发症。在手术过程中子宫血管开放，灌流液有可能经过开放的血管被大量吸收，非电解质液体的吸收可导致循环超负荷，低钠血症，低蛋白血症，灌流介质出现在循环中。亦有灌流液经血管快速吸收引起凝血功能障碍、肺水肿、低钠血症性脑病和过敏反应的报道。

第三节　麻醉前评估及准备

一、麻醉前评估

麻醉前评估包括详细询问病史，注意有无心脏病及过敏史。评估患者一般状态，运动耐量，是否存在所选麻醉方案的麻醉禁忌证。宫腔镜手术虽是一种微创手术，但同传统切开手术一样均会导致患者恐惧和焦虑，术前向患者和家属讲述手术优缺点，医师选择此术式的可靠性及临床开展情况，详细说明手术的效果、时间和麻醉方式等，鼓励患者与病区中接受过同类手术的患者交流，了解此项手术的效果，以上措施可解除患者顾虑，争取到患者的信任与主动配合。

（一）病史采集

麻醉科医师应详细询问病史，了解患者既往基础疾病、手术史、麻醉史、家族史、是否肥胖、月经是否正常、用药及过敏史等。

（二）体格检查及辅助性检查

检查患者插管条件，是否为困难气道，肺功能及通气功能，完善心电图，必要时行心脏超声检查、脊柱及神经系统检查。辅助化验包括患者血、尿常规，肝肾功能，凝血功能等。

对于 ASA Ⅲ级以上患者，应进行 6min 步行实验和代谢当量（MET）检查，完善 NYHA 分级，综合评估患者心肺功能及对手术麻醉的耐受能力。

二、麻醉前准备

无论选择何种麻醉方式，麻醉前准备全身麻醉相关仪器与药品，准备应急抢救药物及器械，并在使用前进行认真核查。具体包括：①氧气、空气及电源系统；②麻醉机、监护仪；③麻醉深度监测，包括脑氧饱和度监测；④麻醉药物：包括镇静镇痛药物、肌肉松弛药物、静脉麻醉药物、局部麻醉药物等；⑤急救设施及药品：包括除颤仪、血管活性药物、困难气道工具等；⑥保温设备、输血输液加温装置及负压吸引装置等。

第四节　膨宫介质的选择

膨宫介质基本要求为膨胀宫腔，减少子宫出血和便于直接操作。常用的膨宫介质包括：①二氧化碳：其折光系数为 1.00，显示图像最佳，但由于宫腔内出血会形成气泡，影响观察效果。由于有气栓的危险，现已很少使用；②低黏度液体：有生理盐水，乳酸林格液和 5% 葡萄糖等。因其黏度低，易于通过输卵管，检查操作时间过长，可致体液超负荷，故用于连续灌流更安全；③高黏度液体：有 32% 右旋糖酐 -70 和羟甲基纤维素钠液等。因黏度高，与血液不相融，视野清晰。罕见情况有过敏，用量过大会导致肺水肿和出血性紫癜，甚至引起肺栓塞。

第五节　麻醉方式选择及管理要点

宫腔镜检查一般不需麻醉。宫腔镜手术一般根据手术时间长短、手术难度以及患者的健康状况来选择最佳麻醉方案、麻醉药物和监测内容。如果麻醉监护和管理完善，无论区域阻滞、椎管内麻醉或全身麻醉对患者均是安全的。2020 年宫腔镜诊疗麻醉管理的专家共识中推荐的麻醉方式为监测下的麻醉管理（monitored anesthesia care，MAC）或全身麻醉。使用起效快、消除快、肝肾毒性小的麻醉药物。临床麻醉科医师可根据实际情况自行评估选择。

一、区域阻滞麻醉

宫腔镜手术可在宫旁阻滞麻醉下进行，国外 Giorda 等报道：宫旁阻滞可明显减轻宫腔镜手术引起的不适，但注射部位出血的发生率为 38.8%。Lau 等认为宫旁阻滞可明显减轻疼痛，但心动过缓和低血压发生率明显增加。在国内报道中，徐金娥等将利多卡因局部浸润麻醉用于宫腔镜诊查患者。试验组 200 例，用 2% 利多卡因局部浸润麻醉宫颈表面及颈管，对照组 200 例，用生理盐水作对照，观察患者行各步操作的疼痛情况、迷走神经兴奋综合征的发生率及追加麻醉的概率。结果发现，利多卡因局部浸润麻醉可明显减轻宫颈钳夹、扩张所带来的不适，降低迷走神经兴奋综合征的发生率，而对进镜、检查及刮宫或活检所引起的疼痛虽较对照组有所减轻，却无显著性差异，可能与利多卡因进入宫腔的浓度小以及宫腔对利多卡因的吸收过少有关。试验组宫腔镜检查的成功率为97.5%，对照组的成功率为95%，两组差异无统计学意义，均高于国外报道。由此可见，将利多卡因局部浸润麻醉用于宫腔镜诊查，操作简单，安全有效，费用低，可缓解宫颈钳夹及扩张所带来的不适，降低迷走神经兴奋综合征的发生率，无不良反应发生，方便在门诊进行，无需留院观察。

二、椎管内麻醉

宫腔镜手术操作刺激主要由 T_{10} 以下脊神经传导，宫颈刺激由骶神经传导。骶管阻滞、硬膜外阻滞、蛛网膜下腔阻滞（简称腰麻）、联合腰麻硬膜外阻滞均被应用于宫腔镜手术。椎管内麻醉时，患者意识清楚，术中可能出现的 TURP 早期症状更易被发现，便于及早处理。因此椎管内麻醉优于全身麻醉，值得推荐。

骶管阻滞用于宫腔镜手术，对患者各项生命体征影响较小，尤其对呼吸几乎无影响，患者术中清醒，麻醉管理轻松简便，且骶部肌肉松弛，术者操作更为满意，但骶神经阻滞操作无菌要求较高，更适用住院患者在手术室内进行宫腔镜手术。研究国人骶骨解剖学特征时发现，约10%的患者有骶裂孔畸形或闭锁，20%患者有骶管解剖学异常，这是传统法阻滞失败发生率高的主要原因。可试用改良法行骶管穿刺，对骶管损伤小，成功率高，并发症少。

多数宫腔镜手术可选择在硬膜外阻滞或腰麻下进行。硬膜外阻滞可选 $L_{3\sim4}$ 或 $L_{2\sim3}$ 间隙为穿刺点，向上或向下置管，控制麻醉平面在 T_{10} 以下，可满足手术需要。硬膜外麻醉时患者安静无痛，且麻醉对血流动力学影响小，麻醉维持平稳，不受手术时间长短的限制，术后亦有一定的镇痛作用。但硬膜外穿刺为有创操作，可能会增加神经损伤、术后腰背疼痛、感染的发生率；局麻药用量较大、误入血管或吸收过快可发生局麻药毒性反应；麻醉起效时间较慢且麻醉准备比较费时。腰麻已有百年历史，穿刺简单成功率高，笔尖式腰麻针的应用明显降低了腰穿后头痛发生率，仅为1%左右。布比卡因广泛应用于腰麻，小剂量布比卡因（≤10mg）可避免逼尿肌长时间阻滞，缩短恢复时间。罗哌卡因腰麻效能相当于布比卡因的50%～60%，恢复更快。腰麻缺点有：阻滞平面过高可导致血压下降、呼吸抑制或憋闷感；穿刺也是有创操作，会增加神经损伤、术后腰背痛、感染的发生。预防措施包括：预先扩容、准确定位、注意腰麻药用量及给药速度、严格执行无菌操作等。

近年来，随着麻醉技术的发展，腰硬联合阻滞（combined spinal-epidural anesthesia，CSEA）因起效快，麻醉效果确切广泛应用于临床（图17-4，图17-5）。CSEA 充分结合了硬膜外神经阻滞和腰麻的优势，起效迅速，麻醉用药量小，作用完善可靠，肌松充分，可控性强，而且不受时间的限制，腰麻效果欠佳时，可以复合硬膜外麻醉补充麻药达到满意的麻醉效果。董国良等在2000年开展了 CSEA，对硬膜外麻醉（Ⅰ组）与 CSEA（Ⅱ组）的麻醉效能进行对比，CSEA 组在注入局麻药后麻醉平面达 T_8 的时间明显缩短，两组比较差异有显著统计学意义（$P<0.01$）。CSEA 组术后肌松恢复更快，与硬膜外麻醉组比较，差异具有显著性（$P<0.05$）。同时将硬膜外麻醉和 CSEA 对患者呼吸、循环功能的影响进行了比较，两组病例注药后呼吸、循环功能所受影响均较小。CSEA 组 HR、SBP、DBP、平均动脉压（MAP）呈增加趋势，与硬膜外麻醉组相比，差异具有统计学意义（$P<0.01$ 或 <0.05）；SpO_2 无明显变化，两组相比差异无统计学意义（$P>0.05$）。实施腰硬联合麻醉时，有出现因硬膜外导管置入困难导致蛛网膜下腔注药后回复体位延迟的可能。如患者侧卧位，头低位，重比重液将沿斜度移动，可以产生高平面阻滞甚其全脊髓麻醉。如患者侧卧头高位，重比重液将往下移动到硬膜囊的尾部，而仅产生低平面的局限阻滞。如使用轻比重液，则产生相反结果。此外，需要注意的是选择硬膜外或 CSEA 麻醉，导管有误入蛛网膜下腔造成全脊髓麻醉的风险，若误入血管则造成局麻药中毒。因此通过硬膜外导管给药时，需首先给予实验剂量的利多卡因以确认导管位置。术中麻醉管理需注意低血压，适当扩充血容量。椎管内麻醉能使患者保持一定的清醒度，方便医师术中观察患者体征并与患者交流。实施椎管内麻醉后，由于支配膀胱的骶神经功能恢复较晚或患者不习惯卧位排尿等均可引起尿潴留。个别尿潴留时间过长的患者可放置导尿管，但长时间留置导尿管可增加尿路感染的机会。

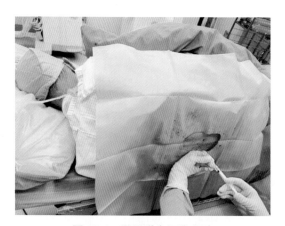

图 17-4　腰硬联合阻滞麻醉

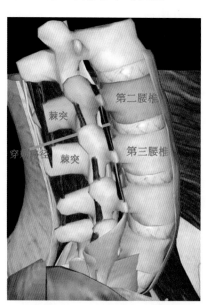

图 17-5　$L_{2\sim3}$ 椎管内穿刺路径

三、静脉全身麻醉

短小手术可采用 MAC 进行镇静麻醉管理。较常用药物包括丙泊酚、咪达唑仑、依托咪酯、右美托咪定等。

（一）镇静催眠类

镇静催眠药物具有较强的镇静催眠、抗焦虑、肌松及顺行性遗忘作用，对呼吸系统及心血管系统影响轻微，咪达唑仑是常规用药。瑞马唑仑是一种新型镇静药，由 PAION 公司全球研发，于 2020 年 7 月全球同步上市，为我国 1.1 类新药，起效迅速、意识恢复快，使用氟马西尼能进一步缩短其恢复时间，适用于无痛诊疗的镇静与全身麻醉的诱导和维持。

（二）丙泊酚

可在体内迅速分布和代谢，其诱导期和半衰期短，不出现明显体内蓄积，且苏醒时间短，苏醒后定向力恢复较好，该麻醉方法简单，效果可靠，适用于短小手术。

（三）阿片类药物

宫腔镜手术需经阴道置入器械，扩张子宫颈后行宫腔内操作，以上操作会对子宫造成牵拉及扩张，单纯麻醉性镇静药往往不能满足手术的需要，许多情况下需配伍阿片类镇痛药才能取得较满意的麻醉效果。

1. 芬太尼　一种强效镇痛药，与丙泊酚合用可明显增强后者的麻醉效果，能有效减轻手术刺激及膨宫时引起的疼痛反应，为手术提供良好的条件。有报道表明，丙泊酚与芬太尼复合麻醉时 SpO_2 下降至 90% 以下的比例较高，虽呼吸抑制大多短暂且能自行恢复，但仍应常规配备给氧及呼吸支持设备，术中需严密观察患者生命体征，尤其是呼吸的变化，保持呼吸道通畅。

2. 阿芬太尼　起效快，对呼吸的抑制作用与等效剂量的芬太尼相似，只是持续时间更短，呛咳率低，可单独使用。

3. 瑞芬太尼　是一种新型、短效、代谢迅速、有选择性、具有独特的酯类结构的阿片类 μ 受体激动剂，具有强效镇痛效应和镇静作用，起效失效快，半衰期短，因而常用于非住院患者的外科手术和检查。丙泊酚与瑞芬太尼联合输注综合利用了丙泊酚的镇静、抗呕吐效应以及瑞芬太尼的镇痛效应，降低了两者的需要量。丙泊酚与芬太尼或瑞芬太尼联合应用所致的呼吸抑制需引起高度重视，呼吸管理尤为重要，根据时间长短可保留自主呼吸，也可轻柔置入喉罩进行机械通气，必要时气管插管。

（四）吸入麻醉药

因起效快、恢复迅速，同样适用于宫腔镜手术。临床较常用为七氟烷和地氟烷。吸入麻醉药在宫腔镜的使用中需注意膨宫液的吸收。有研究发现，与丙泊酚相比，七氟烷会增加膨宫介质甘氨酸的吸收入血。若选择氧化亚氮麻醉，应重视弥散性缺氧的预防和处理。

（五）肌肉松弛剂

适用于刺激较强，需置入喉罩或者行气管插管全身麻醉的宫腔镜患者。苯磺顺阿曲库铵起效快，其消除主要通过 Hofmann 消除，较适用于宫腔镜手术患者。若手术时间较短，可选择米库氯铵泵注，需注意米库氯铵有组胺释放作用，临床使用需注意观察患者有无过敏发生。

临床上手术医师为了减少宫腔镜手术并发症，提高手术成功率，常常采用在超声或腹腔镜监测下进行操作，也有腹腔镜和宫腔镜联合手术方式。对这部分患者宜采用气管插管全身麻醉，选择静脉麻醉药与低浓度吸入麻醉药复合可取得很好的麻醉效果。调整潮气量和呼吸频率，监测 $PetCO_2$ 防止 CO_2 气腔时高碳酸血症的发生。Goldenberg 等在宫腔镜手术中以 1.5% 甘氨酸作为灌洗液，对比观察全麻与硬膜外麻醉下行功能失调性子宫出血电切术时患者对灌洗液的吸收量，结果发现全身麻醉患者灌洗液吸收量明显少于硬膜外麻醉患者。灌洗液吸收量的多少会直接影响血钠、血糖的变化，与宫腔镜手术是否发生 TURP 直接相关。针对这一方面全身麻醉较硬膜外麻醉更具优势。

四、麻醉中监测及管理要点

完善的术中监测对于保障患者安全至关重要。麻醉管理的目标是维持患者术中生命体征平稳，呼吸循环及内环境稳定，避免患者膨宫介质吸收过多导致 TURP 综合征等。通过持续监测，医师可以尽早发现相关并发症并及时采取处理措施。

（一）呼吸功能监测及管理

1. 保留自主呼吸的患者　对于门诊保留自主呼吸的镇静患者，密切监测患者皮肤黏膜颜色和水肿情况，呼吸频率与胸廓起伏幅度，监测患者经皮脉搏血氧饱和度。若患者出现打鼾、吸气性呼吸困难、三凹征、紫绀等，多提示有气道梗阻，较常见的原因为舌后坠和喉痉挛。若患者胸廓起伏缓慢或未起伏，伴随经皮脉搏血氧饱和度下降，常提示呼吸遗忘，较常见的原因为镇静过度或阿片类药物的呼吸遗忘作用，必须立即处理。

（1）气道梗阻：对于气道梗阻的患者，立即纯氧吸入，若患者发生舌后坠，应迅速将后坠的舌体抬离咽后壁或使用人工气道解除上呼吸道梗阻。常用的方法包括：①改变头颈位或体位，对一些梗阻不严重的患者，将头偏向一侧，或在病情允许的情况下将患者置于侧卧位均可解除气道梗阻；②单手抬颏法或双手托下颌法，将患者下颌向前上方托举，尽量使患者下门齿的高度超过上门齿，俗称"地包天"。需注意此类方法往往只能短时间内解除患者舌后坠，一旦停止操作，气道梗阻再次出现。麻醉科医师可根据情况选择口咽通气道、鼻咽通气道或其他声门上工具，必要时行气管插管。

（2）喉痉挛：喉痉挛是围手术期呼吸道急症，必须立即诊断和处理。患者出现吸气性呼吸困难，听诊肺部哮鸣音为喉痉挛的诊断要点。临床处理原则主要以预防为主，避免麻醉过浅，避免低氧和二氧化碳蓄积。轻度喉痉挛患者迅速面罩高浓度吸氧或行正压辅助通气，多数患者可缓解，重度以上喉痉挛应迅速面罩正压通气，若梗阻不能解除，低氧血症不能立即纠正，应果断加深麻醉，给予肌肉松弛药物行气管插管。

（3）呼吸遗忘：对于发生呼吸遗忘的患者，应减少或停止镇静镇痛药物使用，纯氧吸入，手动辅助患者呼吸，出现 $PetCO_2$ 视为有效呼吸，观察患者呼吸频率及幅度，若呼吸逐渐正常则继续自主呼吸模式，仍无效则置入喉罩或气管插管行全身麻醉管理。

2. 全身麻醉的患者　对于全身麻醉患者，合适的麻醉深度下行气管插管，调整潮气量和呼吸频率，术中监测 $PetCO_2$，防止 CO_2 气腔时高碳酸血症的发生。

（二）循环功能监测与管理

每一位患者常规连接心电图，监测心率及心律的变化。术中设置 3～5min 循环监测无创袖带血压，当血压低于或高于基础值的 30% 应及时进行处理。当扩张、牵拉子宫颈，快速膨宫时，应严密观察患者各项指标及手术进程。如遇剧烈血流动力学波动时，暂停手术操作，给予血管活性药物，调整麻醉深度，保证血流动力学平稳。若患者合并严重心肺疾病，术中应行有创动脉血压监测，置入深静脉导管监测中心静脉压，严密监测患者心功能及容量，即时血气分析监测内环境都是必要的。

（三）镇静与麻醉深度监测

对于单纯宫腔镜检查，可采用改良警觉/镇静评分（MOAA/S）评估患者（表 17-1），当大声呼唤并摇动患者头部无反应时，才宜进行宫腔镜操作。

表 17-1　改良警觉/镇静评分（MOAA/S）量表

镇静水平	分数
用正常语调呼唤姓名反应灵敏	5
正常语调呼唤姓名反应迟钝	4
大声呼唤或反复呼唤姓名才有反应	3
对轻微的推动和振动有反应	2
仅对疼痛刺激有反应（斜方肌部位挤压）	1
对疼痛刺激无反应	0

（四）体温监测

若宫腔镜手术时间较长，膨宫液吸收过多，麻醉、输血输液等众多因素的影响，患者容易发生低体温。术中常规进行体温监测，使用加温毯及液体加温装置，调节环境温度，注意保暖，尽量避免术中低体温的发生。

第六节　术中和术后并发症的预防及处理

随着宫腔镜的广泛应用，操作时发生出血、子宫穿孔、灌流液过度吸收综合征、气体栓塞等并发症屡见报道，国外报道发生率为0.28%～2.7%。国内各地报道宫腔镜并发症发生率差异较大。在刘柳英等的研究中，对408例宫腔镜手术术中并发症的临床分析中，术中发生并发症共6例，发生率为1.47%。

一、机械性损伤

宫腔镜手术中发生的机械性损伤主要为宫颈撕裂或子宫穿孔。据文献报道，子宫穿孔发生率为0.5%～4.0%。一旦发生，应立即停止操作。如出血少，可给予宫缩剂和抗生素观察，对出血多者，疑有邻近脏器穿孔，应立即行腹腔镜检查或剖腹探查。对有子宫穿孔的高危因素者，应严密监护。高危因素包括行宫腔粘连切除术、肌瘤切除时肌瘤较大、宫腔狭窄和术者无经验。术中超声的导向和监护作用很有必要，有助于防止扩宫器和镜体置入时因方向错误所致的子宫穿孔，并能通过观察电切高温在肌层切面上形成的强回声光带，判断电切的范围和深度，防止电切环穿孔。但超声和腹腔镜监护并不能完全防止子宫穿孔。

二、出血

关于术中出血，文献报道发生率为0.34%。术后少量出血属正常情况，术后大出血常因宫颈管裂伤、子宫收缩不良、止血不彻底等引起。可通过宫缩剂、止血药、吸收性明胶海绵塞入宫腔或重新电凝、激光止血。对于大出血的处理，立即止血是关键，同时加快输液输血，维持血压心率的稳定，必要时采用麻黄碱、去甲肾上腺素等血管活性药物维持。静脉麻醉下保留自主呼吸的患者，改气管插管全身麻醉。根据出血量大小决定血液制品的输注。及时进行自体血回输。纠正代谢性酸中毒，维护肾功能。

宫腔镜手术出血的高危因素有：切除肌壁间肌瘤伤及肌瘤基底肌层时，子宫纵隔切除深及宫底肌层时，行子宫内膜切除、宫腔粘连切除、子宫内膜息肉切除深达子宫血管层且合并子宫腺肌病，或有凝血功能障碍疾病者。术终宫腔置入宫腔球囊导尿管，作为根治性治疗前的一种治疗方法，可有效地预防术后出血，减少因止血需要而行子宫切除术的概率。

三、空气栓塞

空气栓塞是宫腔镜手术中严重、罕见且致命的并发症。宫腔镜手术中存在发生空气栓塞的潜在风险，发生率为0.06%。一旦出现气急、胸闷、呛咳等症状，应立即停止操作；取头低足高并左侧卧位；置入中心静脉导管抽出气体；高流量给氧，并给予地塞米松、氨茶碱、多巴胺等药物；若出现心搏骤停，立即行胸外心脏按压，打碎气泡，迫使空气进入肺循环，从而恢复心跳。空气栓塞的气体多来源于入水管内的气体，又有自动膨宫泵过高的压力将气体快速注入宫腔，加之妊娠子宫血运丰富或长期出血血窦开放，宫腔镜检查尚未开始即可出现典型的空气栓塞症状。如今在预防空气栓塞方面，学者们的意见已趋于一致，即正压通气、避免头低臀高位、小心扩张宫颈管，避免扩宫器损伤和 / 或部分穿入肌壁、宫颈扩张后不能将宫颈和阴道暴露在空气之中。

四、经尿道前列腺电切术综合征

宫腔镜手术中由于灌流介质和膨宫压力的作用，非电解质液体可在短时间内大量进入机体，造成血液稀释、体液超负荷以及血浆渗透压下降等一系列临床症状和实验室指标异常，又被称为"水中毒""体液超负荷"及"过度水化综合征"等，是宫腔镜手术中严重并发症之一。由于这些表现与 TURP 类似，故沿用 TURP 综合征。20 世纪 90 年代初，宫腔镜手术的并发症中 TURP 综合征居首位，随着生理盐水作为膨宫液的使用，TURP 综合征的发生率已大大降低，约 0.2%。黄浩梁等回顾分析 3 258 例宫腔镜手术，发生并发症 47 例，其中 TURP 综合征 13 例，发病率为 0.4%。为预防其发生，术中应采取有效低压灌流，控制手术时间。一旦发生，应立即停止手术，给予吸氧、利尿剂、纠正低钠等电解质失调。可静脉推注呋塞米，快速静脉滴注生理盐水或 3%～10% 氯化钠。对已出现心功能衰竭及肺水肿者，应同时给予去乙酰毛花苷 0.4mg，面罩给氧，50% 乙醇吸入。TURP 综合征的发生与手术创面较大、手术时间偏长及未监测灌流液差值有关。

五、术后感染

宫腔镜检查术后感染发生率为 0.12%，目前随着妇科宫腔镜手术的不断开展、深入和完善，手术方式、术后并发症及发生率均出现了较大的变化，术后并发症以术中过多的失血和术后感染较为常见。陈劲等研究报道：导致宫腔镜术后感染的因素主要包括：①宫腔镜手术器械消毒不彻底、操作者缺乏无菌观念；②患者术前曾患有阴道炎，在手术操作过程中，病菌随液体或宫腔镜进入宫腔，从而导致患者术后发生子宫内膜炎等感染；③宫腔镜手术难度较大、操作时间较长，均可损伤子宫内膜以及宫颈管等，利于细菌的生长和繁殖；④对于年龄较大或者子宫体积较大的患者发生术后感染的可能性更高。故对异常子宫出血超过5d 及有盆腔炎病史者，行宫腔镜检查时应预防性使用抗生素。近年来，国外报道子宫内膜切除术后，可发生盆腔脓肿、肝脓肿、卵巢脓肿、真菌性腹膜炎、术中子宫穿孔致术后左侧宫旁及阔韧带脓肿，均值得警惕。

（马盼盼　项明方）

参·考·文·献

[1] ELEGANTE M F，HAMERA J A，XIAO J，et al. Operative hysteroscopy intravascular absorption syndrome causing hyponatremia with associated cerebral and pulmonary edema[J]. Clin Pract Cases Emerg Med，2019，3（3）：252-255.

[2] CICINELLI E，MATTEO M，TINELLI R，et al. Prevalence of chronic endometritis in repeated unexplained implantation failure and the IVF success rate after antibiotic therapy[J]. Hum Reprod，2015，30（2）：323-330.

[3] 邓小明，姚尚龙，于布为，等. 现代麻醉学 [M]. 4 版. 北京：人民卫生出版社，2014.

[4]　CENTINI G，TROIA L，LAZZERI L，et al. Modern operative hysteroscopy[J]. Minerva Ginecol，2016，68（2）：126-32.

[5]　HEALY M W，SCHEXNAYDER B，CONNELL M T，et al. Intrauterine adhesion prevention after hysteroscopy: a systematic review and meta-analysis[J]. Am J Obstet Gynecol，2016，215（3）：267-275.e7.

[6]　HARRISON R，KUTEESA W，KAPILA A，et al. Pain-free day surgery? Evaluating pain and pain assessment during hysteroscopy[J]. Br J Anaesth，2020，125（6）：e468-e470.

[7]　MARSHBURN P B，ANDERSON-MONTOYA B L，BAEK S，et al. A fluid-management drape for hysteroscopy: innovation for improved patient safety and surgical care[J]. Obstet Gynecol，2021，138（6）：905-910.

[8]　CRACIUNAS L，SAJID M S，HOWELL R. Carbon dioxide versus normal saline as distension medium for diagnostic hysteroscopy: a systematic review and meta-analysis of randomized controlled trials[J]. Fertil Steril，2013，100（6）：1709-14.e144.

[9]　DE SILVA P M，STEVENSON H，SMITH P P，et al. A systematic review of the effect of type，pressure，and temperature of the distension medium on pain during office hysteroscopy[J]. J Minim Invasive Gynecol，2021，28（6）：1148-1159.e2.

[10]　MCGURGAN P M，MCILWAINE P. Complications of hysteroscopy and how to avoid them[J]. Best Pract Res Clin Obstet Gynaecol，2015，29（7）：982-993.

[11]　COOPER N A，KHAN K S，CLARK T J. Local anaesthesia for pain control during outpatient hysteroscopy: systematic review and meta-analysis[J]. BMJ，2010，340：c1130.

[12]　TANOS V，BERRY K E，SEIKKULA J，et al. The management of polyps in female reproductive organs[J]. Int J Surg，2017，43：7-16.

[13]　MAJHOLM B，BARTHOLDY J，CLAUSEN HV，et. al. Comparison between local anaesthesia with remifentanil and total intravenous anaesthesia for operative hysteroscopic procedures in day surgery[J]. Br J Anaesth，2012，108（2）：245-253.

[14]　TANGSIRIWATTHANA T，SANGKOMKAMHANG U S，LUMBIGANON P，et al. Paracervical local anaesthesia for cervical dilatation and uterine intervention[J]. Cochrane Database Syst Rev，2013，（9）：CD005056.

[15]　MOHARRAM E E，EL ATTAR A M，KAMEL M A. The impact of anesthesia on hemodynamic and volume changes in operative hysteroscopy: a bioimpedance randomized study[J]. J Clin Anesth，2017，38：59-67.

[16]　MERCIER R J，ZERDEN M L. Intrauterine anesthesia for gynecologic procedures: a systematic review[J]. Obstet Gynecol，2012，120（3）：669-677.

第十八章

阴道镜的麻醉

第一节　阴道镜检查对机体的影响

阴道镜检查是利用显微镜将子宫颈或生殖器表皮组织放大，配合光源及滤镜的作用实时可视化评估宫颈，尤其是宫颈转化区（transformation zone，TZ），以发现宫颈上皮内瘤变（cervical intraepithelial neoplasia，CIN）、鳞状上皮内病变（SIL）和浸润癌。阴道镜检查过程中，患者因长时间窥视检查、应用醋酸以及活检取材疼痛或痉挛而感到不适。疼痛和不适一般只会出现在阴道镜检查过程中，而痉挛偶尔会持续 24h。还有一小部分会对性生活有负面影响。阴道镜检查操作大多采用截石位，截石位可对患者生理功能产生一定的干扰。两腿抬高时前负荷增加，可导致健康患者短时心排出量增加，同时对患者脑静脉压和颅内压也有轻度影响。另外，截石位可致腹腔内容物头向移位，使膈肌上移，降低肺顺应性，降低患者潮气量。如果是肥胖患者或有腹腔内巨大物体（肿瘤或妊娠子宫），由于腹内压增加，可影响静脉血回流入心脏。最后，截石位时腰椎正常生理弯曲消失，如果患者有腰痛病史，此体位可加重疼痛症状。

第二节　适应证及麻醉前评估

一、阴道镜检查的适应证

1. 外观异常的宫颈。
2. 细胞学检查为浸润癌。
3. 细胞学检查为 CIN2 或 CIN3。
4. 细胞学检查为低度病变（CIN1），并持续 12～18 个月。
5. 细胞学检查为 CIN1，持续细胞学检查欠满意。
6. 高危型人乳头瘤样病毒（HPV）感染。
7. 醋酸放大肉眼观察阳性者。
8. Lugol 碘液涂抹肉眼观察阳性者。

二、麻醉前评估

术前评估患者非常重要，麻醉科医师可从中获取患者详细资料，一般制定麻醉及用药计划，还应告知患者及家属此项技术及用药的优缺点、可能出现的不良反应及应对措施、还应告知若麻醉失败可替代的其他麻醉技术。充分的告知可消除患者的顾虑及紧张的情绪，加强医患沟通与理解，以便更好地为患者实施麻醉，保证安全、舒适，提高患者满意度。

由于患者需要完成麻醉前评估及所需各项指标检查，因此麻醉门诊便成为术前评估的必须程序。2017 年底，《国家卫生计生委办公厅关于医疗机构麻醉科门诊和护理单元设置管理工作的通知》中指出：要加强麻醉科门诊，加强门诊麻醉相关服务。麻醉门诊的重要价值在于它允许麻醉科医师在术前发现和鉴别问题，并将最终的医疗决定权交给麻醉科医师，因此，麻醉门诊占有极其重要的战略地位。

具体评估内容包括：系统回顾病史及家族史包括心脏、肾、肺、神经系统、消化系统、内分泌系统等重要器官功能；镇静镇痛、全身麻醉及区域麻醉的不良事件、困难气道病史、目前用药史及药物过敏史、烟酒滥用史、镇静及镇痛佐药的使用情况；虽然许多研究结果表明，围手术期的并发症多与外科手术相关，但仍需评估患者对麻醉的耐受状况。许多患者存在基础疾病并不适合 MAC 方式，如高血压和吸烟可分别增加围手术期血管和呼吸系统并发症的发病率 2～3 倍。若患者围手术期存在心脑血管并发症亦需充分重视，术前应将病情控制稳定，若患者服用药物，应继续服药至术前 1h。体格检查项目包括生命体征、心脏及肺部听诊、气道评估、既往疾病相关系统的体格检查；实验室检查包括根据患者身体情况、体格检查结果及可能影响适度镇静镇痛管理补充的相关检查；术前查看检查结果；如果条件允许，最好尽可能提前一段时间进行术前评估，以便调整患者达到理想状态。

术前准备：患者术前准备包括请相关专科医师会诊、告知患者局部麻醉的效果和不良反应、镇静镇痛的获益和风险、药物用量、术前指导咨询等、术前禁食禁饮等情况。

第三节 麻醉方式选择及管理要点

一、麻醉方式的选择

（一）局部麻醉

阴道镜检查一般在局部麻醉下进行，根据手术时间长短，选择应用于局部浸润麻醉的局麻药，可采用短时效（普鲁卡因或氯普鲁卡因）、中等时效（利多卡因、甲哌卡因或丙胺卡因）或长时效局麻药（布比卡因或依替卡因）。目前国内最常用利多卡因和罗哌卡因。局麻药具体使用浓度、剂量、时效见表 18-1。对于是否选择局部麻醉下对子宫颈和上阴道进行活检，医师们意见不一。然而，局部麻醉对于下阴道和外阴的活检是必要的。Mattar 等对 1 339 例实行阴道镜活检的患者进行荟萃分析，结果证实，局部麻醉可有效缓解阴道镜活检中的疼痛。

（二）宫颈旁阻滞麻醉

宫颈旁阻滞可用于阴道镜检查及手术。宫颈旁阻滞（PCB）包括 Lee-Frankenhause 丛的神经阻滞，此神经丛传递来自子宫体和子宫颈的神经冲动，经过与交感神经链相关的感觉神经到达脊髓，进入脊髓的 $T_{10~12}$ 神经。可通过阴道穹隆进入宫颈附近注射局麻药完成此项阻滞麻醉。目前多使用酰胺类局麻药。技术方法：将 0.25%～1% 局麻药 10～20ml 注射到阴道穹隆侧方或背侧黏膜下进行阻滞。宫颈旁神经丛位于子宫动脉静脉丛和子宫的附近。注射期间必须避免伤及这些结构以及子宫肌层。由于子宫颈血管丰富，临床需注意局麻药中毒等不良反应。

表 18-1 局部浸润麻醉常用麻醉药浓度、剂量与时效

	普通溶液			含肾上腺素溶液	
	浓度 /%	最大剂量 /mg	作用时效 /min	最大剂量 /mg	作用时效 /min
短时效					
普鲁卡因	1.0～2.0	500	20～30	600	30～45
氯普鲁卡因	1.0～2.0	800	15～30	1 000	30
中时效					
利多卡因	0.5～1.0	300	30～60	500	120
甲哌卡因	0.5～1.0	300	45～90	500	120
丙胺卡因	0.5～1.0	350	30～90	550	120
长时效					
布比卡因	0.25～0.5	175	120～240	225	180～240
罗哌卡因	0.2～0.5	200	120～240	250	180～240
依替卡因	0.5～1.0	300	120～180	400	180～410

（三）口服或静脉镇静镇痛

阴道镜操作的麻醉可在局部麻醉基础上辅以镇静镇痛。如患者拒绝局部麻醉或有局部麻醉禁忌证,可选择单纯静脉镇静镇痛行阴道镜操作。良好的镇痛,可改善术后转归,提高患者满意度。阴道镜检查的镇静镇痛原则为:在确保安全的前提下,达到有效的镇静镇痛,无不良反应或不良反应发生率低且轻微,患者易于耐受,方法简单、实用。可口服或静脉注射镇静药物,两种途径会产生类似程度的镇静效果但也会有相似的用药风险。镇静的程度可划分为最低、中度和深度镇静,阴道镜检查通常仅需提供中度或更少的镇静,若结合局部麻醉或镇痛药物则限制在最低程度的镇静。患者对口头命令可作出正常反应,虽然认知功能和协调能力可能受损,但通气和心血管功能不受影响。如患者与实际年龄不符、ASA Ⅲ级及以上、合并呼吸系统疾病、梗阻性睡眠呼吸暂停、呼吸窘迫综合征、肥胖、过敏史、精神类药物史、胃分流术史、存在行为或注意力异常、心血管功能异常、长时间苯二氮䓬类药物应用史,患者可能会出现某些并发症(如深镇静、缺氧及低血压),对此类患者应特别谨慎或避免采用镇静镇痛。

1. 苯二氮䓬类药物具有抗焦虑、遗忘、抗惊厥和镇静作用。短效苯二氮䓬类药物如咪达唑仑的半衰期在 1～12h 之间,而长效苯二氮䓬类有 40～250h 的半衰期。长效药物有积累的风险,尤其是老年患者或肝损害患者。苯二氮䓬类药物通常与阿片类药物合用,可产生良好的镇静镇痛作用,静脉使用最常用的镇静镇痛药物是咪达唑仑(1～2mg)和芬太尼(50～100μg),可根据刺激强度调整药物剂量。当咪达唑仑和芬太尼同时使用时,可产生呼吸遗忘,潮气量和呼吸频率均减少,应注意呼吸功能的监护。

2. 阿片类药物提供镇痛并有欣快感。口服阿片类药物包括羟考酮、氢考酮、可待因等,镇痛机制主要是通过内源性阿片受体相互作用产生的。芬太尼是一种短效阿片类药物,药效是吗啡的 100 倍。芬太尼静脉制剂是最常见的具有中度镇痛作用的阿片类药物,起效快,持续时间短,且无组胺释放。纳洛酮在 0.2～0.4mg 剂量时可有效逆转芬太尼效应。

3. 非甾体抗炎药通过抑制环氧化酶,减少循环中前列腺素的生成,从而减少子宫活动

和疼痛。常用的非甾体抗炎药包括布洛芬、萘普生、双氯芬酸和酮咯酸。对乙酰氨基酚也能抑制环氧化酶,但它作用在中枢神经系统而不是外周。这种药物通常与阿片类药物联合使用,也可单独使用。

4. 若患者无法耐受阴道镜,或极度恐惧,可选择丙泊酚静脉注射。丙泊酚起效快、时效短,恢复迅速,使用非常广泛,是目前临床中使用的经典静脉麻醉药物之一。它不仅恢复迅速,且恢复后头脑清醒,精神愉快,无不良记忆,较少出现头晕、恶心呕吐等不良反应,较适合阴道镜检查的麻醉。需注意丙泊酚具有心脏抑制作用,老年人、心肺功能不全患者门诊使用需谨慎。

(四)监护麻醉(MAC)

部分的阴道镜检查可在日间或门诊手术室完成,可选择在 MAC 下进行。MAC 适合无需住院在门诊行手术治疗的患者,能迅速安全地建立使手术和诊断满意的镇静条件,同时在手术和治疗结束后又能使患者迅速清醒并恢复日常活动。根据美国麻醉医师协会(ASA)规定,MAC 是在患者接受诊断性或治疗性检查或手术操作过程中,在局部麻醉、区域阻滞或未麻醉的同时,麻醉科医师适当地辅助镇静和镇痛药物,达到镇静/镇痛和遗忘的目的。实际上 MAC 是 10%～30% 的外科检查和手术的首选。MAC 的 3 个基本要素和目的是:安全镇静、控制患者焦虑和控制疼痛。

二、麻醉管理要点

局部麻醉、口服或静脉途径镇静镇痛,均有局麻药中毒、呼吸抑制、过敏等特殊情况发生,因此均应进行有效的监护。ASA 特别规定 MAC 期间的基本监测标准与全麻相同,包括对氧合情况、通气、循环、镇静水平的评估。整个操作过程中应有能随时处理紧急情况的有经验的麻醉科医师在场。

(一)意识水平监测

通过患者对间断(如每 5 分钟 1 次)口头指令的反应监测患者的意识水平,特别是针对存在交流障碍及行为限制的患者。若患者应用丙泊酚类药物或镇静程度较深,脑电双频指数监测是非常必要的。

(二)通气及氧饱和度监测

连续观察患者的临床体征,监测通气功能。只要患者、手术及设备条件允许,应使用呼气末二氧化碳分压监测评估通气功能。对于无法合作的患者进行适度镇静时,也需进行呼气末二氧化碳分压监测。所有患者需持续监测经皮脉搏血氧饱和度,并设定适当的报警阈值。

(三)血流动力学监测

除非患者不配合,所有患者镇静镇痛前应测量血压。镇静镇痛实施后,应连续监测血压(如每 3～5 分钟测量 1 次)及心率。对存在心血管并发症或术中可能出现心律失常的患者,应进行行心电图监测。

(四)关于参数记录

记录各项监测参数的频率取决于用药类型和剂量、手术时间长度以及患者的一般情况,各项监测参数包括患者的意识水平、呼吸、氧合状态和血流动力学变量等。应至少在镇静镇痛给药前、给药后、手术间期、恢复初期及出院前记录患者生命信息,并设置报警以提醒护理团队注意患者关键生命体征的变化。

（五）专人负责患者监测

实施麻醉后，需有医师在场时刻监测患者生命体征。负责监测的医师应接受过培训能识别处理呼吸暂停和气道梗阻。

（六）辅助给氧

研究表明，适度镇静过程中辅助给氧明显降低了低氧血症的发生率（A1-B 级）。2018版美国麻醉医师协会适度镇静和镇痛指南解读中专家推荐意见提出，除非特定患者或手术过程中有特别禁忌，适度镇静镇痛过程中必须辅助给予氧气。

（七）紧急支持

在为阴道镜患者提供 MAC 麻醉时，需时刻注意"只有小手术，没有小麻醉"。个体对麻醉性药物的反应不同，麻醉所产生的效果也会不同。因此，实施麻醉的日间或门诊手术室需依据国家和医院的具体规定，具备先进的生命支持、监测和复苏设备以及紧急转诊系统。我们需配备完善的紧急支持系统，并定期进行人员培训与演习，定期设备检查与更新，并制订完善的紧急支持策略以保障患者安全。紧急支持策略包括储备药物拮抗药；有符合各年龄和体重的紧急气道设备（如不同类型的气道设备、声门上通气设备）；有能够快速建立气道并提供正压通气和复苏的医师；有能够迅速建立静脉通道的护理人员；有救援保障能力。

三、出院准备与管理

（一）术后监测

由于阴道镜检查的麻醉多在门诊或日间病房开展，对于接受麻醉的患者检查结束后仍需严密监测生命体征、意识状态和呼吸循环功能，判断有无过敏、局麻药物中毒等意外情况发生，评估麻醉恢复达到标准，术后 2h 可适应性下床活动，无不适感觉，方可进行离院评估。

（二）离院达标评估

确认离院前 MOAA /S 评分和 Steward 评分正常，生命体征平稳；无头晕、恶心呕吐；无寒战发热；下地行走自如；饮水无呛咳；检查后 6h 进食和解便正常。

（三）离院注意事项

1. 确认随访方式和地点，讲明离院后注意事项。

2. 离院后如出现进行性加重的头晕、胸闷、呼吸困难、腹痛及阴道流血、恶心呕吐等，应警惕延迟性并发症，需返院就诊。

3. 应用阿片类、丙泊酚等静脉镇静镇痛药患者，24h 内禁止驾驶、高空操作，须有专人陪同离院。

第四节　术中和术后并发症的预防及处理

一、局麻药的不良反应

局麻药不良反应包括局麻药过敏、神经毒性、心脏及中枢神经系统毒性反应。局麻药中枢神经系统毒性表现多先于心脏毒性，毒性症状按轻重程度依次为：唇舌麻木、头晕、耳鸣、视力模糊、注视困难或眼球震颤、言语不清、肌肉震颤、语无伦次、意识不清、惊厥、昏迷和呼吸停止。心脏毒性主要表现为心律失常和低血压。重度毒性反应发生时，患者气道与胸腹部肌肉发生不协调的强烈收缩，这将影响呼吸和心血管系统，危及生命。因此应积极防止其毒性反应的发生：①使用安全剂量的局麻药。②在局麻药溶液中加入肾上腺素，使其缓慢吸入延长麻醉时效。③防止局麻药误入血管，注药前需细心抽吸有无血液回流；在注入治疗量前可先注入试验剂量以观察反应。④警惕毒性反应的先驱症状，如惊恐、突然入睡、多语和肌肉抽动。⑤给予苯二氮䓬类药物，对惊厥有较好的抑制作用，且对机体生理干扰较小。研究表明，地西泮剂量仅 0.1mg/kg 即可提高惊厥阈。故麻醉前可口服地西泮5～7mg 或静脉注射咪达唑仑 1～2mg 等。

当发生局麻药中毒事件时，由于局麻药在血液内迅速稀释和分布，所以一次惊厥持续时间多不超过 1min。治疗措施包括：①注意保护患者，避免发生意外损伤。②吸氧并进行辅助通气或控制呼吸。③开放静脉输液，维持血流动力学稳定。④静脉注射硫喷妥钠或丙泊酚，但勿过量以免发生呼吸抑制。也可静脉注射地西泮或咪达唑仑。⑤脂肪乳剂快速应用。如患者惊厥无缓解，可给予阿片类药物和肌松剂插管。给予血管活性药物维持血流动力学稳定，调整呼吸参数维持 $PetCO_2$ 在正常范围内。间断测血气，维持内环境稳定，必要时给予碳酸氢钠。

二、穿刺引起的不良反应

1. 神经损伤 穿刺时直接损伤神经，尤其是穿刺伴有异感发生。

2. 血肿形成 宫颈旁阻滞时偶可形成血肿，血肿对局部麻醉的定位及操作均有影响。因此穿刺前应询问出血史，检查凝血指标，尽量选择更细的穿刺针。

3. 感染 穿刺时未严格遵循无菌原则或穿刺经过感染部位可将感染进一步扩散，局部感染是局部麻醉的禁忌证。

三、镇静镇痛药的不良反应

镇静镇痛药物联合应用可导致通气不足或苏醒延迟，术中需注意呼吸功能的监护，如出现潮气量减少，呼吸频率降低需及时吸氧，可唤醒患者提醒呼吸，必要时提供呼吸机辅助支持。

（马盼盼 赵 雷）

参·考·文·献

[1] BURNESS J V, SCHROEDER J M, WARREN J B. Cervical colposcopy: indications and risk assessment[J]. Am Fam Physician, 2020, 102（1）: 39-48.

[2] KIVIHARJU M, KALLIALA I, NIEMINEN P, et al. Pain sensation during colposcopy and cervical biopsy, with or without local anesthesia: a Randomized trial[J]. J Low Genit Tract Dis, 2017, 21（2）: 102-107.

[3] REZNICZEK G A, HECKEN J M, REHMAN S, et al. Syringe or mask? Loop electrosurgical excision procedure under local or general anesthesia: a randomized trial[J]. Am J Obstet Gynecol, 2020, 223（6）: 888.e1-888.e9.

[4] NGUYEN A Q, MANDIGO M, COLEMAN J S. Cervical cancer screening for women with disabilities: time for a new approach?[J]. J Low Genit Tract Dis, 2018, 22（4）: 318-319.

[5] SÖDERSTRÖM H F, CARLSSON A, BÖRJESSON A, et al. Vaginal bleeding in prepubertal girls: etiology and clinical management[J]. J Pediatr Adolesc Gynecol, 2016, 29（3）: 280-285.

[6] WONGLUECHA T, TANTIPALAKORN C, CHAROENKWAN K, et al. Effect of lidocaine spray during colposcopy-directed cervical biopsy: A randomized controlled trial[J].J Obstet Gynaecol Res, 2017, 43（9）: 1460-1464.

[7] ÖZ M, KORKMAZ E, CETINKAYA N, et al. Comparison of topical lidocaine spray with placebo for pain relief in colposcopic procedures: a randomized, placebo-controlled, double-blind study[J]. J Low Genit Tract Dis, 2015, 19（3）: 212-214.

[8] SWANCUTT D R, LUESLEY D M, EASTAUGH J L, et al. Anaesthetic choice in the colposcopy clinic: a retrospective analysis of routinely collected data[J]. BJOG, 2008, 115（5）: 646-652.

[9] MATTAR O M, SAMY A, SHEHATA M, et al. The efficacy of local anesthetics in pain relief during colposcopic-guided biopsy: A systematic review and meta-analysis of randomized controlled trials[J]. Eur J Obstet Gynecol Reprod Biol, 2019, 237: 189-197.

[10] BORBOLLA F A, SYMONDS I. A comparative study of efficacy and outcomes of large loop excision of the transformation zone procedure performed under general anaesthesia versus local anaesthesia[J]. Aust N Z J Obstet Gynaecol, 2012, 52（2）: 128-132.

[11] MAYEAUX EJ J R, NOVETSKY A P, CHELMOW D, et al. Systematic review of international colposcopy quality improvement guidelines[J]. J Low Genit Tract Dis, 2017, 21（4）: 249-257.

[12] LEESON S. Advances in colposcopy: new technologies to challenge current practice[J]. Eur J Obstet Gynecol Reprod Biol, 2014, 182: 140-145.

[13] FUNG-KEE-FUNG M, HOWLETT R I, OLIVER T K, et al. The optimum organization for the delivery of colposcopy service in Ontario: a systematic review[J]. J Low Genit Tract Dis, 2010, 14（1）: 11-21.

[14] BOKIL M, LIM B. Colposcopy: a closer look into its past, present and future[J]. BJOG. 2019; 126（4）: 543.

[15] UNDERWOOD M, ARBYN M, PARRY-SMITH W, et al. Accuracy of colposcopy-directed punch biopsies: a systematic review and meta-analysis[J]. BJOG, 2012, 119（11）: 1293-1301.

[16] ADELMAN M R. Novel advancements in colposcopy: historical perspectives and a systematic review of future developments[J]. J Low Genit Tract Dis, 2014, 18（3）: 246-260.

[17] FLANAGAN S M, WILSON S, LUESLEY D, et al. Adverse outcomes after colposcopy[J]. BMC Womens Health, 2011, 11: 2.

[18] WAXMAN A G, CONAGESKI C, SILVER M I, et al. ASCCP Colposcopy Standards: How Do We Perform Colposcopy? Implications for Establishing Standards[J]. J Low Genit Tract Dis, 2017, 21（4）: 235-241.

[19] ALLEN R H, MICKS E, EDELMAN A. Pain relief for obstetric and gynecologic ambulatory procedures[J]. Obstet Gynecol Clin North Am, 2013, 40（4）: 625-645.

[20] VERCELLINO G F, ERDEMOGLU E, CHIANTERA V, et al. A multicentric randomized study comparing two techniques of magnification assisted loop excision of high-grade cervical intraepithelial neoplasia: video exoscopy and colposcopy[J]. Arch Gynecol Obstet, 2014, 289（6）: 1301-1307.

[21] KIETPEERAKOOL C, SUPRASERT P, KHUNAMORNPONG S, et al. "Top hat" versus conventional loop electrosurgical excision procedure in women with a type 3 transformation zone[J]. Int J Gynaecol Obstet, 2010, 109（1）: 59-62.

第十九章

小儿内镜的麻醉

近年来,随着医学事业的蓬勃发展,内镜作为临床医师眼、手的延伸,广泛应用于临床手术,成为很多疾病诊断和治疗的重要手段。内镜诊疗是一种侵入性操作,多数患儿不能配合,需在麻醉下完成。麻醉不仅可减少患儿紧张、焦虑、恐惧的情绪,为术者提供良好的操作条件,更重要的是可保障患儿的生命安全,防止相关并发症的发生,利于患儿术后早期康复。关于小儿的年龄划分目前尚有争议,通常指出生至 12 岁。年龄在 1 个月以内称为新生儿,1 个月~1 岁为婴儿,1~3 岁称幼儿,4~12 岁为儿童。鉴于其年龄小,解剖、生理、药理方面与成人差别大,因此临床工作中不应把小儿简单地看作成人的缩影,应根据小儿生理和心理特点,所患疾病及所实施内镜手术的部位、体位、手术持续时间等选择合适的麻醉方案及用药。为保障医疗质量,提高小儿内镜诊疗的安全性,麻醉科医师应熟悉各类内镜操作的适应证、禁忌证,了解其操作过程中对小儿机体的影响,掌握术前评估、麻醉管理要点、术中及术后并发症的预防和处理等,以便确保患儿围手术期的安全。

第一节　常用的内镜分类

医用内镜按其发展及成像构造可大体分为硬式内镜、纤维内镜(软式)、电子内镜。也可按其功能分类见表 19-1。

表 19-1　常用内镜按功能分类

按功能分类	内镜种类
用于消化系统的内镜	食管镜、胃镜、十二指肠镜、小肠镜、结肠镜、乙状结肠镜、直肠镜
用于呼吸系统的内镜	喉镜、鼻内镜、支气管镜、胸腔镜、纵隔镜
用于腹膜腔的内镜	腹腔镜
用于泌尿系统的内镜	膀胱镜、输尿管镜、肾镜
用于妇科的内镜	阴道镜和宫腔镜
用于血管的内镜	血管内腔镜
用于胆道的内镜	胆道镜、子母式胆道镜
用于关节的内镜	关节镜

第二节　麻醉前评估

术前访视的目的是熟悉和了解患儿病情，评估麻醉和内镜诊疗的危险因素；制订围手术期麻醉处理方案，确定麻醉及麻醉前用药；向患儿及家属解释相关问题，解除其焦虑心理，增加对医师的信任；与内镜医师沟通及协商，尽量减少患儿围手术期并发症；签署麻醉知情同意书等有关医疗文书。

择期手术患儿的麻醉前访视一般在术前 1d 进行。阅读病历和各项检查，全面了解患儿的病情和疾病诊断。了解内镜诊疗方案，预测患儿对麻醉和内镜诊疗的耐受程度，制订麻醉计划及相应处理措施。

术前访视时麻醉科医师应向患儿及家属进行自我介绍，并与患儿家长沟通。仔细询问主诉及现病史，了解既往史、手术麻醉史、药物和过敏史、疫苗接种史、对大龄女孩应了解月经史等。进行全面的体格检查和辅助检查，观察患儿全身状态及发育营养情况，皮肤黏膜有无出血点、瘀斑以及异常皮疹等，有无贫血、水肿、肥胖、发热、脱水等。脱水程度可从皮肤张力、囟门、眼球、意识、血压等体征来评估。如有脱水，应在麻醉前纠正，每脱水 1% 需输液 10ml/kg。明确患儿体重、身高、生命体征及心肺功能情况。除进行常规的头颈部、心脏、肺、腹部、躯干和四肢、神经系统的查体外，应着重检查气道情况，如有无牙齿松动、扁桃体肿大、鼻腔出血等，特别注意有无合并困难气道相关疾病等。查看血液系统及其他生化检查。除急诊或特殊情况外，近期血细胞比容（HCT）应大于 24%，血红蛋白浓度应大于80g/L。注意肝功能、肾功能、凝血功能、电解质，必要时检测血糖水平。查看乙肝表面抗原、丙肝抗体、艾滋病（HIV）和梅毒等检测结果，查看胸部 X 线和心电图（ECG）结果。明确美国麻醉医师协会（ASA）术前分级。

术前访视和评估应细致、完整。评估患儿能否耐受内镜诊疗，有无进行麻醉的必要等。除此之外，术前还应特别注意患儿是否具有以下情况。

一、发热和上呼吸道感染

择期手术前出现低热的患儿手术麻醉是否如期进行尚有争议。一般原则是如果儿童体温仅升高 0.5～1℃，无其他临床症状，可实施麻醉；若发热伴有鼻炎、喉炎、中耳炎、脱水或其他感染性疾病症状，应暂缓手术。急诊手术有发热者应静脉输注冷液体、物理方法或药物适当降温以降低氧耗。

上呼吸道感染（upper respiratory tract infection，URI）患儿择期手术建议推迟手术至症状缓解后 2～3 周，而小儿每年 URI 发作 6～8 次，这使得择期手术的时机很难把握，因此麻醉科医师需对合并有 URI 患儿进行准确的术前评估。

注意上感与过敏性鼻炎相鉴别。麻醉不增加过敏性鼻炎患儿的麻醉并发症发生率，而对合并 URI 患儿进行麻醉，其围手术期呼吸系统不良事件的发生率显著增加，若诊断不及时或处理不当可出现严重低氧血症，甚至威胁患儿的生命安全。若麻醉同时实施气管插管则呼吸系统不良事件的发生风险升高更为明显。

URI 小儿围手术期发生呼吸系统不良事件的病理基础是呼吸道分泌物增多和气道高反应性，其典型临床表现是喉痉挛和支气管痉挛、屏气、呛咳、低氧血症、拔管后喉炎甚至肺不张等。为预防喉痉挛及支气管痉挛的发生，对合并 URI 的小儿应尽量避免气管插管，可选择喉罩，如能够满足手术需求，甚至可以面罩维持有效通气；麻醉诱导可静脉注射丙泊酚而避免使用地氟烷，术中维持足够的麻醉深度；麻醉苏醒期尽量避免刺激气道；拔出气管导管时可使用肺复张手法；可在深麻醉或完全清醒下拔管。喉痉挛一旦发生，应立即去除一切可能的不良刺激，同时紧急实施气道控制措施，如单手抬颏或双手托下颌，同时予 100% 纯氧持续正压通气或间断正压通气。若术中发生喉痉挛应加深麻醉并给予肌肉松弛药。胸部按压也可提高缓解喉痉挛的成功率。对术中发生支气管痉挛的患儿可给予支气管扩张剂如肾上腺素或沙丁胺醇等。

二、饱胃

麻醉诱导前应询问儿童禁食禁饮情况。对饱胃小儿实施麻醉，需注意有呕吐、反流、误吸、气道梗阻、窒息等不良情况发生的可能。尽管采用局麻或清醒气管插管麻醉可降低饱胃患者反流误吸的风险，但对于儿童静脉快速诱导仍是最佳选择。麻醉诱导前应准备充分，如喉镜、合适尺寸的气管导管、管芯、麻醉回路、吸引装置、急救药物等，所有监测仪器功能正常。饱胃患儿麻醉诱导前纯氧去氮应尽量避免面罩正压通气，以防胃膨胀导致反流误吸。如患儿病情允许，可推迟手术降低误吸的风险。此外，饱胃患儿可适当给予 H_2 受体阻滞剂（如雷尼替丁 1.5～2mg/kg 或西咪替丁 7.5mg/kg）。新生儿可进行清醒气管插管。

三、疫苗接种

疫苗接种是小儿一项重要的预防措施，需要在健全的免疫系统下方可接种。手术和麻醉会抑制患儿免疫系统，并可能干扰疫苗接种的益处。此外，常见的疫苗副作用可能被误认为是术后并发症。最新发现：疫苗的轻微副作用（如发热），可能导致免疫功能低下的患者出现严重并发症。手术和麻醉可能会降低疫苗的功效，或诱发疫苗相关并发症。因此，在疫苗接种前后推迟安排手术和麻醉是合理的，但麻醉科医师和儿科医师对推迟时间尚未达成共识。灭活疫苗通常具有良好的耐受性，减毒活疫苗接种可产生持久免疫，但可能带来严重的并发症。目前建议择期手术应推迟至灭活疫苗接种后 1 周，减毒活疫苗接种后 3 周。为避免疫苗相关副作用，手术后也应推迟接种疫苗。

第三节 麻醉方式选择及管理要点

小儿内镜诊疗的麻醉选择取决于内镜操作的类别、操作持续的时间、内镜操作的难易程度、患儿身体情况以及麻醉科医师的习惯等。但麻醉处理原则是一致的，即应尽量减少麻醉对患儿病理生理的影响，在维持患儿呼吸循环稳定的情况下尽量满足手术的需求。

一、麻醉前准备及用药

（一）麻醉前准备

麻醉科医师术前必须对患儿进行访视，以便与患儿建立感情，并取得患儿的信任。择期手术的患儿除进行术前访视外，还应常规进行术前禁食。

术前禁食的主要目的是减少胃内容物，防止胃酸 pH 值过低，避免麻醉诱导和围手术期出现呕吐、反流和误吸。但长时间禁食后,患儿会因口渴和饥饿等引起不必要的烦躁、哭闹,严重时可引起低血糖、脱水及循环血容量不足等,尤其是小婴儿及新生儿。

美国麻醉医师协会(ASA)对择期手术的小儿术前禁食时间的指导见表 19-2。

表 19-2　ASA 建议小儿术前禁食时间

月龄	固体食物、牛奶	糖水、果汁
6 个月以下	4h	2h
6~36 个月	6h	3h
>36 个月	8h	3h

根据摄入食物的种类不同设定的禁食时间见表 19-3。

表 19-3　不同种类食物的术前禁食时间

食物种类	禁食时间
清饮料	≥2h
母乳	新生儿和婴幼儿≥4h
配方奶或牛奶	≥6h
淀粉类固体食物	≥6h
脂肪及肉类固体食物	≥8h

近年来大量证据表明,不管成人还是儿童,术前 1h 饮用清饮料是合理安全的。相比术前 2h 禁水方案,大不列颠爱尔兰儿科麻醉医师协会、欧洲儿科麻醉医师协会和法国儿科麻醉医师学会联合声明,认可并且鼓励患儿在择期全麻前 1h 饮用清饮料。且建议择期手术术前禁食禁水时间见表 19-4:

表 19-4　欧洲儿科麻醉医师协会建议择期手术术前禁食禁水时间

食物种类	禁食时间
清饮料	1h
母乳	4h
配方乳制品	6h
淀粉类固体食物	6h
油炸、脂肪及肉类食物	≥8h

注:清饮料包括清水、无渣果汁、已稀释好的饮料、非汽化运动饮料和非浓缩的饮料,推荐的术前饮用最大容量为 3ml/kg。

对下列误吸风险高的小儿应严格控制禁食时间,对于禁食时间不够,需急诊手术的患儿,必要时按饱胃麻醉处理。

1. 严重创伤的小儿,胃内容物不易排空;

2. 急腹症伴有呕吐及电解质紊乱（如胃肠道梗阻）；

3. 食管手术、食管功能障碍（如胃食管括约肌功能低下的患儿）；

4. 肥胖、困难气道；

5. 中枢神经系统疾患（如颅脑损伤、颅内压增高、昏迷及脑瘫患儿）。

建议：对以上误吸高风险患儿，麻醉前可考虑给予 H_2 受体阻滞剂（如雷米替丁 1.5～2mg/kg 或西咪替丁 7.5mg/kg）。健康小儿不需要应用，可按饱胃患儿的麻醉处理。

对于术前用药的小儿，允许术前 1h，饮入 0.5～1ml/kg 清水（药片研碎后）服用。

随着超声技术的广泛应用，个体化和实用化评估胃容量成为可能，急诊患者可采用超声技术评估胃排空情况。超声评估胃内容物容量可帮助我们较好地管理疑似饱胃患者，如禁食时间不明确，或者胃排空时间延长超过正常范围，如果超声发现胃内容物有固体残留，即使其含量较低，也需要被视为高风险的"饱胃"患者处理。

（二）缓解术前焦虑

在现代生理 - 心理 - 社会医学模式背景下，医学早已突破原有的诊断、治疗及预防生理疾病范畴，拓展为一门关注人类生理 - 心理健康，提高人口素质的应用科学。小儿患者因其各系统发育不成熟，在围手术期将经历生理 - 心理一系列应激，焦虑、恐惧等精神因素不仅影响患儿术前准备、麻醉及手术质量，亦可导致术后不同程度的心理及行为异常，已证明术前焦虑与术后疼痛、恶心呕吐相关，是影响手术预后的重要因素。

在麻醉诱导期小儿易出现紧张、焦虑、恐惧等情绪，其可能与患儿特定的焦虑个性、父母的焦虑、陌生的环境及麻醉科医师等因素有关。近年来，国外对小儿麻醉诱导期心理的非药物干预研究主要集中在术前放映麻醉宣教视频、父母陪同、扮小丑医师、参观手术室熟悉诱导环境等，而国内非药物干预研究较少。尽管术前用药具有诸多优点，如可缓解患儿的紧张、焦虑情绪，抑制异常反射；抑制呼吸道腺体分泌；辅助麻醉，减少全身麻醉药用量；减少胃内容物和胃液 pH；使患儿安静合作，易于麻醉诱导；提高患儿麻醉恢复期的质量等，但对儿童是否常规给予术前药仍有争议。麻醉术前用药应根据小儿的生理状况、预计的手术时间、麻醉诱导方式等制订个性化方案。6 个月以下的婴儿麻醉前用药不是必需的，而10～12 个月的小儿离开父母会有明显的恐惧感，术前用药是必不可少的。良好的术前用药应具有给药方法简单、起效迅速、副作用少、避免小儿恐惧和哭闹不安等特点。

目前小儿术前用药的途径应尽量避免注射而改用口服、鼻腔、舌下含服、直肠给药等。近年来将右美托咪定作为术前药在小儿中的应用研究较多，但咪达唑仑仍是麻醉诱导前儿童用药的首选。儿童对术前药物的个体差异很大，预期的镇静或催眠程度不尽相同，年龄及其生理特点所致的给药途径也不同，因此各家医院所用的药物和剂量并不一致。表 19-5 所示的近年来儿童常用术前药物经口和经鼻的剂量仅供参考。

表 19-5　儿童常用术前药物的剂量

药物种类	药物名称	口服	鼻腔
苯二氮䓬类	咪达唑仑 /(mg·kg⁻¹)	6 月～6 岁：0.5～1 ≥6 岁：0.25 极量 15mg	0.2～0.5

药物种类	药物名称	口服	鼻腔
抗胆碱药	阿托品 /(mg·kg⁻¹)	0.02～0.05	
作用于肾上腺素受体的药物	右美托咪定 /(μg·kg⁻¹)	1	2.5
	可乐定 /(μg·kg⁻¹)	4.5～5	1
其他	褪黑素 /(mg·kg⁻¹)	0.5，极量20mg	
	氯胺酮 /(mg·kg⁻¹)	3～6	

二、麻醉方式的选择

麻醉方式的选择取决于内镜操作的类别、操作持续的时间、内镜操作的难易程度、患儿身体情况等。全身麻醉是小儿最常用的麻醉方法、除短小手术可在面罩紧闭式吸入麻醉、静脉麻醉或静吸复合麻醉下完成外，较大手术均应在气管插管（喉罩）全身麻醉下进行。此外，区域麻醉（蛛网膜下腔阻滞、硬膜外阻滞、臂丛阻滞及其他神经阻滞）在国内外的应用有增多趋势。

（一）中度镇静

患儿意识淡漠、有意识、对语言和触觉刺激有反应，不需要气道干预，心血管功能可维持。可降低患儿的恐惧，减少不良事件的发生。主要适用于 ASA Ⅰ～Ⅲ级、能够合作的患儿。

（二）深度镇静或麻醉

使患儿嗜睡或意识消失但保留自主呼吸的浅麻醉。有发生呼吸抑制的可能，应监测呼吸并采用适合的辅助给氧及通气设备，如面罩、口咽通气道、鼻咽通气道等。因未行气管插管或喉罩控制呼吸，主要适用于呼吸功能储备良好的患儿和气道可控性强的手术。

（三）气管插管（喉罩）全身麻醉

对于时间长的内镜操作或手术、有潜在误吸风险及可能影响气体交换的内镜手术，行气管内插管（喉罩）全身麻醉仍是首选方法。

（四）椎管内麻醉

包括骶管阻滞、硬膜外阻滞及蛛网膜下腔阻滞，可满足下腹部、会阴部及下肢手术麻醉的需求。骶管阻滞操作简便、镇痛效果好，具有一定的肌松作用，可保持血流动力学稳定，且不需要气管插管，较常用于小儿。

（五）神经阻滞

上肢神经阻滞如臂丛神经阻滞，常用于上肢骨科手术的麻醉，但小儿往往不能很好配合寻找异感；腋路法穿刺较简单，对小儿生理影响较小，成功率高，并发症少，但单纯腋路法常有桡侧阻滞不全。下肢神经阻滞如股神经阻滞、闭孔神经阻滞等，常用于下肢手术的麻醉及术后镇痛。

三、麻醉药物的选择

理想的小儿内镜手术麻醉药物应对心肺功能影响小、麻醉诱导迅速，易于维持，可控性好，镇痛镇静效果好、不燃烧、不爆炸。

（一）吸入麻醉药

吸入麻醉药在小儿的诱导阶段应用广泛，特别是当静脉通路建立困难或小儿惧怕打针时。小儿麻醉中最常用的药物是七氟烷、异氟烷和 N_2O 等。由于非刺激性气味和快速诱导的特性，七氟烷已经在很大程度上取代了氟烷作为儿童首选的吸入麻醉诱导药，但氟烷有时仍用于内镜检查。七氟烷和异氟烷是维持麻醉的首选药。

1. 七氟烷　血/气分配系数 0.66，诱导及苏醒迅速。其 MAC 值比氟烷和异氟烷高，新生儿 MAC 是 3.3、1～6 个月 3.2、6～12 个月 2.5、1～3 岁 2.6、3～12 岁 2.3～2.5。

七氟烷具有较强的麻醉和镇痛作用，其优点在于血气分配系数低，诱导速度快，可控性好，麻醉药由肺部清除，不影响小儿的其他器官发育，不良反应小，能较好地维持小儿的心血管系统的稳态性，不影响心率、心脏指数和心肌收缩性，也不增加心肌对儿茶酚胺的敏感性。与其他吸入麻醉药相比，发生心律失常更少见。此外，诱导时小儿发生咳嗽和喉痉挛的概率低，芳香气味易被患儿接受，且价格便宜，是目前市场上最常用的吸入麻醉诱导药物，尤其适用于小儿内镜手术的诱导和维持。其缺点为患儿在苏醒期易发生躁动，尤其以拔管期最多见。治疗与预防的方法包括使用右美托咪定、芬太尼或丙泊酚（1mg/kg），在小儿也有报道使用 α_2 肾上腺素能受体激动剂可乐定、5-羟色胺受体阻滞剂托烷司琼（0.1mg/kg）、氯胺酮（0.25mg/kg）或纳布啡（0.1mg/kg）亦有效。

2. 异氟烷　血/气分配系数为 1.4，麻醉诱导及苏醒快，代谢降解产物仅 0.17%，因此肝肾毒性小。对呼吸道有刺激性，可引起咳嗽、屏气，甚至出现喉或支气管痉挛，不宜单独用于小儿麻醉诱导。异氟烷对循环抑制较轻，不增加心肌对儿茶酚胺的敏感性，可显著降低脑对氧的代谢率。血容量不足的小儿用异氟烷容易引起血压下降。在吸入浓度骤增或从吸入七氟烷突然改为异氟烷的情况下，偶可出现高血压，特别在 10 余岁的小儿，这可能是由于刺激肺部受体导致交感活性的增加及激活了肾素－血管紧张素系统。

3. 地氟烷　血/气分配系数低，仅为 0.42，诱导及苏醒迅速，更适用于小儿麻醉的维持，但是价格和气味是其制约因素。对呼吸道有刺激性，单独诱导时可发生呛咳、屏气、分泌物增加及喉痉挛，小儿喉痉挛的概率甚至可高达 50%。此外，一些患儿在使用地氟烷后易发生兴奋躁动，甚至有引发癫痫的可能。临床上常先用氟烷或七氟烷吸入诱导后再改用地氟烷吸入，手术完毕患儿可迅速苏醒。由于其苏醒迅速，在停用该药前，要重视早期使用镇痛药物防止苏醒期疼痛及躁动。

4. 氟烷　氟烷是目前仍在使用的唯一一种烷烃结构的非醚类吸入性麻醉药，具有无刺激性，不燃烧爆炸，全麻药效强，早期抑制咽喉反射，使呼吸道分泌物减少，便于呼吸管理，价格低廉等优点，是小儿常用的全麻药。氟烷止痛作用较弱，故其使用时常需与氧化亚氮（ N_2O ）或其他麻醉药合用。氟烷可明显地抑制肋间肌辅助呼吸功能，同时还降低潮气量和分钟通气量，导致 $PaCO_2$ 增高。如将氟烷用于婴幼儿麻醉，建议实行控制呼吸或辅助呼吸，同时应避免吸入氟烷的浓度过高。氟烷有较弱的肌松作用，同时可抑制气道反射活动，故其特别适用于气道反应性高的儿童的麻醉。氟烷具有增强心肌对儿茶酚胺敏感性的特点，这在成人中更为明显。当氟烷进行麻醉时，如患儿伴有儿茶酚胺浓度较高和高碳酸血症时，可能会导致严重的心律失常。

必须注意的是几乎所有的吸入麻醉药都可诱发恶性高热，因此对术中突发体温急剧升高、 $PetCO_2$ 异常升高、骨骼肌强直的患儿应予以重视。

（二）静脉麻醉药

1. 依托咪酯（etomidate） 含咪唑基的镇静催眠药，增加中枢神经系统中 γ-氨基丁酸（GABA）的抑制性张力。脂溶性高，静脉注射起效快，作用时间短，在肝脏代谢，给予镇静剂量的依托咪酯后意识消失和苏醒时间与丙泊酚相似。临床常用静脉注射，麻醉诱导剂量为 0.2～0.3mg/kg，镇静催眠为 0.01～0.1mg/kg。不产生镇痛作用，因此短期麻醉时需与其他镇痛药合用。对心率、血压和心排出量的影响很小，适用于对血流动力学严重损害的患儿的全麻诱导。对肝肾灌注无影响。可产生剂量依赖性呼吸频率和潮气量降低，可发生一过性呼吸暂停，但作用比硫喷妥钠和丙泊酚弱。外周静脉注射时可引起疼痛、血栓性静脉炎及肌痉挛，术后恶心呕吐发生率较其他麻醉药高，可产生肾上腺皮质功能抑制。

2. 丙泊酚（propofol） 通过增强抑制性 GABA 突触的活性而发挥作用。研究证实对钙离子通道有轻微阻滞效应。丙泊酚是执行浅麻醉技术的理想静脉药物，高脂溶性，静脉注射起效快（30s～1min），作用时间短（10～15min），苏醒快。小剂量可产生镇静作用，无镇作用。心血管抑制作用呈剂量依赖性，引起心率下降和心排血量减少，可减轻气管插管的血流动力学反应。可直接抑制心肌，心肌氧耗量下降；可降低颅内压，脑氧耗量、脑血流及脑代谢率均有下降，眼内压也有降低。对呼吸系统可引起呼吸频率和潮气量减少，呈剂量依赖性，减弱高碳酸血症所致的呼吸兴奋作用。麻醉诱导常采用 1～2mg/kg 静脉注射，维持量输注速度 6mg/（kg·h）可使几乎所有患儿无体动，呼吸抑制的发生率在 1%～2% 之间，发生时仅需简单的呼吸支持措施即可，但有时单独使用丙泊酚偶尔可能无法抑制不随意运动。经外周静脉注射时，大约 50%～75% 的患者可产生注射局部疼痛，药液中加入少量利多卡因可减轻甚至消除注射痛，尽量通过大静脉或深静脉给药。丙泊酚乳剂中含有卵磷脂，甘油，豆油及乙二胺四乙酸等，有脂代谢紊乱（高脂血症）的患儿慎用，且易助长细菌生长，丙泊酚开启 6h 后未使用部分应丢弃。有镇吐作用，麻醉后恶心呕吐发生率低。大剂量、长时间使用丙泊酚后可引起严重的代谢性酸中毒、心力衰竭、高脂血症、肾功能衰竭、横纹肌溶解症等严重并发症甚至死亡，即丙泊酚输注综合征（propofol infusion syndrome，PIS）。其原因尚未可知，但是最近普遍认为是丙泊酚可能引起了脂肪酸氧化的减退，儿童发生丙泊酚注射综合征的概率高于成人，原因可能是儿童使用时需要的剂量大于成人。目前认为在临床上持续输注丙泊酚应避免长时间（>48h）和大剂量[>4mg/（kg·h）]，以减少 PIS 的发生。

3. 咪达唑仑（midazolam） 具有苯二氮䓬类药物共有的镇静、催眠、遗忘和抗焦虑作用。无镇痛作用，但增强其他麻醉药物的镇痛作用。对呼吸有一定抑制作用。对心血管的影响表现为外周阻力和血压下降。水溶性，刺激性小，注射疼痛比地西泮轻，起效快，作用时间比地西泮短。临床应用：①麻醉前用药：0.05～0.075mg/kg，肌内注射；②镇静催眠：0.01～0.1mg/kg，静脉注射；③麻醉诱导：0.1～0.2mg/kg，静脉注射；④麻醉维持辅助用药：0.01～0.1mg/kg，静脉注射。大剂量或与阿片类药物合用时，可降低体循环阻力，易发生低血压。无镇痛作用，镇静程度不足时，如存在外界刺激，可引起躁动，反射性心动过速引起心律失常。

4. 右美托咪定（dexmedetomidine，Dex） 是一种新型高选择性 α_2 肾上腺素能受体激动剂，比传统可乐定有更强的镇静、镇痛和抗焦虑效应。同时可通过抑制交感活动，增强副交感神经的作用，从而引起血压下降和心率减慢，并有抗心律失常作用，也有呼吸抑制的作用,但较阿片类轻。此外,还具有利尿、抗呕吐、抑制胃酸分泌等作用。1999 年,美国 FDA 批准 Dex 作为镇静剂,由于其可造成血压升高和心动过缓,所以只推荐短期(<24h)应用。术前用药建议口服 $0.3\sim0.5\mu g/kg$,术中应用建议静脉注射负荷量 $0.3\sim1\mu g/kg$,维持量 $0.5\sim0.7\mu g/(kg\cdot h)$。

5. 环泊酚(ciprofol) 具有完全自主知识产权的 1.1 类创新药,同时也是我国首个拥有自主知识产权的化合物创新静脉麻醉药。其于 2020 年 12 月获批上市,除获批的用于治疗"消化道内镜诊断和治疗镇静和 / 或麻醉"适应证外,该品种还在进行多项后续临床研究,涉及纤维支气管镜诊疗的镇静和 / 或麻醉、全身麻醉诱导和维持、ICU 镇静等多种适应证。

该药是经典麻醉镇静药丙泊酚的改良型新药,其效能显著高于丙泊酚,且安全性高于丙泊酚。环泊酚是(R)一构型异构体小分子药物,为 GABAA 受体激动剂,通过作用于 GABAA 受体介导的氯离子通道,增加电流的传导,引起神经元的超极化。这种超极化引起了神经信号传递一致,降低了动作电位产生的成功率,从而抑制中枢神经系统,产生麻醉的作用。与丙泊酚相比具有"两快五少"的优势:起效快速,恢复快速;更少用量,安全窗更宽;更少呼吸抑制,风险降低逾 60%;更少心血管不良事件,循环平稳;更少注射痛,发生率仅为丙泊酚 1/10;更少脂质输注量;环泊酚目前主要用于消化道内镜检查的镇静和全身麻醉诱导。根据患者个体特征、内镜检查要求及合并用药等情况实行个体化给药。常规剂量按体重计算,推荐首次负荷剂量不超过 0.4mg/kg,给药时长 30s。诊疗操作过程中根据患者的反应,可以追加剂量,推荐每次追加剂量不超过 0.2mg/kg,给药时长 10s,每次追加间隔不低于 2min,推荐每 15min 内追加不超过 5 次。由于其上市时间短,目前临床用药经验少,未见有儿童相关用药数据。

(三)麻醉性镇痛药

1. 芬太尼(fentanyl) 镇痛作强,其效价是吗啡的 100 倍,无心肌抑制作用,即使大剂量使用时心肌抑制也不明显。可减慢心率从而降低心肌耗氧量,因减慢心率,从而降低心肌耗氧量。一般不影响血压,但当与其他麻醉药合用时,可加重其心血管的抑制作用,无组胺释放。呼吸系统的抑制作用呈量依赖性,可引起胸壁僵硬,注射过快可出现呛咳。脂溶性高,易通过血脑屏障。静脉峰效应时间 $3\sim5min$,作用时间 $0.5\sim1h$。经肝代谢,从肾和胆道排泄。小剂量芬太尼 $0.5\sim2\mu g/kg$ 静脉注射可提供有效的镇静,使清醒患者能耐受动脉穿刺,深静脉穿刺等操作,麻醉诱导常用剂量为 $5\sim20\mu g/kg$ 静脉注射,结合其他麻醉药能提供意识消失、镇痛、减弱应激反应,达到较满意的麻醉状态,完成气管内插管。单独应用大剂量 $50\sim100\mu g/kg$ 可成功地完成麻醉。但大剂量芬太尼可引起长时间呼吸抑制,术后苏醒延迟。此外可引起心动过缓,增加其他麻醉药的心血管副作用,引起心肌抑制,体循环阻力下降。

2. 舒芬太尼(sufentanil) 镇痛作用最强,与阿片 μ 受体结合特异最强,镇痛效价是芬太尼的 10 倍。不抑制心肌缩力,血流力学稳定。可引起心率减慢,几乎没有突发性高血压报道,无组胺释放。脂溶性是芬太尼的两倍,镇静及诱导作用快,静脉峰效应时间 $3\sim5min$,作用时间 $30min\sim1h$。对于不合作的小儿诱导前可应用 $1.5\sim3\mu g/kg$ 滴鼻,使其能耐受面罩及静脉穿刺,但可引起胸壁僵硬,$0.05\sim0.1\mu g/kg$ 静脉注射可起到镇静作用,麻醉诱导常采用 $1\sim2\mu g/kg$ 静脉注射,结合其他麻醉诱导药,能平稳顺利完成诱导过程。舒芬太尼可致心动过缓,体循环阻力降低和胸壁僵硬。此外,大剂量用药可使持续时间延长。

3. 瑞芬太尼（remifentanil）　是纯 μ 型阿片受体激动剂，清除半衰期仅 9.5min，具有起效快、作用时间短、恢复迅速、无蓄积作用、麻醉深度易于控制等优点。瑞芬太尼的作用持续时间不会随着剂量或静脉滴注持续时间的增加而增加，因为其分布容积小，清除速度快。瑞芬太尼经静脉途径给药推荐的负荷剂量为 0.5～1μg/kg，接着以 0.2～0.5μg/(kg·min) 的速率输入。输注速度 >0.5μg/(kg·min) 可能发生低血压或心动过缓。瑞芬太尼致呼吸抑制的程度与等效剂量的芬太尼相似，但持续时间较短，停药后恢复更快，停止输注后 3～5min 自主呼吸恢复。此药也可引起胸腹壁肌肉僵硬，但发生率较低。血浆靶控输注瑞芬太尼对呼吸抑制的作用主要表现为呼吸频率减慢或呼吸暂停，并在用药后 5～10min 时最为明显。不同年龄段的小儿保持自主呼吸麻醉状态时，对瑞芬太尼的最大耐受剂量个体差异很大，从0.05～0.3μg/(kg·min) 不等。当瑞芬太尼剂量为 0.05μg/(kg·min) 时，90% 的患儿能保持自主呼吸；当剂量为 0.3μg/(kg·min) 时，90% 的患儿无法保持自主呼吸。

4. 氯胺酮（ketamine）　在小儿麻醉，尤其是手术室外麻醉中广泛应用。单独注射氯胺酮时，呈木僵状。麻醉时眼睛可睁开，各种反射（如角膜反射、咳嗽反射与吞咽反射）可依然存在，对麻醉与手术失去记忆，意识完全消失，但肌张力增强，眼球呈凝视状或震颤，外观似浅麻醉，但镇痛效果好，尤其体表镇痛明显。传统观点认为氯胺酮能增加脑血流，可导致颅内压与脑脊液压力升高，脑代谢与脑氧代谢率亦随之增多，颅内压升高的患儿是应用氯胺酮的相对禁忌证。氯胺酮麻醉时肺顺应性增加，呼吸道阻力降低，使支气管痉挛缓解，肺的换气功能得到改善，因此适用于患有哮喘的患儿。

5. 阿芬太尼（alfentanil）　为芬太尼的衍生物，是 μ 型阿片受体激动剂，为短效镇痛药，镇痛强度为芬太尼的 1/4，作用持续时间为其 1/3。起效快，静脉注射 1.5～2min 达峰，维持约 10min，消除半衰期为 64～129min，长时间输注后，其作用维持时间可以迅速延长。阿芬太尼的亲脂性较芬太尼低，与血浆蛋白结合率却较高，分布容积小，符合三室模型，经肝脏代谢失活后经尿排出。作为阿片类镇痛药，可用于小儿全身麻醉诱导和维持。与所有阿片类镇痛药一样，可引起呼吸抑制或窒息，呼吸抑制与剂量有关。大剂量用药引起的呼吸抑制可用纳洛酮拮抗。心动过缓可用阿托品拮抗。在诱导麻醉阶段可引起肌强直，但可在应用前服用地西泮或给予肌肉松弛药避免。术后可出现恶心、呕吐，但为时很短。米勒麻醉学（第 8 版）推荐阿芬太尼用量为麻醉诱导 50～150μg/kg，麻醉维持 0.5～3μg/(kg·min)。阿芬太尼（25～50μg/kg, i.v.）加上睡眠剂量的任何镇静催眠药（如 50～100mg 硫喷妥钠），常可有效防止喉镜暴露及气管插管时出现的明显血流动力学变化。阿芬太尼与 2.5mg/kg 丙泊酚共同应用于插入经典喉罩时，其最佳剂量为 10μg/kg。对于短小手术，可通过追加输注阿芬太尼 0.5～2.0μg/(kg·min) 或间断单次静脉注射 5～10μg/kg 来完成。

6. 艾司氯胺酮（esketamine）　是具有镇痛和增加剂量引起麻醉作用的手性环己酮衍生物，同时具有分离麻醉效果，主要通过阻滞 NMDA 受体来发挥镇痛作用。效价较氯胺酮高，相当于氯胺酮一半的剂量即可取得较为满意的麻醉效果。临床上主要用于与镇静麻醉药（如丙泊酚）联合诱导和实施全身麻醉，也可作为局部麻醉的补充，儿童麻醉，以及在急救护理中用于麻醉和镇痛。诱导剂量为 0.5mg/kg 静脉注射，麻醉维持为 0.5mg/(kg·h) 连续静脉输注。对于多发伤和体能状态较差的患者需要减少剂量。与氯胺酮类似，艾司氯胺酮麻醉后患者口咽腔分泌物比较多，需要术前预先使用阿托品来减少分泌物，临床使用过程中注意及时吸引，以避免误吸。也会出现多梦、噩梦（使用苯二氮䓬类药物可大大减少其发生率），血压、颅内压和眼压升高，心率增快等不良反应。临床麻醉中需要注意的是艾司氯胺酮会增加氧耗，导致喉痉挛、气道反射增强等，剂量过大或注射速度过快可导致暂时性的呼吸抑制，在对咽喉和支气管进行手术或检查时需要适当的通气和肌肉松弛，因此使用艾司氯胺酮诱导时需要辅助肌松剂、镇痛药等，口咽部利多卡因喷雾表面麻醉等以减少气管插管对声门气道的刺激，减少喉、支气管痉挛等，避免造成患者缺氧。有时会利用其升高血压和心率的作用用于老年患者、休克患者的麻醉诱导，以期避免丙泊酚诱导时所出现的血压下降，但应注意对于冠状动脉血流储备有限的患者可能引起肺循环血管阻力增加，对于过去六个月内发生不稳定型心绞痛或心肌梗死、既往有心绞痛严重发作、充血性心力衰竭等患者慎用。具体的禁忌情况有如下几条：①过敏的患者；②有高血压或颅内压升高风险的患者；③控制不佳的或未经治疗的高血压患者（动脉高血压，静息收缩压/舒张压超过180/100mmHg）；④先兆子痫和子痫；⑤未经治疗或者治疗不足的甲状腺功能亢进（甲亢）患者；⑥在需要子宫肌肉松弛的情况下使用，例如子宫撕裂的情况（子宫破裂），脐带脱垂；⑦作为唯一的麻醉剂用于有明显缺血性心脏疾病的患者。

（四）神经肌肉阻断药

用于小儿麻醉气管插管、控制呼吸、松弛腹肌，并减少所需毒麻药品的用量。可通过阻断神经肌肉接头处的冲动传递而产生骨骼肌松弛作用。根据其作用方式，可分为去极化和非去极化两类。

1. 琥珀胆碱　是目前唯一在临床上使用的去极化肌肉松弛药。起效迅速，作用持续时间短，尤其适用于紧急气管插管，其消除通过假性胆碱酯酶的水解，因此该酶的缺失可能会导致阻滞时间延长。琥珀胆碱用于气管插管，建议新生儿和婴儿剂量为3mg/kg、儿童2mg/kg。作用持续时间等于或小于成人1mg/kg的持续时间（6～8min）。琥珀胆碱在静脉通路不可用时可肌内注射给药，抑制85%～100%的抽搐反应，肌注剂量婴儿5mg/kg、儿童4mg/kg，3～4min达最大效应，15～20min完全恢复。琥珀胆碱特殊的作用方式和对毒蕈样乙酰胆碱受体的反应，产生了诸多不良反应，常见有心率增加，使用七氟烷时比使用氟烷更显著。琥珀胆碱作用于窦房结，可引起心动过缓。此外，其引起的严重不良反应包括严重高血钾，如烧伤、截瘫、创伤或废用萎缩的患者使用可引起心律失常或心搏骤停。琥珀胆碱用药后出现严重且长时间（>2min）的咬肌痉挛，表现为张口困难，被认为是恶性高热或肌强直的早期症状。1984年，美国食品药品监督管理局（FDA）建议小儿使用琥珀胆碱仅限于紧急气管插管或需要紧急气道保护的病例（例如喉痉挛、困难气道、饱胃等），当没有合适的静脉通路时可肌内注射给药。

2. 阿曲库铵　是一种中等时效的双季铵苄异喹啉类化合物。在体内通过 Hofmann 效应和非特异性酯水解两条代谢途径降解。当在硫喷妥钠－N_2O－阿片类药物的麻醉期间，新生儿和婴儿阿曲库铵的 ED_{95} 显著低于儿童（119μg/kg 和 163μg/kg vs. 195μg/kg）。与阿曲库铵相关的不良反应，主要是组胺释放。通常沿静脉的走向出现皮疹或红斑，并随之向外周分布，偶尔伴随红斑出现更严重的组胺释放反应，如低血压，心动过速或支气管痉挛。当剂量超过 2 倍 ED_{95} 时，常会出现心血管系统的改变。

3. 苯磺顺阿曲库铵　和阿曲库铵相似，是一种中等时效的肌松药，体内依赖 pH 和温度进行自主降解，然而苯磺顺阿曲库铵的效能比阿曲库铵约 3 倍，这使该药具有更高的心血管稳定性以及更少的组胺释放。适用于新生儿及肝肾功能异常的患儿。效能提高的主要缺点是起效较慢，因此，在成人和儿童中，需要大约 ED_{95} 的苯磺顺阿曲库铵剂量（0.15mg/kg）才能在 2min 内获得与 $2ED_{95}$ 的阿曲库铵剂量所产生的相当的插管条件。

4. 罗库溴铵　主要由肝脏代谢，肾代谢约 10%，成人或儿童肾衰竭并不影响罗库溴铵的神经肌肉阻滞作用效果。七氟烷显著增加罗库溴铵的效能。小儿注射 0.6mg/kg 罗库溴铵 60s 后能产生满意的插管条件。因此仔细评估气道，排除困难气管插管后，罗库溴铵可以作为快速诱导时替代琥珀胆碱的肌松药。

（五）肌松拮抗剂

任何残留的非去极化神经肌肉阻滞都应被抗胆碱酯酶药拮抗。由于婴儿呼吸储备减少和氧气需求增加，因此非去极化肌松药的拮抗对婴儿尤为重要。

抗胆碱酯酶药通常是新斯的明和依酚氯铵。为了方便也为了安全，通常会给予新斯的明 50μg/kg 或依酚氯铵 1mg/kg，在抗胆碱酯酶药物使用之前或同时应给予阿托品 20μg/kg 或格隆溴铵 10μg/kg，以预防毒蕈碱效应。

舒更葡糖钠：舒更葡糖钠是一种新药，可逆转罗库溴铵的神经肌肉阻滞作用，而在较小程度上可逆转维库溴铵。它具有圆筒状环糊精结构，其不可逆地将罗库溴铵包裹在其空腔中。研究表明 2mg/kg 舒更葡糖钠可以逆转罗库溴铵引起的婴儿、儿童和青少年中度神经肌肉阻滞。舒更葡糖钠通过肾系统清除，现已知舒更葡糖钠的消除动力学在肾衰竭时延长。虽然新生儿肾功能尚不成熟，但这并不影响临床后果。

四、麻醉管理要点

（一）麻醉监测

1. 常规监测项目

（1）SpO_2 监测：SpO_2 监测可比临床观察及早发现术中缺氧。在实施镇静或麻醉前即应常规监测患儿的 SpO_2，并持续至手术结束患儿完全清醒后。

（2）心电监测：密切监测患儿心率和心律的变化或异常，以便于及时处理。由于小儿麻醉时除窦性心动过缓和窦性心动过速外，心律失常较少见，且正常小儿一般无缺血性心脏病，故推荐小儿常规用Ⅱ导联监测，以利于观察心房活动，诊断心律失常。

（3）血压监测：一般患儿可采用无创血压监测（间隔 3～5min）即可，但特殊患儿（如伴有严重心肺疾病，血流动力学不稳定，新生儿等）根据情况可进行有创动脉血压监测。

2. 建议监测项目

（1）$PetCO_2$：可用于确定气管插管位置，估计合适通气量，了解代谢及心血管反应，以及发现呼吸回路连接管脱落、呼吸活瓣失灵或 CO_2 吸收器障碍或重呼吸等。非气管插管患儿可利用面罩、鼻导管、口或鼻咽通气道及经气管导管监测 $PetCO_2$ 及其图形变化，对行气管插管（喉罩）全身麻醉的患儿应常规监测。

（2）体温监测：小婴儿易发生低体温，长时间手术需采用保暖措施，为避免小儿体温过高或过低，建议小儿长时间的内镜手术，尤其是对低龄儿童及危重患儿麻醉应监测体温。中心体温以直肠和食管温度为准，鼻咽温、鼓膜温反映脑温，腋温监测便捷，其值比中心温度低 1℃。

（3）中心静脉压及尿量：小儿中心静脉压正常值为 2～6cmH₂O。由于中心静脉压本身并非单纯反映血容量的精确指标，因此小儿中心静脉监测没有绝对适应证，需同时监测动脉压和尿量，有助于确定液体治疗的方案。尿量可反映血容量和心排出量，对低龄和血流动力学不稳定的患儿尤为重要。新生儿尿量为 0.5~4ml/(kg•d) 或 16~60ml/(kg•d)，新生儿期过后，尿量多于 0.5~1ml/(kg•d) 表明肾灌注良好。对于内镜检查或手术时间超过 2.5h 的患儿，均应留置尿管导尿。

（二）液体管理

对于行肠道准备或禁饮禁食时间过长，麻醉前有脱水趋势的患儿，诱导前应适当补液，以防发生循环衰竭；有血流动力学不稳定（如大出血可能）的患儿，建议采用 22G 以上的套管针开放外周静脉或行中心静脉穿刺置管。对操作时间较长（>2.5h）的手术，建议留置导尿管。

（三）常见并发症及处理

并发症的预防比并发症的处理本身更为重要，常见的并发症主要包括：

1. 麻醉相关并发症

（1）反流误吸：上消化道疾病在未行气管插管的全身麻醉下发生反流误吸的风险增加。此外，全麻患儿由于麻醉、肌松药的应用，手术操作和并发症的影响等，可明显减低食管下端括约肌、食管上端括约肌张力和正常生理保护性反射（咳嗽、屏气等反射），存在潜在的反流误吸风险。一旦发生反流，应立即吸引口咽部；使患者处于头低足高位，并改为右侧卧位，因受累的多为右侧肺叶，此体位可保持左侧肺有效的通气和引流；未插管患儿必要时需行气管内插管，吸尽气管内误吸液体及异物，行机械通气，纠正低氧血症。

（2）上呼吸道梗阻：深度镇静或麻醉可致舌后坠引起气道梗阻，可托下颌并放置口咽或鼻咽通气管；麻醉较浅加之内镜或分泌物刺激喉部易导致喉痉挛，应注意预防和及时处理。如果患者 SpO_2 低于 90%，则应给予辅助或控制呼吸，采用面罩正压通气，必要时嘱手术医师暂停操作，行气管内插管或放置喉罩。

（3）呼吸抑制：麻醉或镇痛药相对过量或推注过快、患者心肺功能较差者易发生呼吸抑制，应加强呼吸监测，包括呼吸频率、潮气量、气道内压力、$PetCO_2$ 以及 SpO_2 等，以便早期发现并及时给予辅助或控制呼吸。

（4）循环系统并发症：内镜操作本身对自主神经的刺激以及镇静和/或麻醉药物的作用均可能引起心律失常。如心率减慢，可酌情静脉注射阿托品 0.01~0.02mg/kg，可重复给药。如同时伴有血压下降，可选用麻黄碱或肾上腺素，单次静脉注射。

2. 内镜手术相关并发症

（1）术中出血：对于出血风险高或大出血的患者，需要保证气道通畅，维持循环功能稳定。

（2）消化道穿孔：消化道穿孔是内镜手术时出现的严重并发症之一，常危及患者的呼吸及循环功能，术中应密切监护和观察，及时发现、及时处理。

（3）气体栓塞：腔镜检查或手术需要清晰的视野和良好的操作空间，需要在腹腔或组织间隙注入 CO_2 形成空腔，其可导致 CO_2 栓塞的发生。常表现为体循环低血压、呼吸困难、发绀、心动过速或心动过缓、心律失常和心搏骤停等。CO_2 栓塞是非常少见的并发症，但其导致的后果非常严重，可引起右心室或肺动脉阻塞，甚至导致患者死亡。

（四）术后管理

对于气管插管的患者，需在麻醉科医师监护下，参照常规拔管指征拔除气管导管。对于麻醉后出现的恶心呕吐给予对症处理。内镜手术后的疼痛常见于术后创面、腹腔积气、胃肠胀气、胃肠持续痉挛等，可请专科医师予以相应处理。

1. 离监护室标准 患儿通气、氧合和血流动力学指标正常，无呼吸抑制的风险，且意识清醒或者恢复到基础状态的水平。危重患者必要时应送重症监护室。

2. 术后随访 内镜手术结束 24h 内应积极随访，了解患者是否出现麻醉或手术相关的并发症，必要时积极配合主管医师并及时处理相关并发症。

第四节　几种常见小儿内镜的麻醉

一、胃镜

随着儿童上消化道疾病的发病率、误食异物及腐蚀剂等情况增多，胃镜检查在儿童上消化道疾病诊治中的应用越来越多。主要用于检查食管、胃及十二指肠上端的病变，配合相应辅助工具还可以完成如上消化道异物取出术、胃造口术、良性食管狭窄扩张术及上消化道出血的内镜治疗术等操作，是儿科最常用的消化内镜。

胃镜要进入患儿体内常导致患儿出现咽喉不适、恶心、呛咳等不良情况，加之患儿年龄较小，对医疗检查存在的恐惧感，自主配合度及依从性较差，在非麻醉下很难完成检查，且易发生胃穿孔、喉痉挛、食管贲门黏膜撕裂等并发症，给患儿带来很大的痛苦甚至造成极大的心灵创伤。

全身麻醉下行胃镜检查，不但可以明显减少患儿的紧张、焦虑和恐惧，还可以改善或减轻患儿的自觉症状，提高患儿的耐受性，使检查者能仔细进行操作，提高了检查的质量及内镜下治疗的安全性和成功率，避免检查过程中儿童不合作或疼痛等引起的不良反应的发生，同时也有助于患儿克服再次检查的恐惧感。

操作前需对患儿进行全面详细的评估，包括病史回顾及体格检查，尤其是呼吸道及心血管情况。检查有无牙齿松动、扁桃体肥大等，实验室检查包括凝血功能、肝功能、传染病检查等。询问既往有无麻醉或镇静的不良反应，有无传染病等。

残留食物可能增加误吸风险，因此检查前禁食是必要的。在进行胃镜操作时，可以选择适度镇静（清醒镇静）、深度镇静或全身麻醉，适度镇静的优势在于保留了具有保护性的气道反射和自主呼吸，而深度镇静及全身麻醉可提供更可靠的镇静状态。由于儿童肺阻力较高，配合度低，所以更容易出现呼吸道并发症，尤其是 7 个月以内的小儿，由于被迫性鼻呼吸，风险更大。此外，儿童较成人耐受缺氧能力差。因此根据近年的指南，在大多数情况下，在行儿童胃镜操作时多采用深度镇静或全身麻醉。

麻醉可采用起效快、半衰期短、恢复迅速、无蓄积作用，可控性强的药物。常用的药物有丙泊酚、芬太尼、氯胺酮、咪达唑仑等；丙泊酚多是由具有麻醉资质的医师使用，镇静效果较好，但对有大豆过敏者忌用；咪达唑仑较少单独用于胃镜检查中。通过前瞻性研究、回顾性研究、随机对照研究、多中心等研究方法，对比不同药物联合使用在胃镜镇静镇痛实际操作中的有效性、副作用等情况，目前在儿童无痛胃镜中丙泊酚、丙泊酚联合芬太尼或瑞芬太尼相对安全，镇静镇痛效果好，不良反应少，可能是目前使用最多的镇静剂。氯胺酮也是儿童消化内镜常用的麻醉用药，但因其可引起口咽部分泌物增多、喉痉挛，甚至呼吸暂停，因此在使用氯胺酮过程中需严密监测。

主要不良反应为低氧血症，呼吸抑制、心肌缺血、心律失常、低血压和药物过敏等，但严重的不良反应极少出现。而吸氧可显著提高患者无痛胃镜诊疗期间的 PaO_2 和 SpO_2，可有效遏制 $PaCO_2$ 的增高和 pH 值的下降。尽可能地缩短检查和诊治的时间、减少麻醉药物使用；在对患儿进行麻醉时，必须由专业的麻醉科医师对患儿进行药物的推注；诊疗过程中及诊疗后对患儿的生命体征进行严密的监测，如血压、脉搏、呼吸、心电图等。对于诊治所需时间不长的患儿，可给予鼻部低流量（1～2L/min）吸氧，而诊治时间较长的患儿需施行气管插管给氧。

二、肠镜

小儿肠镜主要用于便血、腹痛、腹泻等症状的检查，主要诊断的疾病有消化道息肉、炎症性肠病、过敏性肠炎、血管畸形等疾病，并可进行包括息肉切除术在内的相关治疗。充分的肠道准备是肠镜检查成功与否的关键。不同年龄儿童可选择不同规格的肠镜，对于新生儿可选用上消化道内镜进行检查，以避免内镜过硬造成穿孔等并发症。肠镜检查出现出血、穿孔等并发症的可能性很小，相关并发症多出现于息肉切除等治疗后。

肠镜操作刺激强于胃镜，而且有时要行切除息肉等相对刺激强的操作，可以在丙泊酚静脉维持基础上使用小剂量阿片类药物如芬太尼、瑞芬太尼等维持醉平稳。由于不存在手术操作与气道维持的位置干扰问题，一般情况下面罩辅助通气即可，可以避免刺激咽喉的并发症，麻醉药用量可以更少，患儿恢复快。

三、硬性气管镜

硬性气管镜常用于异物取出术，包括气管内活动的异物且异物不易破碎者；声门下固定性异物引起阻塞性呼吸困难者；异物存留时间较久，已有肺部并发症者。

小儿气道异物取出术较一般小儿手术的麻醉风险更大，此类手术对麻醉的要求主要有以下几点：①术中下颌必须完全松弛，便于置镜操作；②抑制或消除咽、喉、声门及气管的生理反射，如处理不当，容易引起呛咳、憋气、发绀、血压下降、心率缓慢，甚至心搏骤停等不良反应；③气管镜退出后，容易引起声门痉挛，麻醉需将其消除。但是若麻醉过深，上述要求虽然得以满足，却极易抑制患儿的呼吸，加重缺氧。因此小儿气道异物取出术的麻醉管理必须做到：①小儿特别是幼儿与不合作的患儿应以全身麻醉为主；②能迅速调整麻醉深度，以便在操作的关键时刻能够立刻加深麻醉，待操作完成又能减浅麻醉；③全身麻醉患儿术后能快速苏醒，以便及时发现问题，减少麻醉的并发症；④为减少全身麻醉用药，并能够适当减浅麻醉深度，可作充分的口、咽、喉、气管及主支气管表面麻醉，此点至关重要；⑤对于垂危小儿，可以不麻醉，根据术中情况随时追加表面麻醉，但患儿的头、肩及双下肢、身躯须由专人加以固定。

四、支气管镜

支气管镜检查是途经患者口鼻、咽喉部、声门、气管、隆突及支气管的一项检查，可用于确定 X 线胸片上阴影的性质，诊断后鼻孔、鼻咽部畸形、没有明确误吸病史的异物等。在治疗方面可用于肺部分泌物引起的肺不张；摘取支气管异物、小的良性肿瘤、肉芽组织；对气管灼伤后或造瘘后瘢痕狭窄进行激光治疗；局部病变的药物治疗等。

支气管表面黏膜有着丰富的感觉神经纤维，因此进行检查时势必会引起患儿咽部刺激和不适感，患儿极易出现恶心呕吐等反应。检查过程中刺激到患儿的声门及隆突部，会出现剧烈的咳嗽。因此，常需在麻醉下进行。

根据年龄和病情，患儿一般检查前 4～6h 禁食，2h 禁水。麻醉前应详细询问患儿有无过敏史、支气管哮喘史、青光眼及基础疾病史，备好近期胸片或肺部 CT 片，心电图、血气分析、凝血功能等。术前应用抗胆碱药。备好吸引器、氧气、吸氧面罩、简易呼吸器、口咽通气管、纤维支气管镜、多功能监护仪、可调吸入 O_2 浓度的人工呼吸机或麻醉机及常用的急救药品，保证各项器械均处于完好状态。

小婴儿气管异物、呼吸困难情况紧急、伴缺氧精神差或意识不清、禁食时间不够的小儿及年长可配合的小儿可采用清醒局部麻醉或表面麻醉。局麻药可选择丁卡因和利多卡因。0.5%～1% 丁卡因，该药穿透性强，作用迅速，1～3min 即生效，维持 20～40min，但药物毒性较大，总量不能超过 0.5mg/kg。2%～4% 利多卡因，该药穿透性强，扩散性强，局部麻醉作用强，维持时间长，用药总量一般不超过 2mg/kg。因有严重并发症的个案报道，很多人提出需皮肤实验。相对成人在同样的单位体重剂量下，小儿更易发生局麻药毒性反应，一旦出现惊厥，立即静脉注射咪达唑仑。

麻醉实施前常规监测 SpO_2、BP、ECG。与成人不同，小儿不易做好用麻药漱口动作，剂量也难控制，所以一般做喷雾，包括口腔、咽、喉，然后以喉镜辅助实施喉头、气管内表面麻醉。婴幼儿一般不做环甲膜穿刺，避免出血、体动带来神经损伤的危险。操作过程中要给予吸氧，避免 SpO_2 下降。

全身麻醉可缓解患儿焦虑不安，手术操作条件一般也更好。麻醉方式可以是静脉全身麻醉或吸入全身麻醉。无禁忌者术前常规给予阿托品。纤维支气管镜检查即使在全身麻醉下也要常规给予完善的喉头表面麻醉，以减少全身麻醉药用量、使麻醉更为平稳。还可有效防止喉痉挛的发生。检查期间常伴有缺氧、CO_2 蓄积，注意充足给氧并间断辅助呼吸。

对于年龄小的婴儿或幼儿，吸入诱导更容易实施且更容易保留呼吸，现在一般使用七氟烷，很少发生呛咳或喉痉挛，还能起到扩张支气管作用。年龄较大的儿童可选用静脉诱导，如咪达唑仑、丙泊酚或依托咪酯等。阿片类药物可以让麻醉更为平稳，但为保留呼吸应使用小剂量，如芬太尼 2μg/kg。诱导完成患儿完全安静、呼吸均匀，即可实施表面麻醉，过程同清醒表面麻醉。

此外，可根据病变（或异物）部位、手术方式和器械种类决定是否采用面罩、喉罩或气管内插管。麻醉维持可采用吸入七氟烷或持续泵入丙泊酚，也可以静吸复合维持。保留自主呼吸或高频通气维持。在控制呼吸的情况下，可以考虑使用超短效镇痛药如瑞芬太尼 0.05μg/(kg•min)。需要电灼操作时 O_2 浓度要控制在 40% 以下。

手术结束不要急于停药，可以停止吸入麻醉及瑞芬太尼，维持丙泊酚静脉输注同时继续辅助呼吸，根据 $PetCO_2$ 值调整呼吸参数纠正缺氧和呼吸性酸中毒，必要时需行动脉血气分析。待好转时再考虑停药，清醒后拔管，拔管前再次彻底清理呼吸道分泌物和渗血。

五、鼻内镜

鼻内镜是硬性内镜，带有光线充足的冷光源，通过镜像放大，能深入鼻腔清晰地观察到从前到后的解剖结构。可用于明确鼻内出血、原因不明鼻阻塞、鼻及鼻咽占位性病变、脑脊液鼻漏定位、不明原因的声嘶或失声等，此外儿童常将其用于腺样体切除术。

　　鼻内镜下腺样体切除术作为目前流行的微创手术,具有安全性高、创伤少等优点,正逐渐替代传统的腺样体切除术。腺样体肥大是儿童期最常见的上呼吸道疾病之一,容易导致严重鼻阻塞症状,反复分泌性中耳炎、鼻咽部炎症、气管炎,甚至伴不明原因发热和阻塞性睡眠呼吸暂停综合征等。由于鼻咽部血管丰富、易出血,且儿童鼻咽腔空间较成人狭小,手术空间变小,气道易水肿,耐缺氧能力差,要求手术过程中必须维持一定的麻醉深度,减少出血量,缩短手术时间,术毕苏醒迅速、避免恶心、呕吐、躁动、喉痉挛的发生,故常采用气管插管全身麻醉。

　　对于在急性炎症期的患儿,应积极抗感染,待急性炎症消除再手术,合并有急性呼吸道感染者应延期手术。采用麻醉性镇痛药和肌松药并辅助丙泊酚复合全麻,便于控制呼吸,保证足够的通气量,芬太尼镇痛作用强,药物作用时间短,丙泊酚有诱导快,清醒完全,苯磺顺阿曲库铵作用时间短。腺样体增生常合并扁桃体肥大,术中常要求一起切除,多采用带套囊的气管导管。扁桃体切除前合适的无套囊气管导管(导管大小以15～20cmH_2O加压时有轻度漏气为合适)在扁桃体切除后常漏气明显增加,这是因为增大的扁桃体对导管有封堵作用,此时要注意观察潮气量、气道压、PetCO_2的变化并及时调整呼吸参数,同时听诊肺部呼吸音,注意呼吸道有无血液及分泌物漏入,如有应及时吸出,如漏气严重可让术者用纱布填塞气管周围,如果两个手术一起做,可建议术者先做腺样体,再做扁桃体,这样可以缩短漏气的时间,减小麻醉风险。婴幼儿呼吸道解剖和气体交换与成人不同,通气不足发生率高,因而气管插管全麻,控制呼吸,术中加强监测,对于保证小儿鼻内镜下腺样体手术的安全至关重要。

六、脑室镜

　　脑室镜手术与常规开颅手术比较的优点是创伤小、疼痛轻、省时、恢复快,麻醉应以平稳,不增加颅内压为原则。小儿脑室镜手术是近年来的新技术,脑室镜下第三脑室底造瘘的方法可部分取代侧脑室－腹腔分流术治疗小儿梗阻性脑积水。

　　脑室镜下脑室内的手术需通过手术窗(直径1cm)操作,须精细准确,不允许患儿头部活动。在手术期间患儿兴奋、呛咳和躁动均可引起颅内压升高,脑组织代谢增加。手术麻醉要求循环平稳,麻醉诱导和维持均不能增加颅内压(ICP),因为即使ICP没有达到危险的程度,脑膨胀也不利于手术野暴露及手术操作,术中应避免患儿躁动和呛咳,以避免相对固定的镜筒和光源器械损伤脑组织。术毕使患儿及早清醒,利于术后护理和早日康复。

　　常采用气管插管全身麻醉,诱导力求迅速平稳,对心血管功能抑制较轻,避免呛咳、屏气等加重颅内压的因素。常用药物包括芬太尼、舒芬太尼、维库溴铵、罗库溴铵、丙泊酚或依托咪酯等。麻醉维持以静吸复合全身麻醉为主,七氟烷、异氟烷为常用吸入麻醉药,阿片类药物芬太尼或瑞芬太尼辅助镇痛,同时给予肌肉松弛剂间断注射。丙泊酚能使脑血管收缩,降低脑血流,有效降低颅内压,具有脑保护作用,是静脉麻醉维持首选药。

　　脑室镜常见的并发症包括术后脑室出血和神经源性肺水肿。术中由于注水的温度、压力可能影响到脑干,使得循环指标发生改变,血压波动、心率减慢是很危险的信号,要及时提醒术者暂停操作。麻醉恢复期一旦发生自主呼吸恢复不佳,苏醒延迟情况,麻醉科医师不应只考虑麻醉药排出问题,应及时与术者沟通,明确有无脑室出血,以求尽快处理,争取良好转归。此外,术后颅内压增加可引起血压骤增导致神经源性肺水肿。

七、胸腔镜

胸腔镜手术是指应用当代先进的电子、电热、光学等设备和技术，以电子镜像代替肉眼直视，以细长器械代替手指，力求在最小的切口路径，最少的组织损伤，最轻的机体应激反应下，完成对体内病灶的观察、诊断、切除和其他治疗。胸内手术均需采用全身麻醉。胸腔镜手术的范围日渐扩大，目前不仅能行肺大疱切除、肺组织活检、交感神经切断等手术，甚至如肺叶切除、食管癌切除、动脉导管结扎、心脏手术等难度较大的手术也能在胸腔镜下完成。儿童漏斗胸手术也可在胸腔镜下完成。

漏斗胸表现为小儿胸骨下凹畸形，至今病因不明，患儿常有自卑感和心理缺陷。为减少患儿对手术的恐惧，麻醉科医师在术前访视时要对患儿表示关心和爱抚，增加他们对医师的信任，同时要了解病史和体格检查情况。由于漏斗胸易导致反复呼吸道感染，肺活量降低，运动耐受量减弱，心动过速或心律不齐，心脏左移并顺时针转位，应注意询问患儿有无发热、咳嗽、吸气性喘鸣和胸骨吸入性凹陷、肺功能情况等，并积极控制感染。术前做好疼痛的宣教工作，对患儿的疼痛耐受能力进行评估。

术中良好的术野暴露是麻醉配合的主要问题，涉及是否单肺通气（one-lung ventilation, OLV）。目前胸腔镜手术多采用置入双腔管或单腔气管导管行 OLV 方法，但小儿气道内径较窄，目前国内缺少与小儿相匹配的双腔支气管导管，而将普通的单腔气管导管插入左支气管在技术上难度较高，可采用置入支气管封堵器进行单肺通气。

胸腔内持续以 4～6mmHg 压力输入 CO_2 气流导致人工气胸，可使肺泡部分萎陷，可为术者提供满意的术野。人工气胸可减少胸肺的顺应性，并增加气道压力，减少潮气量，增加 $PaCO_2$，升高 $PetCO_2$，引起高碳酸血症，此时应根据既不影响手术又必须保证患儿通气要求的呼吸管理原则行手控呼吸，并根据气道阻力和肺顺应性情况调整呼吸参数，以改善通气状况，使潮气量不低于 10ml/kg，适当增加呼吸频率，维持 $PetCO_2$ 在 35～45mmHg。人工气胸时，肺因受压而膨胀不全，引起通气/血流比例异常，肺内分流增加，是产生术中低氧血症的最主要原因。因而需予吸入纯氧，维持动脉血氧分压于较高水平，减少低氧血症的发生。手术完成后应进行过度通气，使部分萎陷的肺泡能得以复张。术毕胸腔排气时宜控制压力，因肺泡萎陷时间过长，肺复张速度过快，可发生复张性肺水肿，因此膨肺宜从小潮气量开始，缓慢渐进。

由于氧化亚氮（N_2O）有使体内气体容积增大的作用，故不应在输入 CO_2 形成的人工气胸手术中使用。此类手术的麻醉用药以静脉麻醉辅以低剂量吸入麻醉药，持续静脉泵注肌松药以维持麻醉深度较为适宜。胸腔镜手术由于需输入 CO_2 形成人工气胸，通气阻力增大，术中应密切观察患儿的病情变化，除常规监测心电图、SpO_2、血压、$PetCO_2$ 等，还应根据条件进行呼吸功能监测和血气分析。

八、腹腔镜

小儿较常见的腹腔镜手术是下腹部手术，如腹股沟疝修补术、交通性鞘膜积液修补术、泌尿生殖系统畸形的诊治、阑尾切除术、胆总管囊肿手术、巨结肠、肾脏等手术。多采用全身麻醉，方法与开腹手术类似，而管理技术则大不相同。小儿腔镜手术所遇到的主要问题是人工气腹和特殊体位对患儿病理生理造成的干扰，此外某些腔镜手术时间难以估计，内脏损伤有时难以发现、失血量较难估计、大量冲洗液造成的体温降低等也增加了麻醉处理的难度。

小儿腹腔镜手术气腹压一般波动于 12～15mmHg 之间,新生儿则更低。当气腹压小于 6mmHg 时,外科手术操作空间将受限。气腹对小儿呼吸功能的影响主要是肺顺应性、功能残气量、CO_2 内环境及氧合的变化等几个方面。具体表现为人工气腹造成的腹内高压引起膈肌上移,使小儿肺顺应性和功能残气量降低 20%～50%。腹内压升高容易发生胃内容物的反流和误吸。此外,注意气腹可能发生气胸、皮下气肿和气体栓塞等并发症。

腹腔镜手术所采取的特殊体位会影响患儿的呼吸功能,多数小儿腹腔镜手术采用头低位以获取充分的手术操作空间。头低位时腹腔内容物的重力作用使膈肌上抬,致肺顺应性降低,肺活量减少,不利于气体交换和氧合。而头高位时功能残气量和肺活量增加,相对有利于改善气体交换和氧合而回心血量可能减少。临床观察发现体位对肺泡-动脉血氧分压差($PA-aDO_2$)无明显影响。

合理的静吸复合全身麻醉能较好地维持血流动力学稳定,麻醉恢复更为迅速安全,适用于儿童腹腔镜手术尤其是长时间的气腹手术。在手术过程中要注意监测呼吸和循环指标,包括心率、血压、SpO_2、$PetCO_2$、$PaCO_2$、气道压和血气分析结果等。出现问题时,麻醉科医师须积极查找原因并给予相应的处理。儿童腹腔镜手术麻醉管理上有一定难度,多与 CO_2 气腹建立后腹内压增高对呼吸循环的影响有关,同时还与患儿的体位、手术时间、注气速率、注气容量、年龄和心血管的状态有关,也增加了术后恶心呕吐及肺不张等并发症的可能。在此类手术的麻醉处理上,术中不能完全依赖 $PetCO_2$ 来决定分钟通气量,应保证呼吸道通畅,同时结合血气分析结果调整呼吸参数,适当加深麻醉和过度通气有利于控制腹腔镜手术 CO_2 气腹对 $PetCO_2$ 及动脉血气的影响,提高 PaO_2。中心气源提供气体的温度较低、长时间手术、冷液体输入及大量 CO_2 气体注入腹腔,可使患儿出现体温下降。低体温会加重呼吸抑制,导致苏醒延迟,因此术中要采取保暖措施,预防体温下降及低体温情况的发生。此外,长时间气腹易引起酸中毒及伴随的电解质变化,术中应根据血气分析结果予以相应的处理,保证内环境的相对稳定。

九、关节镜

关节镜手术是在不切开关节,保持关节原有生理及解剖情况下进行的手术,除可清晰直观地观察关节腔内组织结构的各种生理及病理状态,还可以通过镜下操作切除病灶。关节镜主要用于治疗肩部、肘部、腕部、髋部、膝部和踝部的各种慢性和急性损伤。儿童因其特殊的生理解剖和日常活动特点,关节镜的应用具有不同于成人关节镜的特殊性。

膝关节镜(knee arthroscopy)是关节内镜中开发最早,应用最广,效果最好的一种。几乎绝大多数的膝关节创伤和疾病均可施行关节镜检,也是目前诊治儿童及青少年膝关节疾病的一种安全、有效的工具,诊断准确率可达 90% 以上。儿童膝关节镜的适应证包括:①保守治疗效果不佳;②怀疑存在关节内游离者;③可以应用关节镜治疗的病变;④只有急诊患者才可未经保守治疗即应用关节镜。成人多数可在局麻下进行膝关节镜术,儿童则需在麻醉下进行。麻醉方法可选择全身麻醉、硬膜外麻醉、下肢神经(股外侧皮神经、股神经、闭孔神经、坐骨神经)阻滞、局麻等。全身麻醉和硬膜外麻醉由于其麻醉效果确切可适用于所有膝关节镜手术,但麻醉风险较高且需要业的麻醉科医师及特殊设备。对小年龄及不合作的儿童单纯下肢神经阻滞或局麻下行关节镜手术较困难,需辅以静脉或吸入麻醉药。小儿膝关节镜检查后的严重并发症较少见,轻微并发症则较常见。严重并发症主要包括化脓性关节炎、需手术缝合的伤口、需手术治疗的动脉纤维化、动脉止血带引起的神经损伤、非计划二次手术和死亡等。轻微并发症包括关节穿刺和浅表伤口感染所致的持续性积液或关节积血。如果可能,外科医师应避免长时间麻醉、手术和减少止血带时间。

儿童髋关节镜(hip arthroscopy)多用于治疗小儿发育性髋关节脱位,麻醉方法的选择受患者的年龄,外科医师的偏好以及手术本身等因素的影响。一般选择椎管内麻醉技术。术后疼痛管理主要包括静脉注射和口服阿片类药物,亦可术前或术后进行各种区域麻醉技术,例如腰丛神经阻滞和髂筋膜阻滞等。髋关节镜检查常见的并发症有出血,二次手术、体温过低,感染和血栓栓塞事件发生,需要特别监测和及时治疗。

肘关节镜(elbow arthroscopy)操作较膝关节镜复杂,实施上有一定困难,必须由经验丰富的医师进行。目前关于儿童肘关节镜手术的文献报道不多。肘关节镜手术主要用于患有骨折后遗症(如挛缩、疼痛、骨软骨病变)的儿童和青少年,且术后效果良好。多采用臂丛神经阻滞。肘关节镜手术的并发症发生率低,桡神经麻痹是较常见的并发症之一,并且取决于手术入路,其中中间或高位的前外侧入路被认为是最安全的。此外,外科医师的经验对手术并发症的发生有很大影响。

十、内镜逆行胰胆管造影术(endoscopic retrograde cholangiopancreatography,ERCP)

ERCP 是诊断胰胆管疾病的重要手段,并在诊断的基础之上可实施相应内镜治疗。儿童 ERCP 的适应证与成人相似,反复发作的胰腺炎是儿童 ERCP 常见的指征。随着专业医师的技术逐渐成熟,ERCP 在儿科中的应用开始得到重视,尽管与成人相比,ERCP 在小儿中的应用较少,但研究证明其应用于儿童是安全的。对不合作的小儿,全身麻醉和中度镇静可提高 ERCP 的成功率。全身麻醉多用于小于 9 岁的儿童,11 岁以上的儿童多采用中度镇静,9~11 岁儿童麻醉的选择主要根据个人情况而定。尽管研究显示丙泊、芬太尼等麻醉药物可安全用于此类手术的患儿,但由于术中患儿体位多为俯卧位且操作时间长,因此对麻醉药物引起的循环和呼吸抑制反应应当重视。此外,由于术中十二指肠镜需通过口腔,长时间的镜子前后移动对口腔反复刺激及胆道造影等刺激都可造成口腔分泌物及胆汁增多,因此术前应禁食,并常规给予抗胆碱药如阿托品等,术中注意反复吸引。儿童 ERCP 的并发症主要包括术后胰腺炎、穿孔、出血、感染、支架移位或阻塞等,在诊断和治疗中均可出现,多数可自行缓解或经积极治疗而控制,小儿 ERCP 并发症的发生率与成人报道的相似。

十一、胶囊内镜

胶囊内镜具有无创伤、痛苦小、不需要麻醉等特点,对小肠疾病的诊断有重要意义。目前主要用于不明原因引起的消化道出血、小肠克罗恩病、遗传性息肉病及淋巴管扩张等疾病的诊断,在小儿主要用于小肠克罗恩病的诊断。虽然无法行病理组织活检降低了其结果的特异性,但在小肠探查方面比大多数放射学检查具有更高的准确性。过去由于吞入困难或肠道狭窄,胶囊内镜在小年龄儿童中较少运用,但随着内镜辅助技术的发展,可以分别在深度镇静或全身麻醉下使用内镜输送胶囊至十二指肠和管腔直径校准来解决,对于疑似梗阻者可通过试吞空胶囊来测试。目前美国将胶囊内镜的使用年龄降至 2 岁，近年来有病例报告显示在年龄更小的儿童也可安全使用。

（张　尧　姚翠翠）

参·考·文·献

[1] HSU G，VON U B S，ENGELHARDT T. Pediatric airway management[J]. Curr Opin Anaesthesiol，2021，34（3）：276-283.

[2] GOUSSARD P，POHUNEK P，EBER E，et al. Pediatric bronchoscopy：recent advances and clinical challenges[J]. Expert Rev Respir Med，2021，15（4）：453-475.

[3] LONDINO A V 3rd，JAGANNATHAN N. Anesthesia in diagnostic and therapeutic pediatric bronchoscopy[J]. Otolaryngol Clin North Am，2019，52（6）：1037-1048.

[4] WALSH C M. Training and Assessment in Pediatric Endoscopy[J]. Gastrointest Endosc Clin N Am，2016，26（1）：13-33.

[5] CHUNG H K，LIGHTDALE J R. Sedation and monitoring in the pediatric patient during gastrointestinal endoscopy[J]. Gastrointest Endosc Clin N Am，2016，26（3）：507-525.

[6] ISOLDI S，CUCCHIARA S，REPICI A，et al. Gastrointestinal endoscopy in children and adults：How do they differ?[J]. Dig Liver Dis，2021，53（6）：697-705.

[7] SUNDER R A，HAILE D T，FARRELL P T，et al. Pediatric airway management：current practices and future directions[J]. Paediatr Anaesth，2012，22（10）：1008-1015.

[8] BARAKAT M T，TRIADAFILOPOULOS G，BERQUIST W E. Pediatric endoscopy practice patterns in the United States，Canada，and Mexico[J]. J Pediatr Gastroenterol Nutr，2019，69（1）：24-31.

[9] LIGHTDALE J R，LIU Q Y，SAHN B，et al. Pediatric Endoscopy and High-risk Patients：a clinical report from the NASPGHAN endoscopy committee[J]. J Pediatr Gastroenterol Nutr，2019，68（4）：595-606.

[10] OST M C，FOX PJ Jr. Pediatric Ureteroscopy[J]. J Endourol，2018，32（S1）：S117-S118.

[11] PALL H，ZACUR G M，KRAMER R E，et al. Bowel preparation for pediatric colonoscopy：report of the NASPGHAN endoscopy and procedures committee[J]. J Pediatr Gastroenterol Nutr，2014，59（3）：409-416.

[12] WALSH C M，LIGHTDALE J R，LEIBOWITZ I H，et al. Pediatric endoscopy quality improvement network quality standards and indicators for pediatric endoscopists and endoscopists in training：A joint NASPGHAN/ESPGHAN guideline[J]. J Pediatr Gastroenterol Nutr，2022，74（S1 Suppl 1）：S44-S52.

[13] DONATO L L，MAI H T T，AMMOUCHE C，et al. Pediatric interventional bronchoscopy[J]. Clin Chest Med，2013，34（3）：569-582.

[14] THOMSON M，TRINGALI A，DUMONCEAU J M，et al. Paediatric gastrointestinal endoscopy：European society for paediatric gastroenterology hepatology and nutrition and European society of gastrointestinal endoscopy guidelines[J]. J Pediatr Gastroenterol Nutr，2017，64（1）：133-153.

[15] PALL H，LERNER D，KHLEVNER J，et al. Developing the pediatric gastrointestinal endoscopy unit：a clinical report by the endoscopy and procedures committee[J]. J Pediatr Gastroenterol Nutr，2016，63（2）：295-306.

[16] BALABAN O，TOBIAS J D. Videolaryngoscopy in neonates，infants，and children[J]. Pediatr Crit Care Med，2017，18（5）：477-485.

[17] OLIVA S，CUCCHIARA S，COHEN S A. Recent advances in pediatric gastrointestinal endoscopy：an

overview[J]. Expert Rev Gastroenterol Hepatol, 2017, 11（7）: 643-650.

[18] ZHAO C, YANG J, GAN Y, et al. Application of MR virtual endoscopy in children with hydrocephalus[J]. Magn Reson Imaging, 2015, 33（10）: 1205-1211.

[19] RICCIPETITONI G, BERTOZZI M, GAZZANEO M, et al. The role of video-assisted thoracoscopic surgery in pediatric oncology: single-center experience and review of the literature[J]. Front Pediatr, 2021, 9: 721914.

[20] DINGEMANN C, URE B, DINGEMANN J. Thoracoscopic procedures in pediatric surgery: what is the evidence?[J]. Eur J Pediatr Surg, 2014, 24（1）: 14-19.

[21] LIEBER J, URLA C I, BADEN W, et al. Experiences and challenges of thorcoscopic lung surgery in the pediatric age group[J]. Int J Surg, 2015, 23（Pt A）: 169-175.

[22] BERTOLIZIO G L, ASTUTO M, INGELMO P. The implications of immunization in the daily practice of pediatric anesthesia[J]. Curr Opin Anaesthesiol, 2017, 30（3）: 368-375.

[23] DI N G, CALABRESE C, CONTINIBALI R, et al. Enteroscopy in children[J]. United European Gastroenterol J, 2018, 6（7）: 961-969.

[24] FAWCETT W J, THOMAS M. Pre-operative fasting in adults and children: clinical practice and guidelines[J]. Anaesthesia, 2019, 74（1）: 83-88.

[25] JUN J H, KIM K N, KIM J Y, et al. The effects of intranasal dexmedetomidine premedication in children: a systematic review and meta-analysis[J]. Can J Anaesth, 2017, 64（9）: 947-961.

[26] IMPELLIZZERI P, VINCI E, GUGLIANDOLO M C, et al. Premedication with melatonin vs midazolam: efficacy on anxiety and compliance in pediatric surgical patients[J]. Eur J Pediatr, 2017, 176（7）: 947-953.

[27] MORRIS A C, YU J C, GILBERT S R. Arthroscopic treatment of traumatic hip dislocations in children and adolescents: a preliminary study[J]. J Pediatr Orthop, 2017, 37（7）: 435-439.

[28] ROSEN J D, LANE R S, MARTINEZ J M, et al. Success and safety of endoscopic retrograde cholangiopan-creatography in children[J]. J Pediatr Surg, 2017, 52（7）: 1148-1151.

[29] BUXBAUM J, ROTH N, MOTAMEDI N, et al. Anesthetist-directed sedation favors success of advanced endoscopic procedures[J]. Am J Gastroenterol, 2017, 112（2）: 290-296.

[30] FORNAROLI F, GAIANI F, VINCENZI, et al. Applications of wireless capsule endoscopy in pediatric age: an update[J]. Acta Biomed, 2018, 89: 40-46.

索　引

A

鞍区肿瘤　45

B

鼻出血　43
鼻内镜　42，260
丙泊酚　10

C

肠镜　23，259
肠镜检查　24
超声内镜　12
成分输血　84
充气　128

D

单肺通气　103
单腔支气管导管　132
胆总管囊肿　169
低钙血症　99
电解质紊乱　49
电子支气管镜　66
多模式镇痛　162

F

反流误吸　27
非甾体抗炎药　158
肺动脉钳夹　128
肺隔离技术　132
腹膜后腹腔镜　174
腹腔镜　165，262
腹腔镜手术　165

G

高碳酸血症　74
膈神经损伤　117

宫腔镜检查　228
宫腔镜手术　228
股神经阻滞　207
关节镜　263
关节镜手术　198
过度通气　83

H

喉返神经　117
喉痉挛　11
喉罩全身麻醉　71
呼吸抑制　27

J

急腹症　180
急性肺栓塞　224
甲状腺内镜技术　93
甲状腺危象　97
结肠胶囊内镜　19
经鼻高流量氧疗　62
颈部血肿　96

M

麻醉管理要点　48
麻醉前评估　191
麻醉苏醒　80
麻醉维持　80
麻醉诱导　79

N

脑供血不足　117
脑神经麻痹　85
脑室镜　76，261
内分泌紊乱　46
内镜操作　52
内镜逆行胰胆管造影术　14

内镜下射频消融　12
尿崩症　46

Q

七氟烷　143
气道管理　13
气道内肿瘤　55
气腹　15
气管插管全身麻醉　71
气管软化　96
气管异物　54
气胸　15，117
腔镜甲状腺手术　89
腔镜乳腺手术　100
区域阻滞　200
全身麻醉　47

R

软镜　77

S

上呼吸道感染　246
上消化道检查　18
上消化道溃疡　9
上消化道内镜　1
神经损伤　96
声音嘶哑　73
湿啰音　38
食管气管瘘　55
食管异物　2
嗜铬细胞瘤　174，175
术中补液　168
术中监测　168
苏醒延迟　40

T

体外膜氧合　62

W

胃镜　258
无痛肠镜检查　25

X

纤维胆道镜　31
腺样体肥大　43
小肠胶囊内镜　19
小儿内镜　245
血管损伤　118
血流动力学监测　241
血液稀释　84
心动过缓　27，194
胸腔镜　262
胸腔镜手术　120
胸腔镜心脏手术　153
循环管理　104

Y

腰椎管狭窄症　189
腰椎间盘突出症　189
药物过敏　49
液体管理　144
液体治疗　81
异物性堵塞　53
疫苗接种　247
意识水平监测　241
阴道镜　238
阴道镜检查　238
硬镜　77
硬质支气管镜　51

Z

支气管封堵器　139
支气管镜　259
椎间孔镜　187
椎间孔镜手术　187
椎间盘囊肿　189
椎体转移瘤　189
自体输血　84
纵隔镜　110
纵隔囊肿　113
纵隔肿瘤　112
组织黏合剂　8